行って見て聞いた

精神科病院の保護室

三宅 薫＝著

医学書院

◎著者紹介

三宅 薫（みやけ・かおる）

精神科看護師。
博多生まれ、金沢育ち。千葉大学看護学部卒業後、愛知医科大学病院・内科病棟（臨床）、千葉大学看護学研究科・精神看護学（学生／修士課程）、千葉県精神科医療センター（臨床）、埼玉県立衛生短期大学（教育）、社会医療法人社団同仁会木更津病院（臨床）、岐阜県立看護大学（教育）と、臨床と教育とを交互に経験。
2008年4月から再び臨床現場へ。木更津病院を経て、現在は特定医療法人学而会木村病院に、看護師として勤務。

行って見て聞いた
精神科病院の保護室

発　行　2013年4月10日　第1版第1刷©
　　　　2021年6月15日　第1版第3刷
著　者　三《み》宅《やけ》 薫《かおる》
発行者　株式会社　医学書院
　　　　代表取締役　金原　俊
　　　　〒113-8719　東京都文京区本郷1-28-23
　　　　電話　03-3817-5600（社内案内）
ブックデザイン　高見清史（view from above）
印刷・製本　アイワード

ISBN978-4-260-01743-5

精神科看護師としての基礎をかたちづくってくださった
野澤栄司先生と横田碧先生へ
この本を捧げます。

contents

I. 写真で見る35病院の保護室

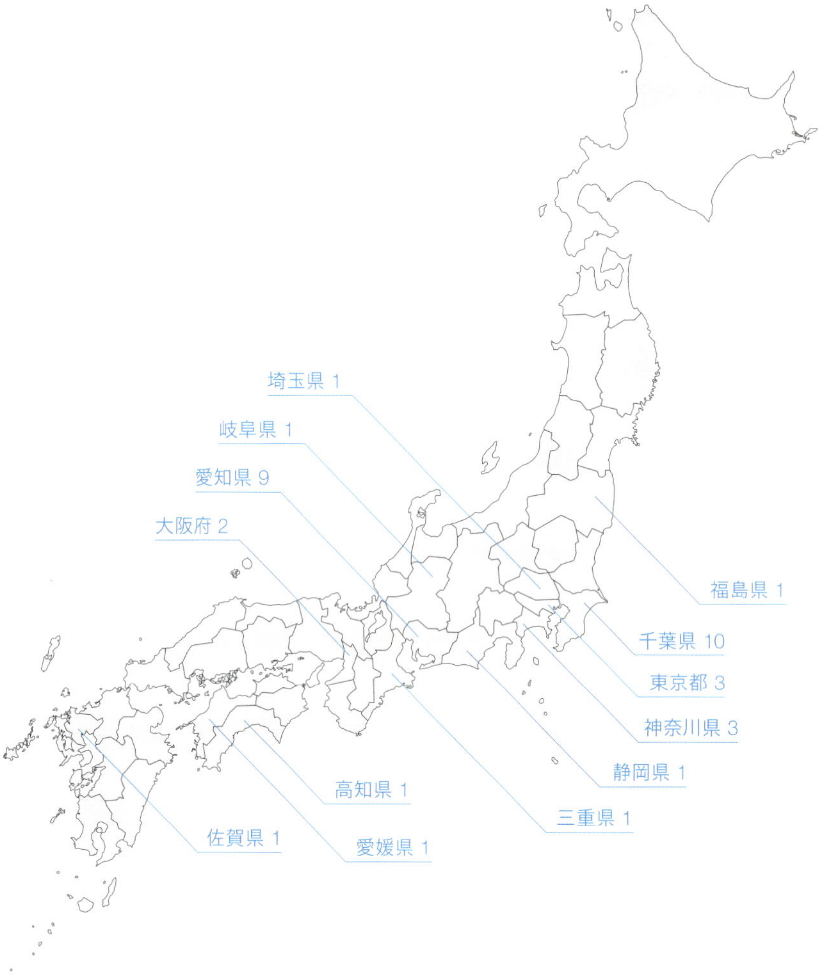

私はなぜ保護室の調査をはじめたか

保護室に興味を持ったきっかけ

「なぜ保護室に関心があるのですか」と時々聞かれると、立ち止まって考えます。

「患者さんを保護室に入れる」ことについて、私たち看護師はネガティブなイメージを持ちがちです。しかし私は保護室を、治療、看護に積極的に生かすというポジティブな面からとらえられないかとずっと思ってきました。そして自分が臨床と教育のいくつかの職場を経験し、保護室で働いたり、見学したりする機会を得てみると、病院によって保護室の作りが違い、病棟における配置も違うことに目が行くようになりました。そしてハード（施設的条件）が違えばソフト（看護）も全く違うものになるといった関係性に興味を持つようになったのです。

保護室の調査を本格的に開始したのは、岐阜県立看護大学で教員をしていた時でした。病院で働いている時は自分の病院の保護室しか見ることはできません。なおかつ、保護室に関しては、病院間で情報交流がほとんど行われていない現状を考えると、たくさんの病院を比較してその情報を提供するのは、大学に籍を置いているからこそできることではないかと思えたのです。

とはいうものの、当初はこんなにたくさん訪問をすることになるとは思ってもみませんでした。

保護室の調査をする、と決めて、どんな方法で、どんな内容の調査をしようか、と考えた時に思ったのは、いろいろな病院に自ら出向いていき、看護師さんたちへ研究についての説明をして、保護室を見せてもらい、直接話を聞きたいということでした。それは自分が病院で働いていた時、突然大学から膨大な質問用紙が送られてきて、記入させられるような調査に疑問を感じていたことも理由でした。そういう方法は大規模なデータを集めて分析するには有効なのでしょうけれど、今回の保護室調査ではそういう方法は取りたくありませんでした。自分の足や目や耳を使って、現場の情報を集めていきたい、そして調査に協力していただいた病院にはその結果がどうなったかもちゃんと報告したいと思ったのです。

1. 病院のリスト作りで困った

しかし、さまざまな困難がありました。調査はまず、自分が知っている千葉県内の病院に行くと決めました。そう決めたものの、どの病院にするか、リスト作りが大変でした。精神科病床を持っている病院のリストがみつけられず、結局、インターネットで検索ワードを変えながらピックアップし、地道にリストを作っていきました。診療科に精神科はあっても入院病床がなかったり、総合病院や大学病院内の精神科が落ちてしまったり、となかなか困難がありました。

でも、インターネットを使い、自分でリストを作成したおかげで、病院のホームページをかなりたくさん見ることになりました。ホームページには、病院長の顔写真や挨拶は載っていますが、看護部長や総師長の写真や挨拶を載せているところは少なく、もっと看護を表に出してほしいと思いました。また、病院の外観や病室、ホールなどの様子は公開していても、保護室の画像を公開しているところはほとんどありませんでした。入院してからの数日を過ごす（かもしれない）保護室の情報が、もっとあってもよいと思いました。

調査は以下のような手順を踏みました。まず訪問したい病院の候補リストをもとに、病院長あてに調査協力のお願いの手紙を郵送します。協力の返事をくださったのは約３割でした。それから詳細を詰めました。たいてい看護部長さんか病棟の師長さんが窓口になってくださり、手紙やメール、電話で訪問日程の調整や、実際に訪問して何を行うかの打ち合わせをしました。

訪問は、午後の半日程度をかけました。訪問の行程は、まず病院や病棟の見学をして、保護室を撮影、測定し、最後に看護師さんへのインタビューです。病棟の設計図やパンフレット、病院記念誌などたくさんの“お土産”もいただきました。

帰ってからは、持ち帰ったデータの整理です。録音テープを起こし、項目ごとに要点をそろえ、撮らせていただいた画像とともに調査書としてまとめあげます。それを病院へ郵送し、病院長および、面接した看護師さんに内容の確認や修正をしていただきました。同時に、発表の許可や病院名の公表の可否について意思を確認します。データをまとめるのはなかなか骨の折れる作業でしたが、ここはがんばりどころです。

2. 写真撮影で困った

保護室の撮影には苦労しました。保護室はそれほど広い空間ではなく、しかもたいてい閉鎖的なので、部屋全体の写真を撮るのが難しかったのです。部屋の隅に張り付くようにしてなるべく全体を撮るようにしましたが、結局いまだにうまく撮れません（マンションなど不動産のチラシを見るにつけ、やはりプロは違うと感じます）。

3. 客観的な基準がなくて困った

調査項目は、オレム-アンダーウッドのセルフケア項目を基準に作りました。しかし実際に訪問してみて困ったことは、換気や明るさ、騒音などについての客観的な基準がないことです。話をうかがった看護師さんも、自施設のことしかご存じないので、主観的な印象しかうかがうことができません。かといって照度計などを持参することもできません。換気や明るさなどは、保護室のアメニティを考える上で必須だと確信しているのですが、今後どう客観的に見ていくかが課題です。壁の硬さも、やや硬いとか、やわらかいとか、ふかふかとか、手触りを表現する基準がわからなくて困っています。

4. 用語が統一されていなくて困った

保護室に関連する設備の用語が統一されていないことにも困りました。保護室周りの一帯は「保護室エリア」なのか「保護室ゾーン」なのか、内ドアと外ドアの間の空間は「前室」なのか「副室」なのか。共同研究者の井手敬昭さん（看護師）と話し合い、一応私たちの研究報告書では、「保護室エリア」と「前室」で統一することにしました（イントロダクションとして、10ページに、「この本で使う用語の解説」を載せていますので参照してください)。

5. 想定した質問が意味をなさない時があった

今回の調査をはじめる以前にも、看護師として、そして看護教員としていくつかの保護室を見る機会がありました。しかし調査をしてみて、自分の持っていた保護室のイメージが狭いことを痛感しました。

たとえば私が想定した洗面、歯磨きのケアは、看護師が付き添って前室あるいは通路にある洗面台に連れていくか、保護室の中にタオルや歯ブラシなどの洗面、歯磨きセットを入れるというものでした。なので、「1日に何回、いつ、どのようにケアをしますか」という質問を用意していったのですが、室内に洗面台がある保護室では、「洗面台があるので、いつでもやろうと思えば……」という答えで終わってしまったのです。

6. 建築に関する知識がなくて困った

普段何気なく使っているものでも、名前がわからないものがけっこうあることにも気づきました。「こういう名前だったのか」とはじめて知ったのは、トイレの水洗用のレバーやボタンの名前です。「水をジャーっと流すレバー、あるいはボタン」とか「洗浄ボタン」などと呼んでいましたが、正式には「フラッシュバルブボタン」というようです。

同じように、ドアの施錠システムも「サムターン」などの用語があるようなので、これから勉強しなければなりません。

改築後の病棟を訪問した時、医療者側に建築の知識がなかったり、建築士とのコミュニケーションの齟齬から意図が正確に伝わらず、せっかく作っても使い物にならなかったり、使い勝手が悪かったりする例がいくつか見受けられました。保護室の建築に関心がある設計士さんもいるようですが、まだ少ないようです。改築時に失敗しないためには、看護師にも建築の知識が必要だと感じたのでした。

7. 時間とお金のやりくりが大変

大学での教員生活に区切りを付け、2008年に看護師として病院に舞い戻りました。そこで困ったのは、訪問に必要な時間と費用が捻出できないことでした。大学教員は研究も仕事の一部なので、当然仕事の時間内で訪問することができます。研究費も支給されます。しかし看護師に戻ってからは、自分の時間、自分のお金で行くことになります。すると千葉、東京、神奈川などの近郊に限られます。日帰りで行けるところにもまだまだ病院はありますが、やっぱり近郊以外の病院も訪問してみたい。さらに切手、紙、プリンターのインクなど、消耗品にもけっこうお金が掛かります。研究助成をしてくれるところにもいくつか申請してみましたが、撃沈。お金をもらうというのは生易しいことではありません。

そんななか、なんと2011年度、厚生労働省科学研究の研究協力者にと、声を掛けていただきました。これで交通費と宿泊費が支給され、訪問は出張扱いになりました。そしてこの本を出す話も重なったため、2011年度の前半は訪問しまくることができました。「一介の看護師が、どうしてこんなにたくさん訪問できたのか」の理由はこれです。

8. 質問されても答えられない

保護室を訪問していると話すと、よく聞かれる質問があります。1つは「最新の保護室はどこの病院ですか?」、2つめは「一番よいのはどこの病院でしたか?」。

そのどちらも答えに困るのです。答えられないのは、私のなかに目指すべきモデルがないからかもしれませんが、それにも増して、どこに行ってもその病院ならではの取り組みに感じ入ってしまうので、順位などは付けようもないのです。個人的には、建築年の古い保護室に手を入れて丁寧に使っていたり、使い勝手が悪いところを看護の工夫で補っていたりする部分に心動かされます。そもそも、いくら保護室の設備が最新であっても、使い込なせていなければ意味がありません。だから目指すものが明確で、設備と医療者の力量のバランスが取れてこそ、最新の意味があると思っています。

もう1つ困る質問は、「地域差はありますか?」です。千葉県と愛知県は比較的たくさんの病院を訪問できました。でもほかの県は1つか2つしか訪問できていないので、そんななかで地域差について語ることはできません。また、そもそも調査に協力して保護室を公開してくださる病院は、質が高いのだろうとも推測されます。そうした理由から、この質問にも答えられないのです。

9. インタビューって難しい

訪問を重ねるにつれ、ますますインタビューの難しさを実感しています。私の役割は、調査に協力してくださった看護師さんたちの話をゆがめずに伝えることだと考えています。ですので病院の風土や、その看護師さん自身の背景を含め、話を聞き取り、解釈した上で質問を返し、内容を確かめる、ということを心掛けています。それでも特に「開放観察」に関する話は、時に複雑すぎて明快なイメージがわかず、頭がぼーっとしてしまいます。

私は、それぞれの病院の設備や看護に優劣を付けるつもりは全くありません。置かれた場、環境で、看護師さんが何を目指し、どんな援助をしているか、どんなことに困難を感じているのかが知りたいのです。それを聞き取るには、自分が体調を整え、気持ちに余裕を持って訪問に臨むことが大切だと思っています。

この本には、そのような試行錯誤の末、私が2006年から2011年までの間に訪問させていただいた保護室の調査結果が収められています。訪問先でびっくりしたり、しみじみしたり、感動したり……いろいろな思いがわくたびに、さらに知りたいという探究心が駆動されて、気がつけば35病院。我ながらよくぞこんなに訪問したなと思います。

読者の皆さんには、誌面を通して、私が“行って、見て、聞いた”ものを追体験していただけたらと思います。

この本で使う用語の解説

［観察窓］

看護者が保護室に入らなくても患者さんの安全を確認できる仕組みとして設けられている窓。排泄空間など死角となる場所や、ドアに設けられることが多い。患者さんが排泄している時に入室しないよう、その窓から中を確認してから入るという病院もある。

医療者は安全を確認したいが、観察のしやすさを優先させると、患者さんとしては常に観察される緊張にさらされることになるので、病院の考え方によって観察窓の大きさや場所、形状はさまざま。大きくクリアな観察窓が常に開いているタイプの病院もあれば、扉やカーテンを付けて、必要時にだけ開ける形の病院もある。すりガラス状のシートを半分だけ張っているような病院もある。

［ブース］

排泄時のプライバシーを守るための構造として、便器の周囲三方を、天井まで隙間なく「壁」で囲んであるもの。特に保護室の壁と同素材を使い、頑強な壁で囲んだものを、「ブース」と呼ぶことにした。

［内ドア］

前室がある場合、本書では、前室と保護室内を区切るドアを「内ドア」と呼ぶことにした。

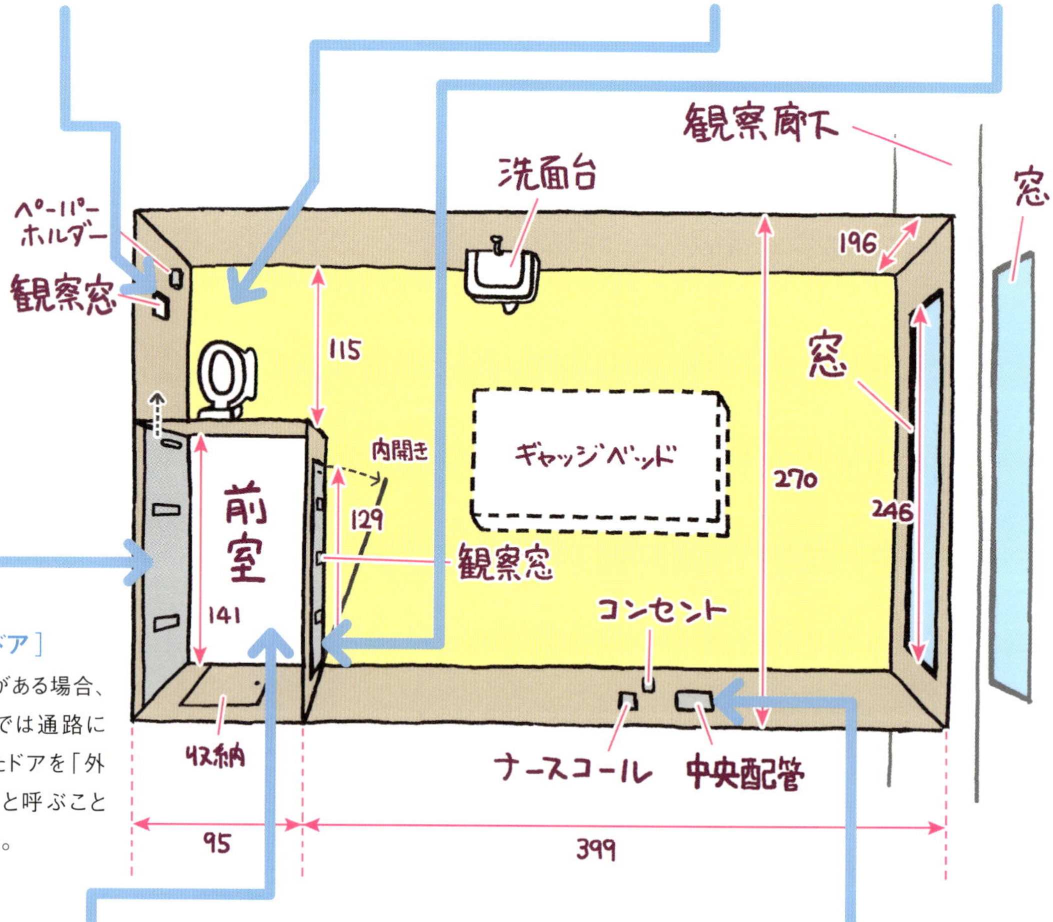

［外ドア］

前室がある場合、本書では通路に面したドアを「外ドア」と呼ぶことにした。

［前室］

保護室に入る前に、ドアで区切られた形の部屋がある場合、「前室」あるいは「副室」と呼ばれている（本書では前室に統一した）。この空間を2、3床の保護室で共有している場合もある。そもそもは、患者さんが一般床エリアや通路などに強引に出てきてしまう行為に備えるために作られた空間と推測される。ここに収納、洗面などの設備を置く病院もある。

保護室エリアや一般床エリアなどに開放観察として出す前に、段階を踏んで、まずはこの前室までを自由に使える空間にし、危険がないかを観察する病院も多い。

［中央配管］

パイピングともいう。酸素、圧縮空気、笑気ガス、炭酸ガス、窒素などの医用ボンベを病院内の一定の場所に集め、そこから各部署、各部屋に供給できるようにした配管システム。これが設置されていることで、患者さんは病室にいながら医療的処置を受けることができる。余剰麻酔ガスや分泌物を吸引する陰圧の配管も付設されていることが望ましいとされている[1]。精神科の急性期では、身体的にも重症度が高い患者さんが多く、保護室内で身体的モニターや処置を行う場合は中央配管が必要となる。

［観察廊下］

保護室と屋外との間を格子や窓で区切り、そこに廊下を作る場合があり、観察廊下と呼んでいる。鍵などで閉鎖された空間である。観察廊下は保護室の入口ドアとは逆側に設けられることがほとんどである。この空間により、医療者は保護室内に入らずに患者さんを観察することができる。看護者が保護室に入ることができない場合も、ここにある格子や窓の隙間越しに食物や水や薬や必要物品を供給することができる。また場合によっては患者さんの飛び出し行為を防止するために徒手抑制（次ページ参照）を行うことがある[2]。

観察廊下は、家族の面会、換気、収納などにも活用されている。さらにカレンダーや時計、花など、患者さんには見せたいが保護室内には置くことができないものを置く場所としても利用されている。

［目隠し］

排泄の時のプライバシーを守るための構造として、ある程度の高さがあるついたて状の壁、もしくは天井までの高さはあるが、パネルなどの後付け設備を、「目隠し」と呼ぶことにした。

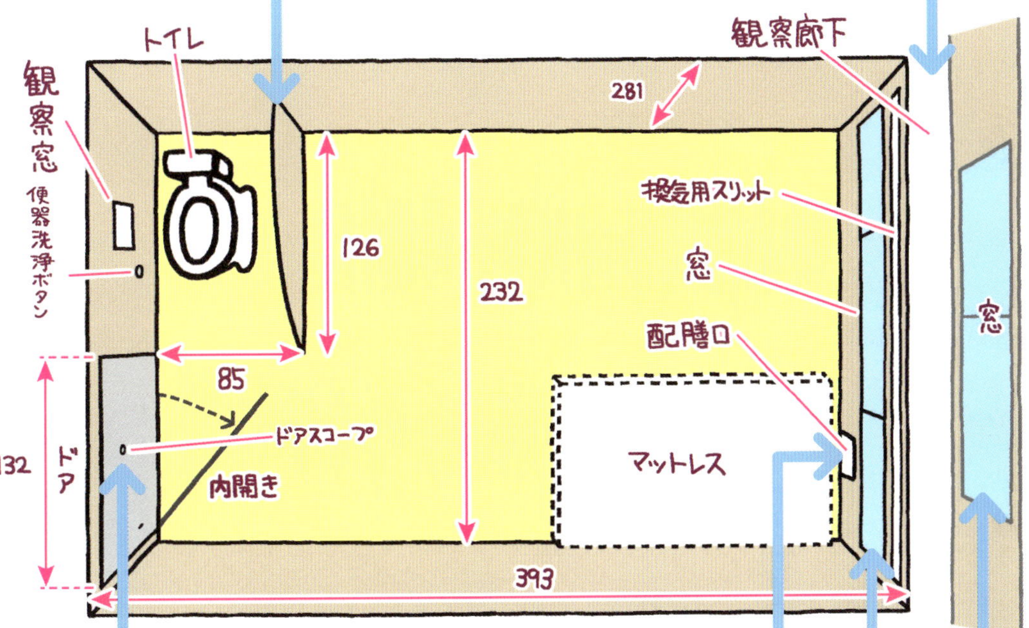

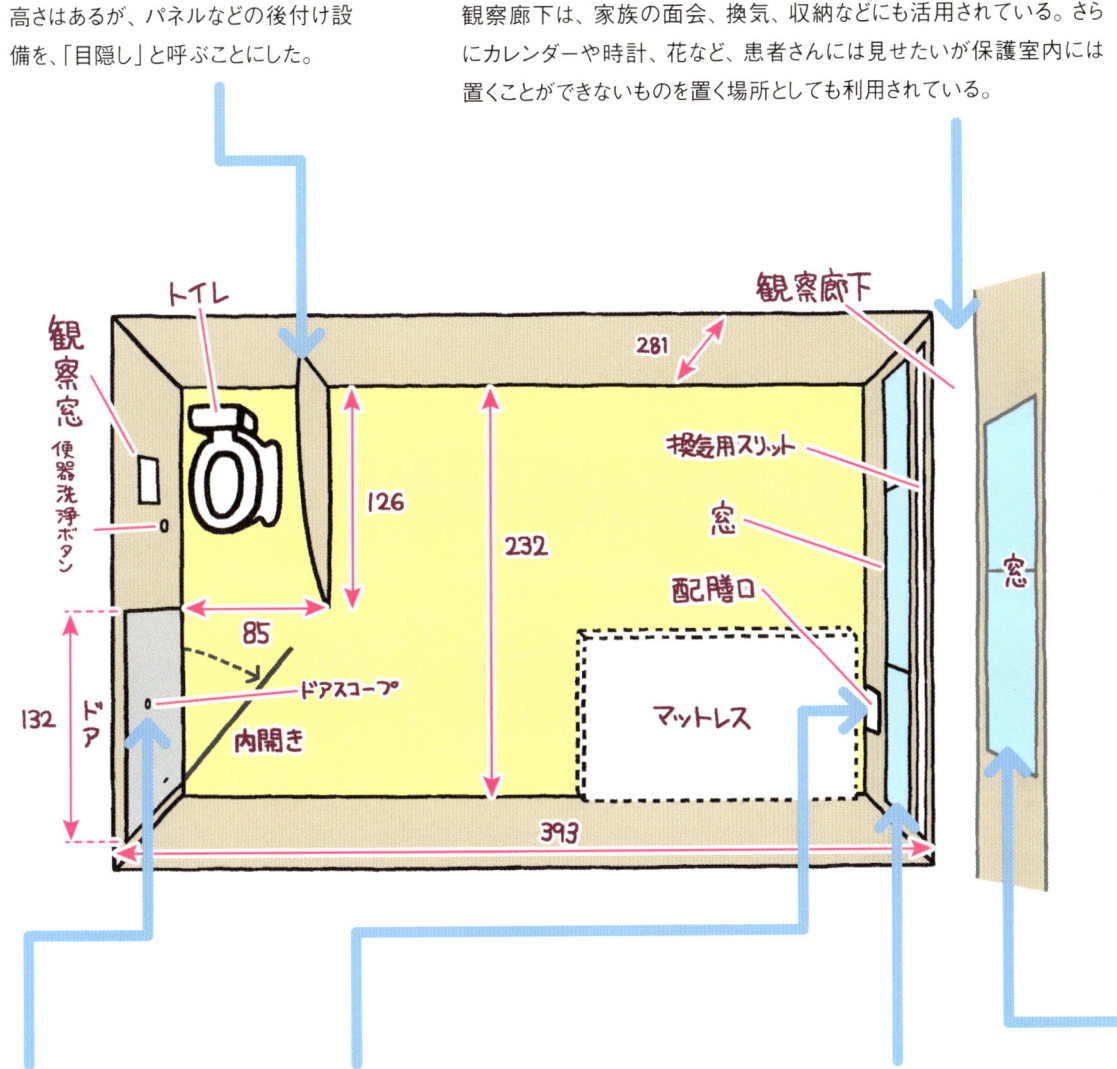

［ドアスコープ］

看護者が保護室に入らなくても、患者さんの安全を確認できるための仕組みとして、出入口のドアに小さな魚眼レンズを取り付けたもの。ここから中の様子を見る。観察窓ほどはっきりとは見えないが、動きや気配はわかる。

［配膳口］

看護師の安全を守るため、室内に入らずに食事や薬などを配膳できる開口部が設けられていることがある。小扉で閉じられるようになっていることもある。配膳口は入口ドアや、ドア横の壁や、観察廊下に面した窓や格子の下部に設けられることが多い。床の高さにある場合が多いが、胸の高さの場合もある。

配膳口を設けたものの、実際には使用していないという病院も多い。また、必ずドアを開けて配膳するという考えのもと、建築時に意図的に配膳口を設けなかったという病院もある。

［観察廊下に面した窓］

保護室内から外を見た時、手前にある窓。

［屋外に面した窓］

観察廊下をはさみ、屋外に面した窓のこと。

この本で使う用語の解説

[洗面、歯磨きセット]

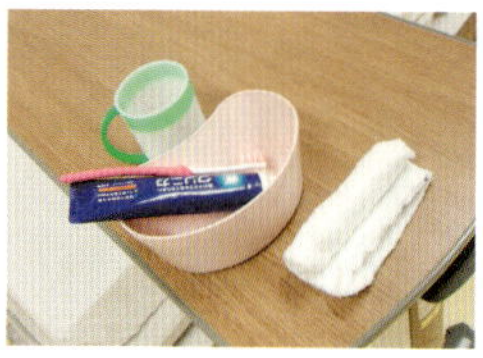

自分で洗面や歯磨きができない患者さんの場合、看護師が介助する。その際使用する物品は、温タオル（おしぼり）、歯ブラシ、歯磨き粉、ガーグルベースン、水である。ガーグルベースンとは、患者さんのうがいの水や吐物を受けるのに用いる、深くて縁が厚めの容器（写真中央）。そら豆型をしていて、患者さんの口に沿うようになっている。

[タオルウォーマー]

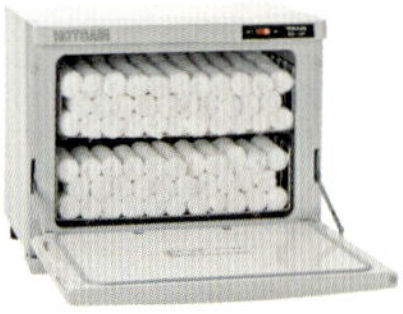

写真提供：タイジ（株）

タオル蒸し器、おしぼり蒸し器などとも呼ばれる。濡らしたハンドタオル、フェイスタオルなどを丸く畳んで入れ、蒸すことができる器械。下部がワゴンになっており、病室まで運べるタイプ（スチームカート、清拭車と呼ばれている）もある。

[リネン]

シーツ、枕カバー、毛布カバー、掛け布団カバーなどを指す（マットレスや敷き布団、掛け布団、枕本体は含まれない）。これらは意図すれば裂ける素材であることが多く、縊首に使われるおそれがあることから、病院によって使用するかどうかの判断が分かれる。

[床頭台《しょうとうだい》]

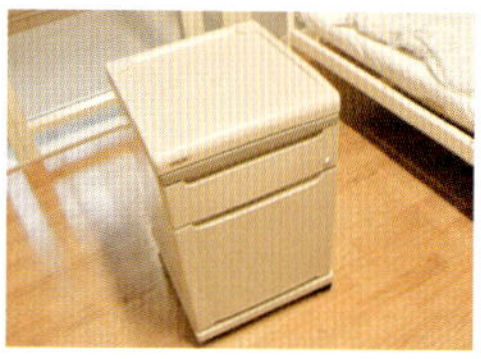

患者さんの日用品を入れておいたり、食事や書きものの際のテーブルとして使ったり、治療や看護を行う際の処置台として使われる。患者さんが使いやすいように、ベッドの頭側に置くことが多い。

[オーバーテーブル]

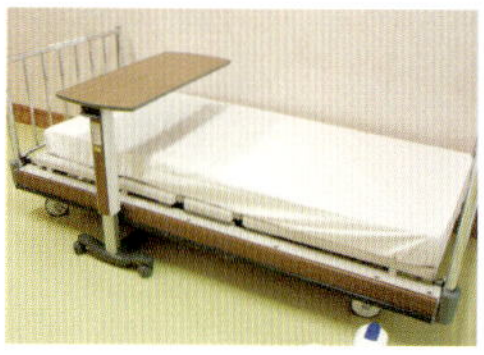

ベッド上で坐位をとって、食事をしたり文字を書いたり、読書をする時に使用するテーブル。テーブルの脚に車輪が付いているので簡単に移動させることができ、また、高さもネジで調節できるようになっている。

[ポリカーボネート]

保護室の窓には、割られないために、強化ガラス、強化プラスティック、ポリカーボネートなどが使用されている。ポリカーボネートは熱可塑性プラスティックの一種。透明性、耐衝撃性、耐熱性、難燃性などが高い。

どの材質を選ぶかによって、外気熱の伝導や、音、叩いた時の反響などに大きな差が出る。本書ではすべての保護室の窓の材質を調査することはできなかったが、一部の病院では、窓の材質を変更する際の理由について確認し、記載している。

[手掛け穴]

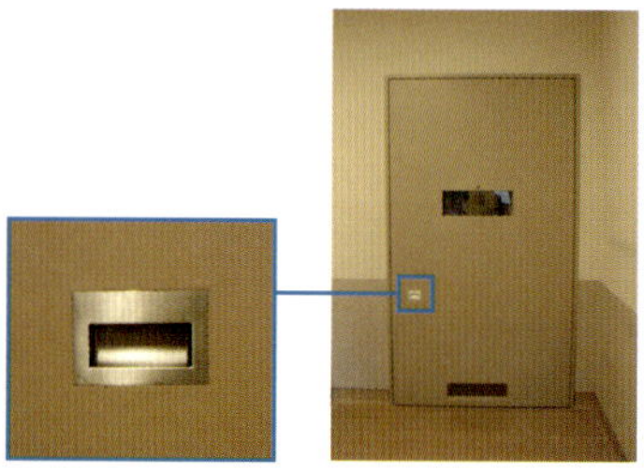

ドアを押す、引く、スライドさせるなどの動作を補助するために付けられた取っ手部分で、出っ張っておらず、上の写真のように手を掛ける穴がある構造のものを、この本では「手掛け穴」とし、ほかの形状の取っ手と区別することにした。

縊首を予防するため、保護室内部のドアにはこの取っ手を選択している病院がいくつか見られた。

[トラップ]

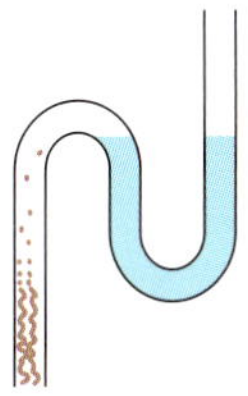

配管設備の途中をP字型、S字型、U字型にすることで、排水経路の途中を常に水で遮断しておく仕組みをトラップ(排水トラップ)という。トラップを設けることで、空気や硫化水素等のガスを遮断する効果がある。また衛生害虫などが排水管から屋内へ侵入するのも防ぐ。通常、水洗便器には常に水が溜まっているが、精神科の患者さんは、便器にものを詰めて水をあふれさせたり、多飲症の場合は便器に溜まっている水を飲むことがある。そこで、保護室ではトラップの位置を下げ、便器内に水を溜めない工夫をしている場合がある。

[徒手《としゅ》抑制《よくせい》]

保護室にいる患者さんに病識がない場合、自分の意思によらずに隔離されていることになり、保護室内に留まる意味を理解できないことがある。そのため、看護師の退室の際に、看護師と一緒にドアから出ていこうとすることがある。そうした場合に、別の看護師が格子から患者さんの腕や手を握り、動作を制しておくことを徒手抑制という。その間に室内にいる看護師はドアから退出することができる。

[バックベッド]

保護室に入室中の患者さんのベッドを、一般床に確保しておくこと。後方ベッドともいう。保護室に入室した時点でバックベッドを確保する病院と、開放観察が進んだ段階でバックベッドを設ける病院とがある。

[資格者]

病棟で働く看護職員には、(正)看護師、准看護師、看護補助者の3種がある。このうち国家資格を持つ(正)看護師と准看護師を、看護補助者と区別して、資格者と呼ぶことがある。資格の有無により給与や夜勤手当などが異なってくるので、どのように看護職員を配置するかは、その病院のケアと経営への考え方を反映する。

[2交代、3交代などの交代勤務]

「看護師は24時間患者さんを看ている」と言われることがあるが、それは交代勤務によって成り立っている。看護師の勤務時間帯は基本的に、日勤(8時30分から17時)、準夜(16時30分から0時)、深夜(23時30分から9時)の3つに分かれ、この3つを交代しながら勤務する形態が3交代勤務、準夜と深夜を続けて行う形態が2交代勤務である。さらに早出、遅出という時差勤務を加えているところもある。

日勤帯、夜勤帯で働く看護職員の数と資格は、病院が登録した施設基準によって決まってくるが、規定を超えた手厚い配置をしている病院もある。そして特に夜勤帯の人員配置が、食事時間をはじめとした患者さんへのケアの質と、患者 - 看護師間の安全に深く関係してくる。

1) 和田攻, 南裕子, 小峰光博:看護大辞典, 医学書院, p 1848, 2002年.
2) 三宅薫:③急性期病棟「保護室」(特集「治療が生きる環境とは——環境と構造で変わる支援と治療」, 第3章施設のハード面がもたらすもの), 精神科臨床サービス, Vol. 10, No. 2, 2010年.

| イントロダクション |

保護室とは何か

隔離の根拠となる法律

保護室(seclusion room)は、隔離という目的に特化した病室です。患者さんの症状が、本人あるいは周囲に危険が及ぶ可能性が非常に高く、隔離以外の方法ではその危険性を避けることができない時に使用されます。隔離室とも呼ばれます。当然、患者さんの医療と保護という目的に沿った建築上の構造を備えている必要があり、使用する際の遵守事項が法令により定められています[1)]。

隔離は身体拘束と並ぶ、精神科医療における代表的な行動制限です。隔離と拘束は人権にかかわることであり、その適応や手順は「精神保健及び精神障害者福祉に関する法律(精神保健福祉法)」で詳細に規定されています。「精神保健及び精神障害者福祉に関する法律第36条第3項の規定に基づく厚生大臣が定める行動の制限(昭和63年厚生省告示第129号)」に、患者の隔離は、「内側から患者本人の意思によっては出ることができない部屋の中へ1人だけ入室させることにより当該患者を他の患者から遮断する行動の制限をいい、12時間を超えるものに限る」と定められています。つまり隔離とは患者さんが自分で部屋の外に出られないように、外から鍵を掛けることです。

それだけなら通常の個室病床で鍵を掛けて使用すればよいように思いますが、そういうわけにはいきません。「精神保健及び精神障害者福祉に関する法律第37条第1項の規定に基づき厚生大臣が定める基準(昭和63年厚生省告示第130号)」に、隔離の対象となる患者に関する事項が以下のように定められています。

・他の患者との人間関係を著しく損なうおそれがある等、その言動が患者の病状の経過や予後に著しく悪く影響する場合。

・自殺企図又は自傷行為が切迫している場合。

・他の患者に対する暴力行為や著しい迷惑行為、器物破損行為が認められ、他の方法ではこれを防ぎきれない場合。

・急性精神運動興奮等のため、不穏、多動、爆発性などが目立ち、一般の精神病室では医療又は保護を図ることが著しく困難な場合。

・身体合併症を有する患者について、検査及び処置等のため、隔離が必要な場合。

以上は隔離の5要件と呼ばれています。このなかに、自殺企図、自傷行為、暴力行為、器物破損という単語が挙がっていますが、精神科急性期では自分や他者、またはものへの攻撃性が顕著になる場合があります。患者さん自身やほかの患者さん、そして医療者の安全を守るために、堅牢でシンプルな構造の病室=保護室が必要になるのです。

建築の根拠となる法律

病院の建築の根拠となる法律はいうまでもなく建築基準法ですが、保護室を建てる上では、昭和44年の厚生省衛生局長通知「精神病院建築基準の改正について(個室の広さ、採光、換気、冷暖房など)」が基準となっているようです。

私が訪問した保護室はだいたいある程度共通した構造、設備を持っていました。まず室内に便器があること、室外から観察するための観察窓やモニターカメラが設置されていること、室内に入らずに患者さんにものを渡すことができること、などです。

この部屋はなんと呼ばれてきたか

ところで、保護室はいつごろからあり、そしてなんと呼ばれていたのでしょうか。興味を持ったので少し調べてみました。日本におけるはじめての精神科病院は明治時代に建てられた京都癲狂院です(私宅で個人が精神病者を監置した部屋、つまり座敷牢は、それ以前から存在していましたが)。明治時代の精神科病院についての資料を探していたところ、呉秀三が、精神科病院の実状をまとめた本『我邦ニ於ケル精神病ニ関スル最近ノ施設』[2)]をみつけました。自分が勤務していた病院に復刻版があったのです。この本は明治40年に発刊され、当時の精神病院16施設の病棟構造図が収録されていました。これで見ると、“隔離室”という名称で紹介されることがほとんどで、“躁狂室”と記載されたものもありました。また大正11年に施行された精神病院法を受けて出された内務次官通牒に「保護室(従来ノ躁狂室)」[3)]という文言をみつけました。

近年でも医学、看護領域で保護室に関する雑誌特集や書籍[4)~9)]は不定期に企画されていますが、その記事内ではほとんど“保護室”という名称が使われています。

1) 伊藤正男, 井村裕夫, 高久史麿:医学大辞典, p2284, 医学書院, 2003年.
2) 呉秀三:我邦ニ於ケル精神病ニ関スル最近ノ施設, 精神医学精神学古典刊行会, 1977年.
3) 松下正明総編集:臨床精神医学講座 S1　精神医療の歴史, p263, 中山書店, 1999年.
4) 村田穰也ほか:保護室はどう使われてきたか, 病院, Vol.39, No.3, p265-271, 1980年.
5) 吉住昭:保護室使用について考えること, 精神医療, Vol.16, No.1, p40-46, 1987年.
6) 日本精神科病院協会:精神科病院建築図譜集, 吉富製薬株式会社, 2002年.
7) 特集「保護室を語ろう」, 精神看護, Vol.2, No.3, 1999年.
8) 特集「保護室はどう変わってきたか」, 精神科看護, Vol.35, No.8, 2008年.
9) 特集「保護室がいっぱい」, 精神看護, Vol.12, No.4, 2009年.

I

写真で見る35病院の保護室

この章では、2006年8月から2011年9月までの間に、私が訪問した35病院（40病棟）の保護室を紹介していきます。

なお、ここでお断りしておきたいことがあります。それは、ここで各病院の保護室を紹介する目的は、どの病院の保護室が優れているか、あるいは劣っているかを決めることにあるわけではないということです。

病院ごとに、設置主体、病棟規模、付帯設備、患者層、地域性、求められている機能などに違いがあり、看護基準やケアへの考え方も異なっています。新築でピカピカの保護室もあれば、改築と工夫によって数十年前からの保護室を使っている病院もあります。そうしたなかで優劣を決めるのは意味のないことです。

そうではなく、ここで各保護室を紹介する目的は、「情報交流」にあります。ほかを知ること。そして学べる部分があればそれを吸収し、改善していくこと。さらに知りたい、よくしていきたいという動機を作ること。

この本で紹介する情報が、そうしたことを促すための“たたき台”になることを願っています。

調査させていただいた病院で、自分のところが完璧だと思っている病院はありませんでした。けれども「患者さんと今後の精神科医療のためになるなら」と情報を提供してくださいました。いま、その志を最大限に生かしていくことが、私たちの責任だと感じています。

【注1】各病院のデータは訪問調査時点のものであり、現在の状況とは異なる可能性があります。この点に注意してお読みください。

【注2】病棟名は、各病院における呼称、もしくは各病院がその病棟に求めている機能をもとに記載しました。

01 一陽会病院 急性期治療病棟

福島県

1959年に設立された単科の精神科病院。調査時は198床、4病棟。一陽会病院という名前は、創設者の「患者や家族に希望の持てる名称がほしい」という願いから付けられている。
もともとあった急性期治療病棟(閉鎖)に加え、2010年に療養病棟1棟を急性期治療病棟(開放)に機能変更した。

[場所: 福島県福島市／正式名称: 社会医療法人一陽会 一陽会病院／調査日: 2011年8月17日]

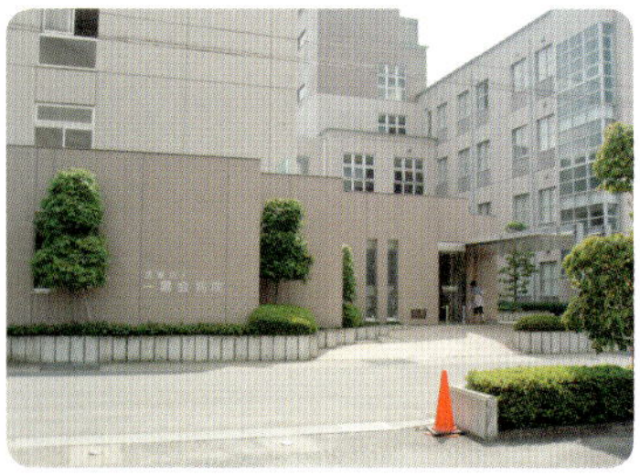

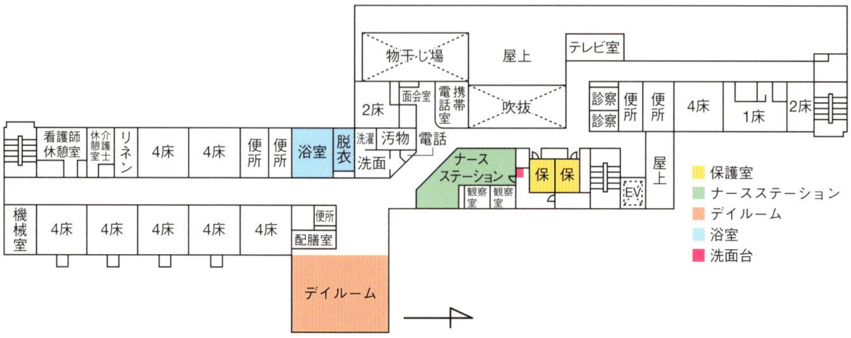

[病棟および保護室の概要]

今回紹介する急性期治療病棟は定床39床の閉鎖病棟。保護室は2床ある。看護基準は13:1。勤務体制は3交代制。深夜は2名。準夜を3名にすることを計画しており、現在移行期間である。夜勤帯には必ず男性を配置する。男性だけになることもあるが、頻回ではない。早出はなし。遅出は10時から18時45分。つまり、朝食時は2名、夕食時は3名の看護師が勤務している。

建物は2001年築。その際に“暗い、汚い、くさい”というそれまでの精神科病院のイメージを払拭する病院を作ろうと考えた。

保護室は中央のナースステーションに隣接している。定床以外に観察室が2室ある。保護室のドアは観察廊下側にもあり、内開き。通路に面しているドアは外開き。保健所から、ドアと壁の間に患者が倒れていると内開きのドアは開けられなくなるとの指摘があり、一方を外開きにした。

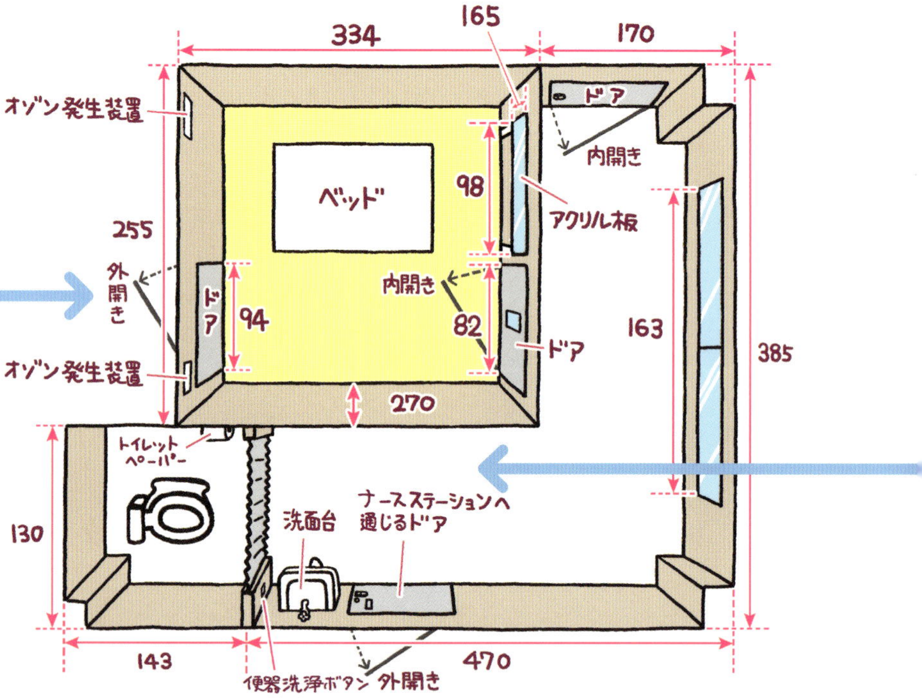

[天井高270cm、奥行き334cm、幅255cm;トイレ別]

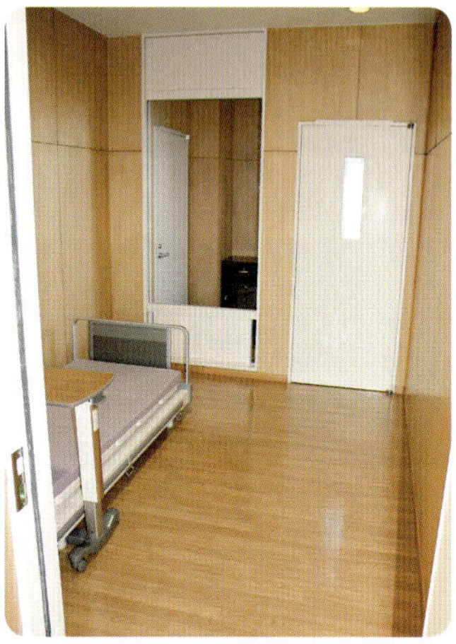

保護室の内部。正面は観察廊下側に通じるドア。

ドアと鍵

ドアは通路側と観察廊下側の2か所にある。通路に面したドアは鍵とレバーのダブルロック。観察廊下に面したドアは鍵のみのモノロック。内開きでつかむところがないので、これをロックしないで使用していたが、ドアの隙間にカードを差し込んで、てこの原理でドアを開けた患者さんがいたため、ロックするようになった。

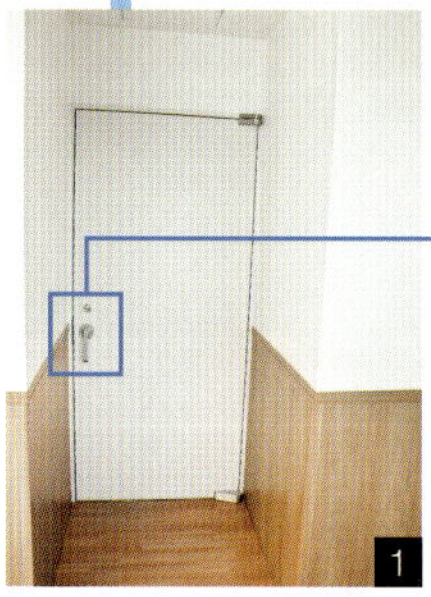

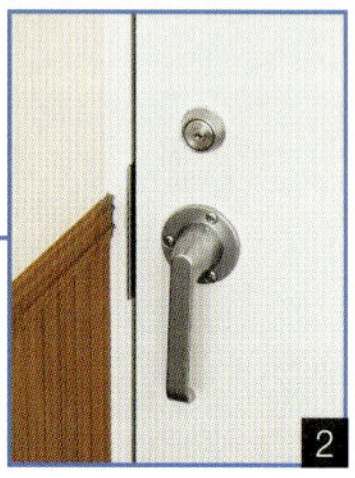

1. 通路から見たドア。
2. 鍵部分拡大。

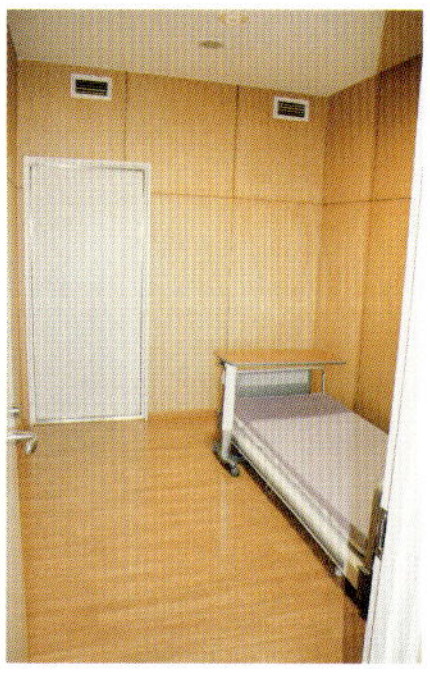

通路に面したドアを保護室内から撮影。

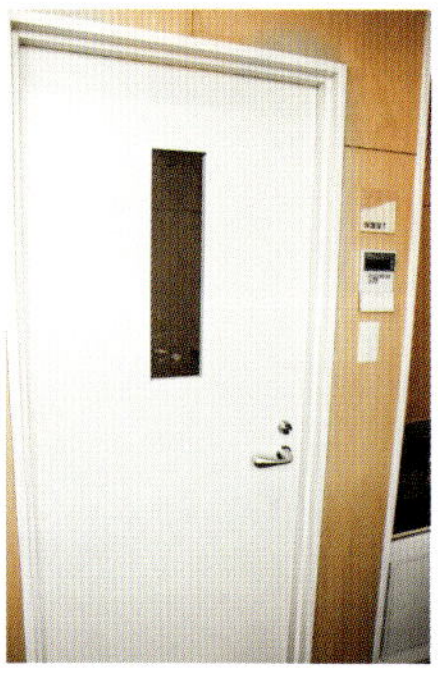

観察廊下側に面したドア。名札の表示は観察廊下側にある。

排泄

トイレスペースは保護室内ではなく、観察廊下に設けられている(2床に1つ)。便器は洋式で陶製。便座可動、ふたなし。トイレスペースはカーテンで仕切られている。便器洗浄ボタンはトイレを出たところの壁にある。

トイレスペースが観察廊下にあるため、排泄のたびに看護師が付き添う。保護室には集音マイクが設置されており、患者さんが訴えればナースステーションで聞こえる。少し待ってもらうこともあるが、できるだけすぐ対応するよう心掛けている。入院時(隔離開始時)に「30分に1回訪室するので、その時に声を掛けていただくか、もしくはマイクがあるのでそこに向けて声を掛けてもらえば対応します」と説明する。訪室の際に看護師が「トイレはいいですか?」と聞くようにしている。

不穏の場合は、マンパワーを確保する必要があるため、状況が整った時に看護師から声を掛けるようにしている。夜勤帯は1人が付き添い、1人がナースステーションに待機してほかの患者さんにも目を配る。複数対応が必要な場合はほかの病棟に応援を依頼する。医師に依頼することもある。

排泄中は患者さんの性別や年齢、病状を考慮して、トイレスペースのそば、あるいはナースステーションで待機する。女性の排泄（月経も含めて）には配慮し、女性看護師が対応するようにしている。夜勤帯で女性看護師がいない場合は、ほかの病棟から女性看護師に来てもらう。また日頃から信頼関係を構築することを心掛けている。排泄物の性状の観察が必要な場合は、患者さんに、排泄物には身体に関する多くの情報が含まれることを説明し、了解を得る（了解が得られない場合は行わない）。

保護室内に便器がないことによるメリットは、臭気が発生しないことと、排泄のたびに看護師を介するので、かかわりの機会が増えること。

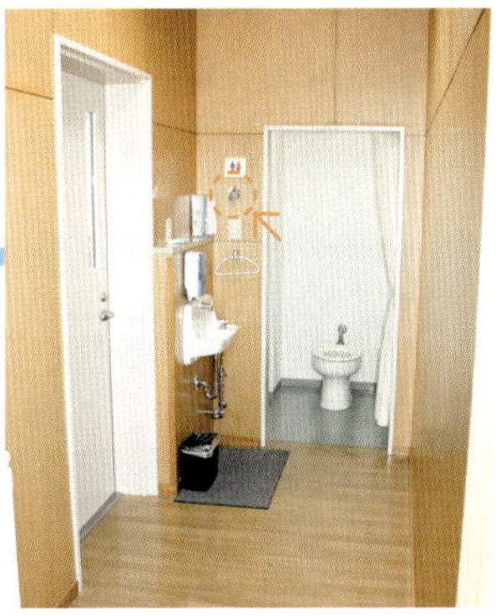

トイレスペースは観察廊下の奥にある。使用中はカーテンを閉める。トイレ横に手洗いがある。左がナースステーションに通じるドア。丸で囲んだ部分が便器洗浄ボタン。

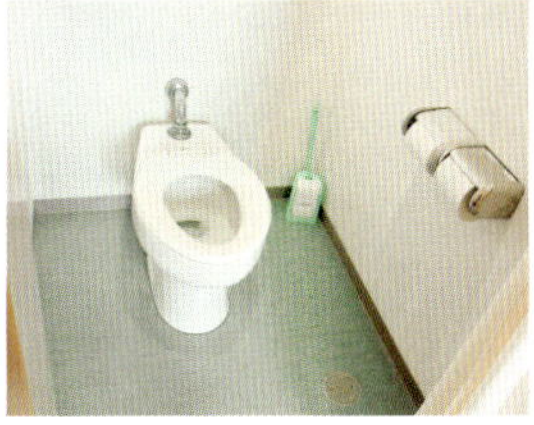

便器は陶製で洋式。便座可動。ふたなし。通常の形態のペーパーホルダーが2つ付いている。

窓、光、空気

採光　窓は東向き。屋外に面した窓にはブラインドが設置されている。照明は蛍光灯と常夜灯。段階的な調節はできない。

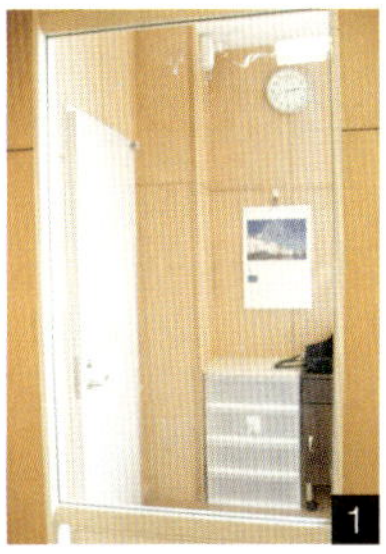

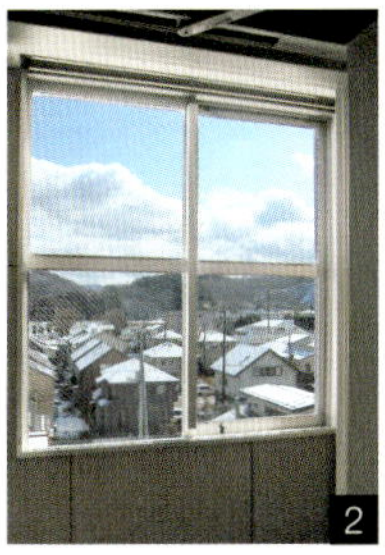

1. 観察廊下に面した窓は広くて大きい。カレンダーと時計が見える。観察廊下には衣装ケース、鍵付きの床頭台、冷蔵庫が置いてある。本人のぬいぐるみや写真を飾ったり、ラジオを置いて流すこともある。2床の境のドアは防音と患者さんのプライバシー保護に役立つ。
2. 屋外に面した窓。日差しが強すぎるため、窓の材質を強化プラスティックから、断熱性能が高いというポリカーボネートに変える予定。

換気　室内と観察廊下にオゾン発生装置が設置されている。観察廊下に面した窓の下に開口部が2か所ある。屋外に面した窓は13cm開くので、臭気が気になる時は窓を開けて換気する。

保護室内に便器がなく、通常においのない環境なので、臭気が発生した時に気付きやすい。保護室内に便器を設置しなかったり、オゾン発生装置を設置したり、病棟のトイレを陰圧にして臭気が通路に漏れないようにしたりと、設計段階から臭気対策をする病院の姿勢が、職員にも浸透していると思う。また外部の人から「においがない」と感想を言われることがよいフィードバックになっている。

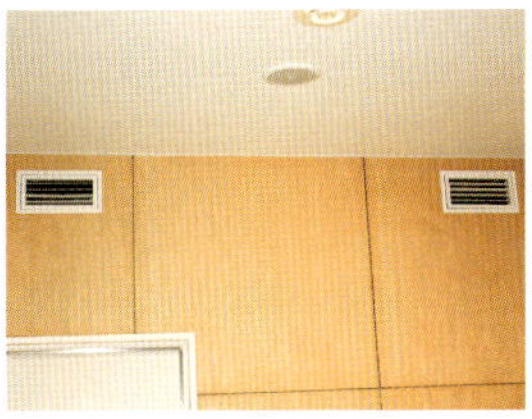

室内の通路方向の壁上部にオゾン発生装置がある。

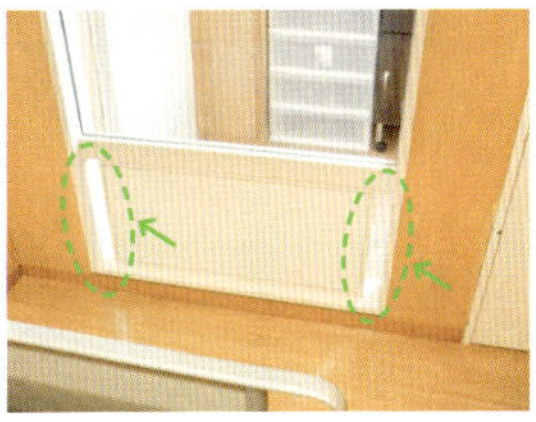

観察廊下に面した窓の下に開口部が2か所ある。

温度調整　エアコン。部屋ごとに調節可能。

食事と水分補給

食事　食事の時はオーバーテーブルを使用する。食器は一般床と同じもの。カトラリー（箸、スプーンなど）も同じ。リスクのある時は付き添い、食器は替えない。食事の際の手洗いはトイレ横の洗面台で行う。

水分補給　本人のプラスティック製コップで適宜水分補給を行っている。その場で飲んでもらい、コップは引き上げる。水分出納はコップの数でカウントし、多すぎたり少なすぎたりする時は対処する。配膳口がないため、必ずドアを開けて補給する。

寝具

医療用のベッドを加工した。加工した点は以下の通り。脚を切り、低くした。拘束用に金具を付けた。ギャッジアップができないようにした。ヘッドボードが外れないよう固定した。底板を補強した。

脚を切った理由は、ベッドの下に潜り込む患者さんがいるため。転落時のリスクを軽減する意味もある。低いと拘束がしやすい。ただし、床に固定されていないので、ベッドを持ち上げて壁に立て掛け、揺らしたり、ベッドで窓を壊そうとした患者さんもいた。寝具はマットレス、マットレスパッド、掛け布団、毛布、枕。希死念慮がある場合以外はリネン類を使用する。

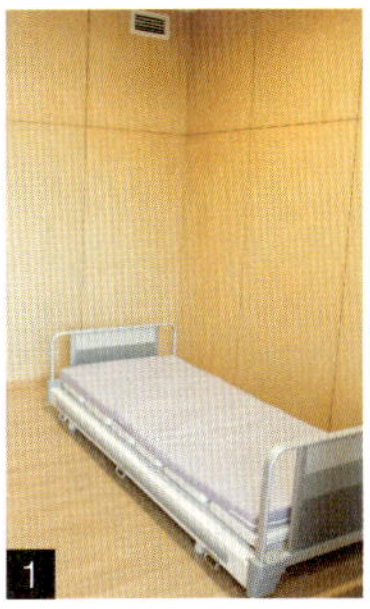

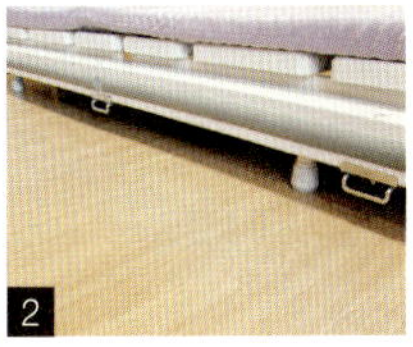

1. ベッドを使用。床はクッション素材でややわらかい。
2. ベッドは加工して低くした。

清潔

洗面、歯磨き　毎食後。朝食後は、職員の都合がつかない時は日勤帯まで待ってもらうことがある。トイレ横の洗面台で行うが、小さくて使いづらいので、落ち着いていれば一般床エリアの洗面所を使うことがある。その判断は看護師が可能。

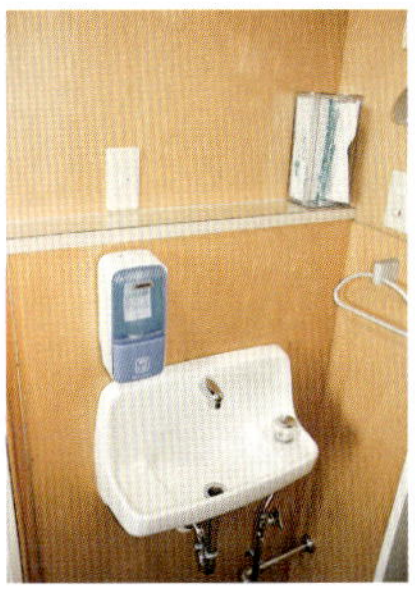

トイレ横の洗面台。

入浴　週3回（火、金、日）。シャワー浴は入浴日以外で週4回。一般床の患者さんとは時間をずらし、看護師が付き添う。

更衣　入浴時、希望時。

防音

壁やドアを蹴ったり叩いたりするとドンドンと振動し、隣の保護室に響く。ドアの内部は充填されており、観察廊下もドアで区切られているが、窓などを叩けば響く。対処法は、まずは患者さんに説明する。精神症状によるものであれば薬物療法。

観察のしやすさ／プライバシー

ナースコール　なし。

集音マイク　24時間稼働している。

スピーカー　あり。看護師がスイッチを入れれば、双方向に話せる。

モニターカメラ　なし。

建築上の配慮と課題

課題　奥の保護室の患者さんが観察廊下を通過する際、手前の保護室の窓が透明で大きいため、中が見えてしまい、プライバシーが保てない。また保護室の患者さんは、いつのぞきに来られるかわからないと感じていると思う。たとえば観察廊下に面した窓にロールカーテンを付け、ノックしてから入るようにするなど、一考すべきと考えている。

一般床エリアの通路に面して入口ドアがあるので、個室としても使用しやすく、入院時に誘導しやすい。また開放観察時に看護師の手を介さずに帰室できるメリットがあるが、デメリットは、声が漏れるので通路にいる患者さんと会話ができてしまうことと、ほかの患者さんや面会者に保護室の音が聞こえてしまうこと。

その他

患者さんから見えるもの　外の景色。観察廊下にある時計とカレンダー、本人の荷物（お気に入りの品物や写真などを飾ることもある）。

02 北深谷病院 男女混合閉鎖病棟

埼玉県

1977年に開設された単科の民間精神科病院である。調査時は3病棟、172床。
こじんまりとした病院なので、病棟同士の物理的・心理的距離が近いというよさがある。

[場所: 埼玉県深谷市／正式名称: 医療法人江仁会 北深谷病院／調査日: 2010年6月3日]

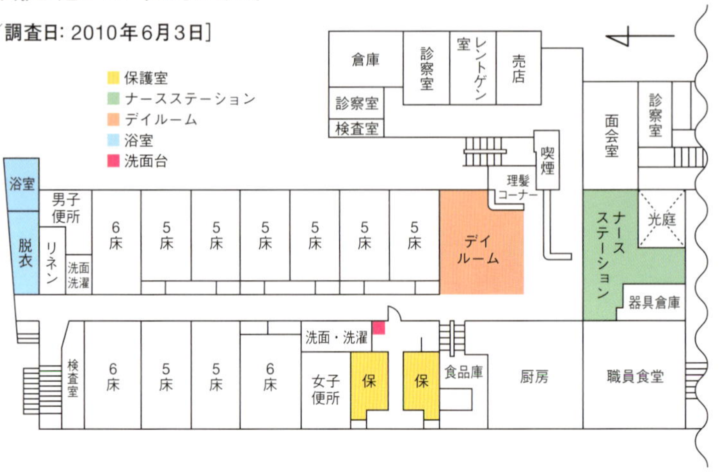

[病棟および保護室の概要]

保護室は3病棟すべてにあるが、今回は男女混合閉鎖病棟を紹介する。定床60床。看護基準15:1。夜勤は2交代。夜勤の人数は2名。早出は7時30分から16時30分。遅出は20時30分まで(第2、3病棟の遅出は9時30分から18時30分)。1977年建築の建物。病棟は1階にある。病棟内に売店、床屋、検査室(脳波、レントゲン、胃カメラなど)がある。ナースステーションは病棟の端に位置し、デイルームをはさんで保護室が2床ある。ナースステーションと保護室は距離的にはやや遠いが、スタッフは慣れのためか、大変さは感じていないとのこと。

時期は不明だが、以下の改築を行っている。

①患者が叩くとレバーがずれて鍵が外れてしまうため、ドアを1つ交換した(そのため1床の保護室にはドアに観察窓があり、別の1床にはない)。

②消灯すると真っ暗になってしまうため、観察廊下に蛍光灯を設置した。

③観察廊下に面した鉄格子の隙間から患者さんが出てしまったことがあったため、もともとの鉄棒の左右に別の棒を溶接し、棒を太くすることにより、隙間を狭くした。

④屋外に面した窓の鉄格子を撤去した。それにより窓を、約10 cm しか開かないようにした。

⑤通路に面したドアのちょうつがいに布を掛け、縊首しようとした患者さんがいたため、上部を削って布を掛けられないようにした。

⑥床(フローリング)は、傷むたびに補修している。

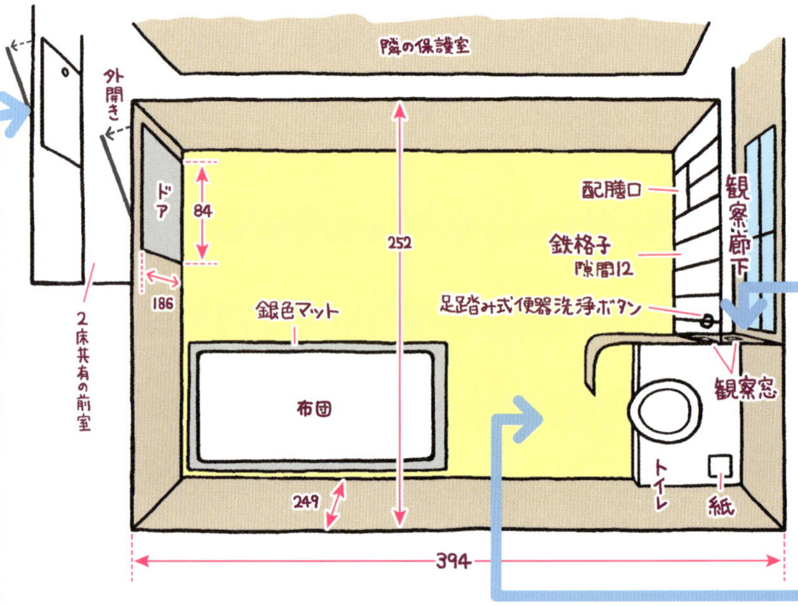

[天井高249cm、奥行き394cm、幅252cm]

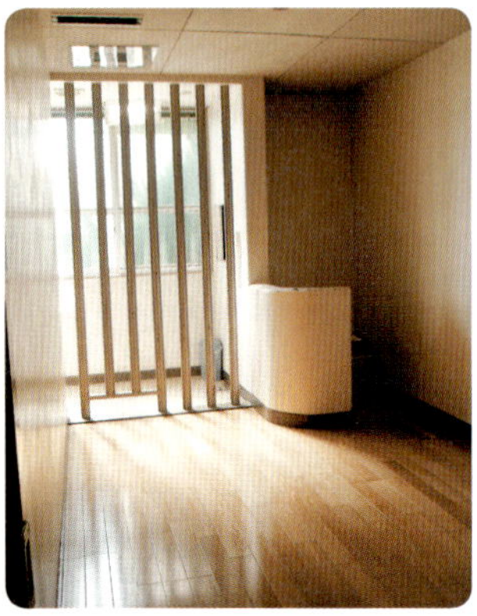

保護室の内部。

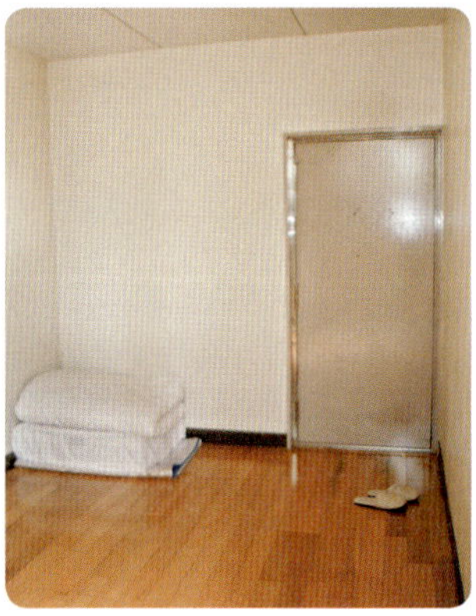

室内からドア方向を見る。職員が室内で履き替えるためのスリッパが置いてある。

ドアと鍵

通路に面した外ドアは鍵で施錠している。内ドアは3点ロックだが、通常はレバーのみで施錠している。

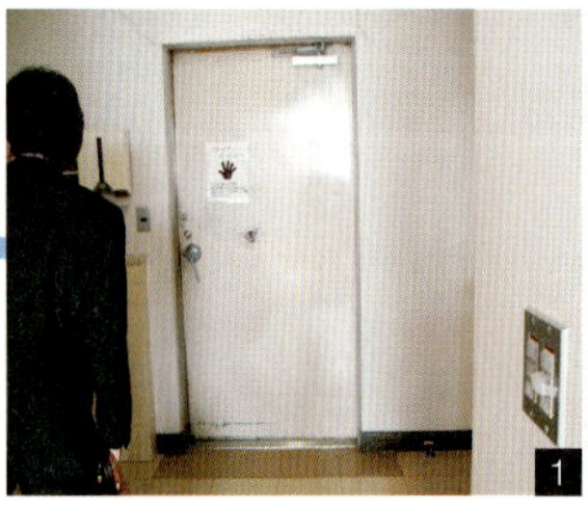

1. 前室から見た外ドア。
2. 前室から見た内ドア。レバーのみで施錠している。
3. 保護室内から見た内ドア。引っ掛かる部分のない構造。

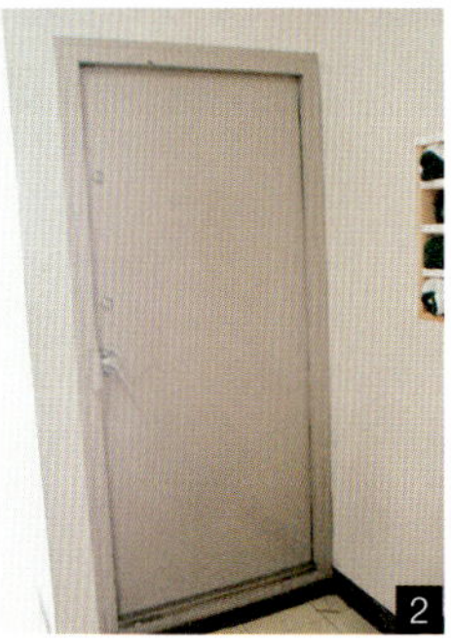

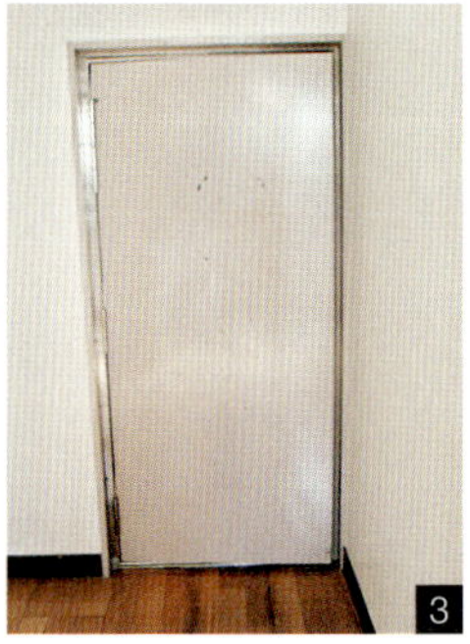

排泄

ブースタイプで、さらに目隠しがある。便器は陶製で洋式。便座はない。周りの床を高くした構造。段差に乗れば和式のように使用することもできる。便器周囲が狭いため、介助や誘導がしづらい。患者さんによっては便器の使い方がわからず聞かれることがある。トイレットペーパーは、ロールではなく四角い紙のタイプをプラスティック製のトレイに入れて置いている。以前はものを詰められることが多かった。詰めるものはコップ、下着、衣類などあらゆるもの。最近は隔離の短期化により詰められることは少なくなった。

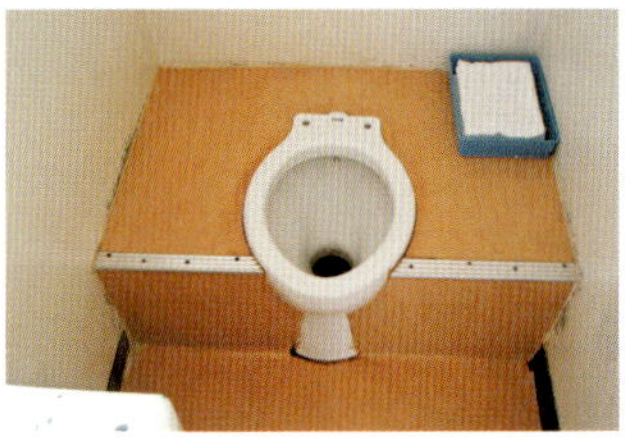

便座の周りの床を高くした構造。

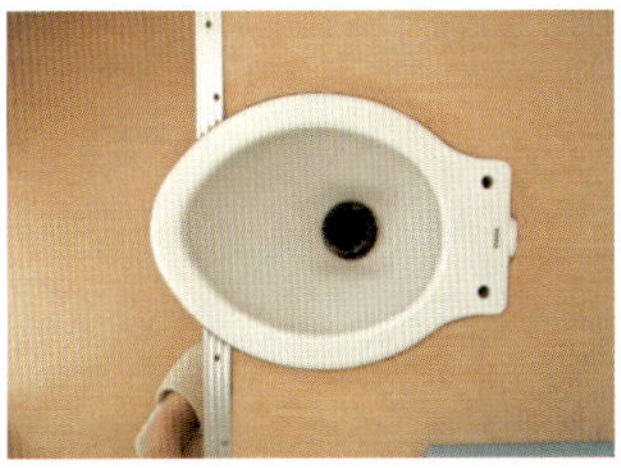

段差に足を乗せれば和式のように使用することもできる。

以前は、アルコールの離脱症状や躁状態の患者さんなどが、目隠しにのぼったり飛び降りたりすることがあった。目隠しの高さ(93cm)が比較的のぼりやすいからだと思う。また高くしている便座周りの床(33.5cm)と目隠しが階段状になっているのも要因だろう。しかし最近は隔離の短期化のためか、のぼったり飛び降りたりする患者さんはほとんどいない。

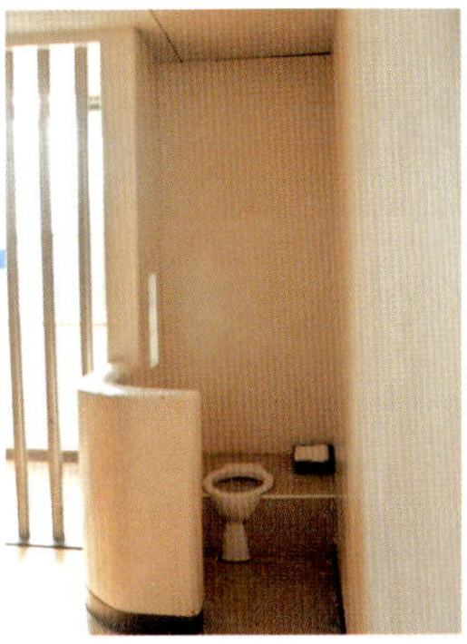

トイレスペース。目隠しはカーブした形状。

便器洗浄は室内からはできない。観察廊下に足踏み式の便器洗浄ボタンがあり、通常は職員が操作するが、格子の内側から患者さんが脚を伸ばすとボタンに届く場合がある。

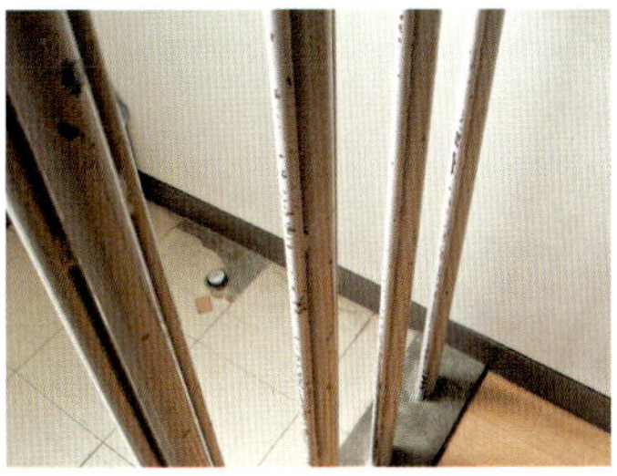

観察廊下にある便器洗浄ボタン。鉄格子をよく見ると、1本ずつに別の棒が溶接してあるのがわかる。

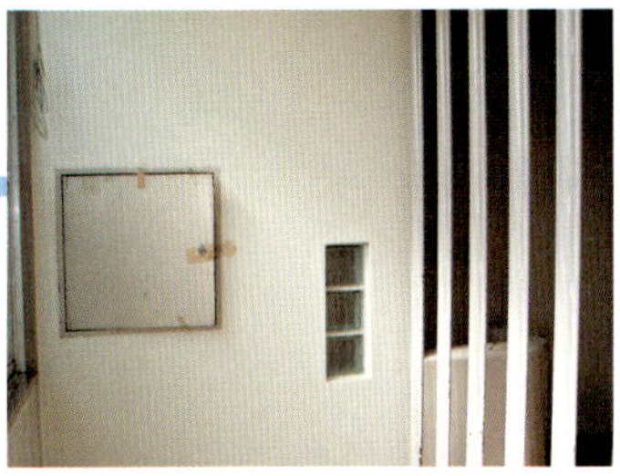

観察廊下から見たトイレに当たる部分。人の動きだけが観察できるようなガラスブロックがはまっている。

窓、光、空気

採光　窓は西向き。西日が強い。日中は暗いとは感じない。夜間、保護室の蛍光灯を消すと真っ暗になってしまうため、観察廊下の蛍光灯を常夜灯として使用している。

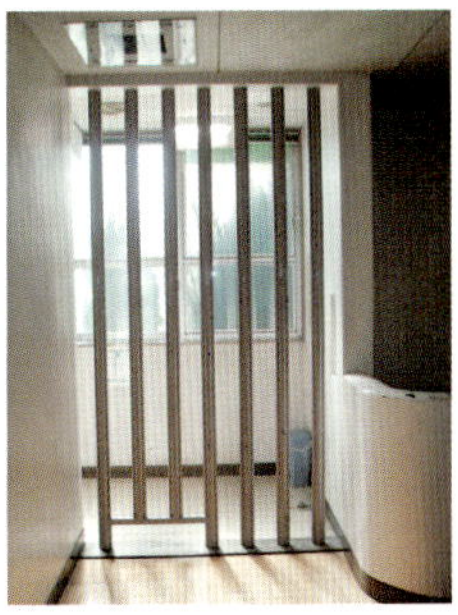

室内から窓方向を見る。

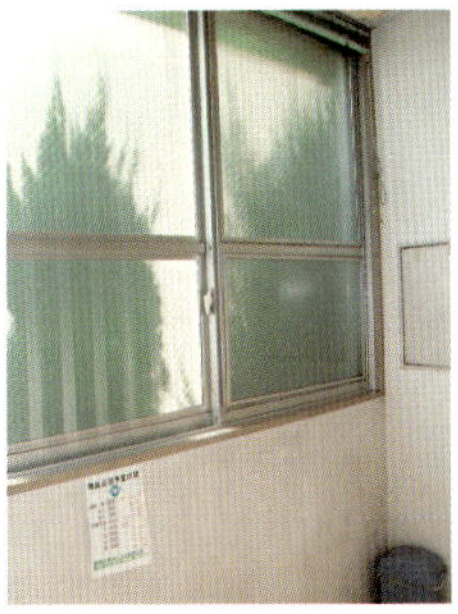

屋外に面した観察廊下の窓。

換気　朝、保護室を清掃する際、観察廊下の窓を10cm開け換気するので、空気はこもらない。換気扇が設置されており、必要に応じて使用する。ドア側には開口部はない。

温度調整　エアコン。温度調節は2床共通で、個別の調節はできない。

食事と水分補給

食事　保護室内で食事をする場合は、プラスティック製のパックに入れた弁当と割り箸をお盆に載せて配膳する。テーブルは使用しない。食事の時間は朝が7時30分、昼が12時、夕が17時。デイルームで取る場合もあり、その時は一般床と同じ食器を使用する。見守りや介助が必要な時は、朝食を日勤帯の時間まで遅らせることがある。

水分補給　巡回時に、観察廊下の格子越しにコップで渡す。コップはレジャー用コップ(薄いプラスティック製)を使用。

寝具

防水のための薄い銀マットの上に、低反発マットレスを敷き、掛け布団(薄いものと厚いもの)、枕を使用。防水マットは、掃除直後、床が濡れるので、マットレスが湿ってしまわないように使っている。低反発マットレスは3層になっており、パーツごとに分けてクリーニングできる。基本的にリネン類は使用し、リスクがある時(興奮や希死念慮)のみ外している。

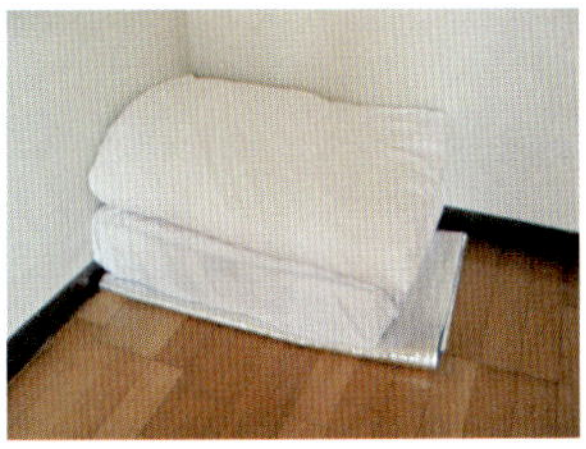

銀マットと寝具。リネン類は基本的に使用する。

清潔

洗面、歯磨き　洗面は朝9時、歯磨きは毎食後(朝9時、昼は昼食後、夕は17時過ぎ)に前室の洗面台で行う。デイルームで食事を取る場合は、一般床エリアの洗面所で歯磨きを行う。

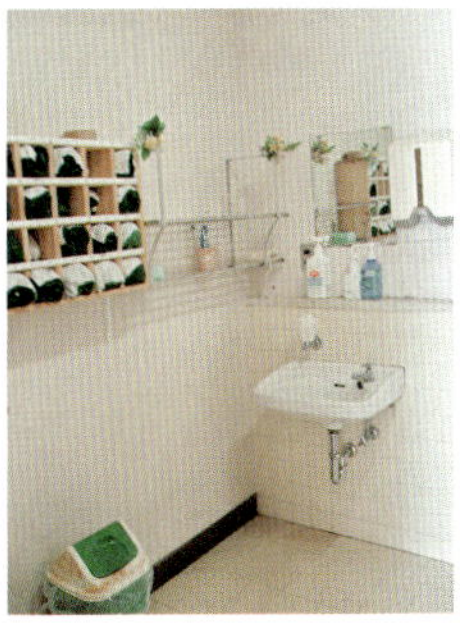

前室にある洗面台。2床共有の前室は、奥行きが210cm、幅が470cmほどあり、ゆったりしている。

入浴　入浴は週3回(一般床と同じ)、および必要時。介助を要する人の入浴は週2回。入浴ができない人には清拭を行う。浴室と保護室が離れているが、特に困難は感じない。

更衣　毎朝9時。衣類は保護室エリアの収納庫、あるいはバックベッドに収納している。

防音

ドアを手や足で叩くとカンカンという音がする。一般床やホールにも聞こえる。1階と2階の保護室がフロアの同じ場所にあるので、患者さんが格子を叩くと別の階の保護室にも響いてしまう。

観察のしやすさ／プライバシー

ナースコール　なし。

スピーカー　看護師がスイッチを入れれば、双方向に話せる。

モニターカメラ　全室の天井に設置されている。

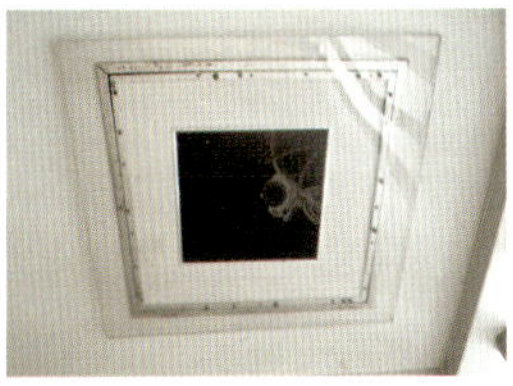

天井に設置されているモニターカメラ。

プライバシーへの配慮　トイレがブースタイプで、さらに目隠しがある。

その他

患者さんから見えるもの　観察廊下に時計がある(2床で1つ)。カレンダーはない。観察廊下に巡回時間を表示している。窓の外の景色は畑。

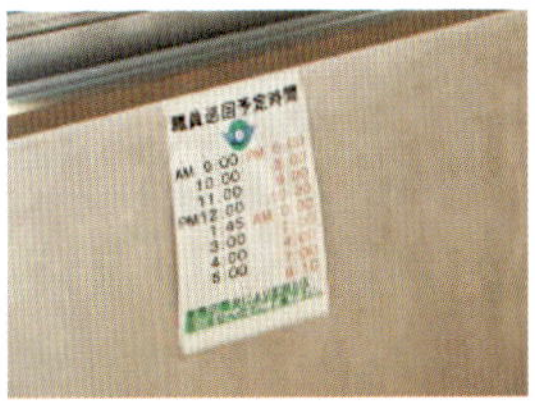

巡回時間を示した表が、観察廊下に張ってある。

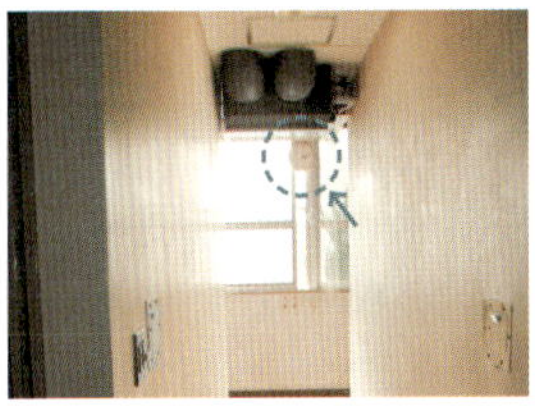

観察廊下の2床の真ん中に時計が掛けてあり、保護室から見ることができる。

内と外の区別　保護室内では職員はスリッパに履き替える。

03 埼玉県立精神医療センター 精神科救急病棟

埼玉県

1990年に創立された単科の公立精神科病院である。調査時は4病棟、150床。児童・思春期病棟、アルコール・薬物依存症病棟など、現在の精神科医療へのニーズに合わせて機能分化している。精神保健福祉センターが同じ敷地内にある。

［場所: 埼玉県北足立郡／調査日: 2011年9月2日］

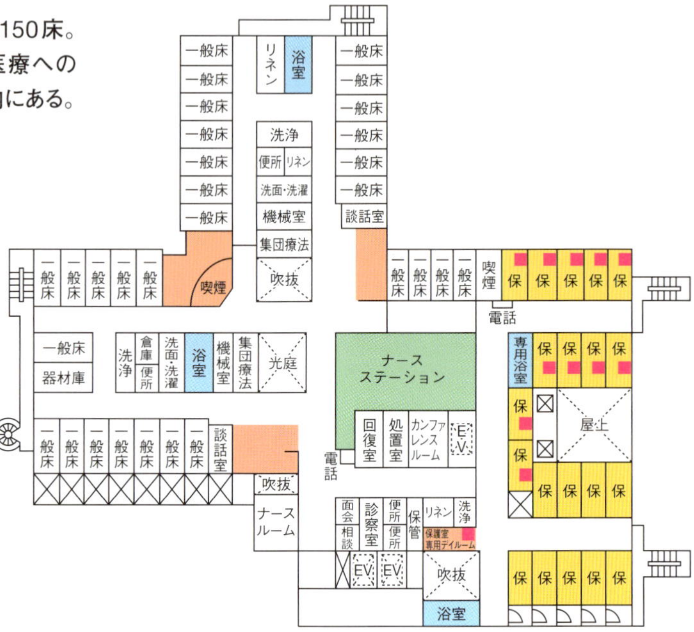

［病棟および保護室の概要］

精神科救急治療病棟は定床50床。うち保護室20床、重症個室4床、個室26床。看護基準10：1。埼玉県の精神科救急事業を補うことを目的としており、主として夜間休日の措置、緊急措置、応急入院を受け入れている。県立の精神科病院の役割として、警察経由（25条）や刑務所経由（26条）の入院や鑑定入院、また埼玉県内の民間精神科病院からの依頼での入院や処遇困難患者などの入院を受け入れている。

勤務体制は、3交代と2交代の混合。ワークライフバランスに応じて本人の希望で選択できる方式を導入している。夜勤帯は病棟全体で準夜4名、深夜4名。なるべく男性を入れるようにしているが、女性ばかりになることもある。保護室エリア担当は早出（7時15分から16時）1名、遅出（10時30分から19時15分）1名、夜勤帯は2名。早出は朝食と朝薬、遅出は夕食を補助する。日勤帯は4名で、さらに個室担当が応援する。

ナースステーションは病棟中央に配置され、保護室エリアが病棟の4分の1を占めている。20床あるため、ナースステーションからの動線が長い部屋もある。保護室の構造、設備は、前室、観察廊下、洗面台のあるなしで4タイプに分かれる。今回紹介するのは、前室と観察廊下があり、洗面台がないタイプ（洗面台がある保護室は20床中11床）。病棟の建物は2006年築。中央配管とコンセントはすべての保護室と重症個室（4床）に設置されている。

［天井高297cm、奥行き372cm、幅250cm］

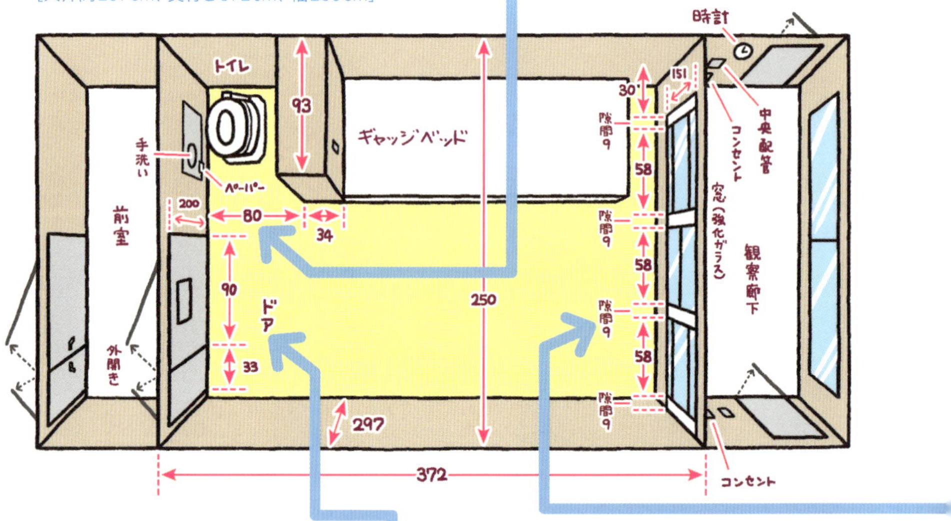

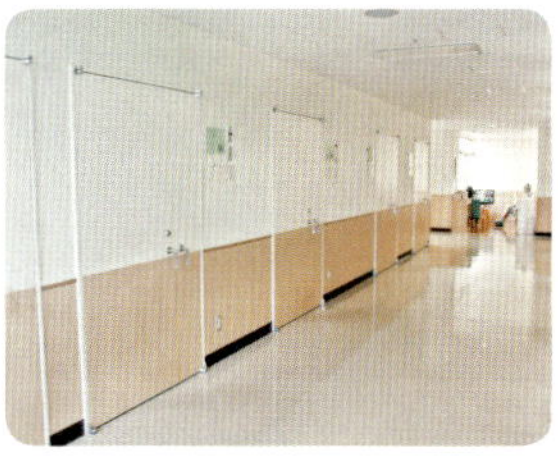
保護室前の通路。

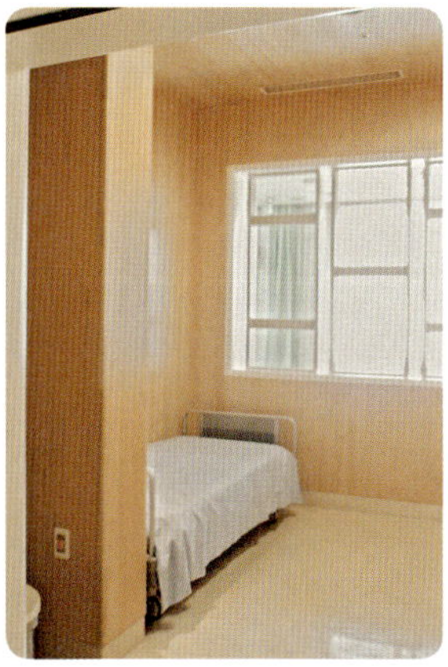
保護室の内部。

ドアと鍵

内ドアも外ドアも、鍵とレバーのダブルロック。両方とも使用している。ドアの内部が充填されているので、騒音は発生しづらく、音も伝わりにくくなっている。

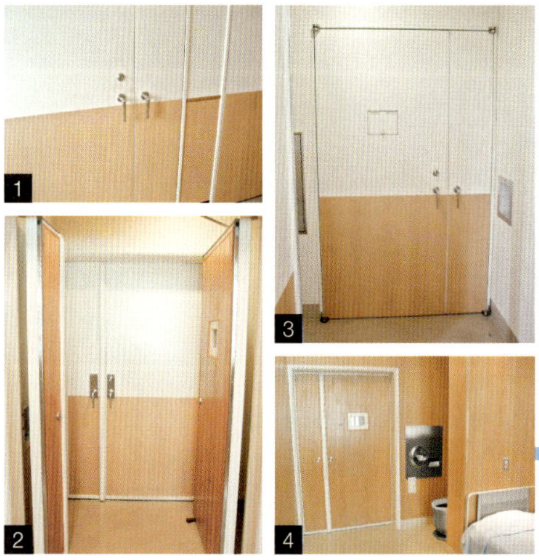

1. 通路から見た外ドア。鍵とレバーで施錠。
2. 前室から見た外ドア。やはり鍵とレバーで施錠。
3. 前室から見た内ドア。小扉付きの観察窓がある。
4. 保護室内から見た内ドア。鍵部分は金属板を打ち込み、平ら。

排泄

ブースタイプ。便器はステンレス製で洋式。便座は固定されている。トラップのあるタイプ。理由は不明だが、便器洗浄の際流れにくく、詰まりやすい。ペーパーを多めに使うと詰まってしまう。陶器製の便器だと割られるおそれがあるため、ステンレス製であることは適切だと思う。ただし、便の性状は白い陶器製のほうが観察しやすい。

便器洗浄は、20床のうち3床は室内からもできるようにしたが、17床は室外からのみ。今回紹介する保護室も後者。看護師が便器洗浄ボタンを押す時に、手洗いの水も流すようにしている。手洗いは、洗面台もしくはトイレスペースにある手洗いで行ってもらう。どちらかが必ず設置されている。ペーパーホルダーのスリットが細すぎて外からセットしづらい。またペーパーを切った時に内部に入り込んでしまい、セットしなおさなくてはならないことが多く、使い勝手がよくない。ポータブルトイレは、尿量を厳密にチェックする必要がある場合のみ使用する。

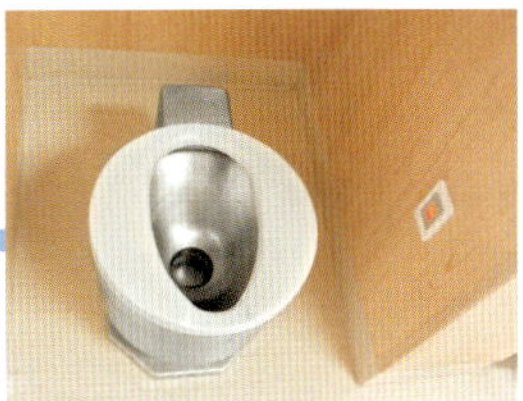

便器はステンレス製で洋式。壁にナースコールがある。

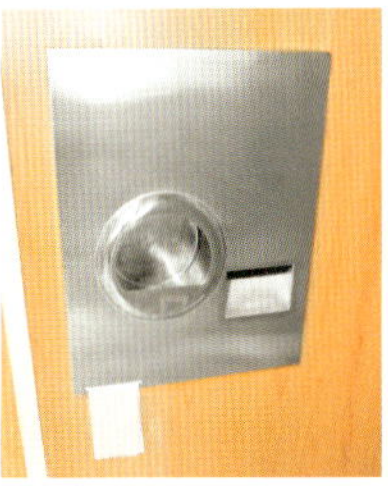

手洗いとペーパーホルダーが一体になったタイプが設置されている。便器洗浄と手洗いの水は患者さん自身では流せず、前室のボタンで看護師が操作する。

窓、光、空気

採光　東向きと西向きの保護室がある。日当たりはよい。西日が当たりすぎる部屋は、窓に遮光耐熱シートを張った。屋外に面した観察廊下の窓には、カーテンとレースカーテンを設置している。照明は蛍光灯、ベッド灯、常夜灯、処置灯。ベッド灯は就寝中に使用（つけないとモニターに映らないため）。常夜灯はトイレの天井に設置。処置灯は点滴などの際に使用するために設置した。

換気　24時間換気システムが設置されている。患者さんが音が気になると訴えれば止めることがある。屋外に面した窓は約10cm開く。窓を開けての換気の時間は特に決めていない。観察廊下に面した窓の4か所に、9cm幅の開口部がある。しかし、ドア側に開口部がないため、食事時や排泄時などに臭気がこもる。ちなみに、観察廊下がない保護室の窓も、開設当初はほかの部屋と同様9cm開いたが、患者さんが窓の隙間から外に向かって大声を出す、衣類や寝具を投棄するなどの迷惑行為が続いたため、やむを得ず現在は施錠している。室内の外気口と中央管理の空調設備で、二重の換気管理をすることで補っている。

温度調整　エアコン。部屋ごとに調節可能。

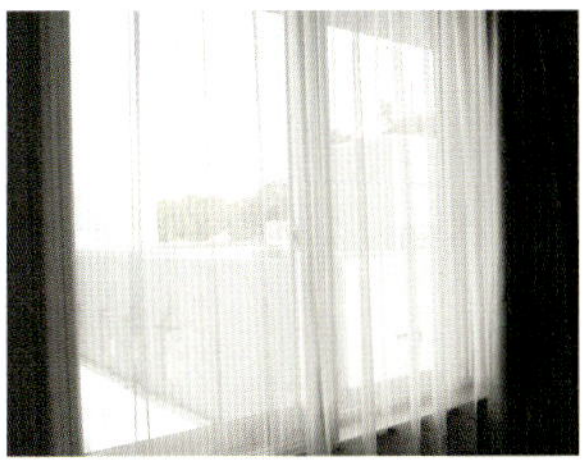

屋外に面した観察廊下の窓。

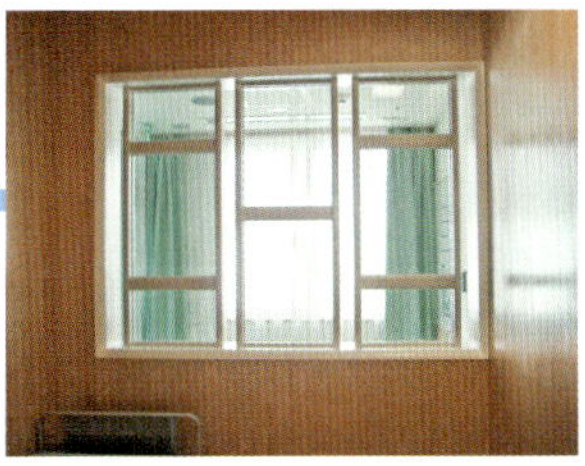

保護室の窓には、縦スリット状の開口部が4か所ある。

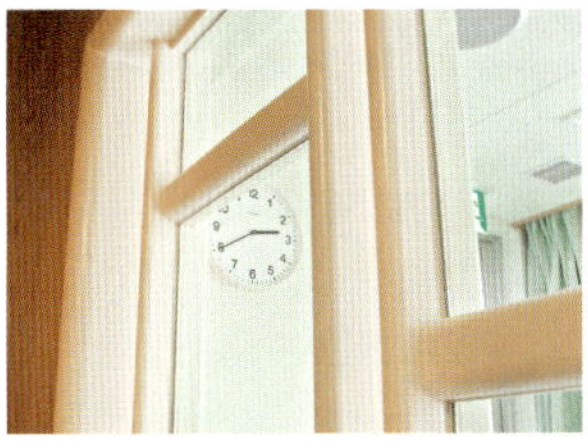

観察廊下にある時計を見ることができる。

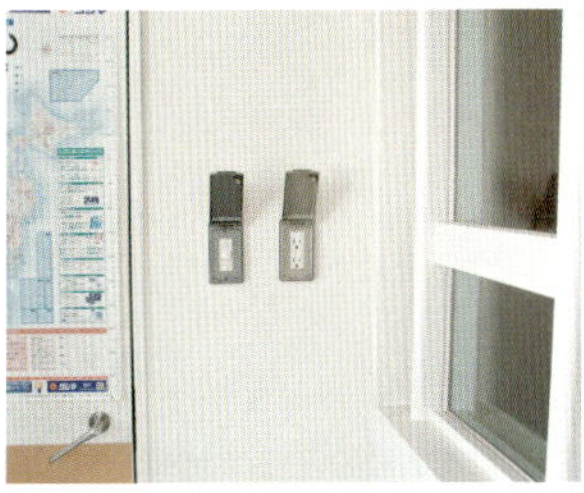

コンセントが観察廊下にある。観察廊下を区切るドアにカレンダーが張ってある。

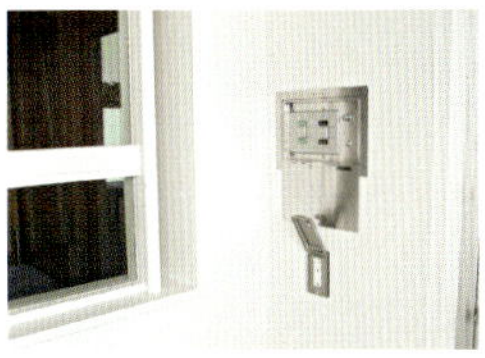

中央配管も観察廊下にある。

食事と水分補給

食事　ベッドを使用しているので、オーバーテーブルを使用する。オーバーテーブルは食事の時だけでなく、リスクがなければ常時入れる。食器は一般床と同様のものを使用。箸やスプーンも使用する。リスクがある場合は発泡スチロール製の食器や紙コップを用い、箸は使わずプラスティック製のスプーンを使用する。

水分補給　プラスティックのボトル（500mL）、もしくはプラスティック製のコップで氷水やお茶を渡している。保護室内に洗面台がある場合はいつでも飲水可能。コップは原則的に室内に入れている。氷水やお茶を渡しているので、室内に洗面台があっても、洗面台の水ではなく看護師が渡すものを飲むことが多い。水分出納のチェックは多飲症の患者さんのみ行う。

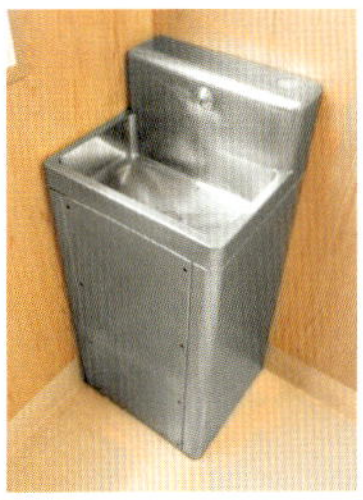

20床中11床に洗面台が設置されている。

寝具

キャスター付きのギャッジベッドを使用している。ドアはベッドを出し入れするのにぎりぎりの幅。寝具はマットレス、マットレスパッド、防水シーツ（必要時）、肌掛け布団、枕。リネン類は、原則的に使用する。マットレスは普通のもの、防水のもの、褥瘡予防のものを使い分けている。また身体拘束中の場合にはエアマットを使用したり、血栓予防のために下肢用の間欠的空気圧迫装置を使用することがある。

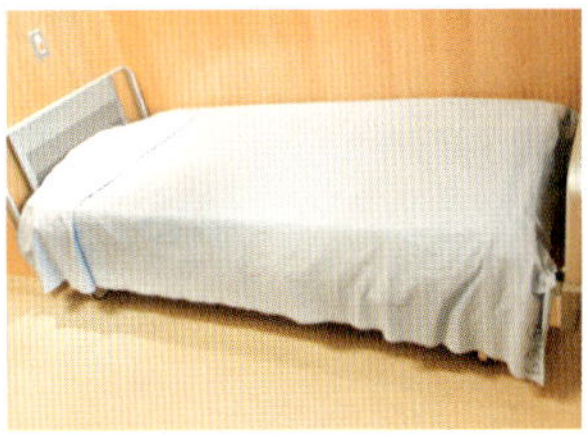

保護室では原則的にベッド、リネン類を使用する。

清潔

洗面、歯磨き　保護室内に洗面台がある場合は室内で行えるが、小さくて使いづらいので、入浴の際に洗面することもある。希死念慮などがある場合を除き、フェイスタオルは使用可能。洗面台がない場合はデイルームの洗面台を使用する。出られない場合は洗面、歯磨きセットを入れる。洗面、歯磨きの頻度は朝（深夜帯）、夕（準夜帯）の2回。

入浴　日祝日も含む毎日。保護室エリアの浴室は1人用。洗い場は介助できる広さ。入浴できない場合は清拭（陰部洗浄を含む）を毎日行う。

更衣　毎日。

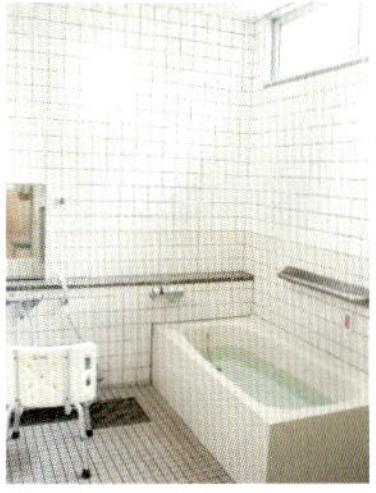

保護室の近くに浴室が2か所ある。

防音

壁やドアを叩く音、叫び声などがある。叩くと下の階へも響く。コップ、オーバーテーブルで叩く場合はものを預かる。精神症状によるもので激しい場合は拘束になることもある。空調の音が気になるという訴えがある。ドア内部が充填されていること、窓は強化ガラスであること、観察廊下が1床ずつ区切られていることから、ほかの病院の保護室と比較すれば騒音は発生しづらく、伝わりづらいようだ。

観察のしやすさ／プライバシー

ナースコール　全床にあり。ベッドの近くとトイレスペースの2か所に設置されている。看護師が持つPHSと連動している。

スピーカー、モニターカメラ　全床にある。

プライバシーへの配慮　部屋の名札について入院時に説明し、希望しない場合は表示しない。

建築上の配慮と課題

配慮　救急外来からの緊急入院に対応するため、病棟直結のエレベーターがある。

その他

患者さんから見えるもの　時計とカレンダー。観察廊下がある保護室からは外の景色が見える。

保護室エリアの活用法　保護室専用デイルームにはテレビ、本棚、いす、洗面台が設置されている。保護室から前室に出てきてしまう患者さんは、病状に応じて無理に帰室させず、看護師が付き添って保護室の通路を1～2周してから帰室させることも多い。

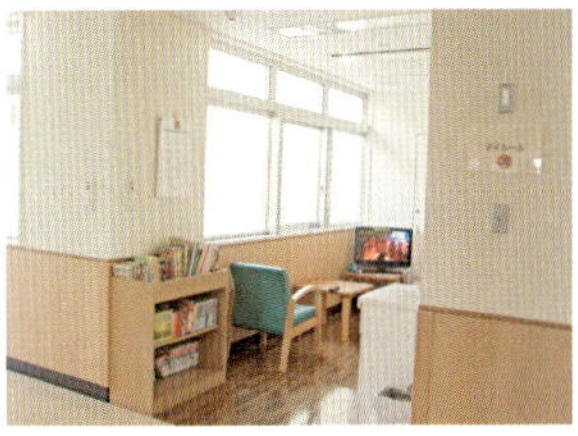

保護室専用デイルームの様子。

中央配管、コンセント　全床の観察廊下にある。

04 初石病院 精神科救急病棟

千葉県

1949年に診療所として開設。調査時は15病棟、868床で、精神科、神経科、神経内科、老人内科の診療科を持つ。
広大な敷地に比較的低層の建物が並び、グラウンド、公園など、緑に恵まれた環境である。
保護室は、精神科救急病棟、男性慢性期治療病棟、女性慢性期治療病棟にある。

［場所: 千葉県柏市／正式名称: 医療法人社団柏水会 初石病院／調査日: 2009年10月22日］

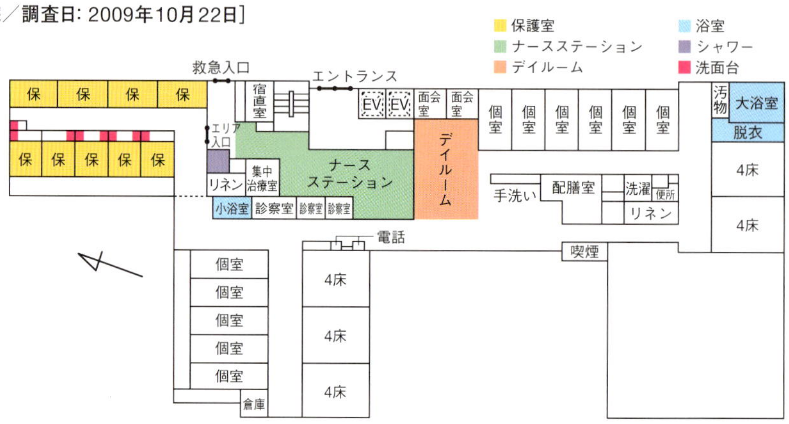

［病棟および保護室の概要］

精神科救急病棟は定床40床（保護室9床、個室11床、4床室 ×5）、看護基準10:1。夜勤は3人体制。必ず男性を入れるよう配置している。早出勤務（看護補助者）は7時から。遅出勤務（看護師）は19時まで。食事時間をカバーしている。保護室には看護師2名を振り分けることができる。

救急病棟の入院患者の60％以上は措置、緊急措置、医療保護、応急入院である。診断名は統合失調症、躁うつ病、うつ病が多い。平均在院日数は45日。

精神科救急病棟は5階建ての1階に位置している。病棟のほぼ中央にナースステーションがあり、保護室エリアとは専用の入口を通れば短い通路でつながっている。ナースステーションから直接保護室エリアを見ることはできないが、肉声が聞こえる。

病棟は2003年に建てられたが、2006年に一部の保護室にコンセントを設置、また観察廊下側の窓の隙間から患者が抜け出すエピソードがあったため、隙間を18cmから10cmに狭めた。

ナースステーションから保護室エリアに入る専用通路の入口にはセンサーがあり、外から保護室エリアに入る時は自動で開くが、保護室エリア側から開ける場合は鍵が必要。すぐ横には屋外に通じるドアがあり、緊急時は救急車を横付けすることができる。

保護室9床のうち、前室と観察廊下があるタイプは5床。攻撃性が強い場合はこのタイプを使うことが多い。

中央配管は9床中2床にのみ設置されている。

車いすを使用する患者や頻回の観察が必要な患者はナースステーションに近い保護室にする。回復段階に沿って保護室エリア内で移室することはあまりなく、落ち着けば極力個室へ移すようにしている。

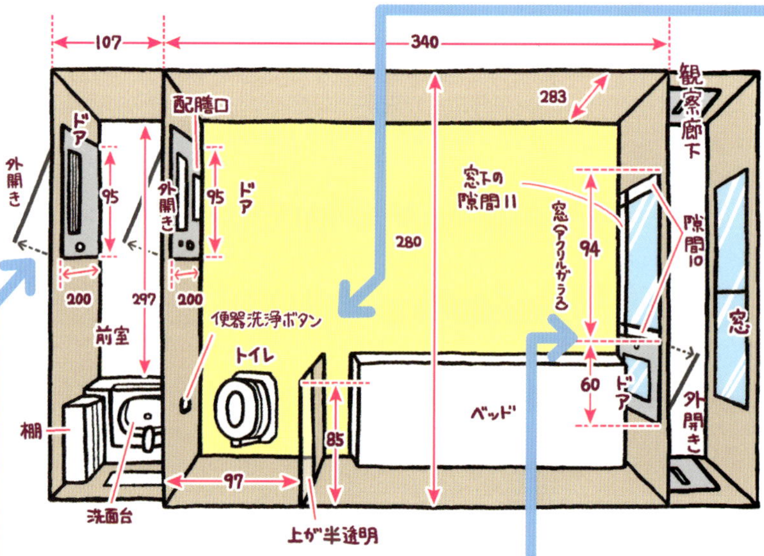

［天井高283cm、奥行き340cm、幅280cm］

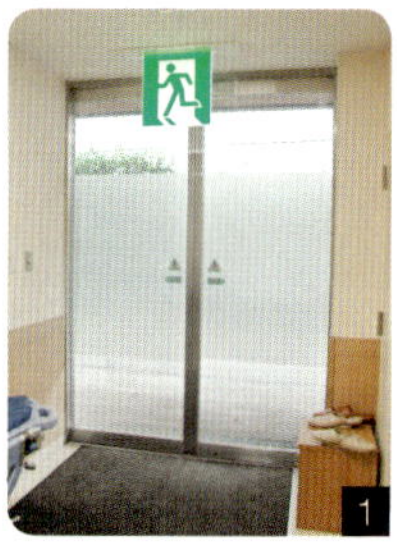
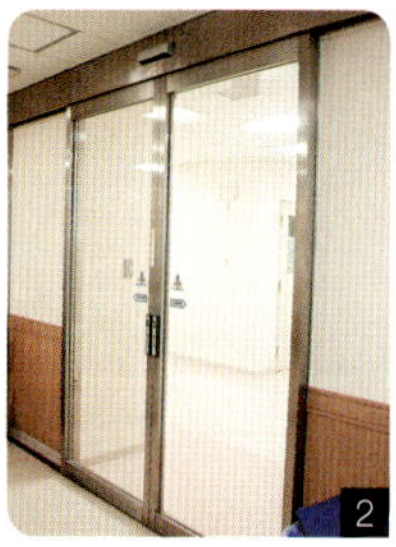
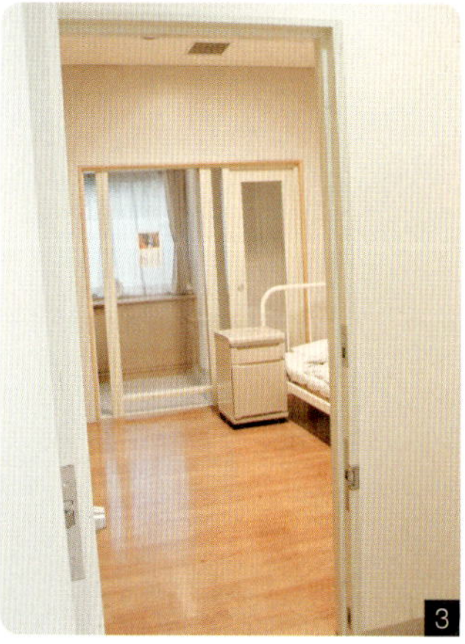

1. 保護室エリアの近くに屋外に通じるドアがある。
2. 保護室エリアのドア。入るときは自動で開く。
3. 保護室の内部。

ドアと鍵

ドアはダブルロック。電気錠と鍵。

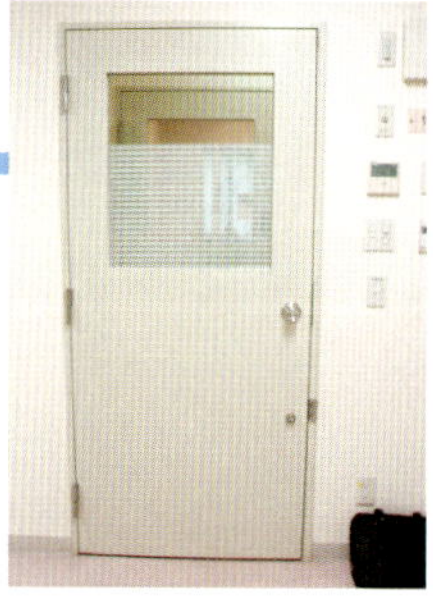

通路から見た外ドア。ガラスの下部がすりガラスになっており、シルエットしか見えないように配慮してあるが、入室後はさらに、ガラス部分にフックを付け、つっぱり棒を載せてカーテンを引くようにしている。

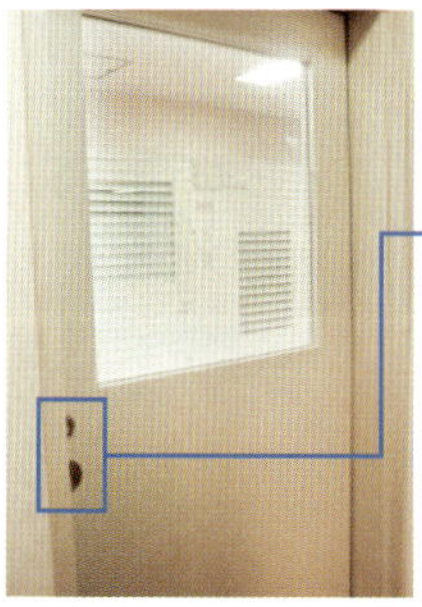

前室から見た外ドア。

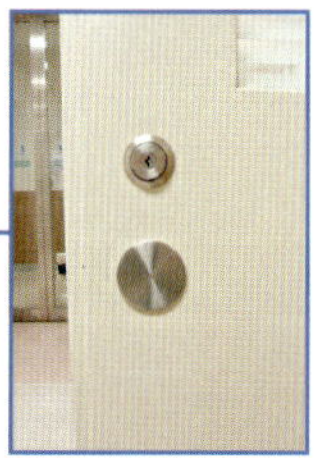

引っ掛かりがない鍵になっている。

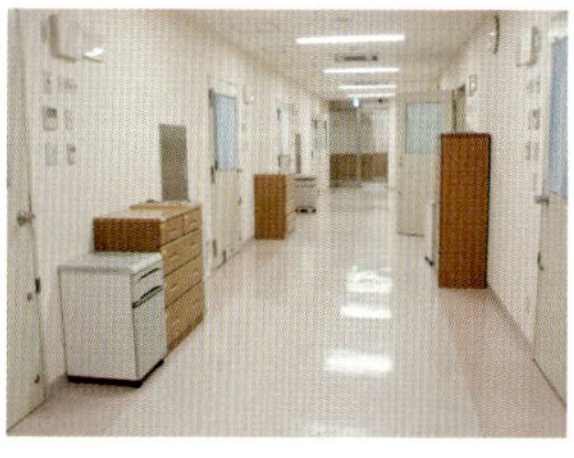

保護室エリアの通路。両脇に保護室が並ぶ。ドアの前に衣類タンスがある。

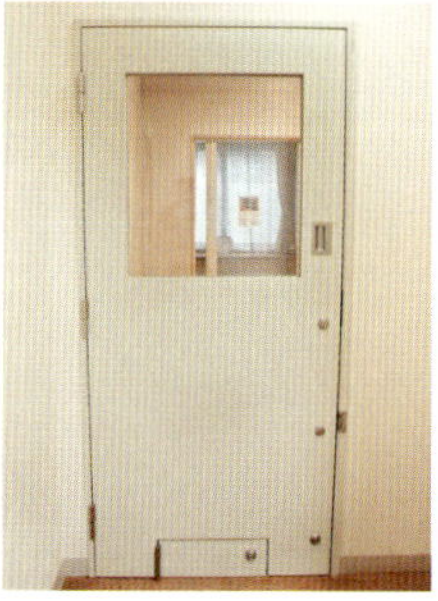

前室から見た内ドア。

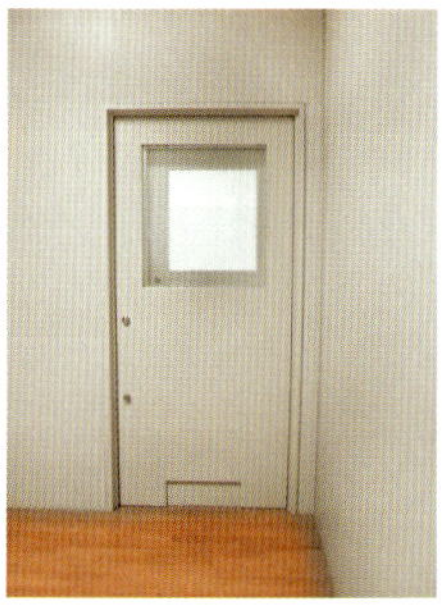

保護室内から見た内ドア。

排泄

トイレスペースに目隠しがある。便器は洋式でステンレス製。便座は固定されている。トラップのあるタイプ。壁に便器洗浄ボタンが設置されている。9床のうち4床に手洗いがあり、残り5床は前室の洗面台を看護師の判断で使用する。内ドアを常に開けておくのが危険と判断した場合は、手洗い時のみ内ドアを開けて洗面台を使ってもらうか、蒸しタオルやウエットティッシュを入れて拭いてもらう。なるべく引っ掛かりのある突起物を作らないためと、破壊や破損により危険物とならないよう、ペーパーホルダーは設置していない。ロールペーパーを箱に入れ、床に置いている。

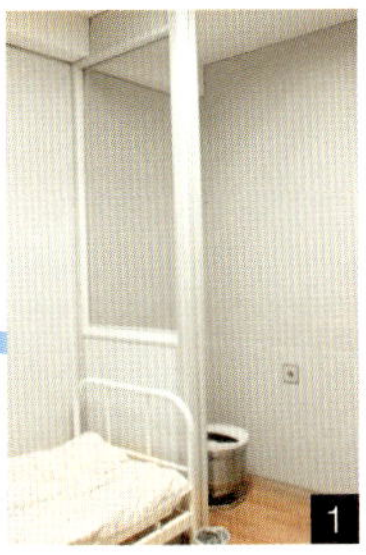

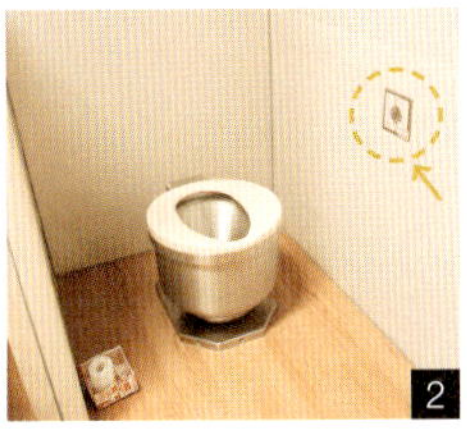

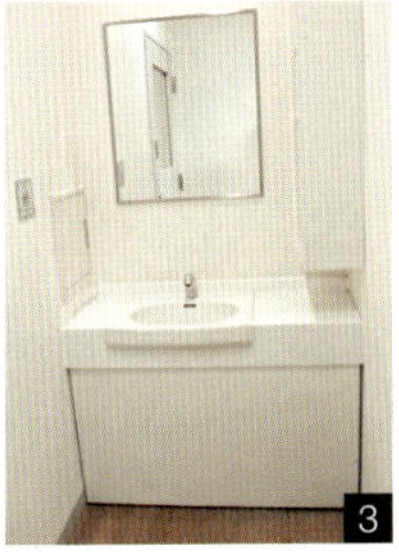

1. 目隠しの上半分が透明になっている。
2. 便器洗浄ボタンが付いている。
3. 前室の洗面台。棚と鏡が設置されている。

窓、光、空気

採光　観察廊下があるタイプの保護室の窓の外には木立があるので、直接日光が入らない。照明は蛍光灯と電球。電球は明るさを段階的に調節できる。

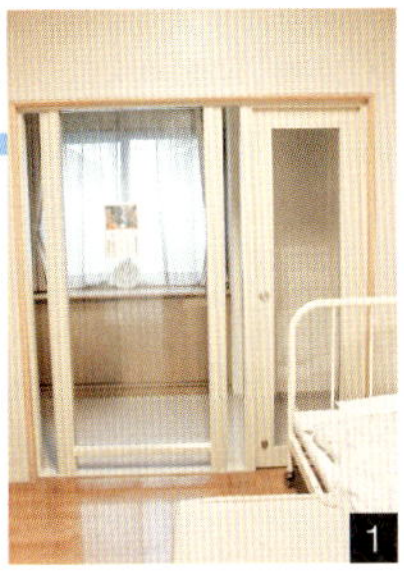

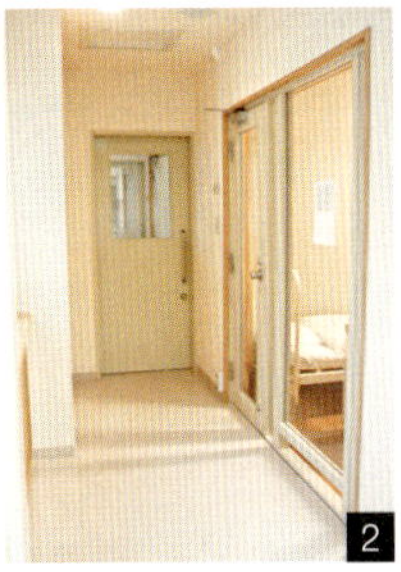

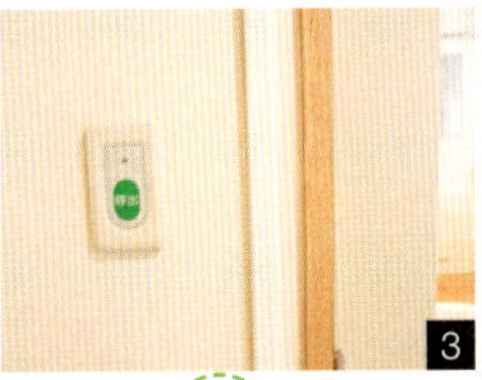

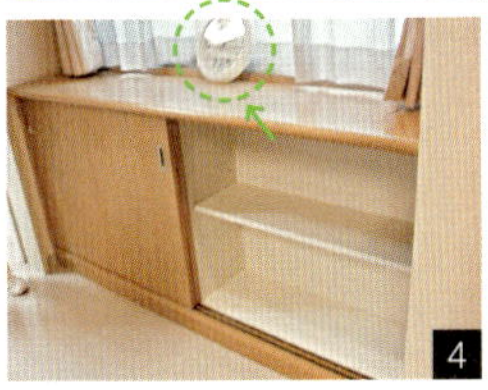

1. 窓にカレンダーが張ってある。ドアは鍵付きで、外開き。
2. 観察廊下は1部屋ずつドアで区切られている。
3. 観察廊下にある非常用ボタン。
4. 屋外に面した窓の下は棚。棚の上に時計を置く。

換気　換気扇はトイレも含め2か所。24時間稼働させている。朝の訪室時、窓を開けて換気する。観察廊下があるタイプの保護室は窓からの距離があるので、安全に換気することができる。臭気は気にならない。

温度調整　床暖房と空調。部屋ごとに調節可。

食事と水分補給

食事　保護室内には基本的にベッドを入れているので、食事は床頭台かオーバーテーブルの上に配膳する。床頭台は患者さんの状態によって、食事のたびに入れたり、ずっと入れていたりする。ベッドの端に腰掛けられない場合や、床頭台が危険物になり得る場合、また拘束している場合はオーバーテーブルを使用する。危険などの判断によりベッドが入れられない場合は、床にマットレスを敷いて小さなテーブルを使用する。何も入れない（床に直接配膳）ということはない。リスクのない順に、床頭台（かオーバーテーブル）→小さなテーブル→包装紙やビニールで覆ったダンボール箱、となる。食器は一般床と同じものを使用している。自傷行為のリスクがある場合のみ箸の代わりにスプーン（金属製かプラスティック製）を入れる。リスクが予測される場合は食事時に付き添う。

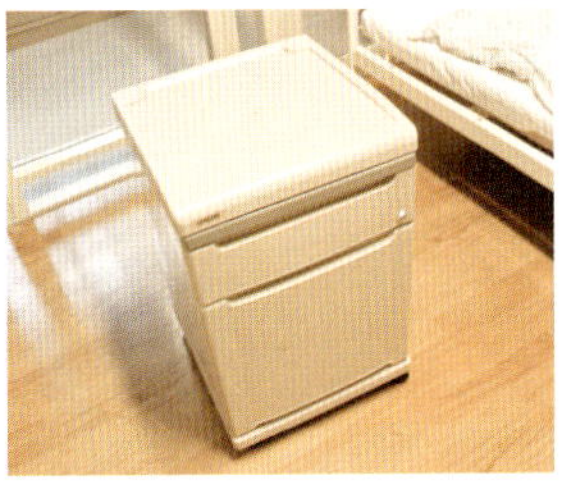

食事の際に使用する床頭台。

水分補給　チェックシートを用いて水分出納を把握している。通常は500mLのペットボトルを渡す。なくなったら交換。そのほかに、食事の時にお茶、服薬時に水を渡す。1日に1500～2000mLを目安に水分補給している。多飲症の場合は、紙コップでそのつど水分補給する。

寝具

基本的にベッドを入れ、リネン類も使用する。寝具はマットレス、ベットパッド、シーツ、掛け布団、枕。希死念慮がある場合はリネン類は使わない。攻撃性の強い場合はベッドが危険物にならないよう、マットレスを床に敷く。

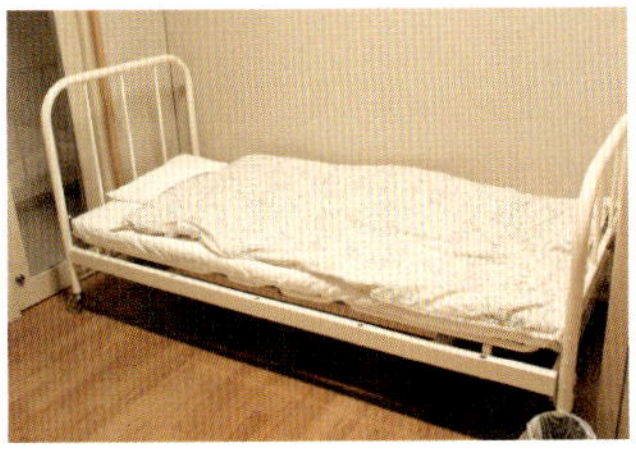

基本的にベッドを使用する。

清潔

洗面、歯磨き　歯磨きは朝、夕あるいは毎食後行っている。朝の洗面、歯磨きは、看護師の人数の関係で日勤帯に入ってから行うことが多い。患者さんの状態によっては夜勤帯の最後（朝食後）に行うこともある。判断は日中のカンファレンスで決めるか、もしくは夜勤の看護師が判断する。常に複数の看護師で判断するようにしている。
洗面台を使用できない場合は必要物品を室内に入れ、見守りあるいは介助で行う。ナースステーションにタオルウォーマーがある。

入浴　入浴は週3回（病棟全体と同様）。拘束している場合は毎日ベッド上で清拭する。通常は一般浴室に誘導するが、刺激（対人関係）に弱い場合などは保護室エリアのシャワーあるいは1人用の浴室を使用する。

更衣　入浴時および必要時。衣類は保護室前の通路にあるタンスに収納（患者2人で1つのタンスを使用）。入り切れない場合は観察廊下の収納棚を使用する。脱いだ衣類は専用のプラスティックケースに入れる。

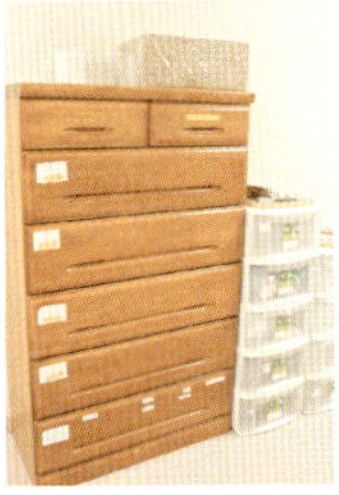

保護室前の通路にあるタンス。

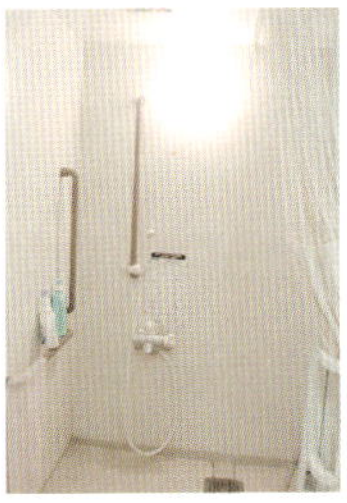

保護室エリアにあるシャワーコーナー。

防音

観察廊下やドアの配膳口から音が漏れる。ドア内部は充填されておらず、防音加工されていないので、ドアを蹴ると、音だけでなくドスンドスンという振動が伝わる。それに対してほかの患者さんから苦情が出る。

観察のしやすさ／プライバシー

ナースコール　なし。

音感センサー　音を感知すると鳴るコールが全室に設置されている。

スピーカー　全室にあり。

モニターカメラ　全室の天井にあり。

プライバシーへの配慮　廊下に面した保護室のドアの窓はすりガラスになっているが、隙間があるため、身体拘束中の無防備な姿、着替え、女性患者さんなどが見えないように、ドアの外側にカーテンを付け、そのことを患者さんにも説明している。ナースステーション内のモニターにはブラインドを付け、ほかの患者さんからは見えないようにしている。

建築上の配慮と課題

配慮　布を掛けるような角や引っ掛かりがない構造で、壁には弾力のある素材を使用している。観察廊下のドア横下にコンセントが設置してある。

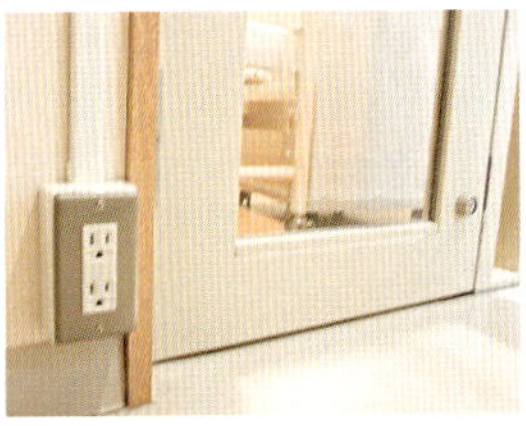

観察廊下のドア横下にコンセントが設置されている。

その他

患者さんから見えるもの　窓に張ったカレンダーと、観察廊下の棚の上の時計。

中央配管　2床のみにあり。

コンセント　観察廊下にあり。

05 秋元病院 男女混合開放病棟

千葉県

1980年に開設された民間精神科病院。精神神経科、心療内科、内科、整形外科、リハビリテーション科、放射線科、皮膚科、歯科の診療科を持つ。5病棟、355床（精神科285床、内科70床）。
保護室はそのうち4つの病棟に2床ずつ設置されている。

［場所: 千葉県鎌ヶ谷市／正式名称: 医療法人梨香会 秋元病院／調査日: 2009年12月15日］

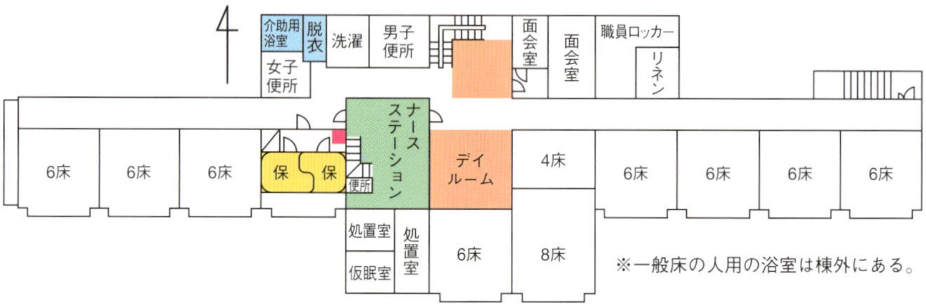

※一般床の人用の浴室は棟外にある。

［病棟および保護室の概要］

男女混合開放病棟は、定床62床。保護室は2室。看護基準は15:1。

2階にある病棟だが、エレベーターがないので階段ののぼりおりができることがこの病棟に入院する条件の1つ。そのため、若年層の患者が多い。

疾患としては、統合失調症、気分障害、神経症、解離性障害、パーソナリティ障害、不安障害、女性のアルコール依存症が主である。

夜勤は2人体制。早出は7時から15時30分、遅出勤務は10時30分から19時。早出遅出勤務は看護助手。

保護室の観察廊下はナースステーションとつながっており、観察はできるが、観察廊下側にドアがないので出入りはできない。距離が近いことは利点だが、ナースステーション内の音や声が保護室内に聞こえてしまうこともある。

病棟は1987年に建てられた。和式便器に脚がはまり抜けなくなった事故が発生したため、2005年に保護室1床のみを洋式にし、目隠しを設置した。ほかは和式で目隠しがない。ただし、必要に応じて天井のカーテンレールにカーテンを設置できる。同年に壁と床をクッション性のある素材にした。

［天井高255cm、奥行き275cm、幅212cm］

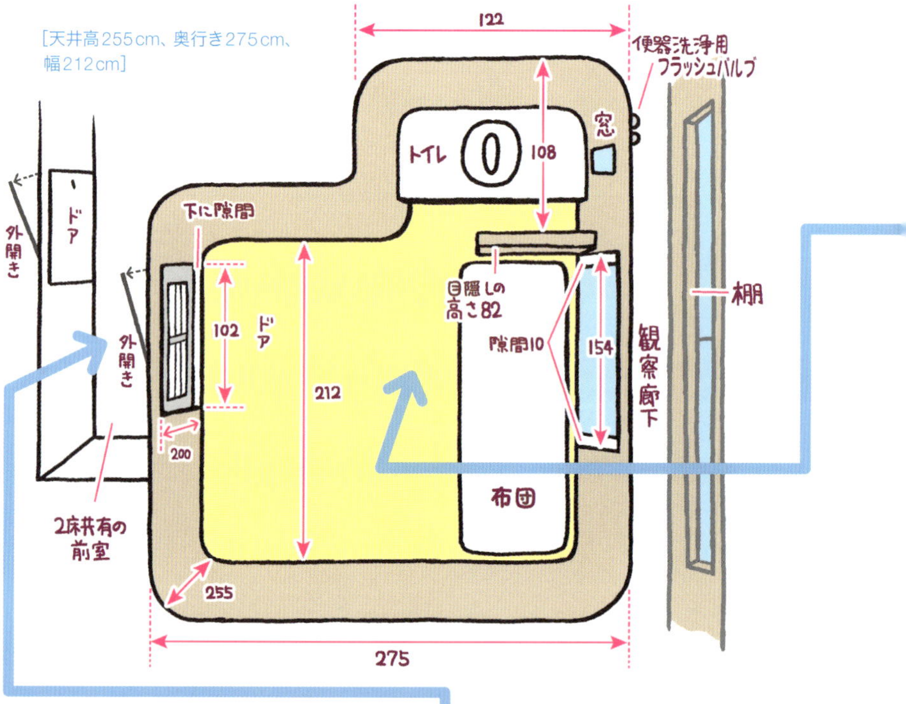

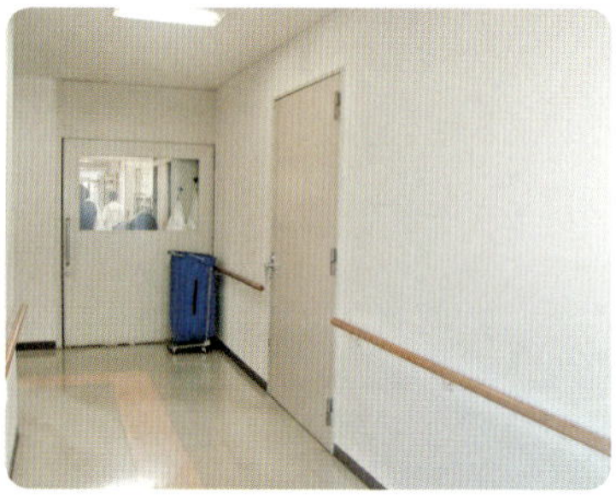
通路から見た保護室の外ドア。ほかの患者さんも利用する通路にある。

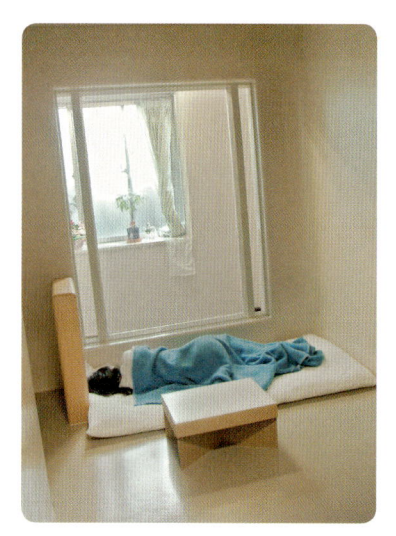

保護室の内部。観察廊下に面した窓の素材はポリカーボネート。

ドアと鍵

閂（かんぬき）を含め、3点で施錠する。閂は確実に施錠でき、開け閉めが容易だと思う。

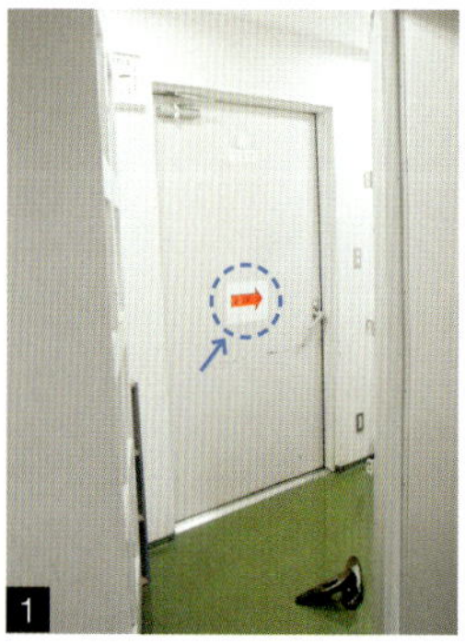

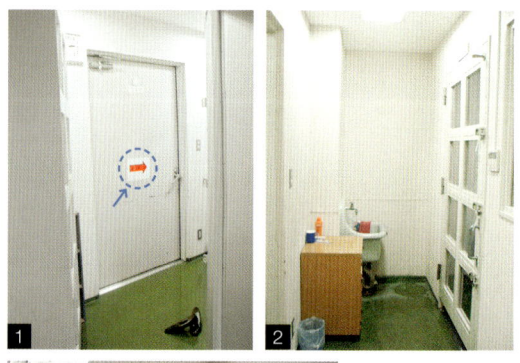

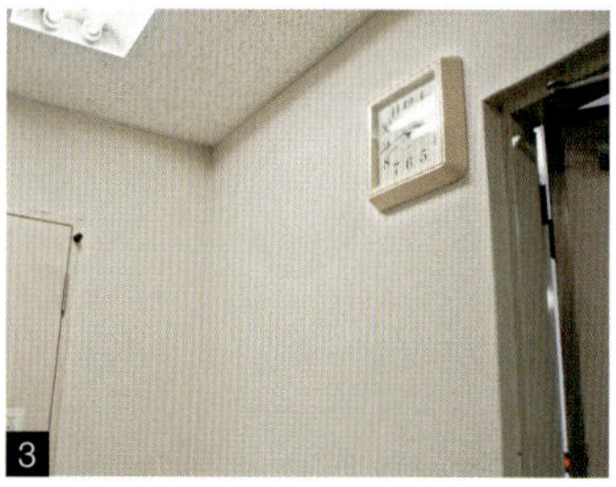

1. 前室から見た外ドア。赤い矢印の中に「非常口」という表示がある。「このドアが重く、開閉に時間が掛かる」のが課題だという。
2. 前室の様子。
3. 前室にある時計を保護室内から見ることができる。

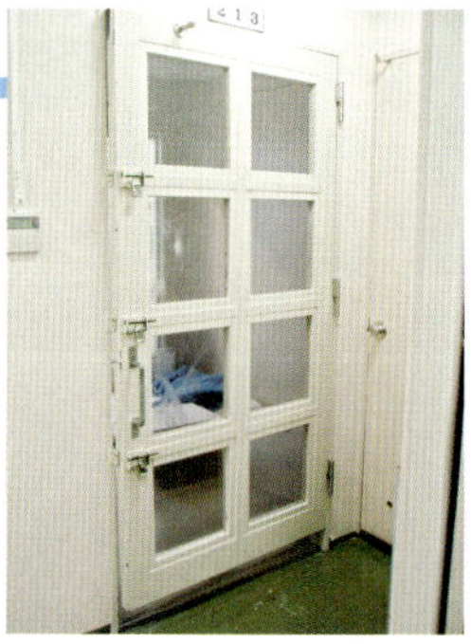
前室から見た内ドア。施錠は閂式。

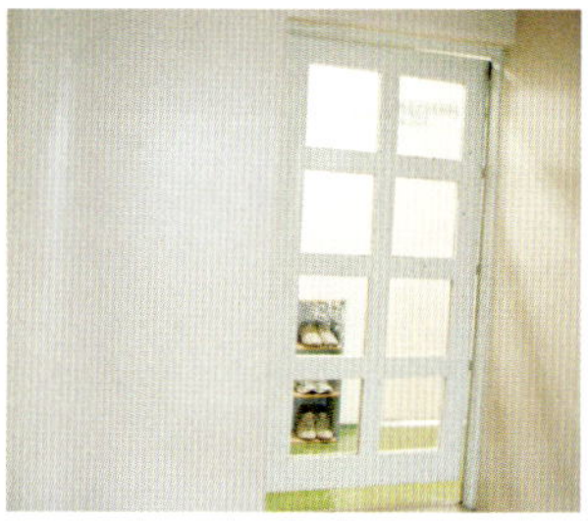
保護室内から内ドアを見る。保護室専用の靴に履き替えて入室する。

排泄

ブースタイプで、さらに目隠しがある。便器は洋式で、ステンレス製（トラップのないタイプ）。このタイプの便器を設置しているのは病院内で1床のみ。ほかはすべて和式で目隠しがない。下半身に支障がある場合は、この洋式便器の部屋を利用する。洋式便器の周りの床を高くした理由は不明。しかし、この形だと座った時の安定がよく、便器から転落せずに安全。最近の家庭は洋式便器が多いため、患者さんも慣れており、洋式便器を希望することが多い。洋式便器にものを詰められることはない。排泄は、患者さん本人の報告および腹部の観察で確認する。便器洗浄は観察廊下からしか操作できない。トイレットペーパーは芯を抜いたロールを、洋式の部屋では目隠しの上、和式の部屋ではトイレの窓の桟（さん）の上に置く。手洗いは、流せるタイプのウエットティッシュを観察廊下に置き、希望時に渡す。

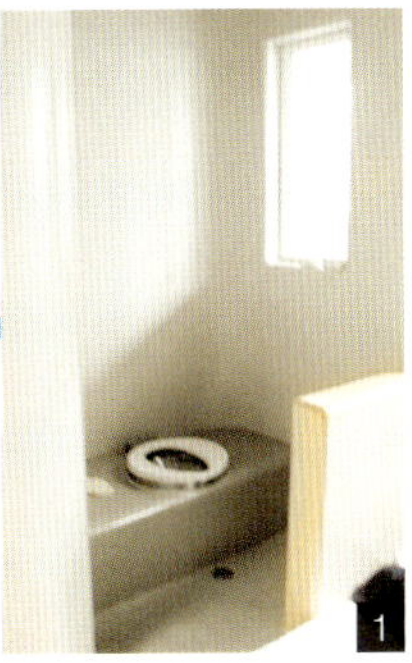

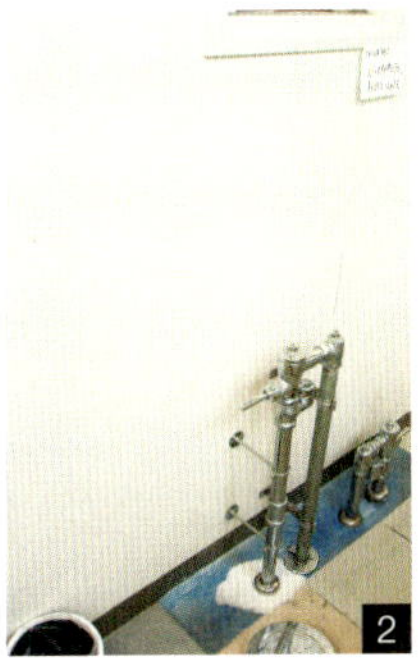

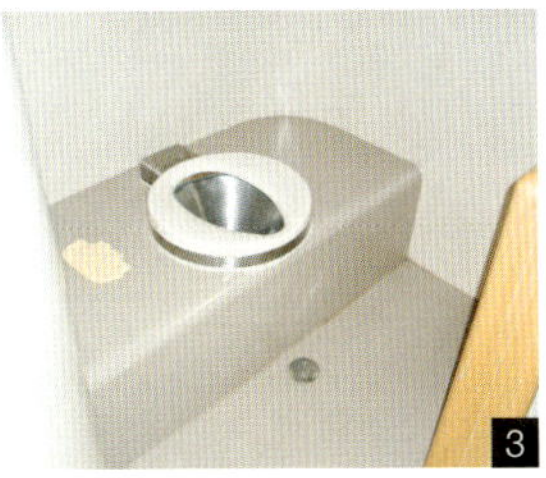

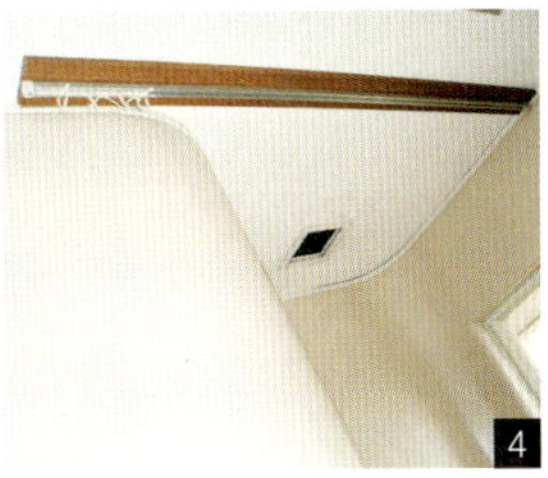

1. 保護室のトイレスペース。
2. 観察廊下の便器洗浄用フラッシュバルブ。
3. 便器は洋式でステンレス製。周りの床を高くしてある。
4. 必要に応じて天井のカーテンレールにカーテンを設置する。

窓、光、空気

採光　窓は南向き。照明は観察廊下と前室にあり、保護室内には設置されていない。昼はやや暗く感じるが、患者さんから苦情が出たことはない。夜は前室と観察廊下の照明はつけたままにする。保護室内に照明がない理由は、破損されるリスクを考えてのことと思われる（夜間でもモニター画像は観察可能）。

換気　屋外に面した窓が全開できるため、外気を取り入れることができる。決まった時間に窓を開けているわけではないが、日中、患者さんの希望時や必要時に窓を開けるよう心掛けている。拘禁反応につながらないように、空気の流れは毎日チェックしている。

保護室のドアの下部に隙間（配膳口）があり、窓の両側にも10cmの隙間がある。そのため、屋外に面した大きな窓を開けたり、観察廊下でつながっているナースステーション内の診察室の窓を開ければ、直線的ではないが空気の流れが生まれる。保護室ににおいが発生するというより、むしろほかの場所のにおいが保護室に流入することがある。

温度調整　エアコンと窓開けで調節。前室に温度計があり、24℃を保つようにしている。

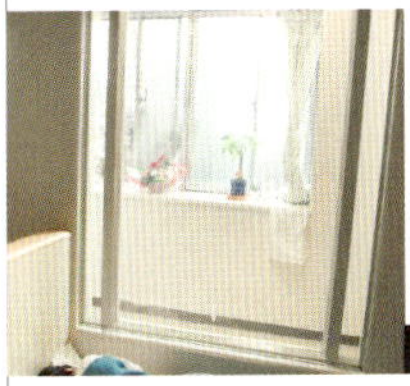

1. 観察廊下に面した窓の両脇に10cmの隙間がある。

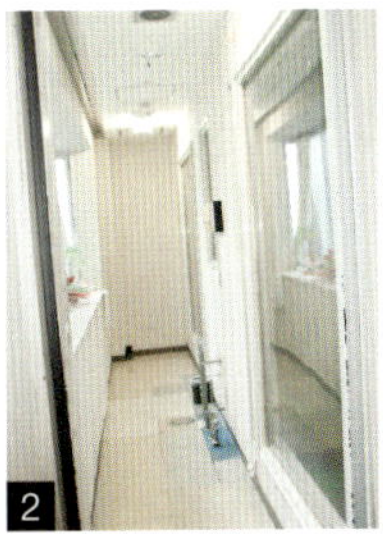

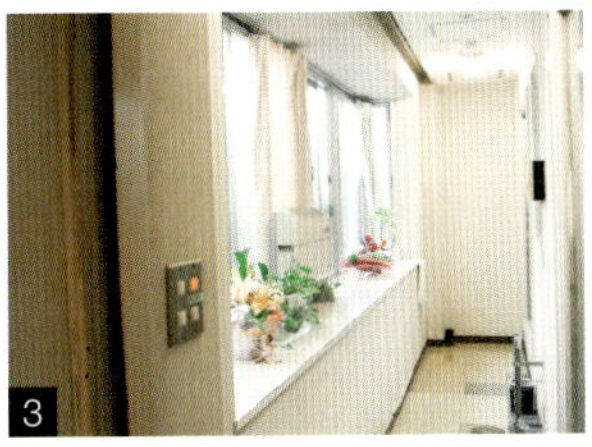

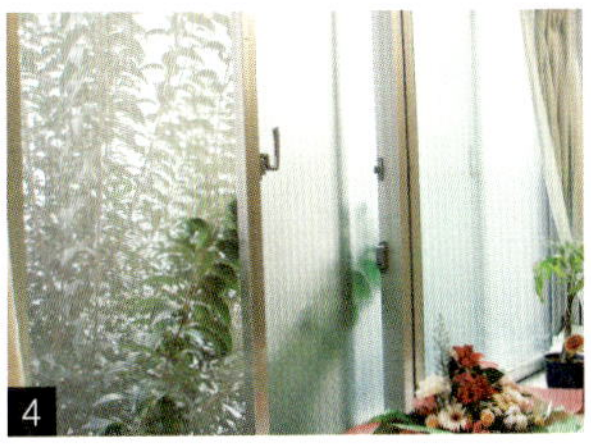

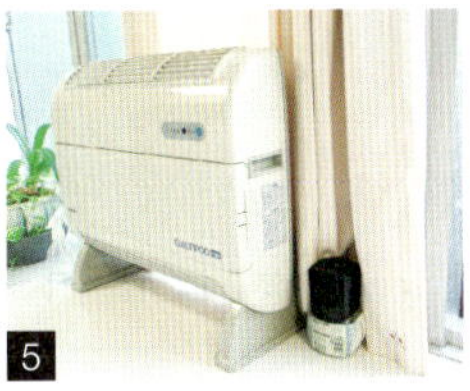

2. 観察廊下の様子。
3. 窓辺に置かれた花が印象的。
4. 屋外に面した観察廊下の窓は全開できる。
5. 空気清浄機を窓の棚上に置いている。

食事と水分補給

食事　ダンボール製の既製品テーブルを購入して使用。防水シート、天板、脚がすべて別パーツになっているので、必要に応じて交換できる。配膳は三食ともドアの下の隙間から行う。テーブルは支障がない限り、常に室内に入れている。食器は一般床と同じものを使用している。破損などのリスクのある場合は、やわらかくて割れにくいプラスティック製の食器（「保護室食器」と呼んでいる）を使用し、割り箸を提供する。

食事時には温水でおしぼりを作り一緒に配膳、下膳する（タオルウォーマーはない）。タオルは病院のものを使う。

水分補給　決まった時間に水分補給するのではなく、30分ごとの訪室時に声を掛けて水分補給する。紙コップを使用している。希望があれば冷水を渡す。水分量は観察廊下にチェックリストを置き、カウントしている。

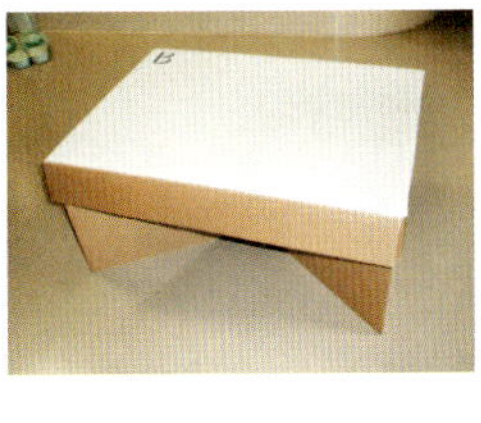

既製のダンボール製のテーブル。支障がない限り室内に置いたままにする。

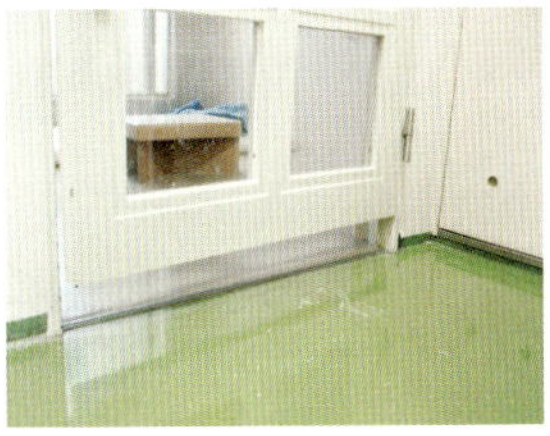

内ドア下の隙間を配膳口として、三食ともここから提供する。

寝具

敷き布団と毛布2枚。枕、リネン類は使用しない。

清潔

洗面、歯磨き　朝10時に看護師2名と看護助手が入り、前室の流しで洗面、歯磨きを行ってもらう。患者さんが洗面を行っている間、室内の掃除をする。前室に出ることができない場合は、温水でタオルをしぼって渡す。夜勤帯は前室には出さず、就寝前に温水でしぼったタオルを渡す。食後はうがい。可能ならば歯ブラシを入れる（使用後に回収）。水は紙コップで提供し、うがいした水はトイレに流す。

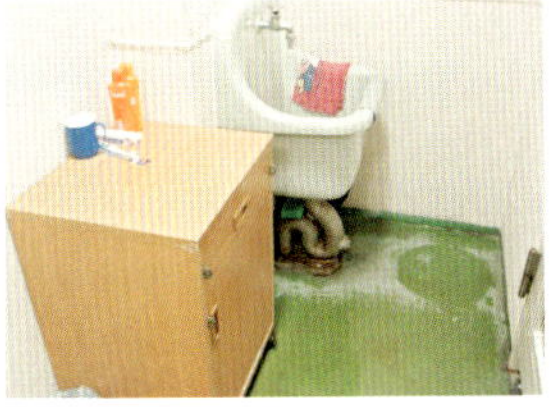

前室の流しは2床で共有。「ここを洗面台に変更したい」という意見がある。

入浴　週2回（一般床エリアの患者さんは毎日入浴可能）。保護室エリアの前に浴室（介助用浴室）がある。

更衣　入浴時、必要時および希望時。下着は毎日交換する。衣類は前室の収納庫に入れる。

防音

患者さんの大声はナースステーションに届く。窓（ポリカーボネート）を手で叩いたり足で蹴ったりすると、音が響く。壁の芯はコンクリートだが、クッション性のある素材で覆っているため響かない。

観察のしやすさ／プライバシー

ナースコール、スピーカー　なし。

モニターカメラ　全室に設置されている。

プライバシーへの配慮　通路に面した外ドアには患者さんの氏名を表示しない。トイレスペースに、必要に応じカーテンを設置できる。

建築上の配慮と課題

配慮　前室のドアに非常口を示す矢印が表示されている。壁、床がクッション性のある素材である。すべての室内の角が丸くなっている。

課題　外来から保護室へのアクセスは、渡り廊下やほかの病棟を通る必要がある。

その他

患者さんから見えるもの　前室にある時計と観察廊下の花。観察廊下の窓が大きく開くので、木立に来る小鳥を見ることができる。

06 海上寮療養所 男女混合開放病棟

1931年、結核療養所として開設。1956年、精神科を開設。
現在は単科の民間精神科病院で、調査時は4病棟（すべて開放病棟）、199床であった。
1992年に保護室を5床から4床へ減らし、1床あたりの面積を広げ、2000年に窓の鉄格子を撤去する改修を行った。

［場所: 千葉県旭市／正式名称: 社会福祉法人ロザリオの聖母会 海上寮療養所／調査日: 2006年8月22日］

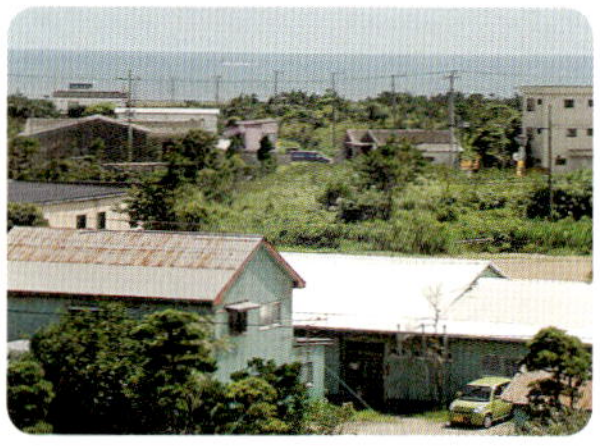

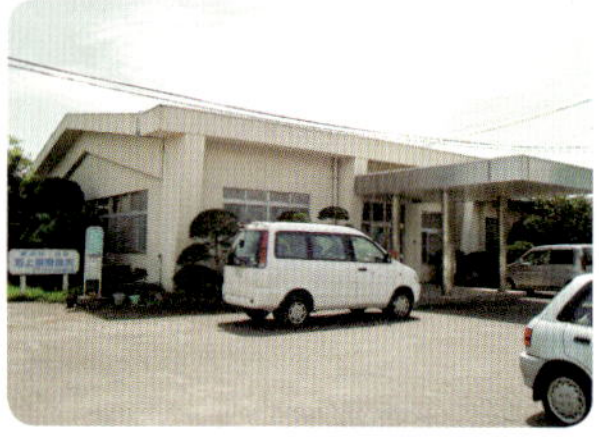

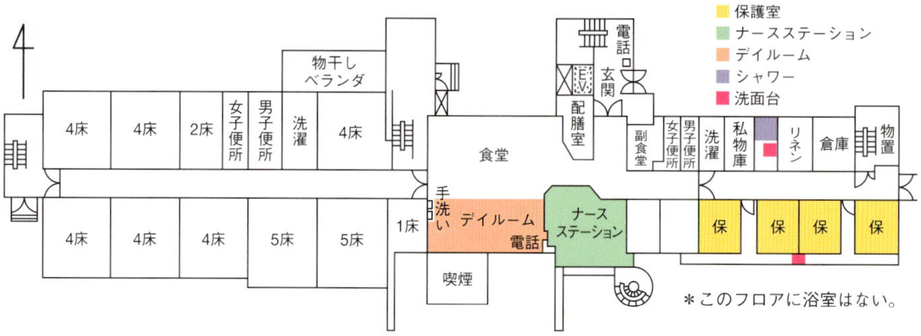

［病棟および保護室の概要］

男女混合開放病棟は定床41床、看護基準30:1。1966年に建てられている。保護室エリアはナースステーションをはさんで一般病床の反対側にある。ナースステーションから5mほど離れたところに位置している。保護室は4床で、いわゆる保護室（3床）と、身体管理をするためのケア室（1床）に分けられている。拘束、点滴が必要な場合はケア室を使う。保護室とケア室の違いはベッドと窓。保護室のベッドは作り付け。ケア室のベッドは可動式。窓は、保護室のほうが回転式で開口部が小さい。どちらも壁はじゅうたん張り。病棟に個室がないので、本人の希望で個室として用いることもある。

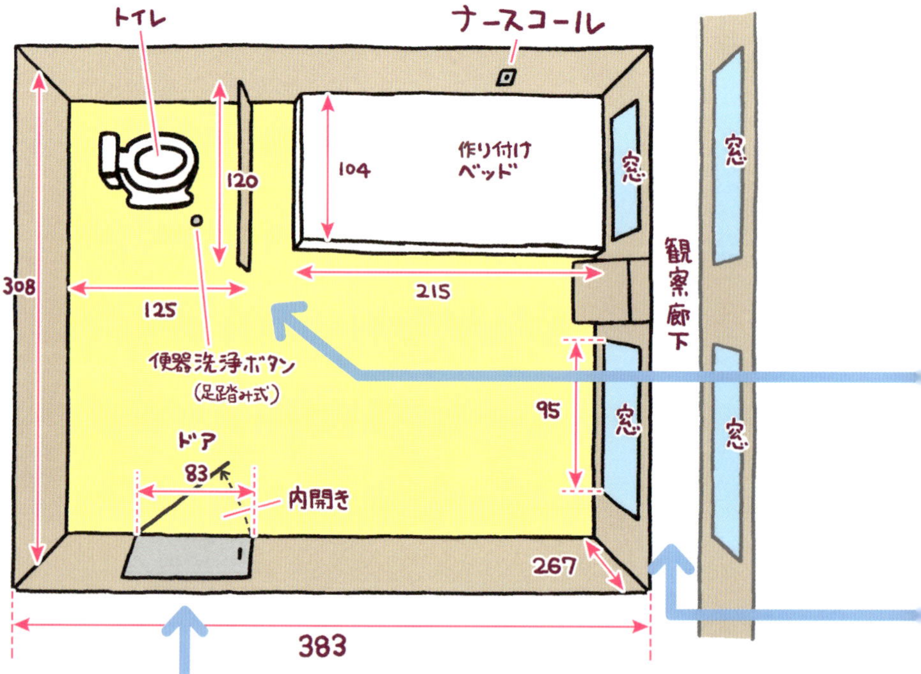

［天井高267cm、奥行き308cm、幅383cm］

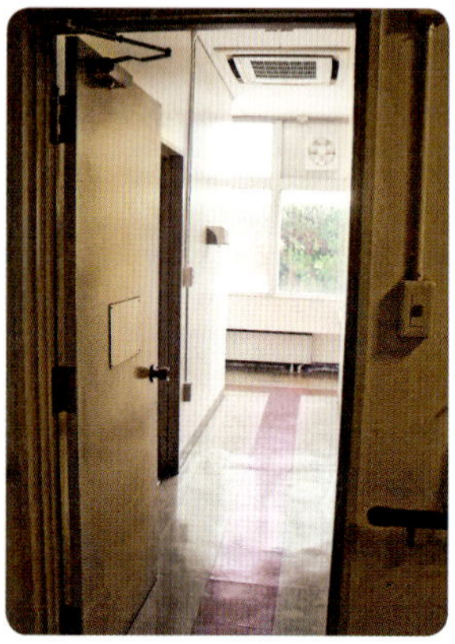

保護室エリアの廊下から扉を開けると両側に保護室のドアがあり、観察廊下に続いている。

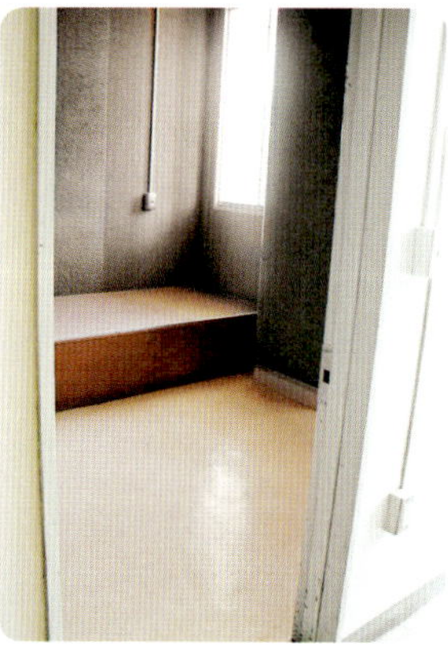

保護室の内部。

ドアと鍵

鍵とレバーのダブルロックだが、レバーのみ使用している。

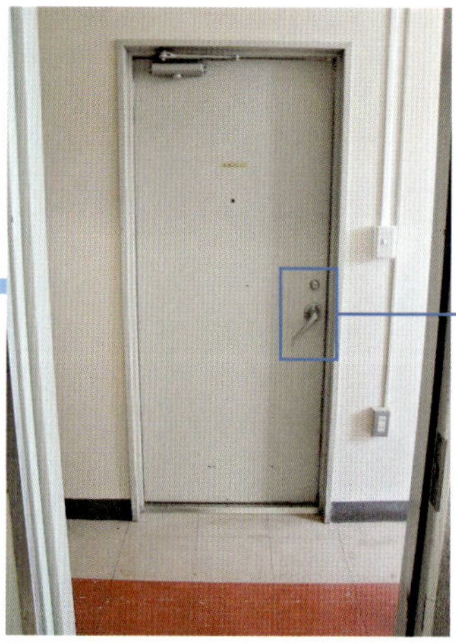

廊下から見た保護室のドア。ドアは内開き。ドア横にコンセントがある。

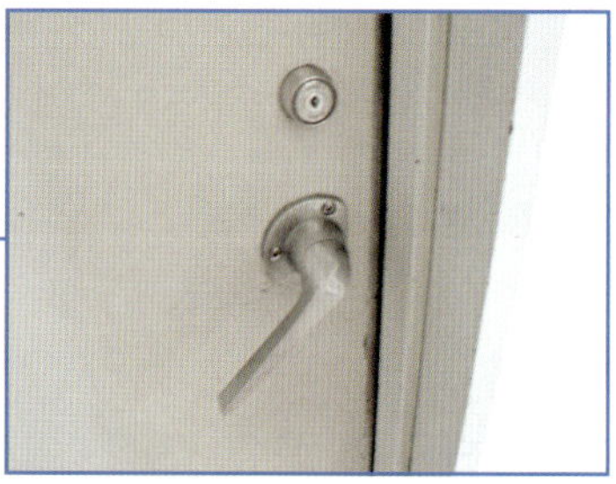

鍵部分拡大。

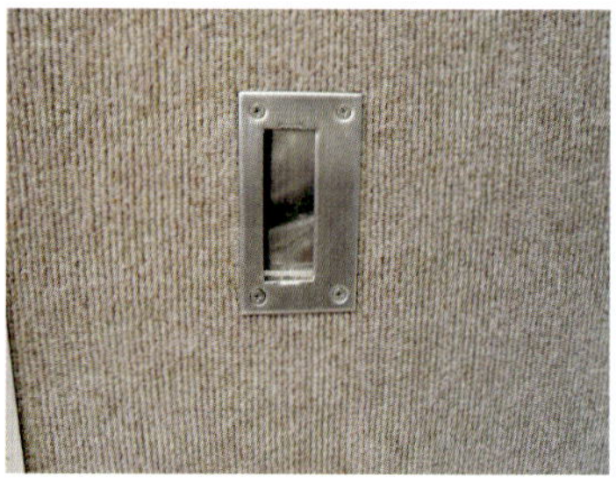

保護室内から見たドアの手掛け穴部分。ドアもじゅうたん張りになっている。

排泄

目隠しがあるタイプ。便器は小さめの細長い洋式で陶製。便座が上げ下げできるので、破損することがある。トイレコーナーにある目隠しは、観察廊下からの視線を遮る役割と、ベッドとトイレスペースを区切る役割を持っている。目隠しにのぼると、天井に手が届いてしまうことがある。床に足踏み式の便器洗浄ボタンがあり、患者さんが自分で便器洗浄をすることができる(止水はスタッフ側で調節可能)。ペーパーホルダーや手洗い設備はない。

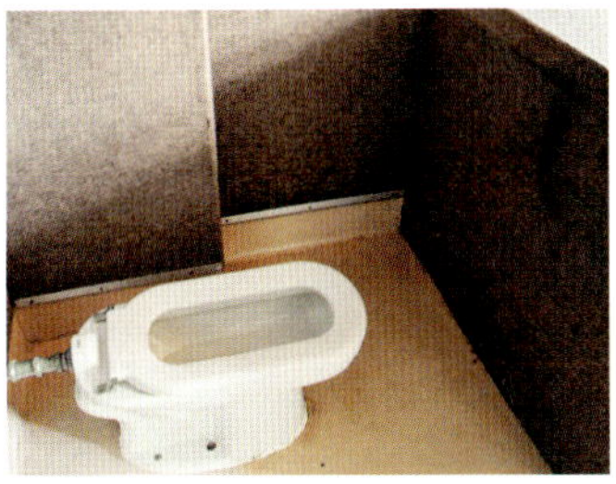

便器は小さめの洋式で、便座は可動式。

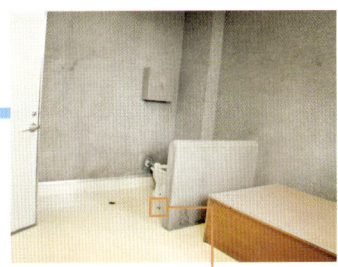

トイレコーナーと目隠し。

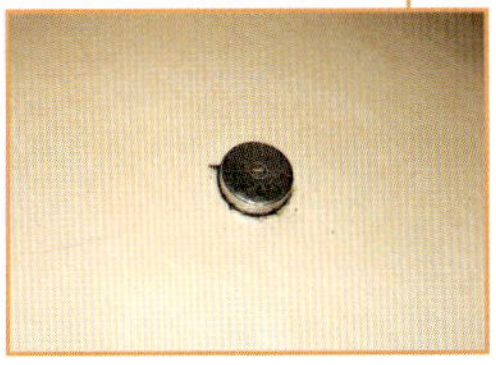

便器洗浄ボタンは床にあり、足踏み式。

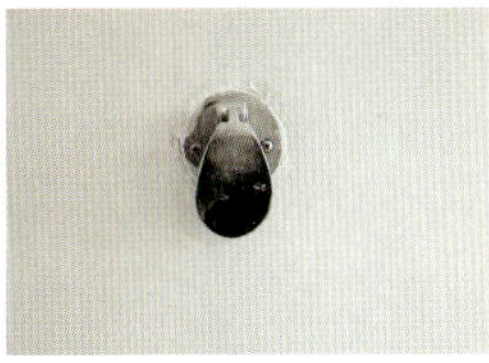

通路にあるボタンで職員が流すこともできる。

窓、光、空気

採光　問題ない。カーテンで調節している。

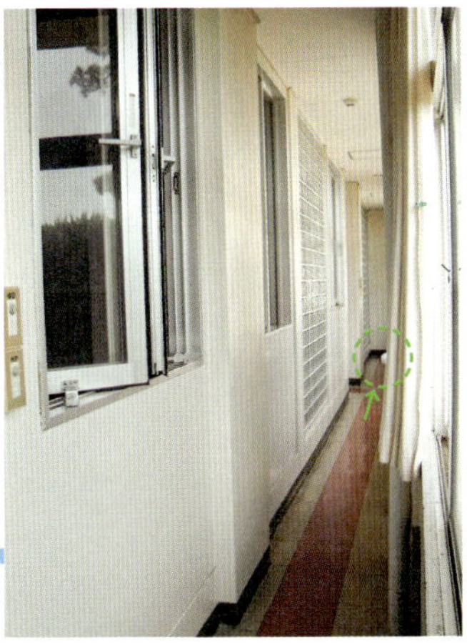

屋外に面した観察廊下の窓にはカーテンが設置されている。見えづらいが、丸で囲んだ部分に洗面台がある。

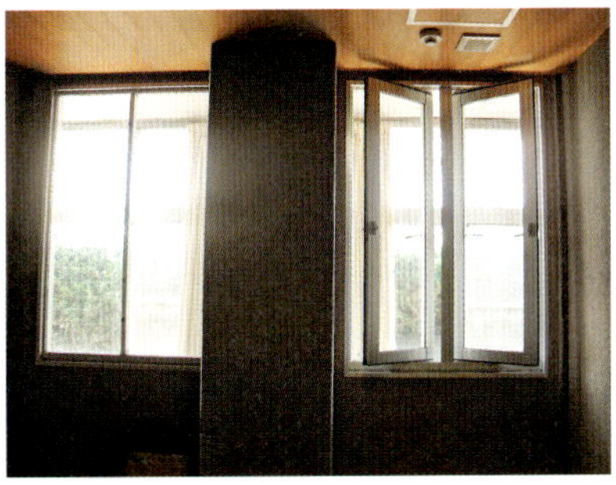

保護室から窓を見る。

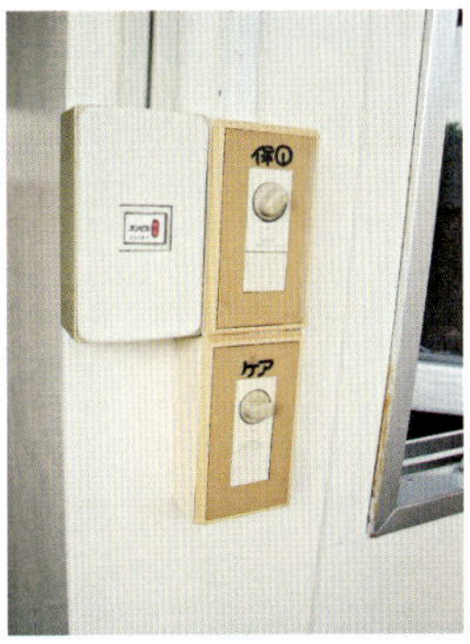

観察廊下に設置されている照明のスイッチ。

換気　窓の開放と換気扇を併用しているが、換気はよくない。部屋を長期に使用するとにおいがする。配管が古く、トイレの流れが悪い。清掃時に換気するようにしているが、湿度が高いため、除菌と消臭を兼ねてアルコールの噴霧を行っている。

温度調整　エアコン。

食事と水分補給

食事　紙食器を使用。配膳口がないため、飛び出しなどのリスクがある時は複数で対応している。保護室ではテーブルは使用していない。ベッドをテーブル代わりに使用する患者さんもいる。ケア室にはオーバーテーブルを入れることもある。

水分補給　6時、10時、14時、16時、20時に500mLのペットボトルで水分補給を行っている。

寝具

ベッドは作り付け。リネン類は通常使用している。作り付けのベッドの欠点は、汚染しても清掃ができないこと。枕元には隙間もある。ベッドからの転落はあまりないが、転落のリスクがある場合は床に寝てもらうようにしている。ケア室のベッドは可動式。拘束が必要な場合はケア室を使用。

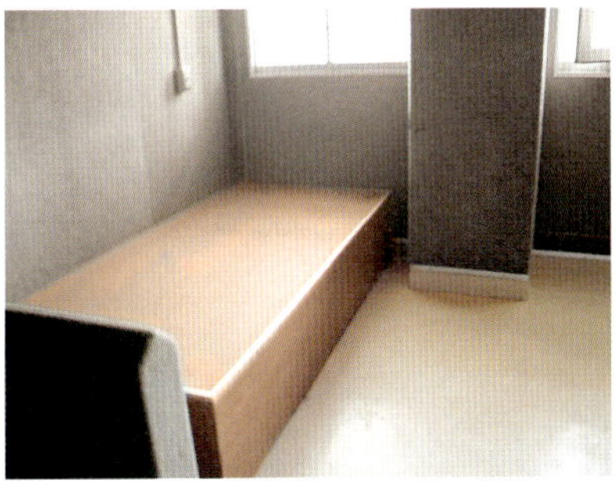

保護室のベッドは作り付け。壁の配線はナースコール。

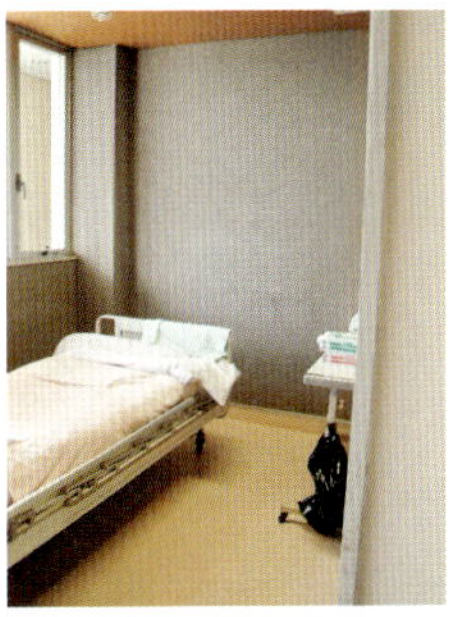

ケア室のベッドは可動式。

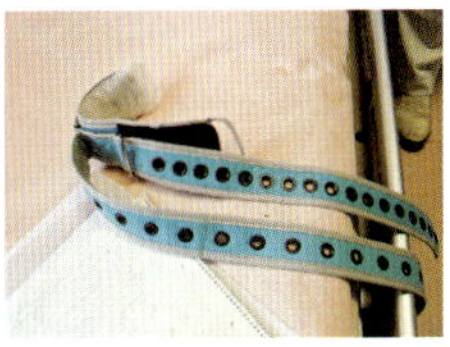

必要時はケア室でピネル社の拘束帯を使用。

清潔

洗面、歯磨き　観察廊下に洗面台がある。自分でできない人は介助する。

入浴　保護室エリアにシャワー室がある。介助を要する人の入浴は週2回。

更衣　衣類など、身の回りのものは廊下に置く。それ以外は私物庫かバックベッドへ。

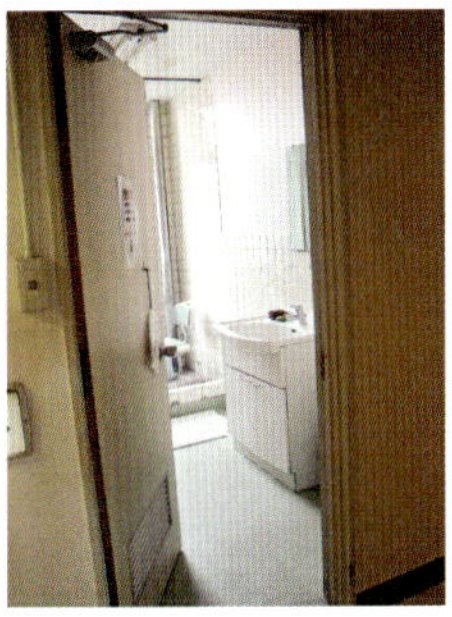

保護室を出て通路をはさんだところにある、シャワー室と洗面台。

観察のしやすさ／プライバシー

ナースコール　着脱可能になっている。

スピーカー　なし。

モニターカメラ　なし。

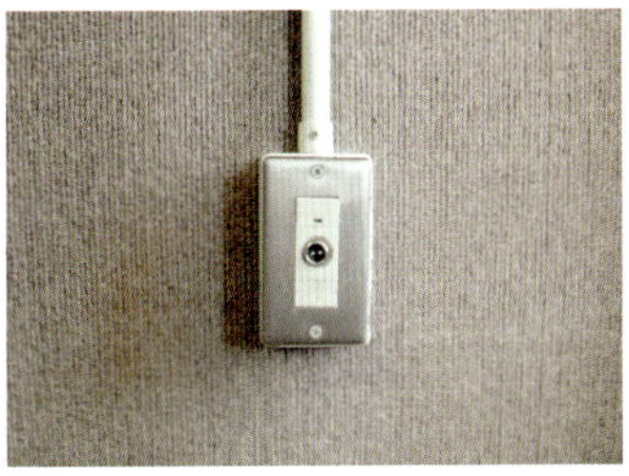

ナースコール(これは設置されていない状態。必要に応じてこの穴に設置する)。

建築上の配慮と課題

配慮　壁はほとんどがじゅうたん張りで、安全に配慮している。ただし、構造上の突起はある。

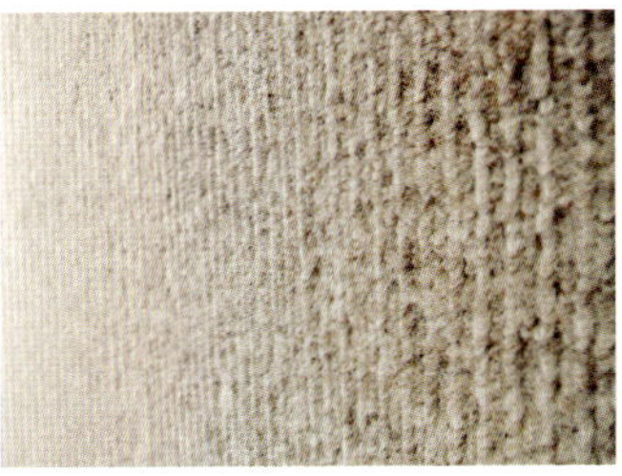

壁はほとんどがじゅうたん張り。

07 千葉病院 急性期治療病棟

1956年に開設。周辺を団地などの住宅街に囲まれる、都市型の精神科病院である。
開放的治療環境作りには早期から取り組んできた。調査時は6病棟、346床。

［場所: 千葉県船橋市／正式名称: 医療法人同和会 千葉病院／調査日: 2006年9月22日］

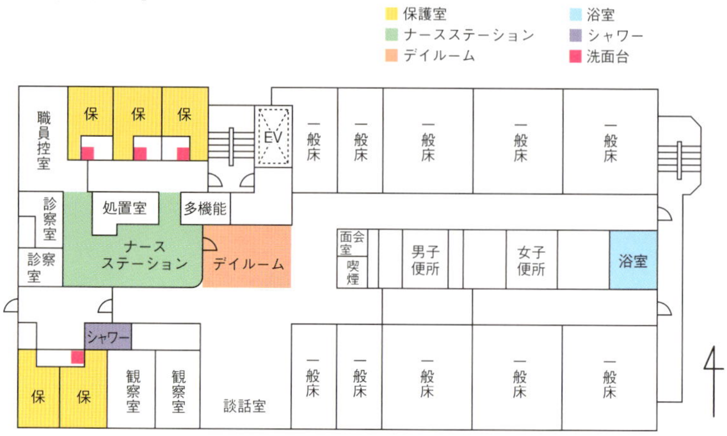

［病棟および保護室の概要］

急性期治療病棟は、定床55床。看護基準は13:1である。夜勤は2人体制。早出が8時から朝食や朝薬のケアを行い、遅出が19時30分まで夕食や夕薬をサポートする。

ナースステーションとつながったエリアのなかに保護室3床があり、ナースステーションの向かいに保護室2床と観察室2床がある。ナースステーションの向かいにある保護室へ行くにはドアの鍵を1つ開ける必要があるので、多少訪室しづらい。拘束や処置のため、密な観察が必要な患者さんなどは、ナースステーションとつながったエリアの保護室を使ってもらうようにしている。個々の保護室に前室があり、洗面台が設置されている。観察室2床に中央配管が設置されている。

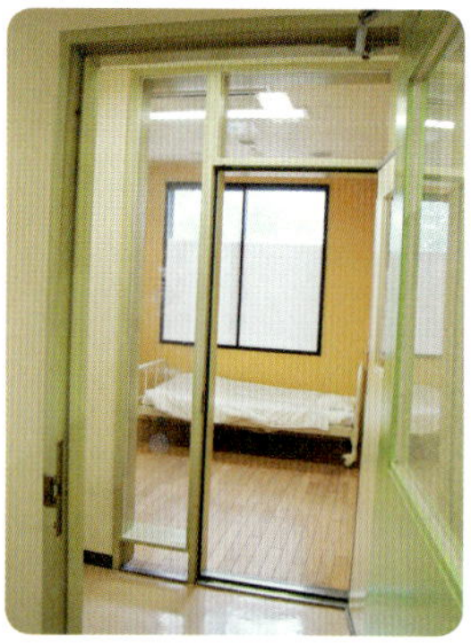

保護室の内部。

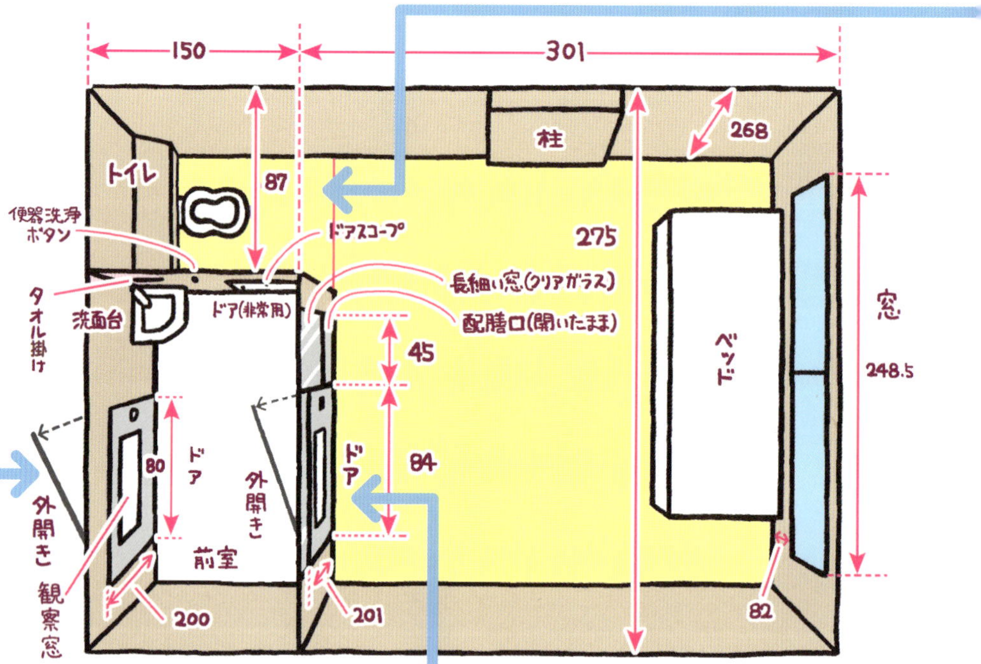

［天井高268cm、奥行き301cm、幅275cm］

ドアと鍵

通路に面した外ドアは、前室側、廊下側ともノブの中のボッチ、もしくは鍵。内ドアは、室内側、前室側ともレバーと鍵（室内側のレバーは若干短め）。閉める時はオートロック。非常時はナースステーションで一斉開錠できる。

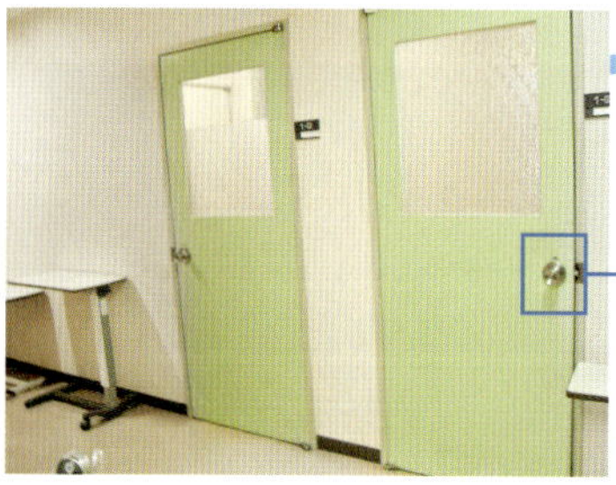

通路から見た保護室の外ドア。施錠はノブの中のボッチもしくは鍵。観察窓に部分的に目隠しシートを張っている。

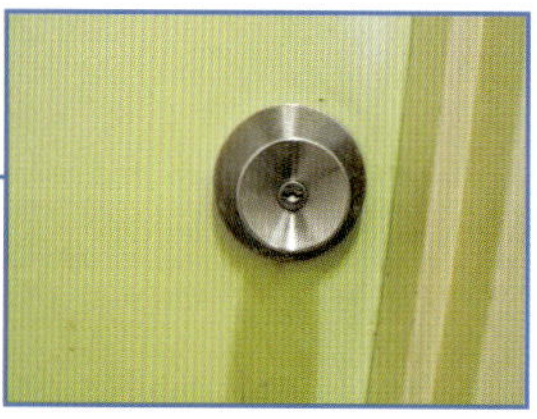

鍵部分拡大。

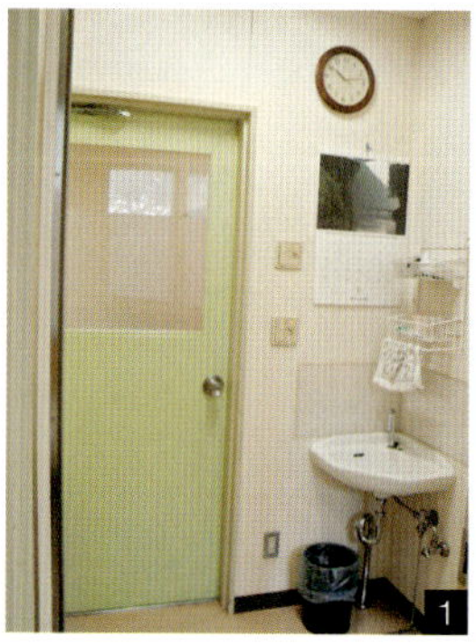

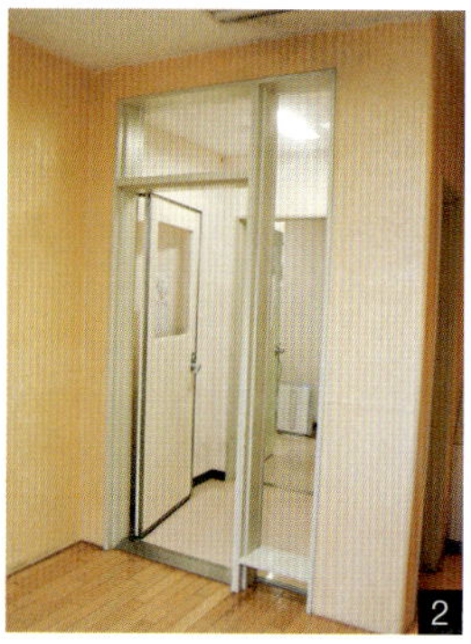

1. 前室から見た外ドア。施錠はノブの中のボッチもしくは鍵。
2. 保護室内から撮影。内ドア、外ドアとも開けたところ。

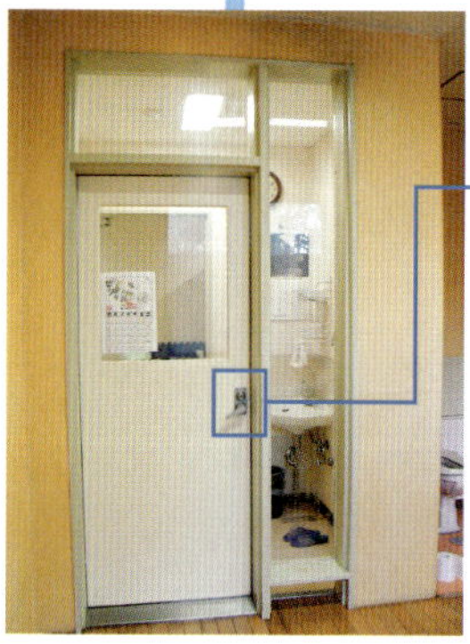

保護室内から見た内ドア。透明な部分が大変多い。前室の時計やカレンダーもよく見える。ドアのガラス部分にも手作りのカレンダーが張ってある。

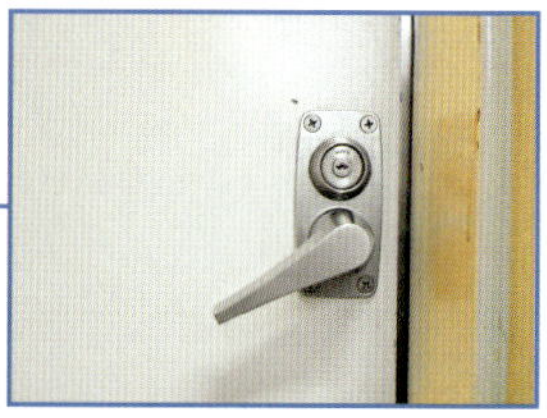

保護室内から見た内ドア。縊首防止のため、室内側のレバーは短めにしてある。

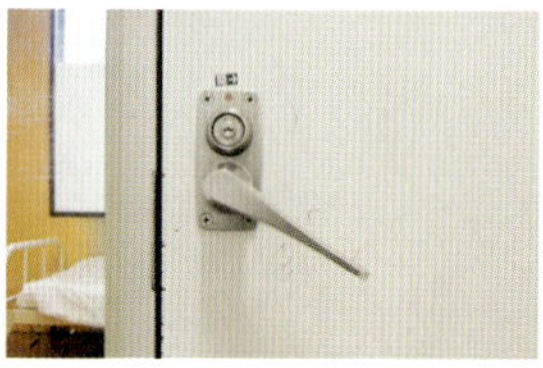

前室から見た内ドア。レバーと鍵。

排泄

トイレスペースはブースタイプ。便器は洋式で陶製。保護室の洋式便器は台座が小さく、便座を破損しても臀部が落ちない大きさ。小さいためか、床に染みができる。患者さんによっては便器の高さが合わない。小柄な人には高め。排泄物を確認するため、患者さんが水を流すことはできないようになっている。便器洗浄はスタッフが前室で操作する。

トイレットペーパーは床に直置き。トイレの上に棚スペースがあり、かつてはそこに置いていたが、患者さんがのぼったり飛び降りたりしたことがあったため、病院改築から2～3年後に棚をふさいで斜めの壁にした。便器の下部の配管部に隙間があり、患者さんがものを詰めたり隠したりする。便器のビスを外したり、便座を壊したり、いじって音をさせることがある。

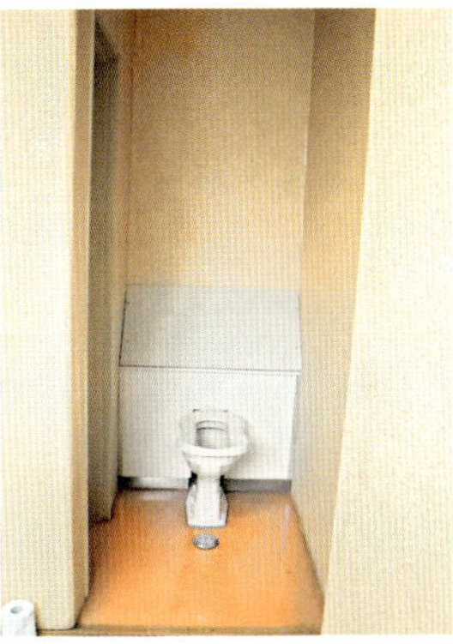

トイレスペースはブースタイプ。

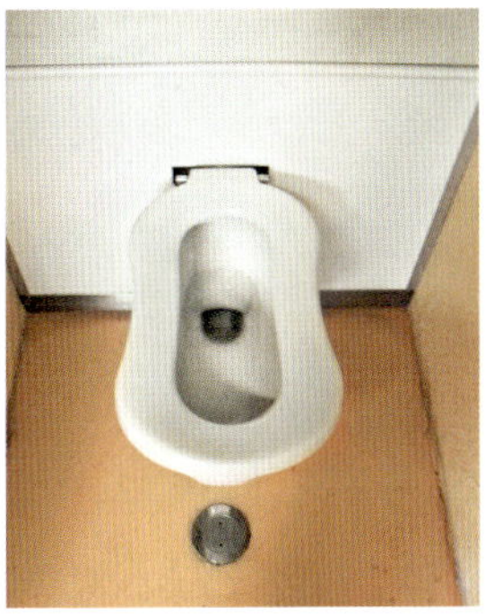

特徴的な形をした小さな陶製の便器。患者さんが便器のビスを外したり、便座をいじって音をたてることがある。

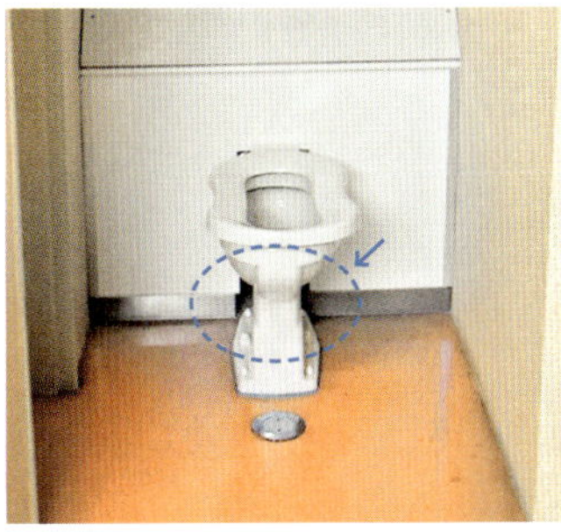

配管部に隙間があり（丸で囲んだ部分）、患者さんのもの詰めに注意が必要。

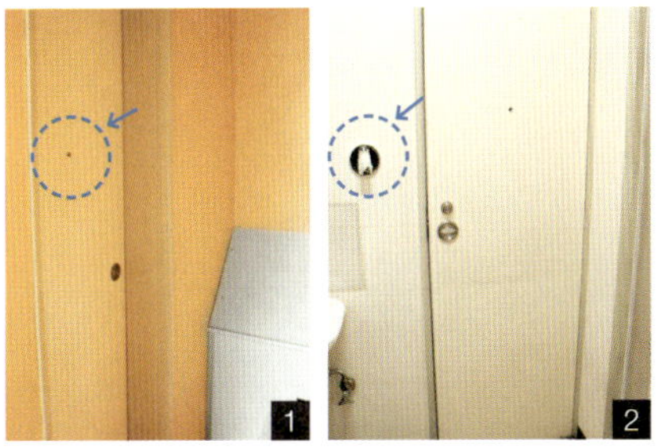

1. トイレに座ると右側に非常用ドアがある。ドアスコープが付いている。
2. 前室から見た非常用ドアと便器洗浄ボタン。

窓、光、空気

採光　病院が高台に建っており、全体的に光は入る。ただし、窓は下の写真のようにすりガラスで、その上に覆いを付けているため、暗くはないが、日差しは入りにくい。

ナースステーションとつながったエリアにある保護室は北向きなので、冬は寒い。ナースステーションの向かいにある保護室は南向きなので、夏は暑く、二重窓の内部に設置されているブラインドで採光を調節している。

換気　窓は二重窓で、全く開かない構造になっている。病院が住宅街にあるので、音が外に漏れないようにするため。換気はトイレの上の換気口のみ。

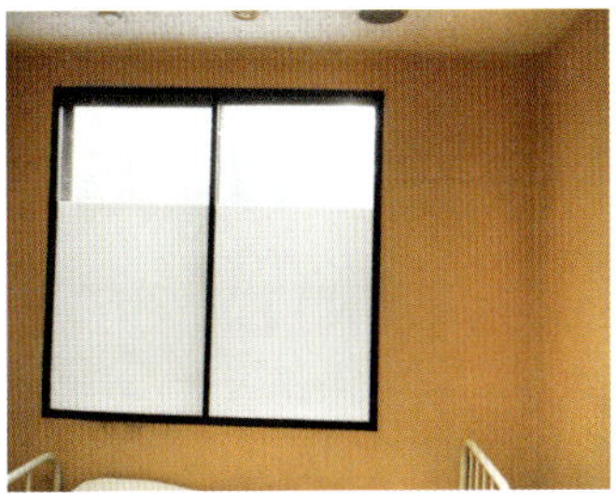

北向きの保護室の窓。

温度調整　エアコン。ブロックごとに設定されており、部屋ごとの調節はできない。

食事と水分補給

食事　ベッドの場合は基本的にオーバーテーブルを入れている。ベッドを入れない場合は食事のたびに小さなテーブルを入れている。食器は一般床と同じもの。

水分補給　患者さんの状態によって、水をコップで1時間に1回、あるいは500mLのペットボトルで半日に1回など、補給の方法を使い分けている。ジュースやポカリスエットを補給することもある。

寝具

ベッドを使用するかどうかは患者さんの状態により判断している。

清潔

洗面、歯磨き　日勤帯の最初に行っている。夜勤帯は付き添えれば前室で行う。前室が使用できない場合は、温水でしぼったタオル、洗面器、歯磨きセットを入れて室内で行っている。洗面、歯磨きは看護業務に入っており、行うことが原則。

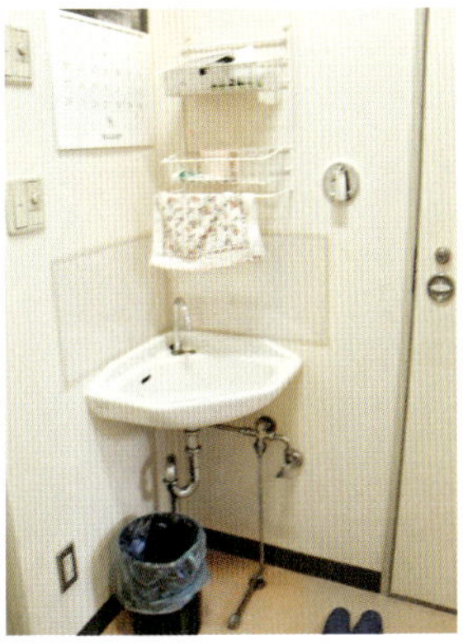

前室にある洗面台。

入浴　週2回。病棟の浴室で行う。入浴できない場合は、1日1回清拭する。タオルは患者さんの私物。下半身の清拭にはリースのタオルも利用できる。10本で100円。タオルの確保が困難になり、リースを導入した。

更衣　部屋の前にロッカーがあり、衣類や私物を収納している。入浴時、清拭時、汚染時に交換。

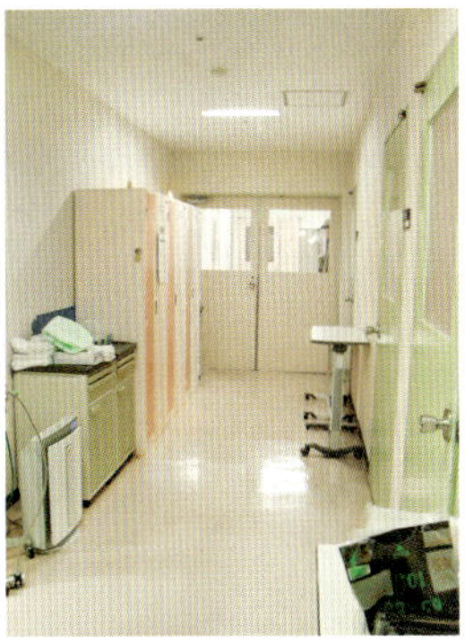

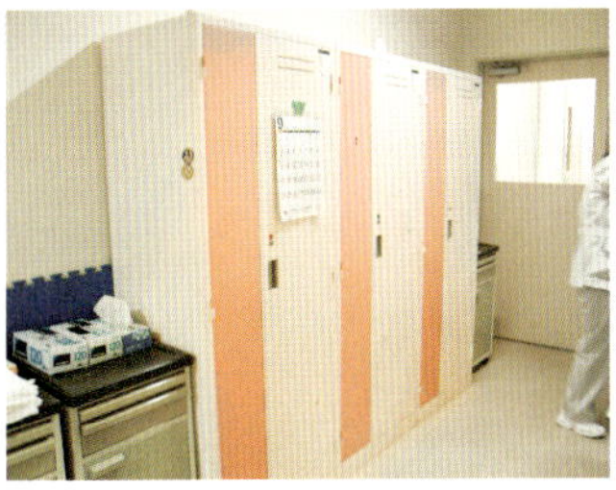

保護室の前の通路にあるロッカー。

観察のしやすさ／プライバシー

集音マイク　天井にマイクがあり、患者さんが呼ぶとナースステーションで聞こえる。24時間つないでいる。患者さんからは呼んでも答えてくれないと苦情があることがある。ナースステーションがざわついていると聞き取りづらい。

スピーカー　あり。

モニターカメラ　全室に設置。

プライバシーへの配慮　窓はすりガラスで、その上に覆いを付け、外から見えないようになっている。通路側の外ドアの観察窓にスモークシートを張り、通路から見ても中はシルエットくらいしか認識できないようになっている。

建築上の配慮と課題

配慮　壁にはやわらかい素材が使用されている。ゴム様の塗料を幾重にも塗り重ねてあり、切ったりはがしたりできにくいようになっている。

課題　外ドア、内ドアの下枠がわずかに出っ張っているので、ふらつきがある場合はつまずく危険がある。フローリングはやわらかいが、水分が染み込む。ドアが狭く、ストレッチャーでぎりぎりの幅なので、ベッドごと移動できない。入院時に、一般の人もいるホールを通らないと保護室に行けない点も課題。

その他

患者さんから見えるもの　前室に設置されているカレンダーと時計を見ることができる。

保護室エリアのスペース活用　シャワー室はあるが活用されておらず、現在は収納場所となっている。

08-1 船橋北病院 男女混合閉鎖病棟(B棟)

| 千葉県 |

1984年に開設された単科の民間精神科病院。調査時は8病棟、458床。
特にアルコール依存症治療に力を入れており、専門病棟を持ち、地域と連携しつつ治療を行っている。

[場所: 千葉県船橋市/正式名称: 医療法人社団健仁会 船橋北病院/調査日: 2010年10月26日]

[病棟および保護室の概要]

保護室は8つの病棟に各2～8床ずつ設置され、計26床ある。B棟の男女混合閉鎖病棟は定床56床。保護室8床。急性期病棟がないので、この病棟が入院患者を受け入れる役割を担っている。看護基準は、30:1。勤務体制は2交代制で、夜勤は2名(資格者1名と看護助手の1名)。早出1名(7時から15時)、残り番1名(9時から19時)を配置しており、朝食と夕食は3名の勤務。ナースステーションは病棟の中央に配置されている。ナースステーションと保護室は近いが、間に浴室などをはさんでいる。

病院開設時の1984年に建てられた病棟である。時期は不明だが、保護室のトイレの観察窓をコンクリートで半分ほど埋めて開放部を少なくしたり、格子の上部に鉄板を付けたり、1床を洋式便器にするなどの改築を行っている。壁、床などにも細かい補修を行っている。

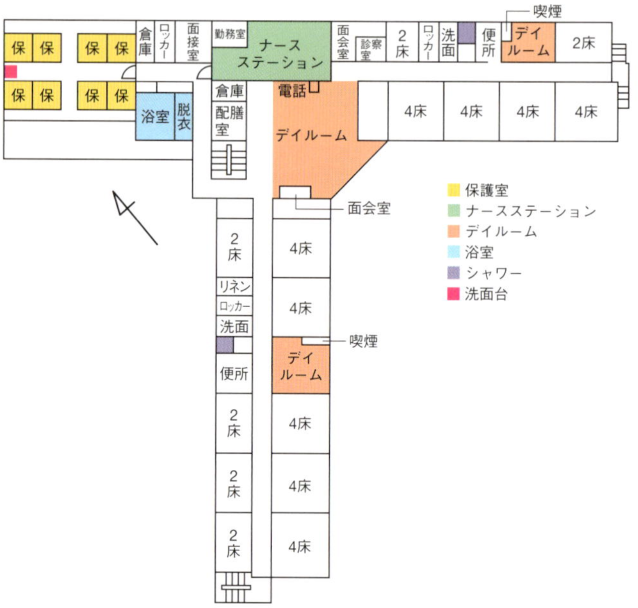

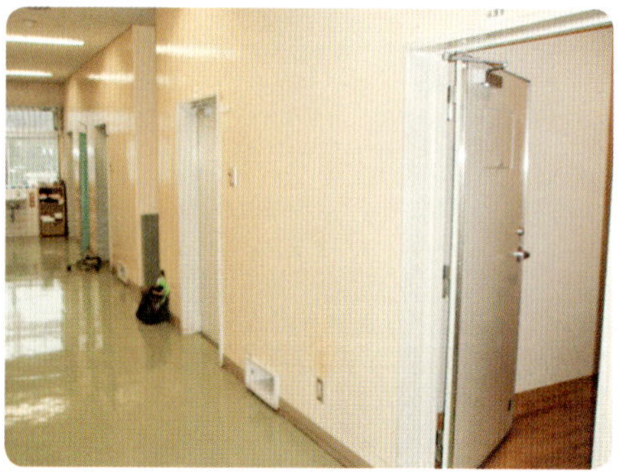
通路から保護室を見る。奥に洗面台が見える。

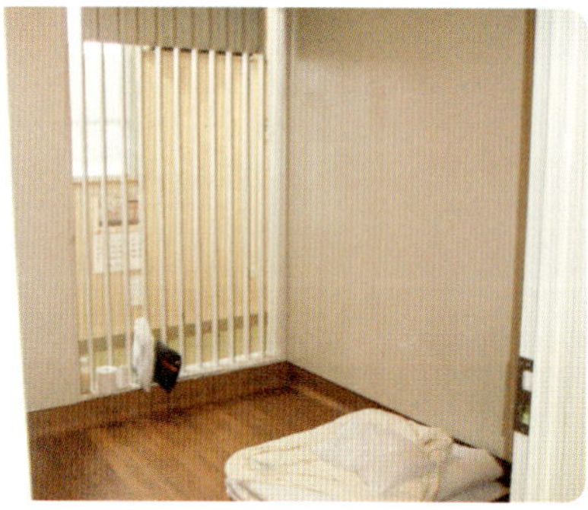
保護室の内部。

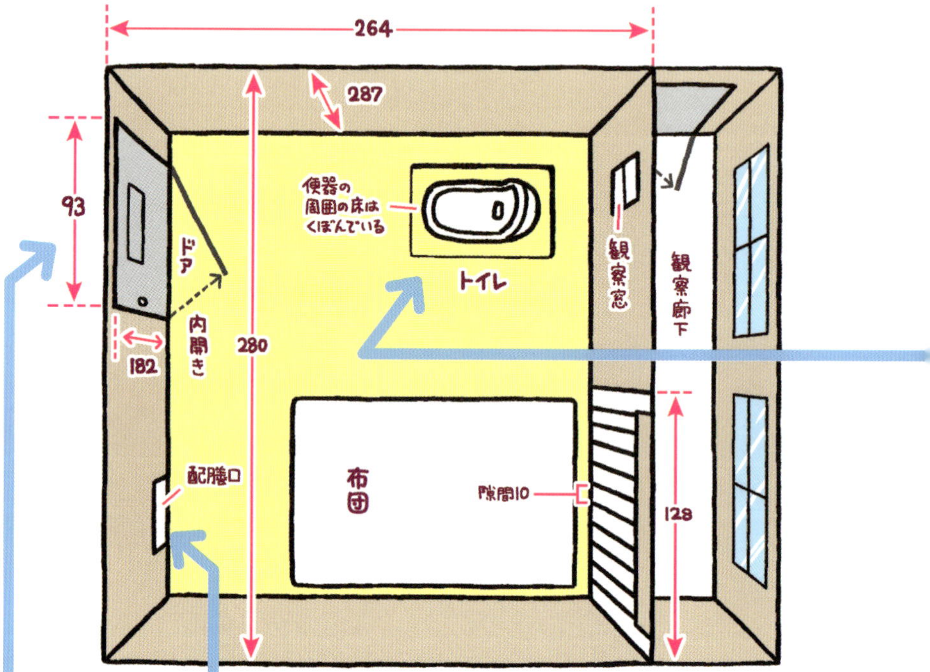

[天井高287cm、奥行き264cm、幅280cm]

ドアと鍵

鍵とレバーのダブルロックが可能だが、現在はレバーのみを使用している。

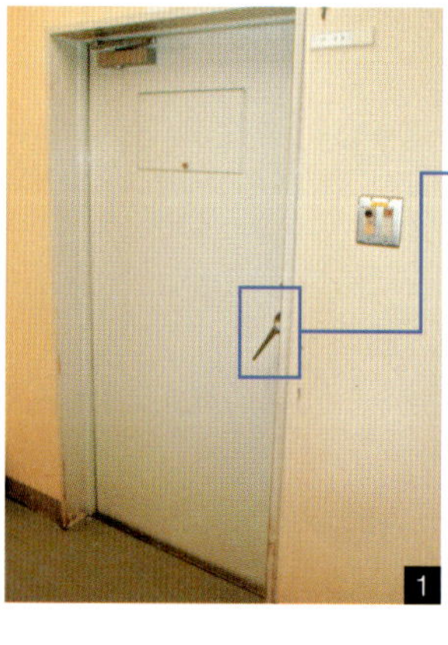

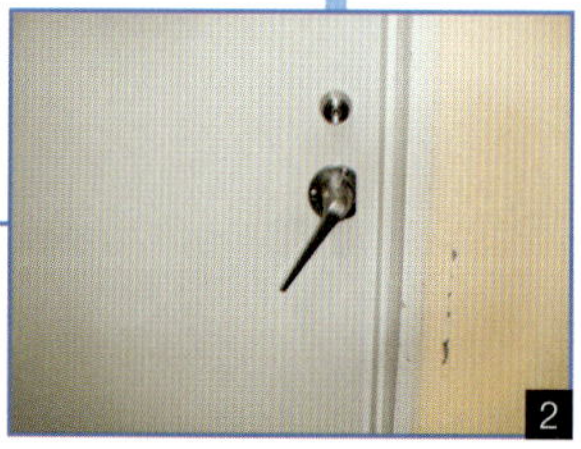

1. 通路から見た保護室のドア。観察窓に小扉が付いている。
2. 鍵部分拡大。

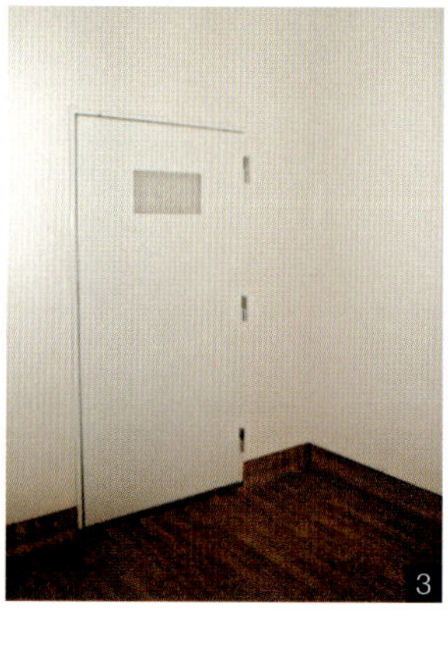

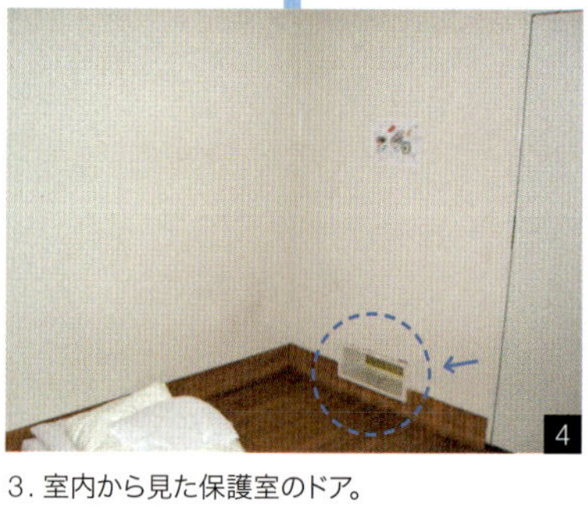

3. 室内から見た保護室のドア。
4. ドア横の壁の下部に配膳口が開いている。壁に張ってあるのは手作りのカレンダー。

排泄

トイレスペースに目隠しなどがない。便器は8床のうち、7床が陶製の和式。1床が陶製の洋式（便座の上げ下げができるもの）。この1床は破損をきっかけに洋式に替えた。和式は下半身に障害がある患者さんは使いづらそうである。
トイレスペースの観察はしやすいが、患者さんのプライバシーは守れないため、観察廊下から排泄中でないかを確認してから部屋に入るようにしている。目隠しがないことは、患者さんや家族に心理的抵抗を与えていると感じている。便器洗浄は室外からのみ。ペーパーホルダーや手洗い設備はなし。水があふれないように、トイレスペースの床を少しくぼませている。ポータブルトイレは、患者さんが洋式便器を希望する時に使用する。

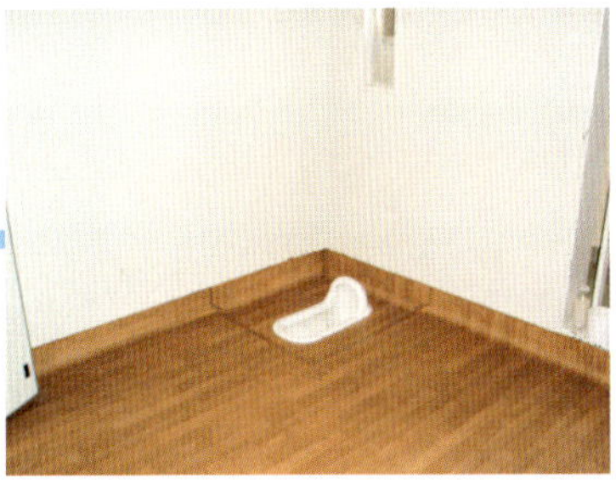

保護室のトイレスペース。8床中7床が和式便器。

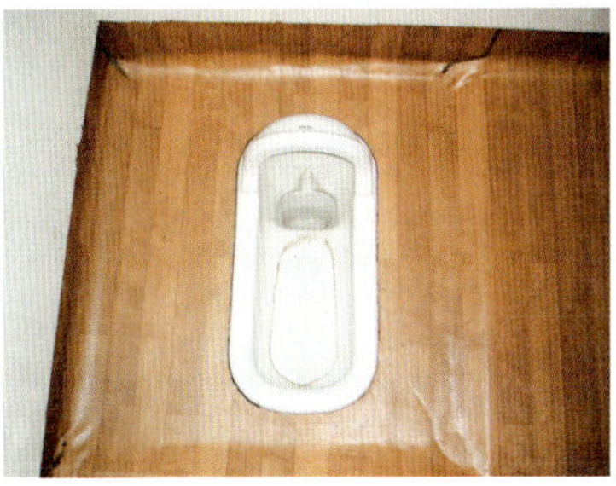

便器周囲の床が少しくぼんでいる。

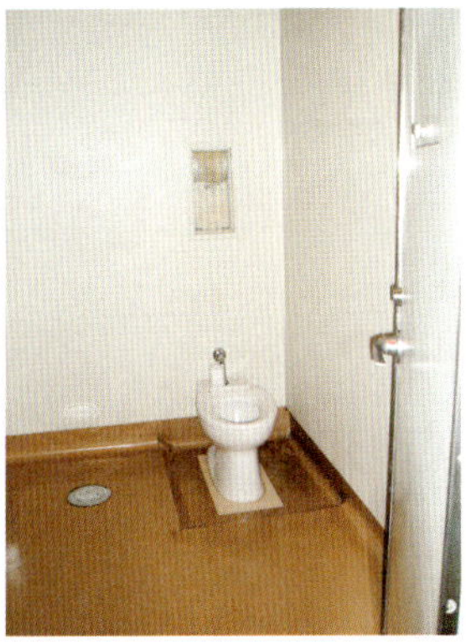

1床のみ洋式便器。背部に開いているのは観察窓。

窓、光、空気

採光　窓は北東向きと南西向き。北東向きは午前中明るく、南西向きは午後に明るい。病棟は2階にあり、外に遮るものはない。屋外に面した観察廊下の窓にカーテンが設置されている。照明は保護室内と観察廊下にある。
換気　屋外に面した窓は約10cm開けることができるので、臭気が発生した際は開けている。換気扇は保護室内の天井に1つずつと、観察廊下に4つ設置されている。換気扇は24時間回している。
温度調整　エアコン。

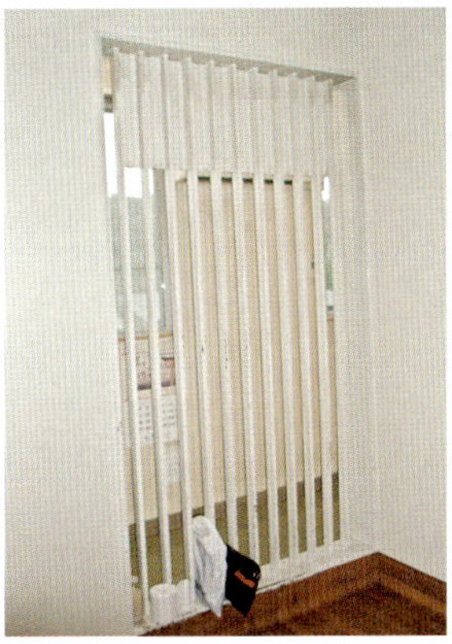

窓方向の壁半分が鉄格子になっている。

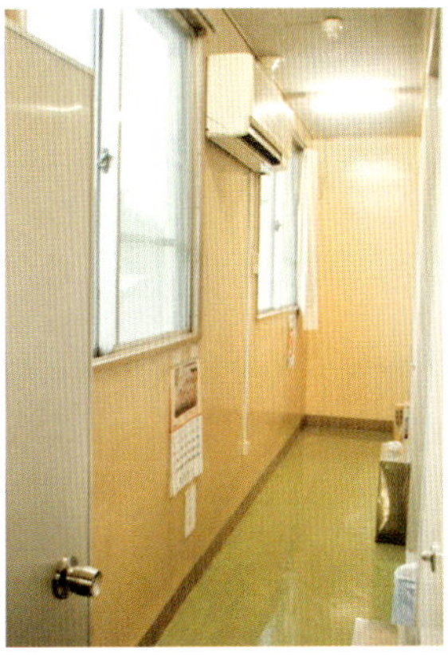

屋外に面した窓。

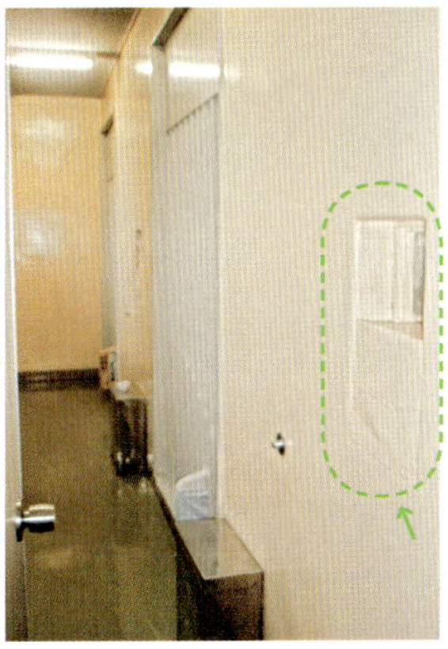

トイレ部分の観察窓は、コンクリートで半分埋められた跡がわかる。

食事と水分補給

食事　基本的にテーブルは使用しないが、危険がないと判断した時は、手作りのダンボールのテーブルを室内に入れている。食器は一般床と同じものを使用。破損しにくい材質。
水分補給　500mLのペットボトルを使用している。中身がなくなったら交換する。

寝具

マットレス、敷き布団、掛け布団（普通のものと薄めのもの、2枚）、枕。リネン類は原則的に使用する。ベッドは身体拘束時と、立ったり座ったりが困難な患者さんに使用する。

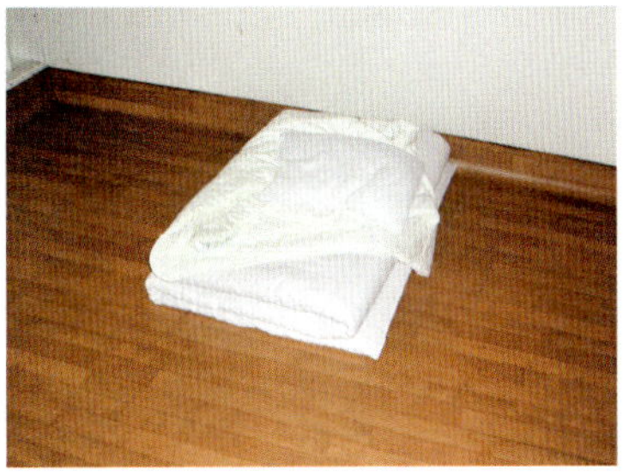

基本的にベッドではなく布団を使う。

清潔

洗面、歯磨き　保護室エリアの通路の端に洗面台が1台設置されている（8床に1台）。洗面、歯磨きは10時に行う。基本的に全員、保護室エリアの洗面台を使用してもらう。ほかの時間でも、患者さんの希望があれば洗面台を使用して洗面、歯磨きができる。出られない場合は室内に必要物品を入れて行う。

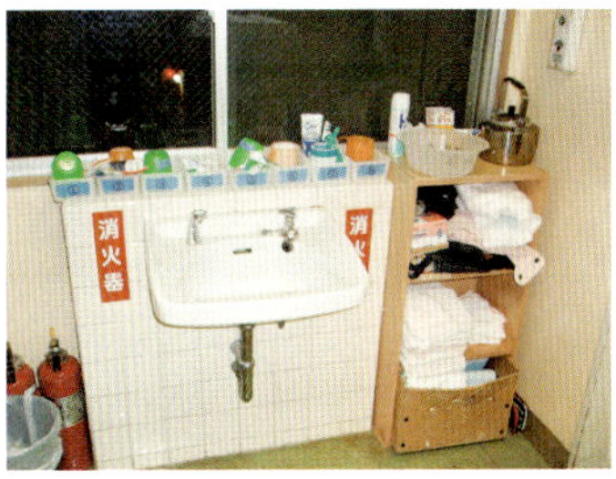

保護室エリアの洗面台。

入浴　入浴は週3回（一般床と同じ）。病状が安定している時や開放観察中の患者さんは一般床と同じ時間。介助が必要な場合は時間をずらして入浴する。
更衣　入浴時、必要時、希望時。

防音

手や足でドアを叩く音が響く。叩くと、ドアの観察窓に付いている小扉が揺れてガコンガコンという音がして、つながっている隣の部屋にも響く。騒音がひどい時は、ドアにダンボールを張って小扉の揺れを減らすことで対処している。

観察のしやすさ／プライバシー

ナースコール　なし。
スピーカー　看護師がスイッチを入れれば、双方向に話せる。
モニターカメラ　全床に設置されている。
プライバシーへの配慮　見学者には、使用していない保護室を見せ、用のない人は保護室エリアに入れないようにしている。

建築上の配慮と課題

課題　トイレの床がへこんでおり、水があふれないという利点はあるが、つまずきやすい。汚物処理槽がない。

その他

患者さんから見えるもの　患者さんの私物の時計をなるべく室内や観察廊下に置くようにしている。カレンダーは、手作りのものを室内の壁に張ったり、年末に十分な数が手に入れば既製のものを観察廊下に置く。観察廊下の窓から景色が見える。病棟は2階で、遮るものはなく、景色はよい。身体拘束の時は、外の景色が見える位置にベッドを置くよう配慮している。

08-2 船橋北病院 男女混合閉鎖病棟（D棟）

［調査日：2010年10月26日］

［病棟および保護室の概要］

D棟の男女混合閉鎖病棟は定床54床（保護室は8床）。看護基準は30：1。勤務体制は2交代制。夜勤は2名（資格者1名と看護助手1名）。男女の組み合わせは特に配慮していない。早出1名（7時から15時）と残り番（9時から19時）を設けている。朝食と夕食は3名で勤務している。今後夜勤は3人体制にし、早出や残り番はなくす予定である。

ナースステーションは病棟のほぼ中央に配置されており、処置室、観察室、保護室エリアにつながっている。観察室には中央配管が設置されていて、身体管理が必要な患者が利用する。保護室エリアはナースステーションとつながっているが、8床の保護室が1列に並んでいるので、近い保護室と遠い保護室がある。患者さんの状態によっては移室することがある。病棟は1996年に建てられており、改築はしていない。

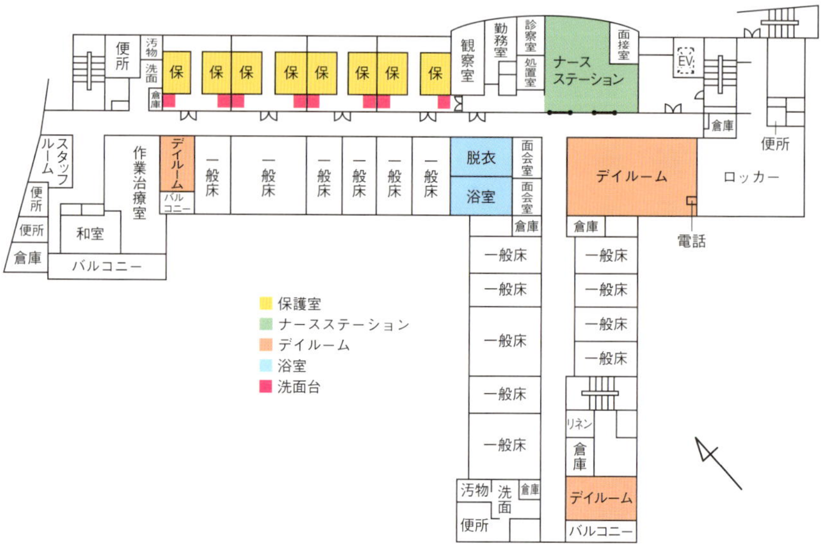

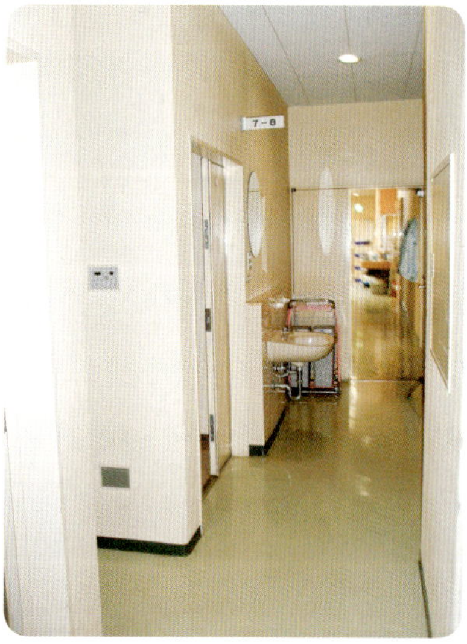

保護室前の通路。

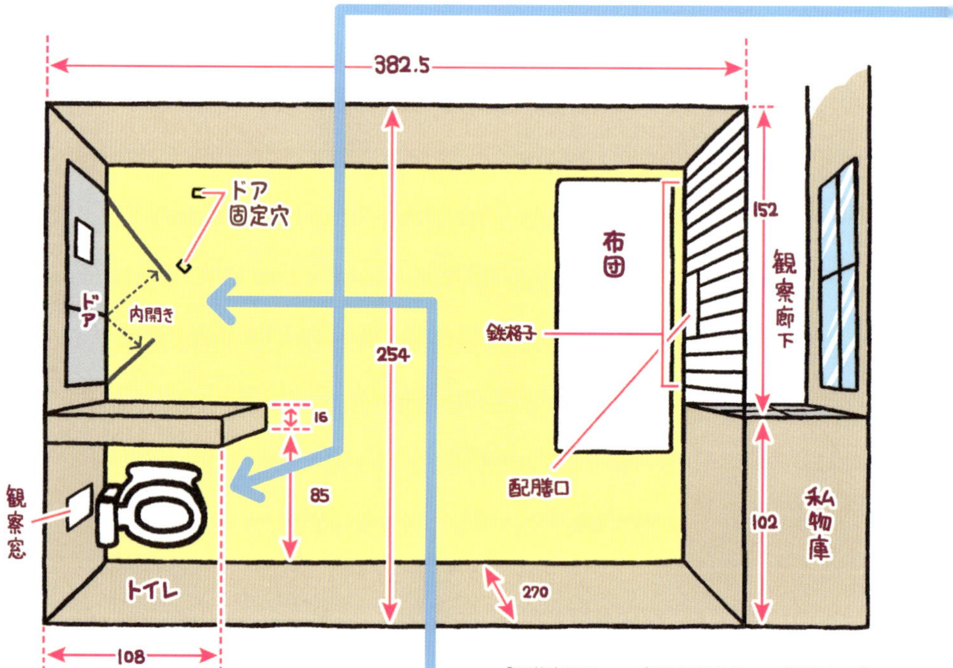

［天井高270cm、奥行き382.5cm、幅254cm］

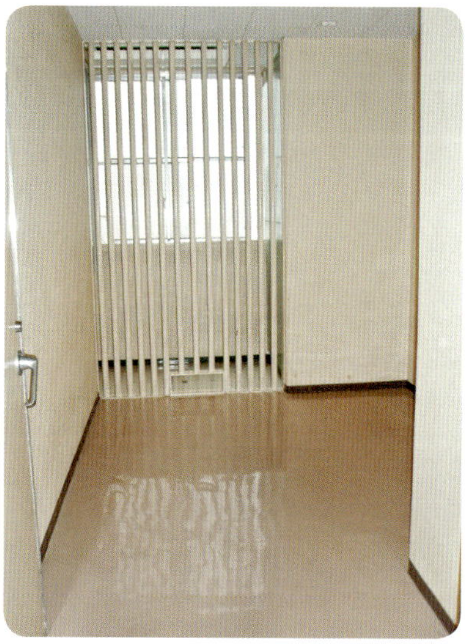

保護室の内部。

ドアと鍵

レバーと鍵のダブルロックが可能だが、通常はレバーのみを使用している。左右両側から開くタイプで、大きく開放することができる。

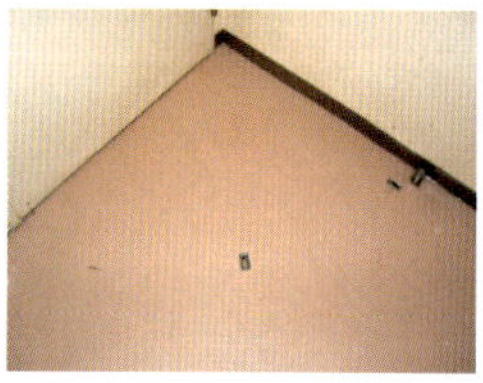

ドアを固定するための穴が床にあるが、45度位置の穴は全く使用されていないという。

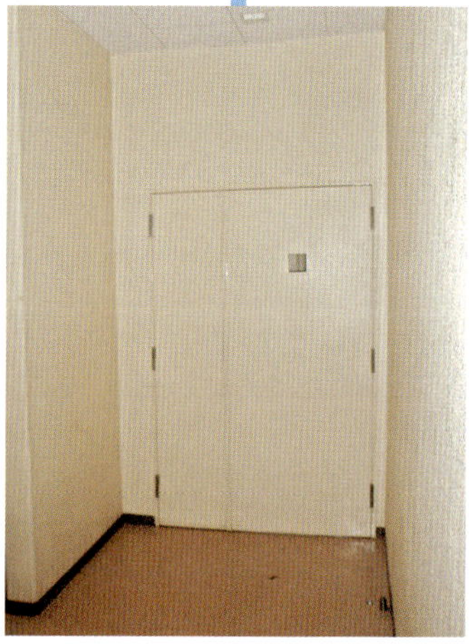

保護室内から見たドア。左右両側に開くタイプ。

排泄

トイレスペースはブースタイプ。便器は、8床すべてステンレス製で洋式。便座なし。便器にコップ、ペットボトル、生理用品などを詰められることがある。注意しても効果がない時は、対策として、ポータブルトイレを使用する。便器に頭を入れる患者さんもいた。困るのは、ものを詰めるとそのまま中に落ちてしまい、詰まると直すのが大変なこと。ステンレス製なので冬は便座が冷たいこと。よいところは丈夫で掃除しやすいところ。

壁と壁の間隔が狭いので、患者さんが両手足を突っ張って天井までのぼってしまうことがあり、危険なので困る。便器洗浄は室外からのみ。ペーパーはロールタイプを床に直置き。手洗いはなし。

背後の壁に、観察窓が縦に開いている。

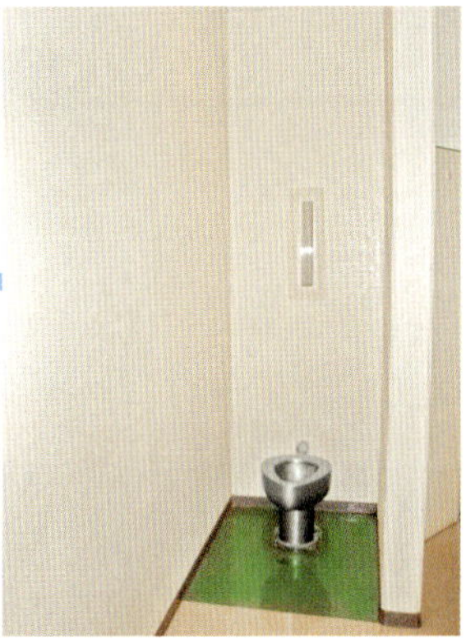

ブースタイプ。正面に開いているのは観察窓。

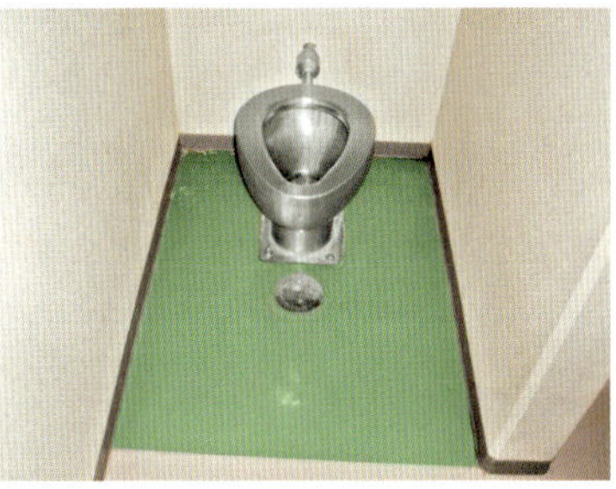

便器は洋式のステンレス製。

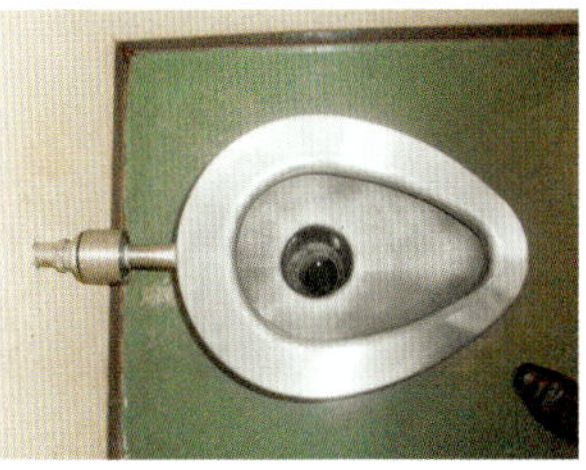

上から見たところ。

窓、光、空気

換気　屋外に面した観察廊下の窓は10cm開けることができる。すりガラス。朝の申し送りの後（9時30分）と13時の2回、窓を開けて換気をしている。保護室内には換気扇が2か所設置されており、常に作動している。排泄に問題がある患者さんが利用している場合は臭気が発生しやすいので、掃除と消毒を心掛けている。

温度調整　エアコンおよび床暖房。調節は両方とも部屋ごとに可能。エアコンはナースステーションで調節、床暖房は各部屋の横の通路にあるパネルで調節する。

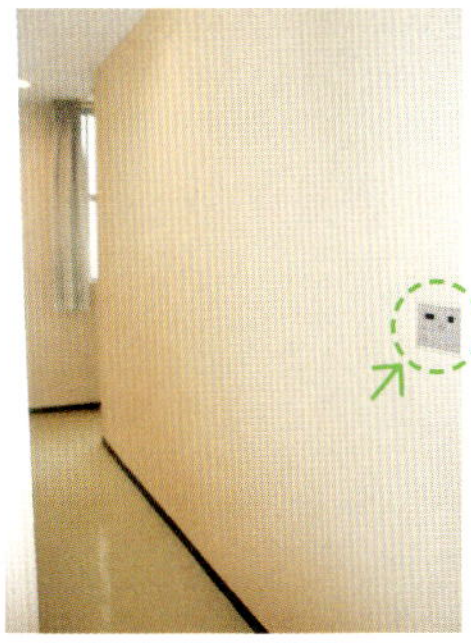

2床の間にある通路を通って観察廊下へ出る。壁に床暖房の調整パネルがある。

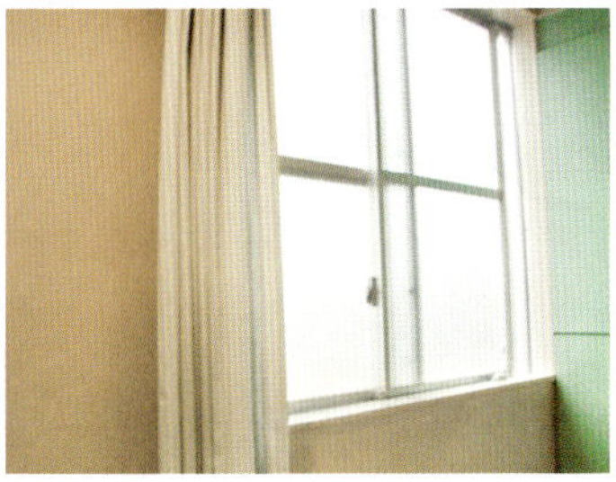

屋外に面した窓。カーテンが付いている。

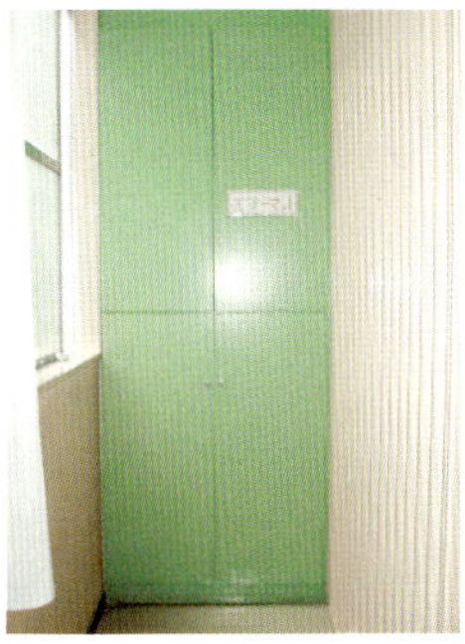

観察廊下の奥は私物庫になっている。

食事と水分補給

食事　テーブルは使用しない。食器は一般床と同じもの。食事摂取や嚥下に問題がある患者さんの場合は、密に観察するために三食ともデイルームで取ってもらう。夜勤帯などで複数対応ができない場合は、配膳口を使用することもある。

水分補給　紙コップおよび500mL のペットボトルを入れている。食事の時にお茶を提供し、16時と20時にペットボトルを交換している。また、巡回時に適宜水分を補給している。紙コップは適宜交換。

寝具

マットレス、敷き布団、掛け布団（普通と薄めの2枚）、枕。リネン類は、原則的に使用する。ベッドは拘束時のみ使用する。

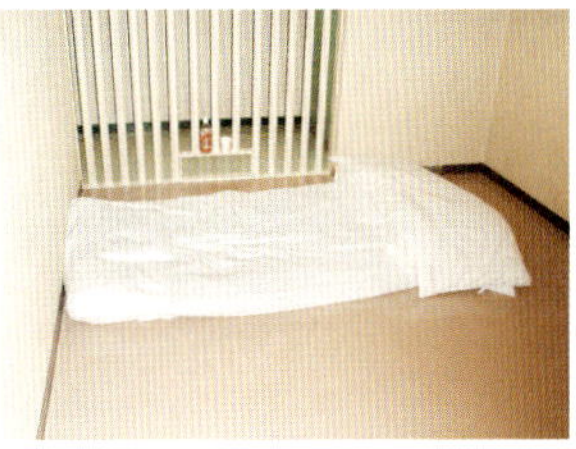

通常はベッドではなく布団。

清潔

洗面、歯磨き　洗面台の使用は医師の指示を要する。ドアを開けることができない場合は、洗面は、朝食前に小さなサイズの温タオルを室内に入れて行う。タオルウォーマーを使用している。歯磨きは、10時に室内に必要物品を入れて行っている。希望がある場合は朝、夕可能。ドアを開けることができる場合は、日中であれば、毎食後、ドア横にある洗面台を使用して歯磨きをする。

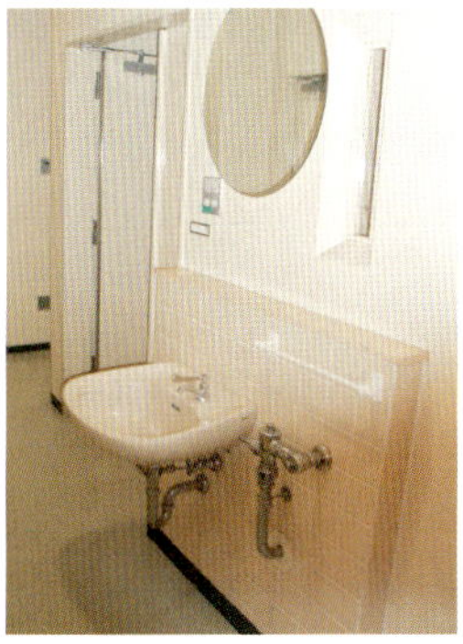

保護室のトイレの裏側にあたる位置が洗面台になっている。

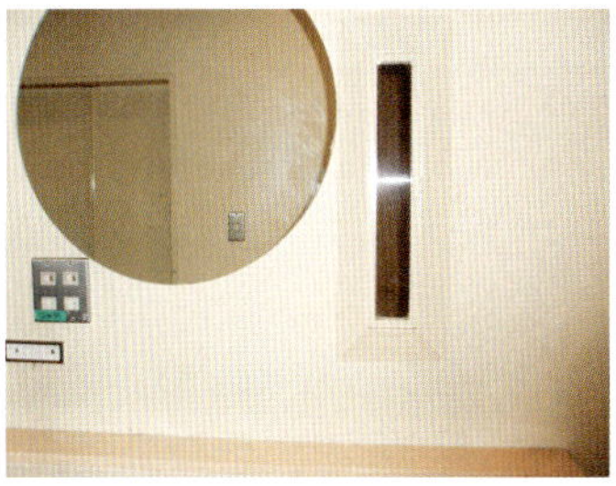

鏡の隣に、トイレ部分の観察窓がある。

入浴　入浴は週3回（一般床と同じ）。日中開放の患者さんは一般床エリアと同じ時間に入浴する。不穏状態にある患者さんは時間をずらして浴室に誘導する。

更衣　入浴時および必要時。日中開放の場合は自由。観察廊下に収納庫があり、スタッフが付き添って、患者さんが自分で衣類を選ぶ。

防音

ドアを叩く音と声の両方が響く。通路を隔てた一般床エリアにまで騒音が聞こえる。ドアは、手や足で叩くとドンドンという音が響く。騒音をたてる場合の対処は、患者さんの話を聞くことと、薬物療法。

観察のしやすさ／プライバシー

ナースコール　なし。

スピーカー　看護師がスイッチを入れれば、双方向に話せる。

モニターカメラ　全床に設置されている。

その他

患者さんから見えるもの　時計やカレンダーは設置していない。観察廊下の窓は10cm開き、そこから外の景色が見える。外には木と建物がある。

09 木村病院 男女混合開放病棟

千葉県

1929年に開設された、市街地にある単科の民間精神科病院である。
現在の病院は2000年に改築されており、調査時は4病棟、252床であった。

［場所: 千葉県千葉市／正式名称: 特定医療法人学而会 木村病院／調査日: 2006年8月30日］

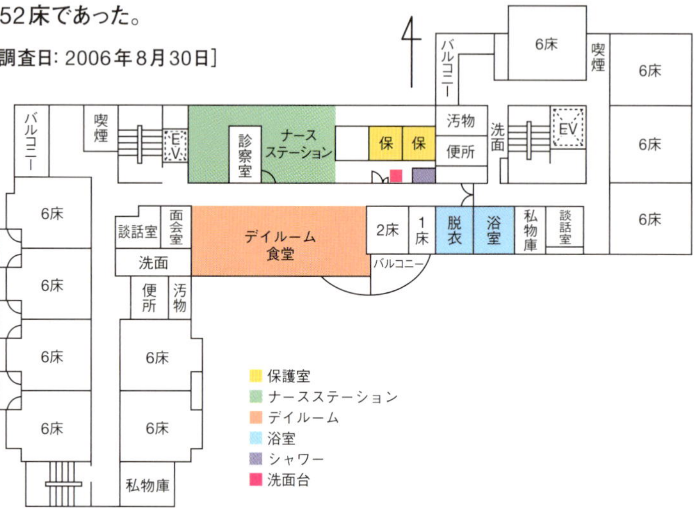

［病棟および保護室の概要］

男女混合開放病棟は66床、看護基準15:1である。

保護室のあるエリアは病棟のほぼ中央にある。保護室は2床で、ナースステーションにつながっており、保護室との距離は近い。周囲を廊下が取り囲む構造になっている。なお、男女混合閉鎖病棟も調査したが、構造、生活の援助とも共通点が多いため、今回は開放病棟のみを紹介する。

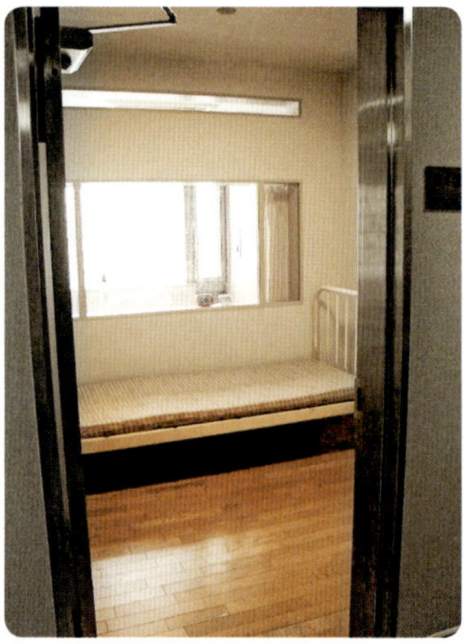

保護室の内部。

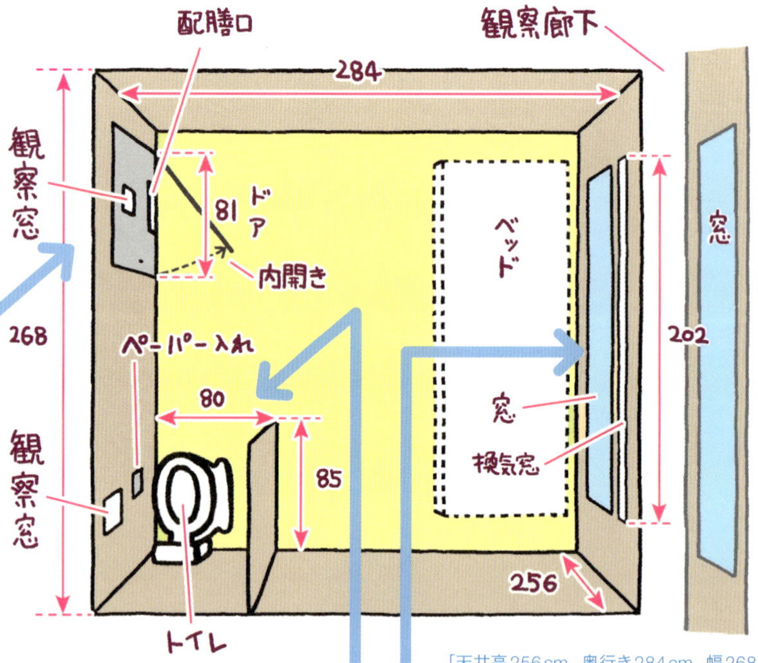

［天井高256cm、奥行き284cm、幅268cm］

ドアと鍵

サムターンとレバーのダブルロック。鍵を使わないので、サムターンとレバーを開錠すれば、患者さんにも開けられる。ドアの中に砂が入っており防音効果があるが、重い。指をはさんだら危険。ドアが閉まるのに時間がかかるため、飛び出しの危険がある。幅が狭く、ベッドでの搬送ができない。

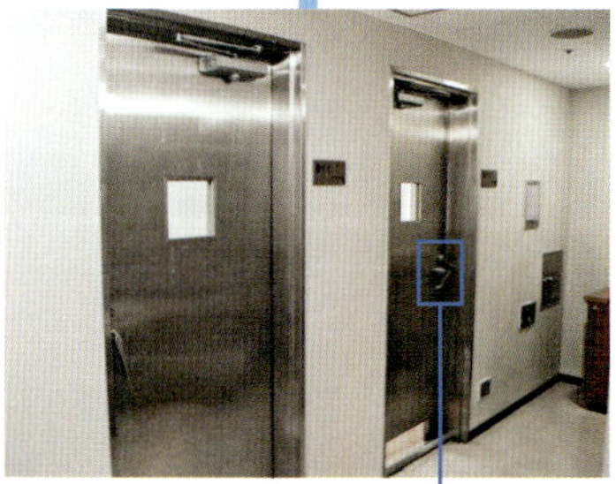

通路から見た保護室のドア。

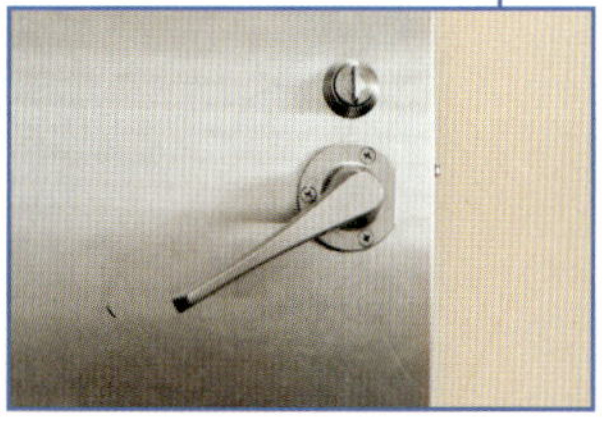

通路から見たドアのサムターンとレバー。「鍵を使用しないため、看護師が中にいる時に誰かに閉められてしまわないか心配」との声も。

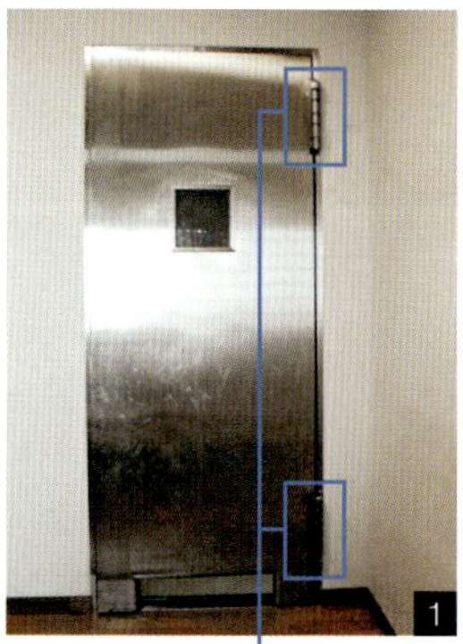

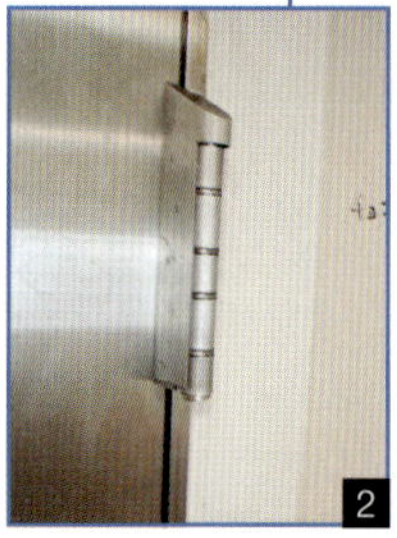

1. 保護室内から見たドア。内開き。
2. ドアのちょうつがいの上部が尖っていたが、自殺企図やけが防止のため斜めにカットした。

排泄

トイレスペースに天井までの目隠しがある。便器はステンレス製で洋式。便座はプラスティック製（固定）。水や排泄物が溜まらないタイプを設置したので、多飲症の場合に対応できる。室内に便器洗浄ボタンや手洗い設備はない。トイレットペーパーは壁面にくぼみがあり、そこに置いている。ものを詰める患者さんや、排泄物の観察が必要な場合はポータブルトイレを使用する。

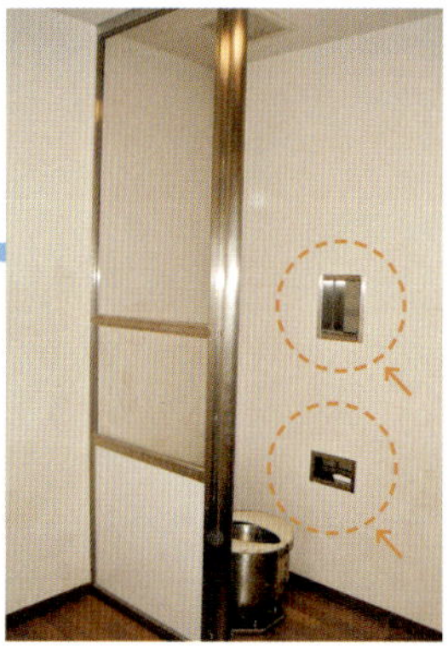

壁に開いた2つの穴は、上が観察窓で、下がトイレットペーパーを置くくぼみ。保護室内に便器洗浄ボタンはない。

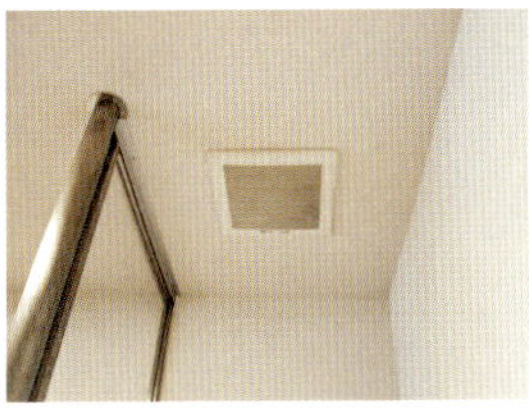

トイレスペースの天井にある換気口。

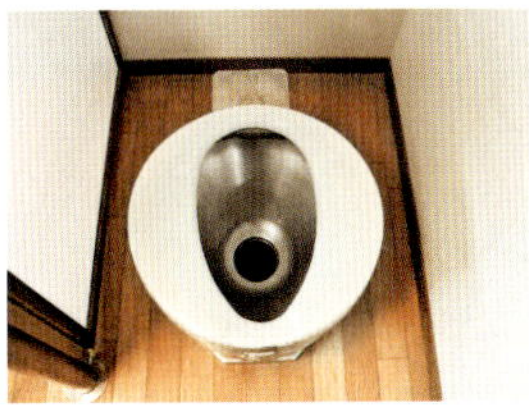

便器はステンレス製。便座はプラスティック製（固定）。

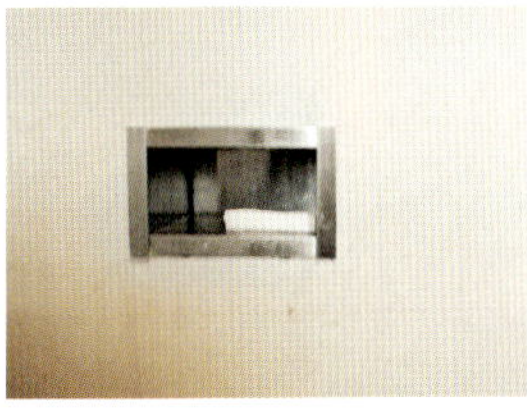

トイレットペーパーを置くためのくぼみ。

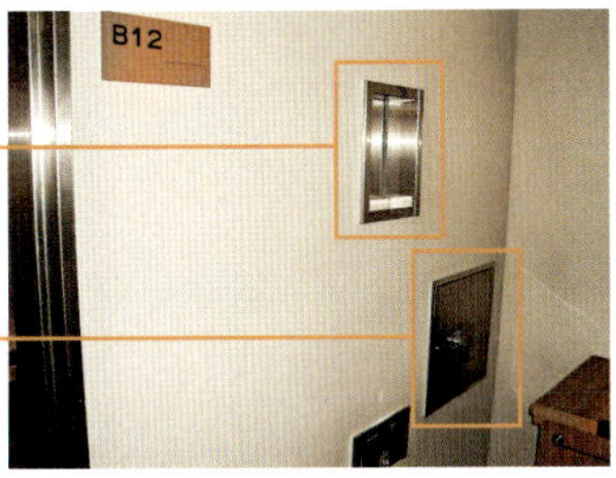

通路側から見たトイレ部分。上が観察窓。下が便器洗浄ボタン。

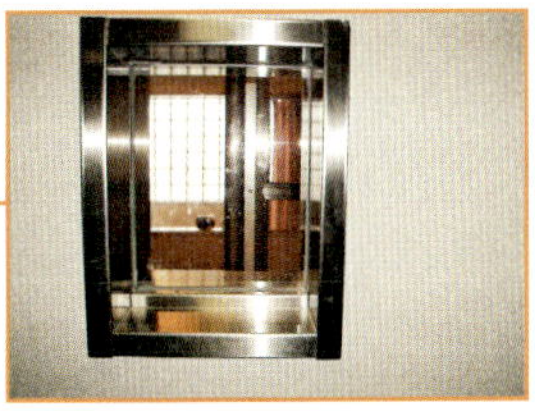

通路から観察窓を通してのぞくとこのように見える。

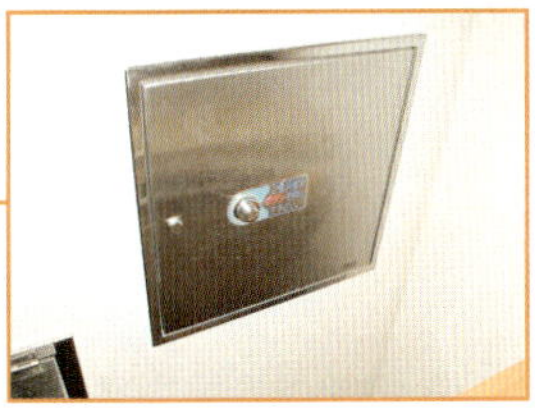

通路にある便器洗浄ボタン。

窓、光、空気

採光　窓は北向き。屋外に面した窓はガラスブロックで、採光を確保しつつプライバシーが守れるようになっている。観察廊下に面した窓は強化プラスティックにしたので、割れない、手をけがしない、安全で広い面積を窓にできるというメリットがある。観察廊下側にカーテンが付いている。

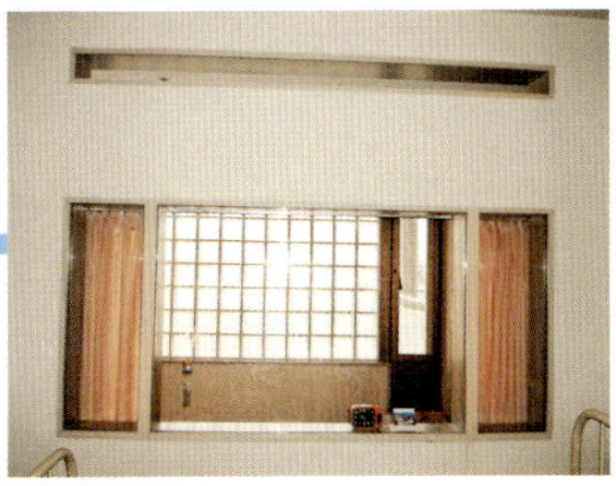

保護室内から見た窓。上部に開いているのは換気窓。

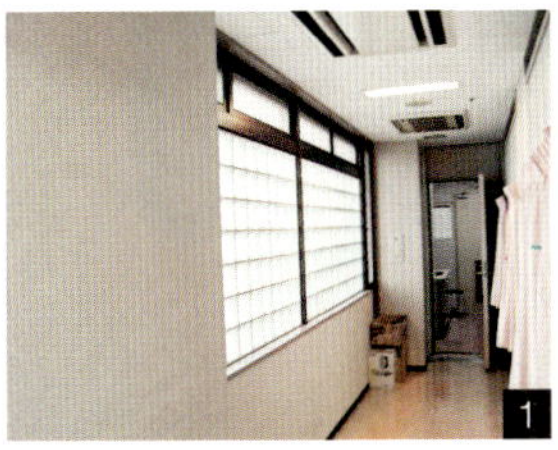

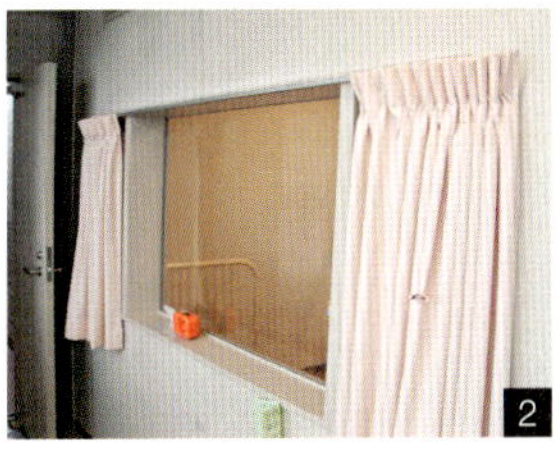

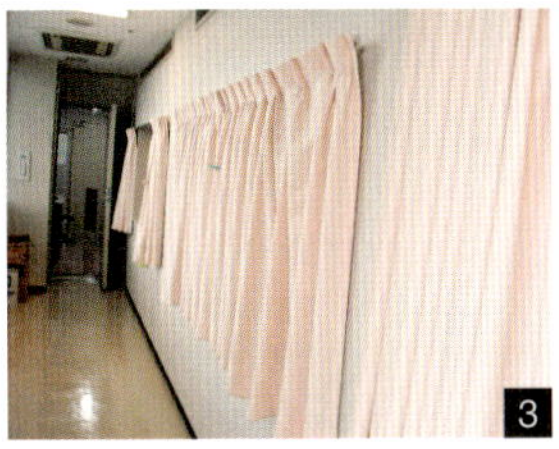

1. 観察廊下。屋外に面した窓はガラスブロック。
2. 窓枠に、時計やカレンダーを置いている。
3. カーテンを全部閉めたところ。

換気　窓の上部に12cm幅の換気窓がある。換気扇およびエアコンが設置されている。換気扇は24時間使用。
温度調整　エアコンと床暖房。

食事と水分補給

食事　原則的にテーブルは使用しない。食器は一般床と同じものを使用している。破損の可能性がある場合は紙製の食器を使用する。
水分補給　そのつど補給。トイレに詰められないよう、保護室専用のコップを使用している。

寝具

原則的にベッドを使用する。リネン類は使用しない。

清潔

洗面、歯磨き　モーニングケアの時にタオルを渡したりしているが、安全が優先であり、清潔の援助が徹底しているとはいえない。
入浴　入浴は病棟全体と同様、週3回。保護室エリアにシャワールームがあるが、狭くて活用できない。汚物処理室があったほうがよいので変えてほしいと考えている。
更衣　着替えはバックベッドのロッカーや保護室前の床頭台に保管している。

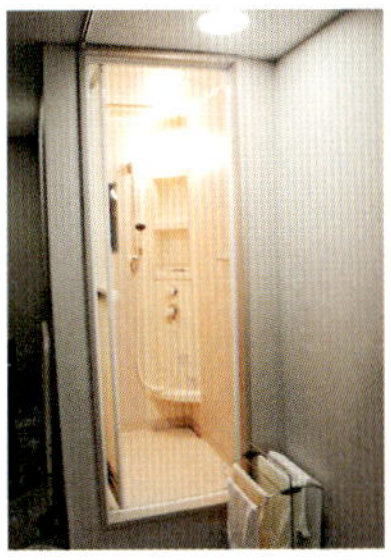

保護室エリアにあるシャワールーム。

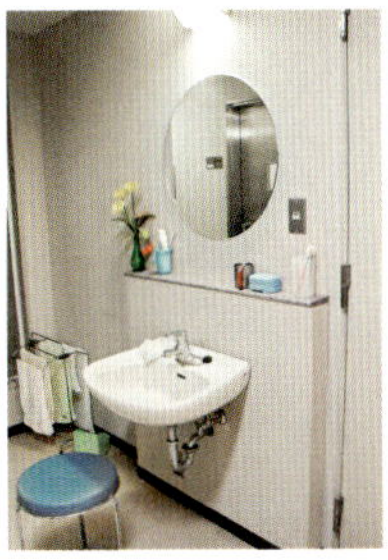

保護室エリアにある洗面台。

防音

窓は強化プラスティックのため、叩くとうるさい。ドアの内部には防音を意図して砂を入れているが、下部が開いているので完全な遮音はできない。

観察のしやすさ／プライバシー

ナースコール　なし。
音感センサー　音を感知してコールが鳴る。
スピーカー　あり。
モニターカメラ　あり。
プライバシーへの配慮　ガラスブロックとカーテンがあり、建物の外から保護室内が見えないようになっている。

建築上の配慮と課題

配慮　床はフローリングで床暖房が入っているので裸足でも心理的な抵抗感がない。しかしフローリングをはがされることがある。

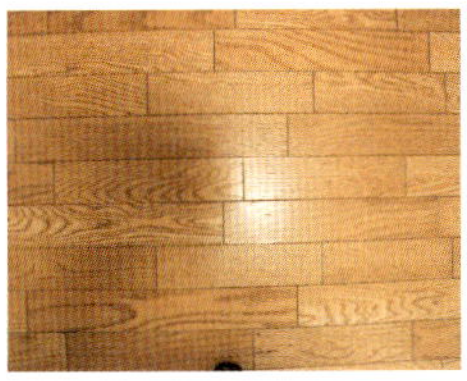

フローリングの床。

課題　開放病棟であり、保護室の出入口がナースステーションから観察できない構造でもあるため、開放観察になった時、患者さんが病棟の外に出て行ってしまう可能性がある。そのため、開放観察の段階で転棟になる場合もあり、ケアが継続できない。
また保護室前の通路に、洗面具や私物、使用しないベッドを置いているため、患者さんを室外に出す時は、危険回避のため看護師が付き添わなくてはならない。壁の材質が傷つきやすい。

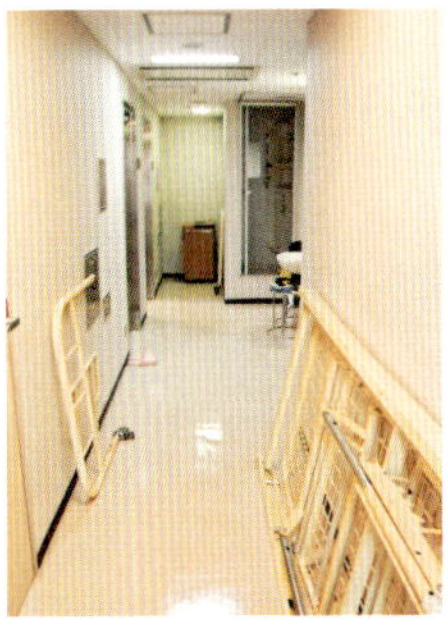

保護室前の通路。

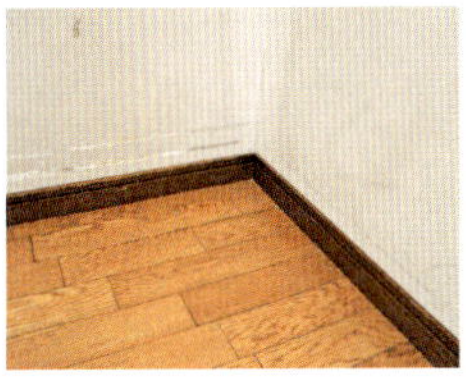

壁は傷が付きやすいのが難点。

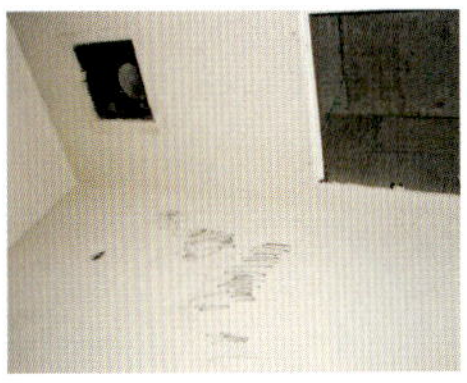

壁の落書き、天井の破損。「改修の機会があれば、落書きがすぐ消せるような材質にしたい」という声がある。

その他

患者さんから見えるもの　窓枠に置いた時計、カレンダーなど。

10 千葉市立青葉病院 成人精神科病棟

1938年に市営伝染病院として開設された。調査時は15の診療科を持つ市立の総合病院で、10病棟、380床。
2003年、病院移設に伴い、成人精神科病棟が新設された。
院内および千葉県内から身体合併症を持つ精神疾患患者を受け入れている。

［場所: 千葉県千葉市／調査日: 2006年8月24日］

［病棟および保護室の概要］

成人精神科病棟は28床、看護基準15:1。看護師は男性2名、女性14名である。保護室のあるエリアは病棟の東側にある。保護室は3床で、ナースステーションとつながっている。夜勤は2人体制。距離は近く、音は聞こえるが、ドアがあるので動線がやや長い。個々の保護室には前室があり、私物などの置き場に充てている。保護室の隣に準集中治療室が2床設置されている。

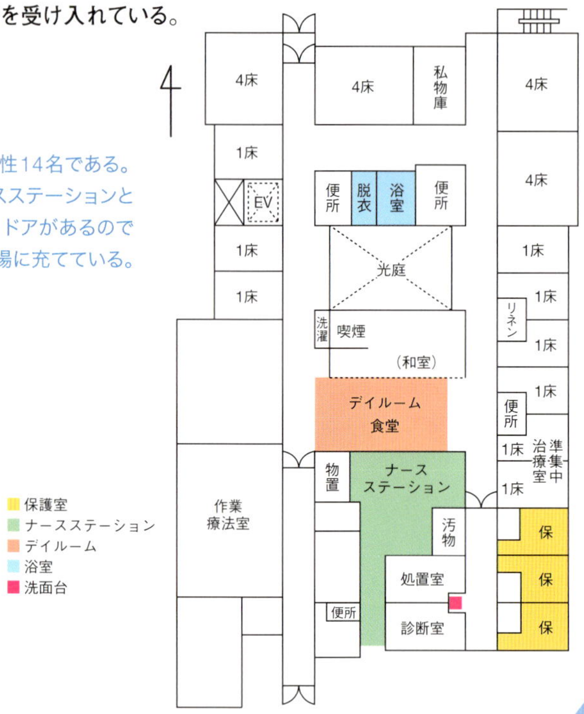

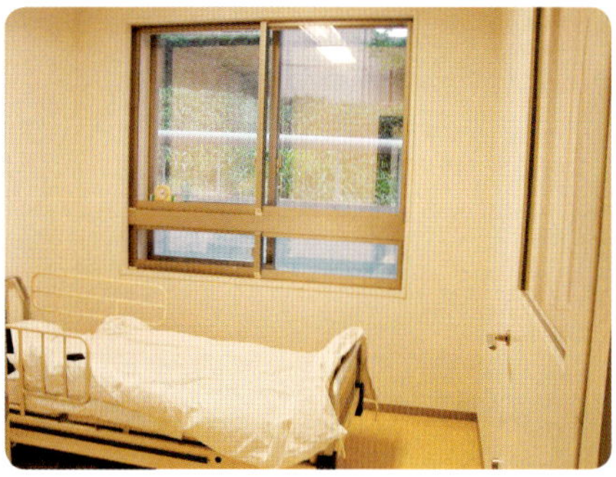

保護室の内部。

ドアと鍵

内ドア、外ドアとも、レバーと鍵のダブルロック。日中は内ドアを閉め、夜間は外ドアのみを閉めるなど、必要に応じて使い分けている。

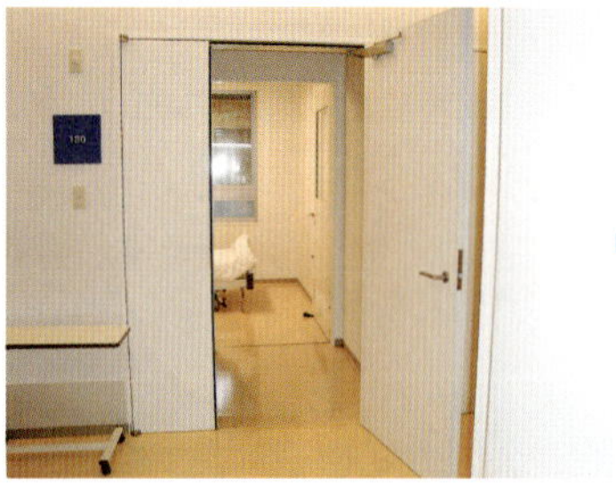

通路から見た外ドア。

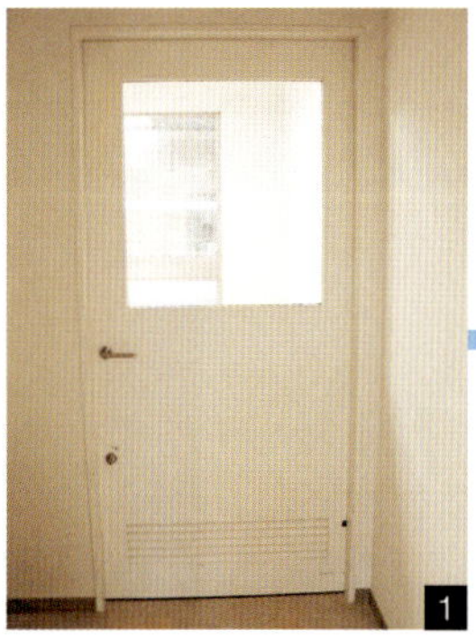

1. 前室から見た内ドア。大きな窓があり観察しやすい。

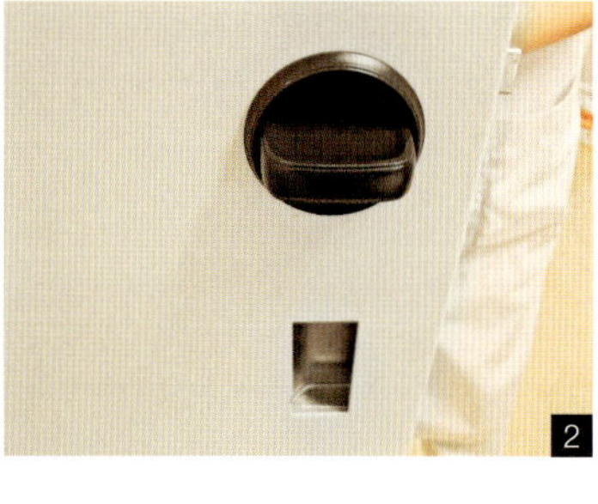

2. 保護室内から見たドアの鍵部分。レバーにカバーをして安全に配慮している。下に手掛け穴が付いている。

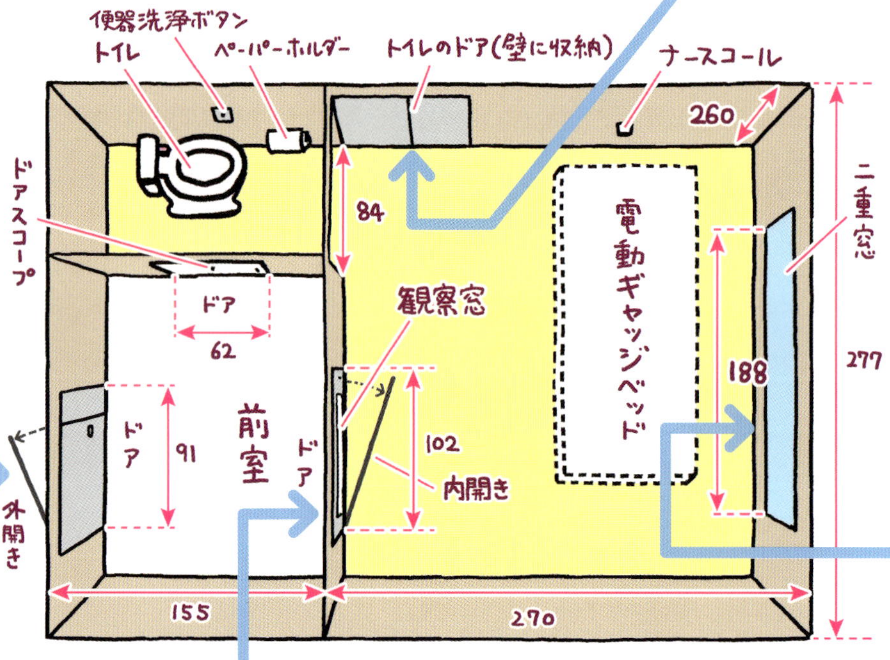

［天井高260cm、奥行き270cm、幅277cm］

排泄

トイレスペースはブースタイプ。便器は洋式で陶製。便座は可動式で破損することがある。壁面にペーパーホルダーと便器洗浄ボタンがある。ペーパーホルダーは分解されたことがある。便器洗浄は患者さんが自分でもできるが、ほとんどは水を止めてあり、看護師が室外から操作している。トイレが流せないことについて、患者さんから訴えがあったことがある。排泄物はトイレ脇のドアスコープから観察できる。手洗い設備はなし。本人に、トイレの後用のウエットティッシュを準備してもらう。もしくは本人のタオルを濡らして使用する。場合によっては、ポータブルトイレを使用する。身体合併症を持つ患者さんが多く、入室当初は尿道カテーテルを使用することも多い。多飲症を想定して、トイレを閉鎖できるようなドアを設計したが、建築ミスでドアの大きさが合わず、使用できない状態である。

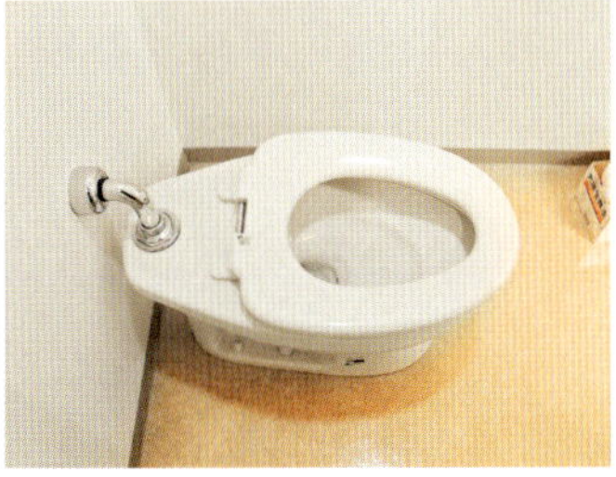

保護室の便器は陶製で洋式。
便座は可動式。

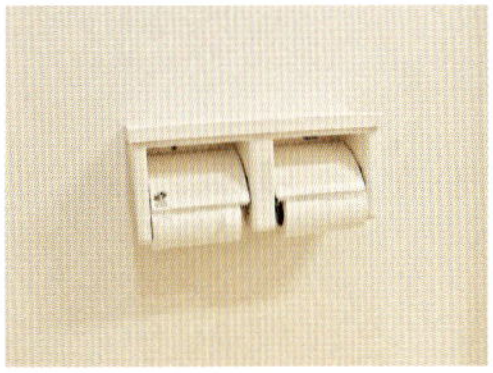

ペーパーホルダー。分解されたことがある。

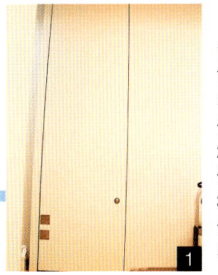

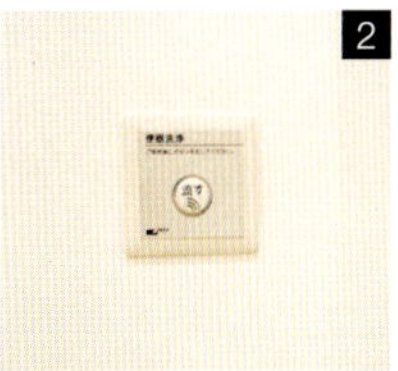

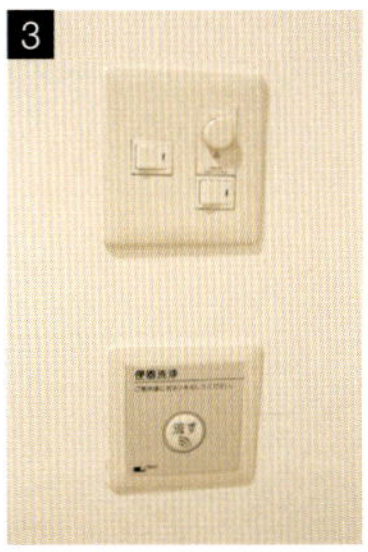

1. トイレのドアになるはずだった部分だが、設計ミスでサイズが合わず、使用されていない。
2. トイレコーナーにある便器洗浄ボタン。
3. 通路にある、職員操作用の便器洗浄ボタンとスイッチ類。

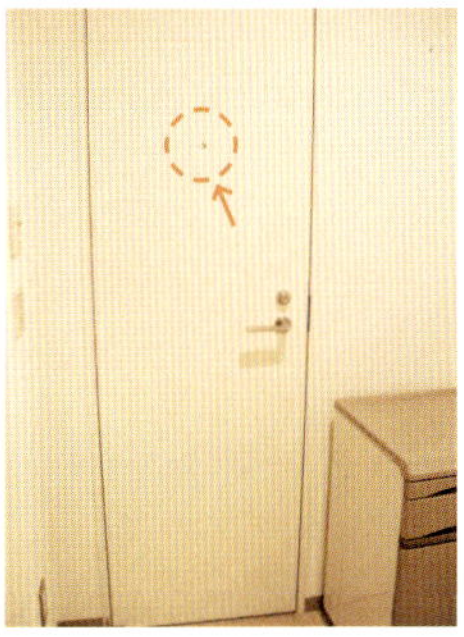

前室から撮影した、トイレ部分にあるドア。ドアスコープが付いている。

窓、光、空気

採光 窓は東向き。朝は日当たりがよい。採光調整のためのブラインドは二重窓の中にあり、ナースステーションで調節している。

換気 エアコン。通常窓は開けないが、清掃時や汚染時は鍵を開け、窓を開けて換気する。

温度調整 エアコンで自動調節。さらにブラインドなどで調整する。

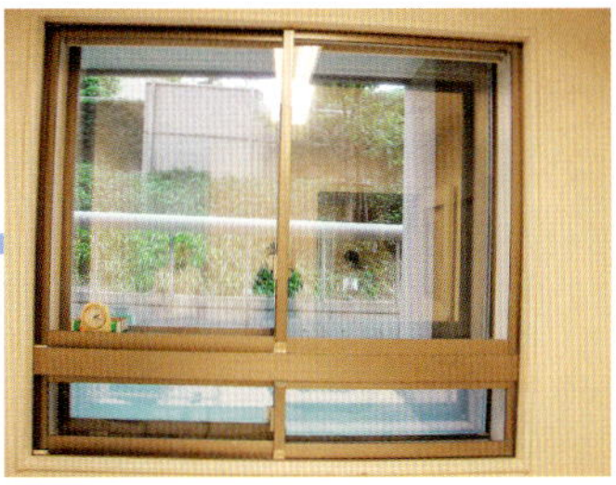

保護室内から窓を見る。

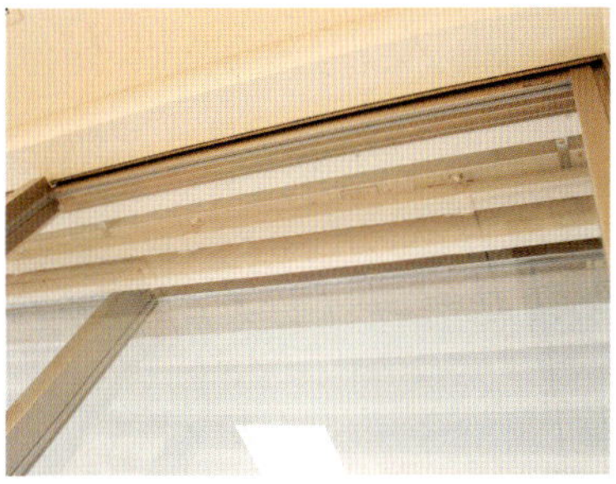

二重窓の間に採光調整のためのブラインドが設置されている。

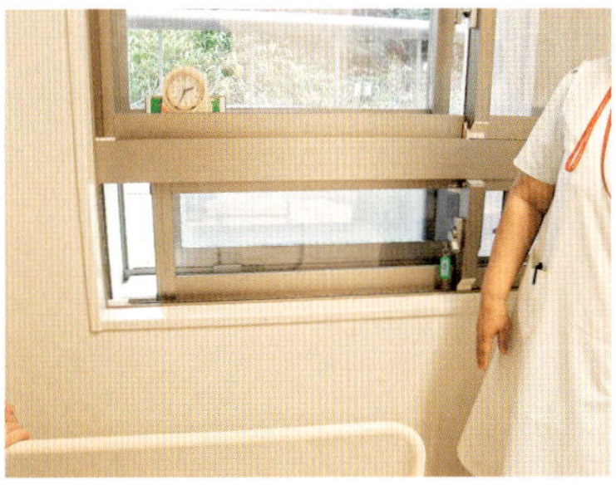

二重窓は手前を開けると外側も連動して開くようになっている。

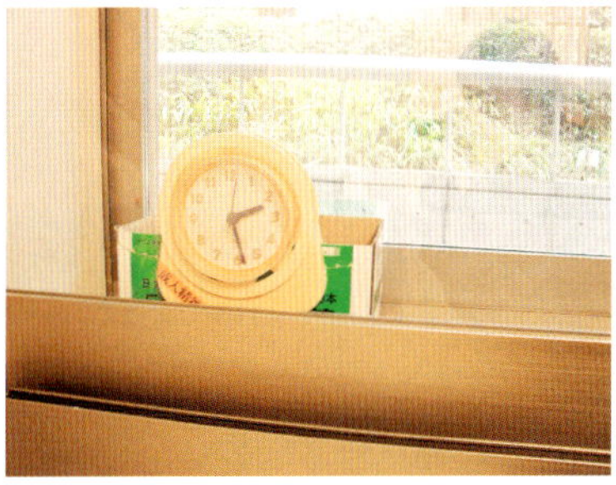

二重窓の隙間は、患者さんが望むものや時計や季節感があるものなどを安全に置くために活用している。

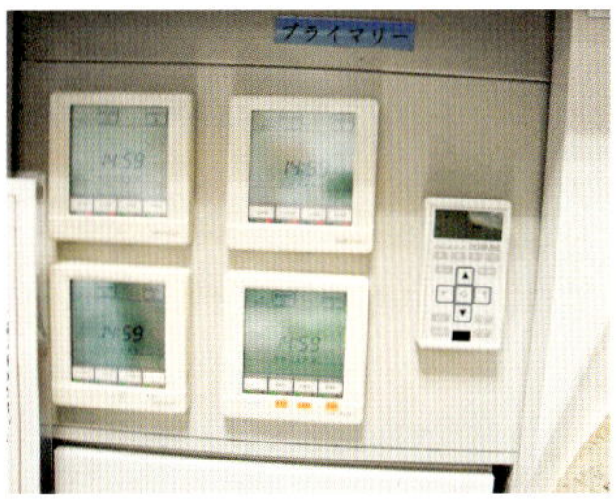

エアコン、ブラインドなどはナースステーションで管理している。

食事と水分補給

食事 オーバーテーブルを使用する。病院全体で瀬戸物に近い質感の食器やプラスティックの食器を使用しており、精神科病棟も保護室も同様。これまでトラブルはない。破損する可能性がある時は、介助や見守りを行っている。食事の際はおしぼりを必ず添える。

水分補給 希望時、必要時にそのつど補給しており、決まった時間はない。コップで渡している。

寝具

身体的な合併症を持つ患者さんを対象とすることが多いため、電動のギャッジベッドを使用している。開設から3年間で、ベッドを使用できずにマットレスを使用した患者さんは1名のみ。リネン類も使用している。

清潔

洗面、歯磨き 洗面、歯磨きは1日2～3回。必要があればもっと行う。保護室内にホットタオルや歯磨きセットを入れて介助にて行う。うがいは食事、おやつ後にまめに介助する。医師の許可があれば、保護室から出て、保護室エリアの通路にある洗面台を使用する。

入浴 病棟の浴室を使用。介助を要する人の入浴は1日おき。浴室が使用できない場合は、清拭、陰部洗浄を毎日行う。

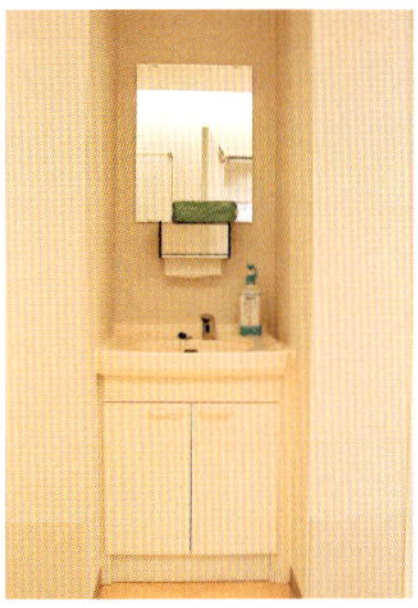

保護室エリアの通路にある洗面台。

防音

患者さんからうるさいとの訴えはない。ナースステーションから離れているが、音について問題を感じたことはない。

観察のしやすさ／プライバシー

ナースコール あり。押すと患者さんからナースステーションへ話し掛けることはできるが、ナースステーションからの声を届ける機能はない。

スピーカー なし。

モニターカメラ あり。

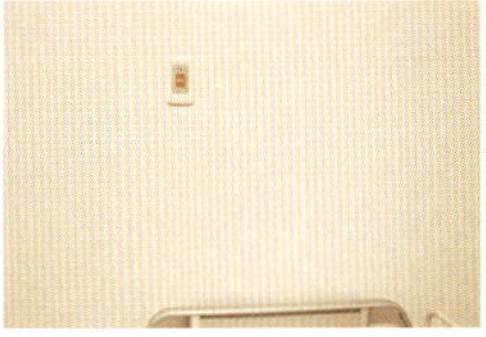

ベッド頭上の壁に設置されたナースコール。

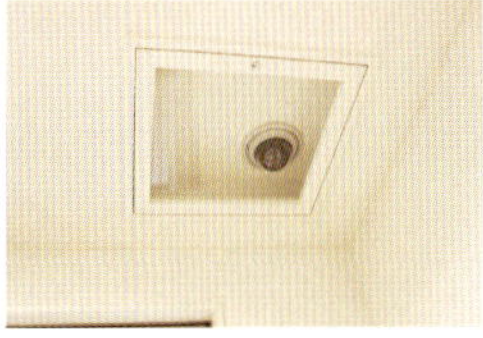

天井のモニターカメラ。

プライバシーへの配慮 屋外に面する窓がマジックミラーになっており、外部から中は見えない。夜はブラインドを使用。

建築上の配慮と課題

課題 身体合併症を持つ患者さんを受け入れる役割を持つが、保護室はその役割を果たす上で次のような構造上の不都合がある。①中央配管が設置されていない、②点滴、モニター、輸液ポンプなどを使用する際、電源が取れない、③狭い、④ベッドで搬送する際、診察室や処置室のドアが狭くてベッドが通らないため、ホールを通ることを余儀なくされている。

その他

患者さんから見えるもの 二重窓の間に置く、時計や患者さんが望むもの。

11 浅井病院 急性期治療病棟

千葉県

1959年に開設された民間精神科病院。精神科のほかに内科、整形外科などの診療科を持つ。
調査時は9病棟、465床。うち精神科病床は378床であった。

［場所: 千葉県東金市／正式名称: 医療法人静和会 浅井病院／調査日: 2006年9月4日］

［病棟および保護室の概要］

急性期治療病棟は60床、看護基準は13：1。現在の病棟は2002年に改築されている。保護室は7床で、ナースステーションにつながっているので近い。急性期治療病棟は1階にあり、外来および救急処置室と直結している。保護室の近くには、保護室専用デイルーム、観察廊下、洗面台、シャワールームなどがあり、独立したエリアになっている。

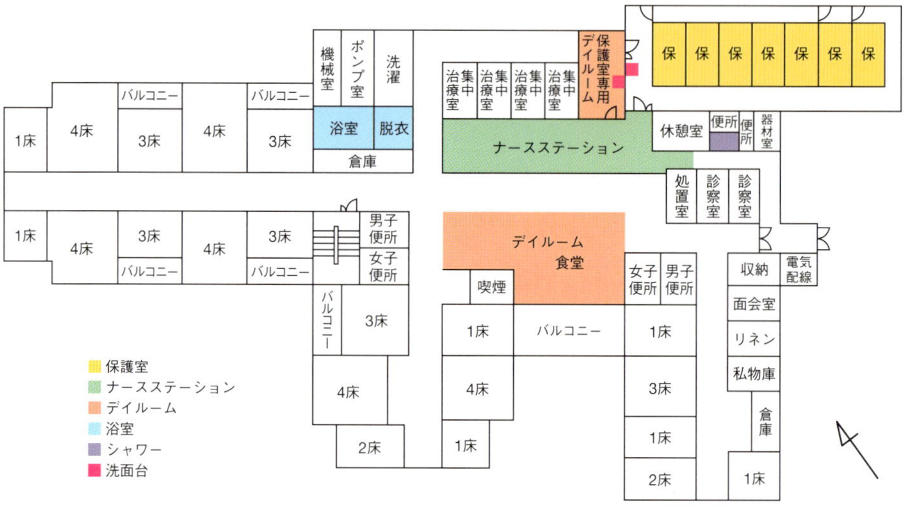

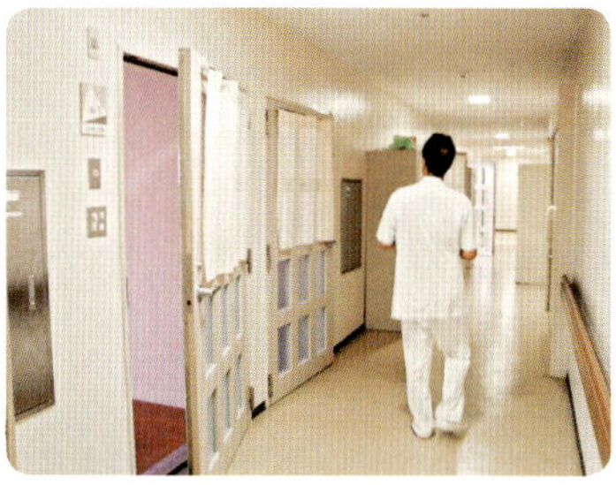
ナースステーション側から見た保護室エリア。

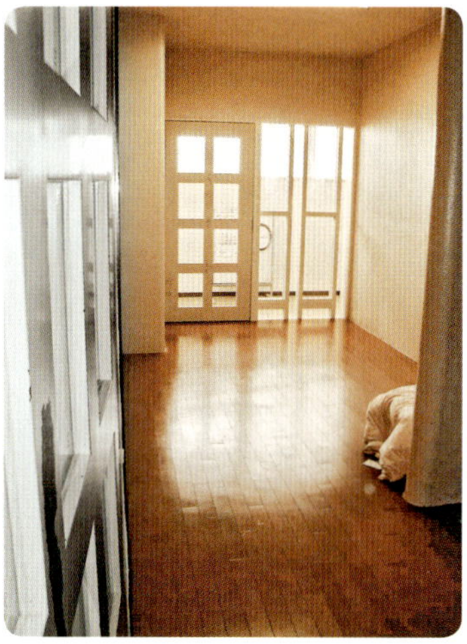
保護室の内部。

［天井高268cm、奥行き470cm、幅255cm］

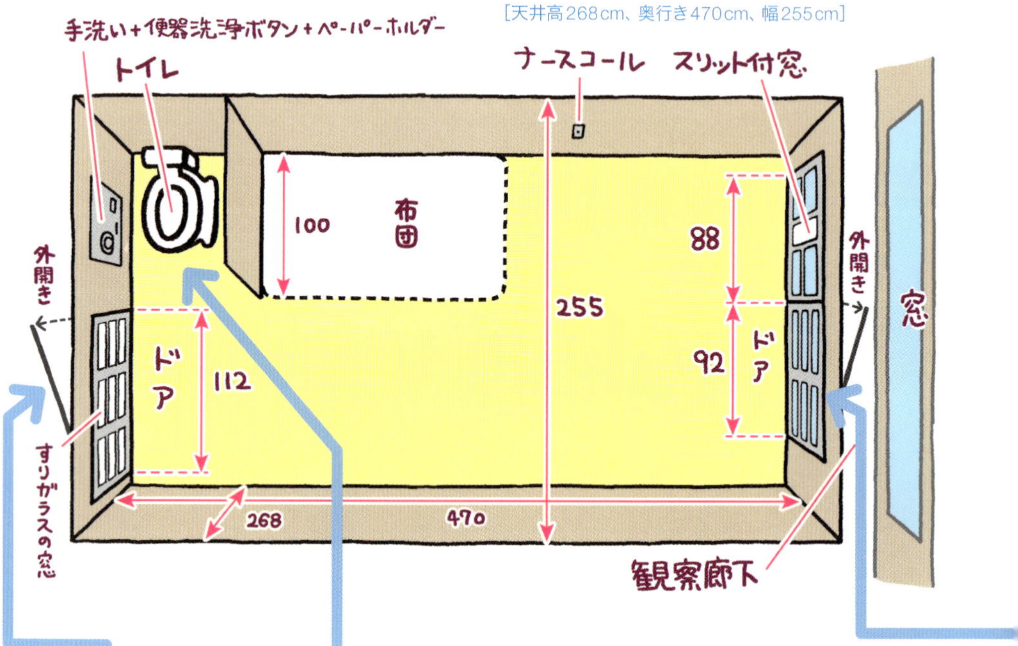

ドアと鍵

施錠方法は、レバーと鍵。ドアはすりガラス。上半分にカーテンが付いている。

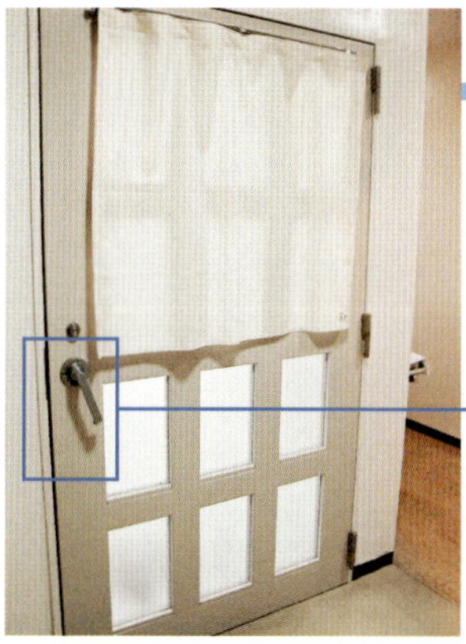
通路から見た保護室のドア。カーテンを閉じたところ。

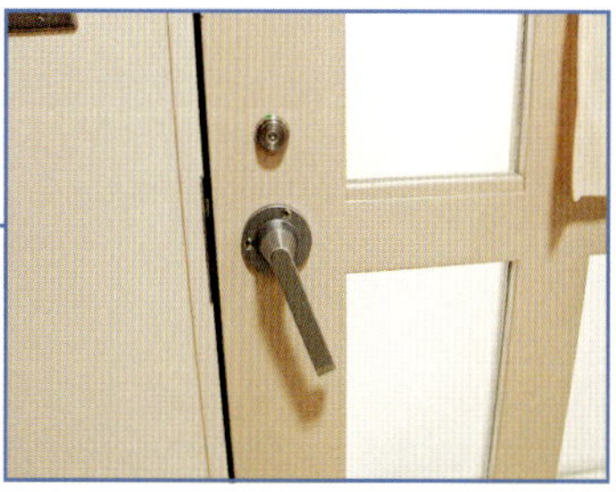
レバーと鍵で施錠する。

排泄

トイレコーナーはブースタイプ。便器は洋式で、ステンレス製。便座はプラスティック製で固定式。なぜか便器の周りが汚染しやすいのが悩みで、床の張り替えが必要になった。排泄物が溜まらないので、多飲症対策にはよい。性状の確認が必要な場合は便器内の付着物で行っている。量は把握できない。排泄の確認が必要な場合はポータブルトイレを使用することもある。便器洗浄ボタン、手洗いおよびトイレットペーパーホルダーが一体になったものが壁面に設置され、患者さんが自分で便器洗浄、手洗いができる。適切な使用ができない患者さんには水をストップできる。

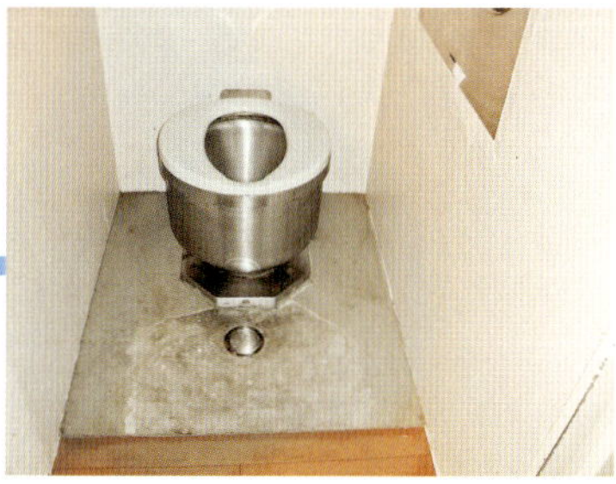
ブースタイプのトイレコーナー。「床の汚染が気になる」との声も。

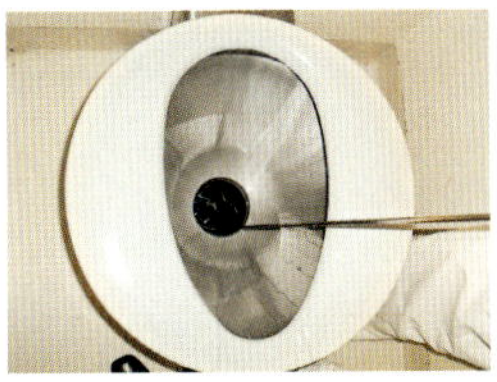

ものが詰まった場合は専用の金属棒で取る。

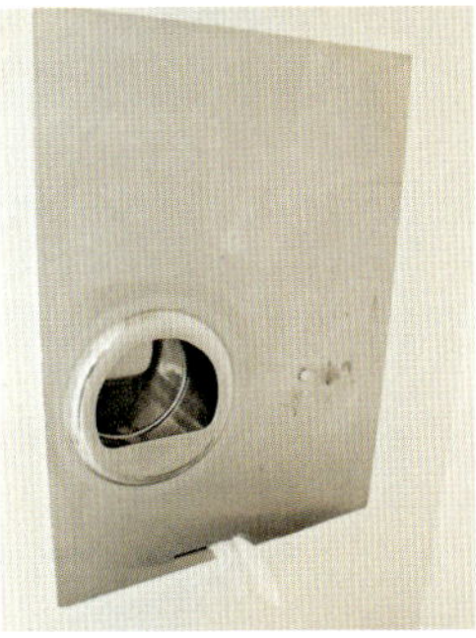

左の穴が手洗い、右が便器洗浄ボタン、下がペーパーホルダー。

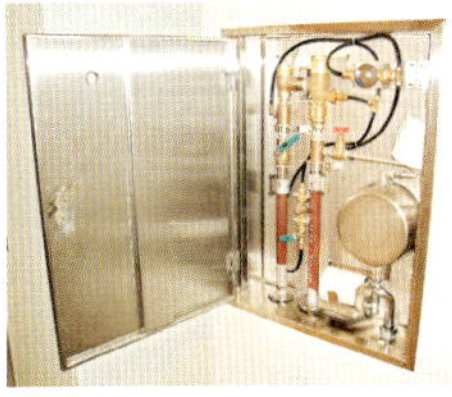

上の装置を通路側から開けたところ。ペーパーは通路側からセットする。

窓、光、空気

採光　保護室は1階で北東向き。プライバシー保護のため、屋外に面した観察廊下の窓にはすりガラスを使用している。明るさは十分だと思うが、日当たりがよいとはいえない。照明は日中はつけていない。

換気　原因は不明だが保護室エリアが陰圧になっており、窓を（細めに）開けると音がする。そのため窓が開けられず、エアコンで換気している。配管のせいか、1階にある急性期治療病棟の保護室はにおいが気になる。

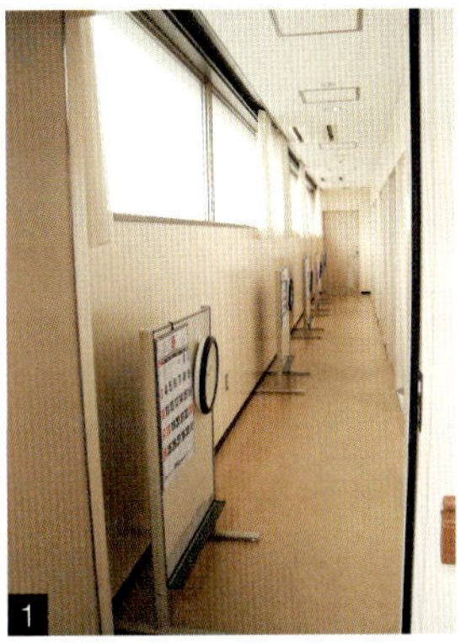

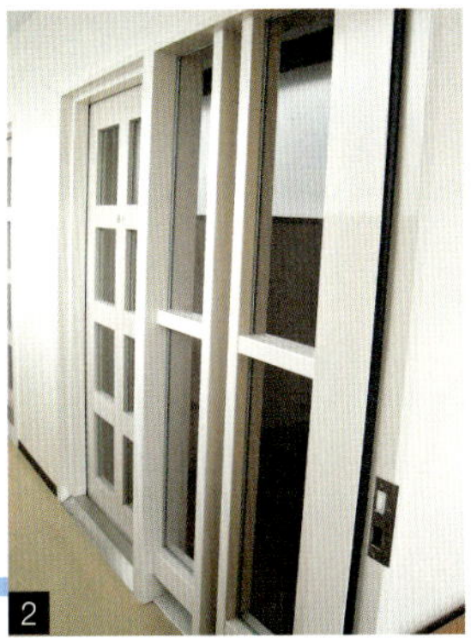

1. 観察廊下。1床ずつの前に時計とカレンダーが置かれている。
2. 観察廊下側から見た保護室の窓。ドア（鍵付き、外開き）と、換気スリット付きの窓がある。

温度調整　エアコン。ナースステーションで調節している。2部屋ごとに調節が可能。

食事と水分補給

食事　テーブルは入れない。テーブルを入れられる状態ならば、保護室から出て保護室専用デイルームで食事をするという考え方。食器は一般床と同じものを使用している。破損のおそれがある患者さんには、ディスポーザブルの食器を使用することもある。

水分補給　保護室から出られない状態の場合は食事時、10時、15時に水やお茶を補給。コップやペットボトルを使用している。

寝具

原則的にベッドは使用せず、布団。リネン類は使用しない。トイレの後ろ側に寝床を作ることが多いので、観察廊下から距離があり観察しづらい。処置や拘束が必要な場合はギャッジベッドを入れている。

清潔

洗面、歯磨き　保護室の掃除を行う9時30分から10時に声掛けし、洗面、歯磨きを促す。洗面台は保護室エリアに1か所と、保護室専用デイルーム内に1か所ある。夜の洗面は18時30分まで。保護室から出ても問題がない患者さんは洗面台を使用する。保護室の中に歯ブラシ、コップを置いて、トイレの手洗いで洗面している患者さんもいる。

洗面台を使用できない患者さんや介助を要する患者さんには、9時30分、18時30分におしぼりを渡す。歯磨きは1日2回。病棟にタオルウォーマーがある。病棟のタオルを使用するとリース代が掛かるため、家族の了承が必要。了承が得られない場合は、本人のタオルを温水でしぼって渡している。

入浴　一般床の患者さんと同様、週3回。病棟の浴室を利用している。無理な場合は清拭だが、ほとんどの患者さんが入浴できている。

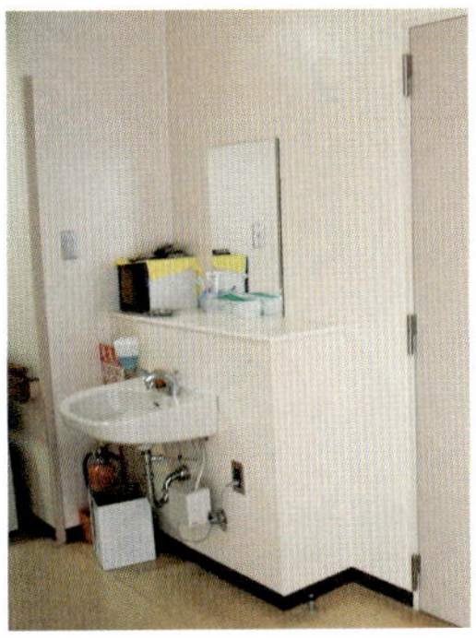

保護室エリアにある洗面台。

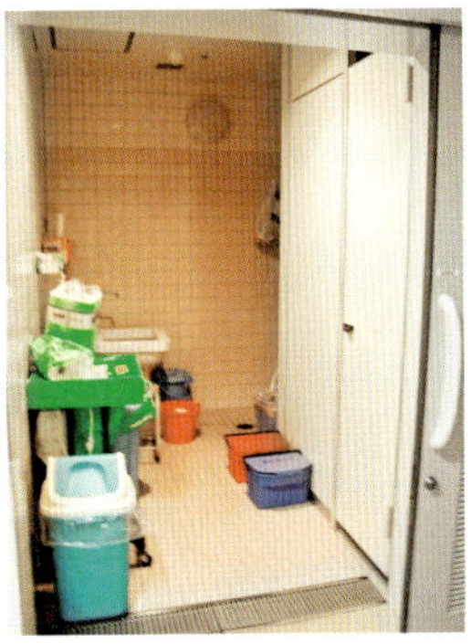

保護室エリアのシャワーは、狭くて介助しづらいため活用されておらず、収納スペースになっている。

防音

手足や食器でガラスを叩くと響き、防音はあまりよくない。大声を出す患者さんは奥の部屋に配置し、ほかの患者さんに影響がないように配慮している。奥2室の観察廊下はドアで区切られているため、若干の防音効果がある。改築の際、防音室を作ってほしいと要望したが、採用されなかった。

観察のしやすさ／プライバシー

ナースコール
全室に設置。

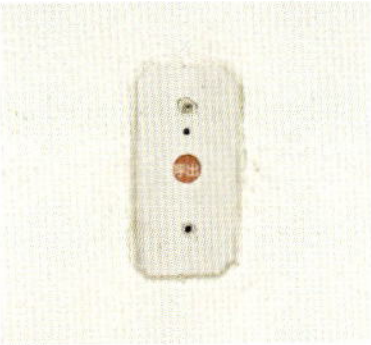

ナースコールは全室に設置。

スピーカー　あり。

モニターカメラ　全室に設置。

プライバシーへの配慮　病棟が1階で外から見えるので、屋外に面した窓はすりガラスにし、カーテンを掛けている（3階の慢性期病棟の保護室はすりガラスではなく透明。外を見ることができる）。保護室の入口のドアもすりガラスにし、上半分にカーテンを掛けている。

建築上の配慮と課題

課題　天井が低い。3mくらいほしい。現在は何かに乗ると天井に手が届くことがあり、患者さんがスピーカーを外そうとすることがある。高ければはじめからあきらめる。

その他

患者さんから見えるもの　観察廊下にある時計とカレンダー。

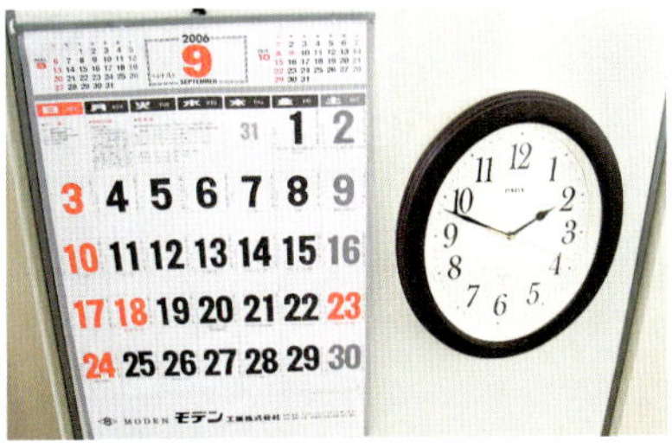

大きなカレンダーと時計を掲示している。

保護室エリアのスペース活用　保護室専用デイルームには洗面所、トイレ、テレビがあり、開放観察の際に活用している。

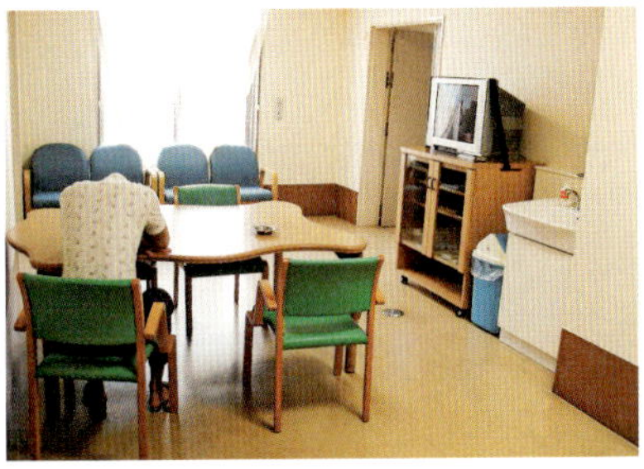

保護室専用デイルーム。洗面所、トイレ、テレビがある。

内と外の区別　床に直接布団を敷くので、職員は保護室の入口で靴を脱ぎ、靴下や裸足で入室する。患者さんはスリッパを使用することもある。外履きと内履きを使い分けている。

12 袖ケ浦さつき台病院 精神科救急病棟

千葉県

1983年に開設。内科、外科、整形外科、心療内科、精神科、神経内科など13の診療科を有する民間病院で、調査時は7病棟、319病床（うち精神科病床218床）であった。

［場所: 千葉県袖ケ浦市／正式名称: 社会医療法人社団さつき会 袖ケ浦さつき台病院／調査日: 2007年5月1日］

［病棟および保護室の概要］

精神科救急病棟は定床52床、看護基準は10:1である。

中央のデイルームや吹き抜けを病室が囲むような形になっている。保護室のあるエリアは病棟の西側で、ナースステーションと隣接しているので近い。保護室は4床。すべてに便器、洗面台、中央配管、ナースコールが設置され、保護室内側の窓にはカーテンが掛かっている。病棟の入口は電気錠。

夜勤は看護職2名、介護職1名（男性）の計3名。夜勤には必ず男性と女性を配置している。ほかに、早出1名、遅出2名を配置。

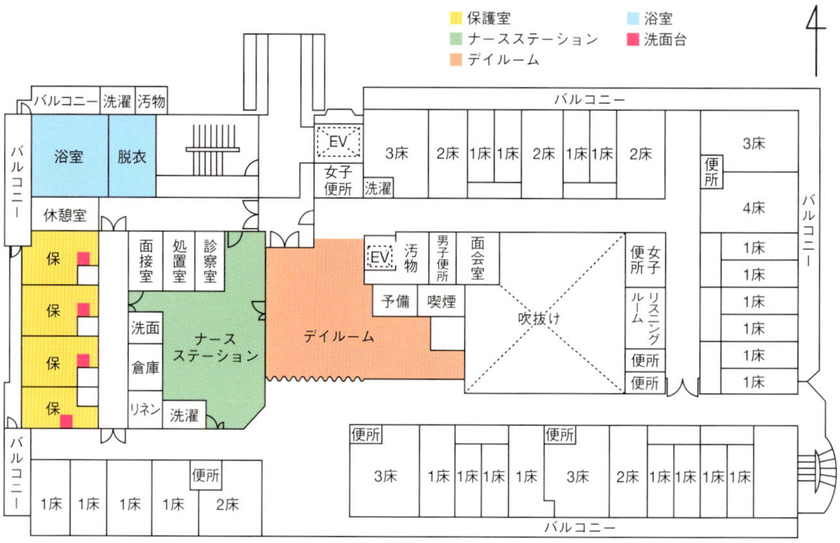

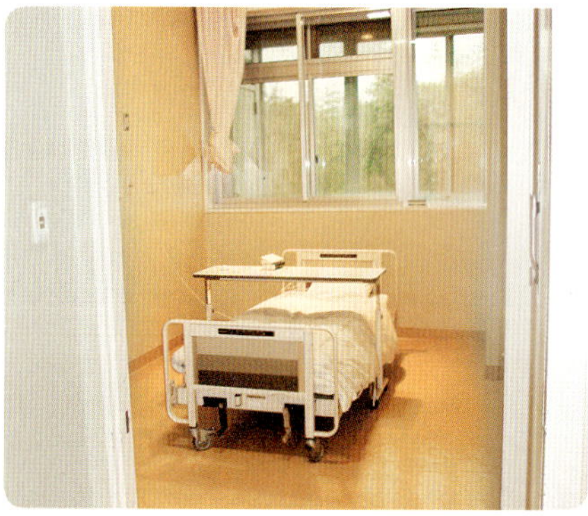

保護室の内部。

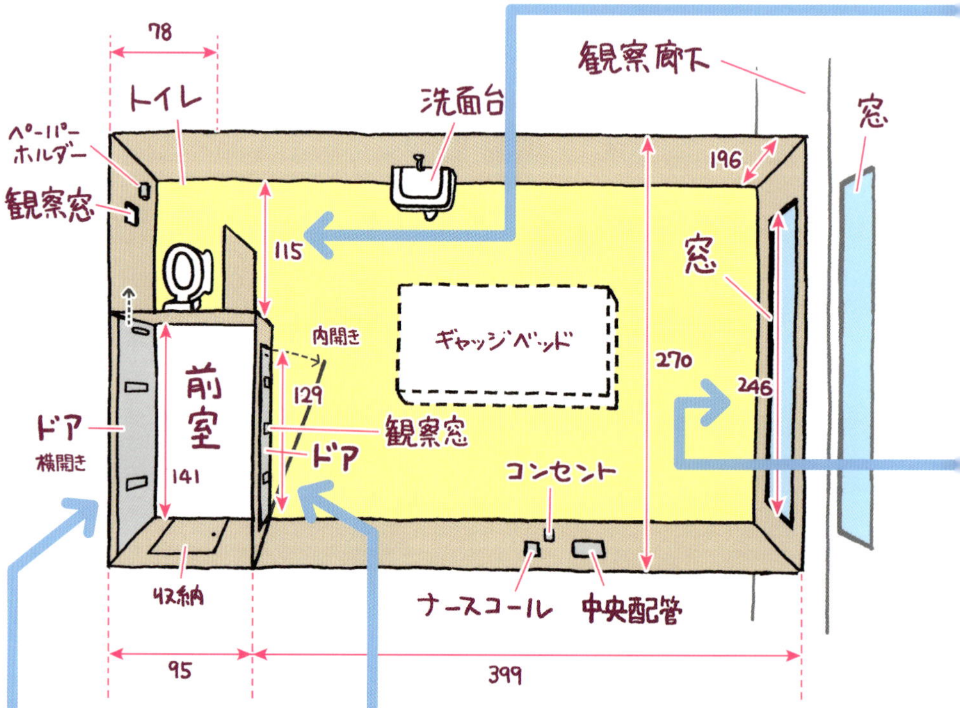

［天井高196cm、奥行き399cm、幅270cm］

ドアと鍵

鍵のみのモノロック（病棟の入口は電気錠）。外ドアは横開き。内ドアは内開き。両ドアともガラス部分はすりガラスになっている。

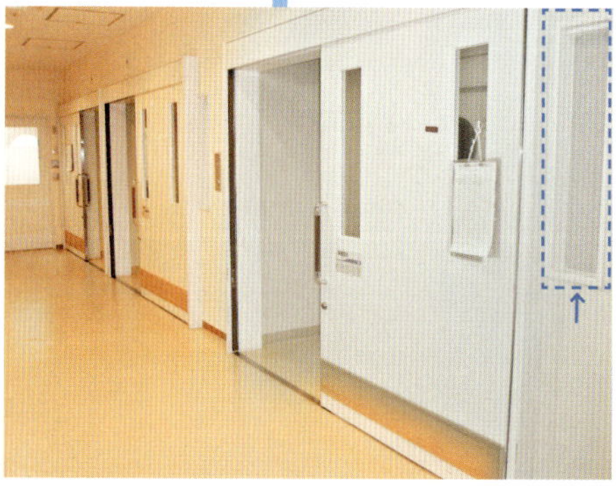

通路から見た外ドア。矢印で示したスリットは、トイレの位置にある観察窓。やはりすりガラス。

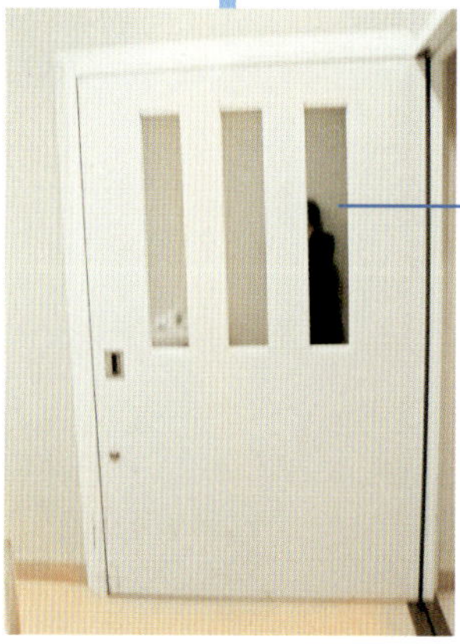

保護室内から見た内ドア。開けた時は壁に収納できるようになっている。

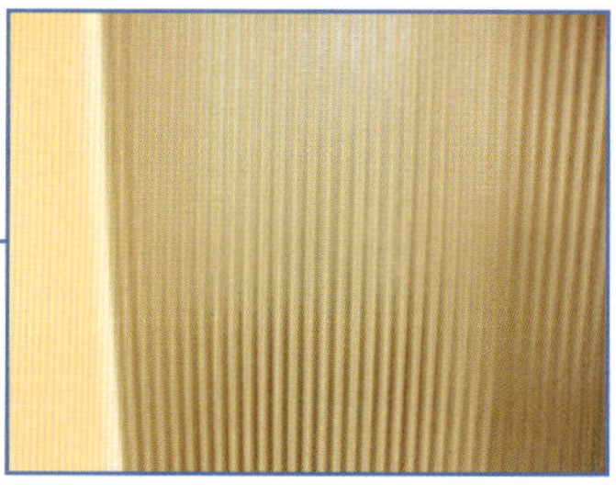

すりガラス。人やものがあることや、動いていることはわかる。

排泄

ブースタイプに加えて目隠しが設置されている。便器は陶製で洋式。便座は可動式。ふたは割れてしまったため撤去した。たまに便座を外す患者さんがいるが、室内にいすなどを入れないのでトイレの破損はない。天井まである間仕切りが設置されているため、ベッドを勢いよくぶつけられても便器の破損はない。便器洗浄は室外からのみ可能。排泄後にナースコールを押してもらい、職員が流す。多飲症の場合はポータブルトイレを入れるが、滑りやすい、破損しやすいというデメリットがあり、ほとんど使用していない。手洗いは室内にある洗面台で可能。紙おむつ使用の場合は、毎日陰部洗浄。おしりふきは、ホットタオル使用。

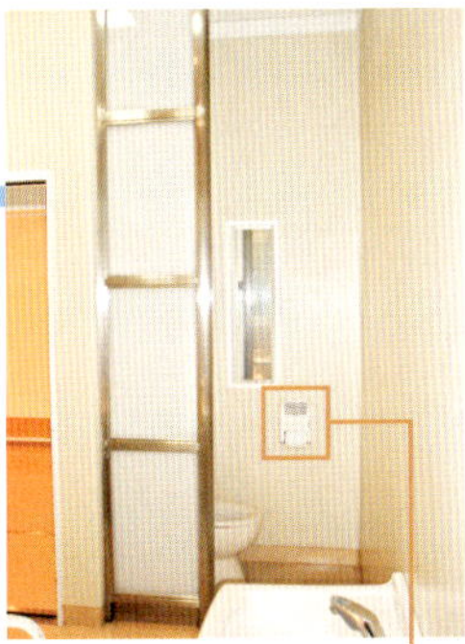

目隠しにより座った人の半分くらいが隠れる。

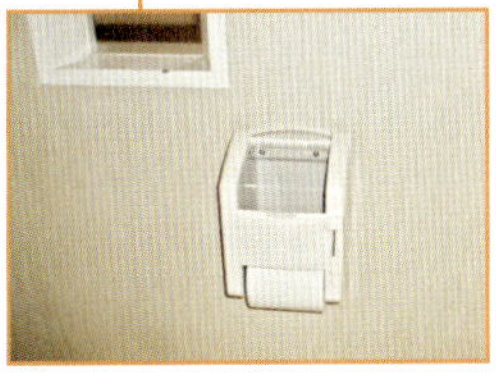

ペーパーホルダーがある。

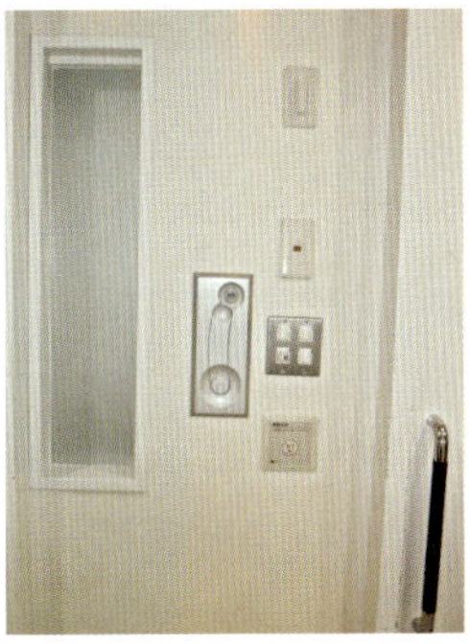

通路側の観察窓の近くにある、便器洗浄ボタンや電気などのスイッチ類。

窓、光、空気

採光　保護室は西向き。採光はよい。室内側に付いているカーテンで調節している。

換気　病棟全体に強制換気システムがある。二重窓になっており、10cm開けることができる。開けられない場合は排煙口を開ける。トイレの上部に換気扇が設置されている。

温度調整　全館エアコン。各部屋で温度調節が可能。また、窓を開けたり、カーテンを開け閉めして調整する。

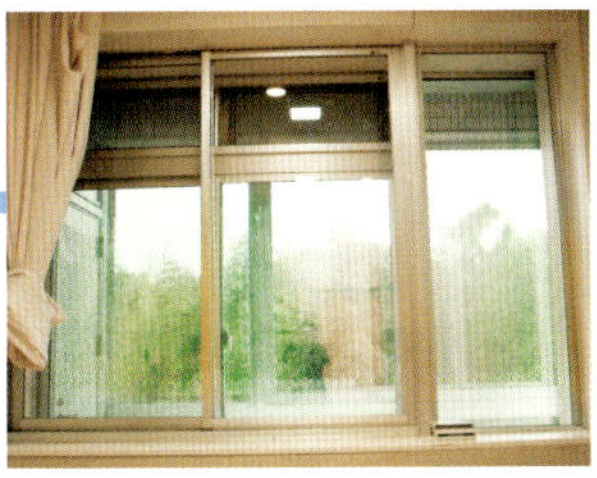

窓のカーテンは室内側に付いている。

食事と水分補給

食事　オーバーテーブルを用いている。ベッドおよびオーバーテーブルが入れられない場合はシートを敷き、その上で食べてもらう（年に1例程度）。食器は一般床と同じもの。自傷行為や破損の可能性がある場合はディスポーザブル食器（発泡スチロール製）を使用。

水分補給　室内に洗面台（自動センサー反応）がある。スイッチが前室に隠されていて、オン、オフが切り替えられる。オンの状態であれば、自動センサーでいつでも水が流れ、オフの状態であれば、使う時だけ職員がスイッチを入れる。拘束時は希望時にコップあるいは吸い飲みで水分補給する。嚥下困難がある場合は水分補給用のゼリーを作り、時間ごとに提供している。

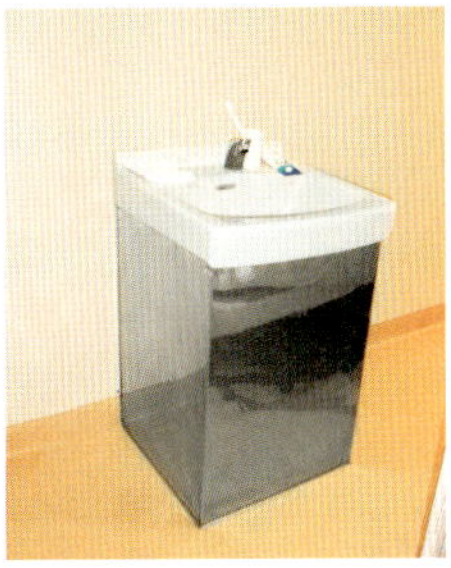

保護室内に洗面台が設置されている。

寝具

原則的にベッド（ギャッジベッド）、リネン類を使用する。希死念慮がある場合はリネン類のカバーを使用しないこともあるが、頻度としては多くない。

清潔

洗面、歯磨き　室内に洗面台があるので、そこでできる。拘束時は介助により毎食後実施する。歯磨きセットを準備する。おしぼりはナースステーションのタオルウォーマーを使って作る。食事ごとに毎回使うホットおしぼり、タオル代は一律に患者さん負担となっている。希望しない場合は、私物を使用する。

入浴　自立している場合は夜間入浴も含め週6回まで可能。要介助の場合は週3回入浴。入浴できない時は陰部洗浄を行う。拘束時は毎日清拭、陰部洗浄を行っている。陰部洗浄対象者は、洗浄後毎回パンツを交換する。浴室は保護室エリアの近くにある。便汚染の時は、浴室内のシャワーだけ。

更衣　入浴できない場合は毎日清拭および更衣。そうでない人は、入浴時に更衣。汚れたものは、浴室に隣接している洗濯物保管庫に入れる。清潔な衣類を内ドアと外ドアの間にある収納空間に置いている人もいる。

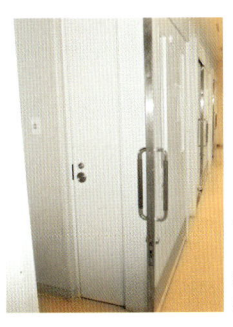

前室にある鍵付きの作り付け収納。衣類などを入れている。

防音

窓側の壁と廊下側のドアが二重構造のため、防音は優れている。患者さんがしゃべる声は全く聞こえない。叫び声や硬いものでドアを叩くとやや聞こえる程度。換気などの理由で窓が開いていると聞こえる。

観察のしやすさ／プライバシー

ナースコール　以下の4パターンを患者さんに合わせて使い分けている。①長いコードでベッドが中央にあっても届くもの、②短いコードのもの、③携帯用ナースコール（無線）、④ボイスコール（切替式）。

スピーカー　あり。

モニターカメラ　各部屋にある。

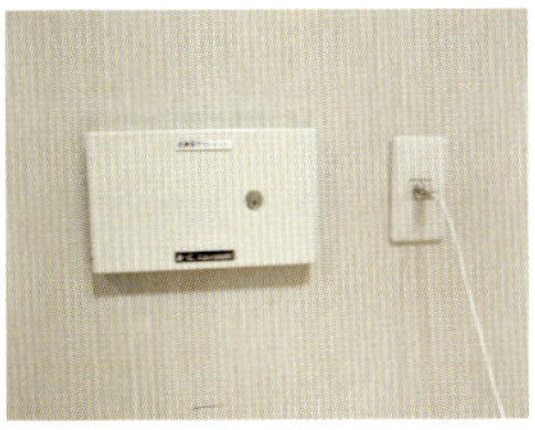

左は中央配管、右はナースコール。

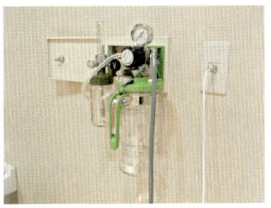

中央配管を設置した状態。

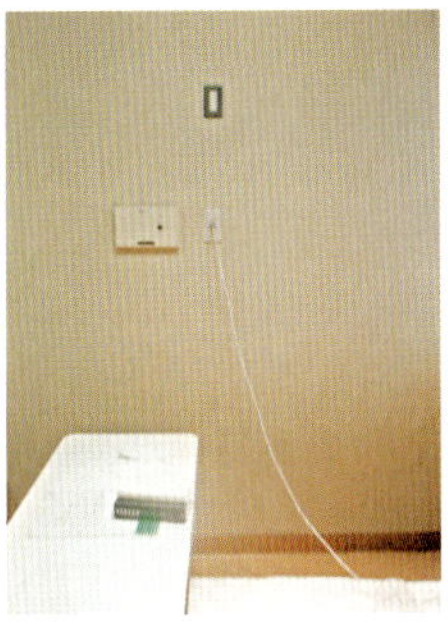

ナースコールに長いコードを付けたパターン。

プライバシーへの配慮　希望により、ネームプレートをアルファベットのイニシャルにしている。保護室エリアが仕切られ、ロックされているため、保護室前を一般の患者さんが歩くことはない。観察窓がすりガラスになっている。

建築上の配慮と課題

配慮　床がクッション素材でやわらかい。ドアの下枠の出っ張り以外はできるだけフラットにした。

課題　外ドアの取っ手部分に布類を掛けることができる点が心配。防音に優れているのはよいが、患者さんの気配が感じられるように、内ドアに音を聞くための窓があるとよかったのかもしれない。

その他

患者さんから見えるもの　窓の外に緑や空が見える。見えるものが建物でないのはよい。

保護室エリアのスペース活用　保護室前の通路をはさんだところに専用デイルームを設けたが、あまり活用されず、現在は倉庫になっている。

中央配管　あり。

13 木更津病院 急性期治療病棟

1960年に開設された単科の民間精神科病院である。千葉大学医学部精神科と連携している。調査時は、7病棟、388床であった。

［場所: 千葉県木更津市／正式名称: 社会医療法人社団同仁会 木更津病院／調査日: 2006年8月15日］

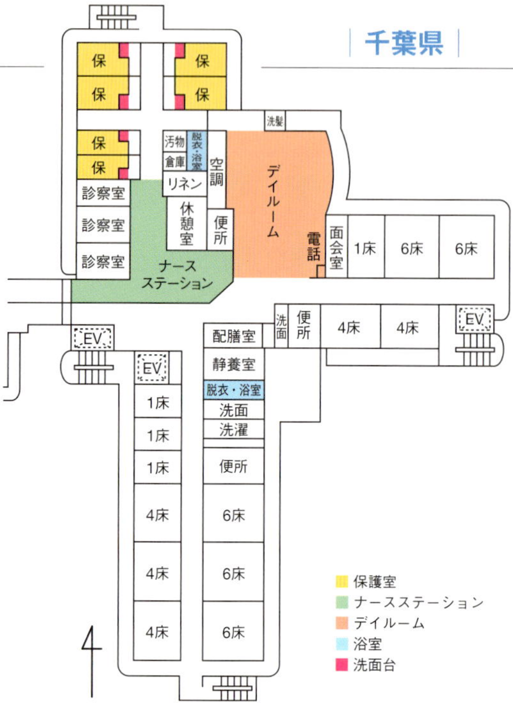

［病棟および保護室の概要］

急性期治療病棟は定床60床、看護基準15:1。1993年に改築を行っている。夜勤は3人体制。

保護室は6床。ナースステーションにつながっているので近い。個々の保護室に前室があり、洗面台が設置されている。6床のうち、2床に中央配管が設置されている。

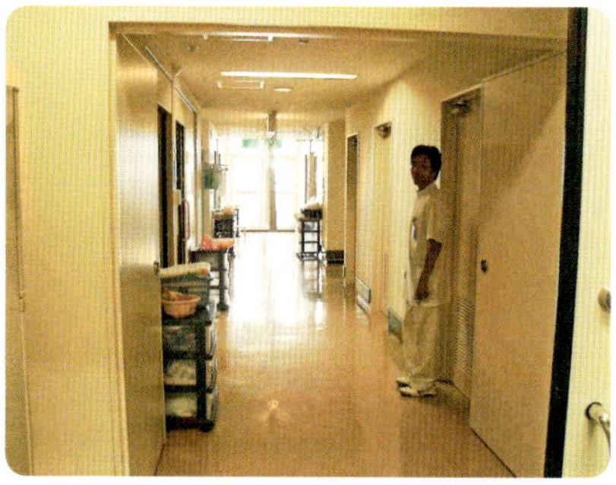

ナースステーション側から見た保護室エリア。一般床の患者さんは通らない閉鎖された通路。

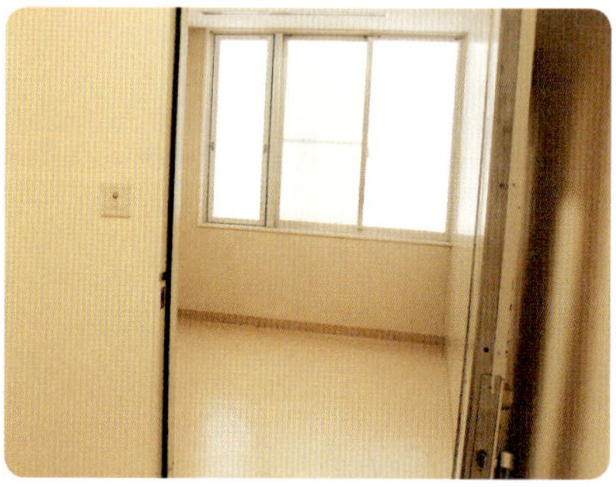

保護室の内部。

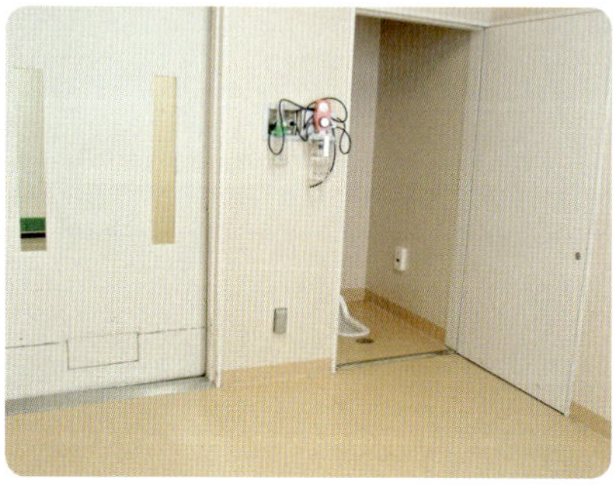

保護室内からドア方向を見る。

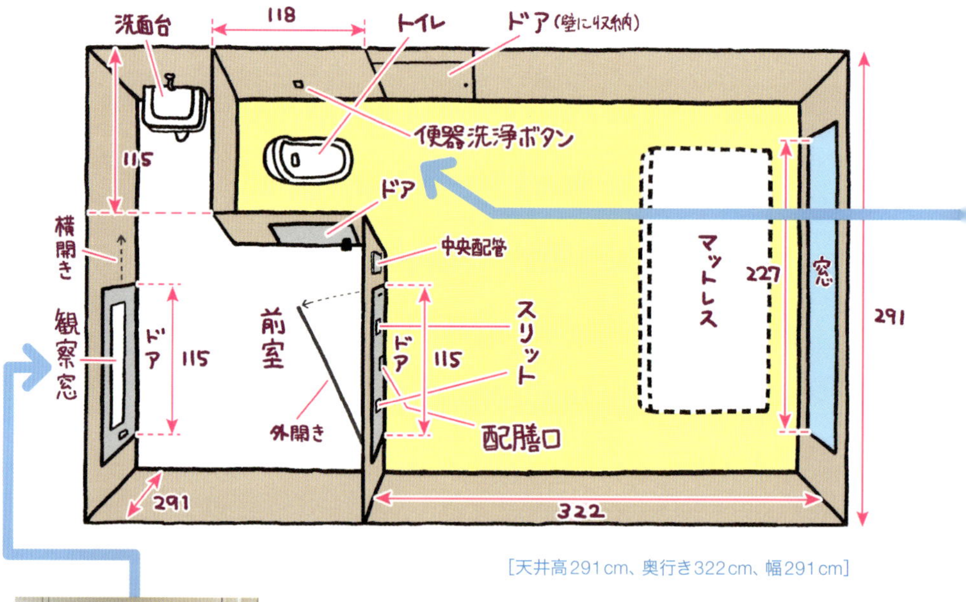

［天井高291cm、奥行き322cm、幅291cm］

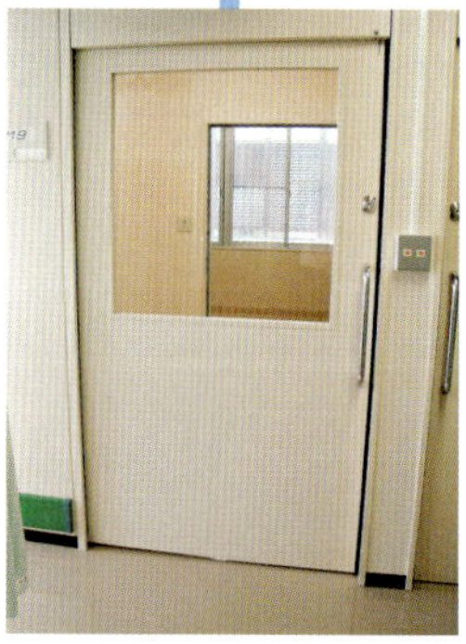

通路から見た外ドア。外ドアは横開き。

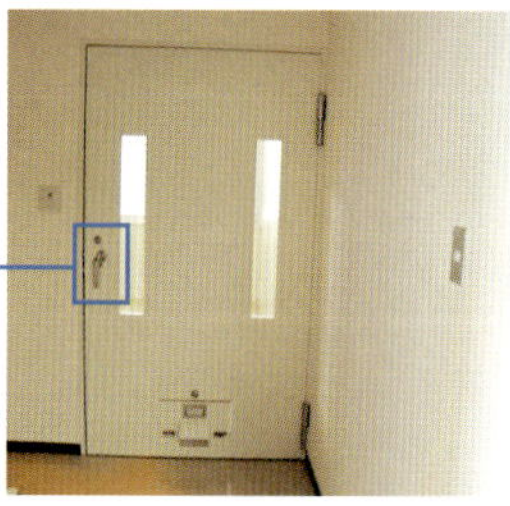

前室から見た内ドア。下部に配膳口がある。スリットを通して室内が観察できる。スリットにはガラスなどははまっていない。

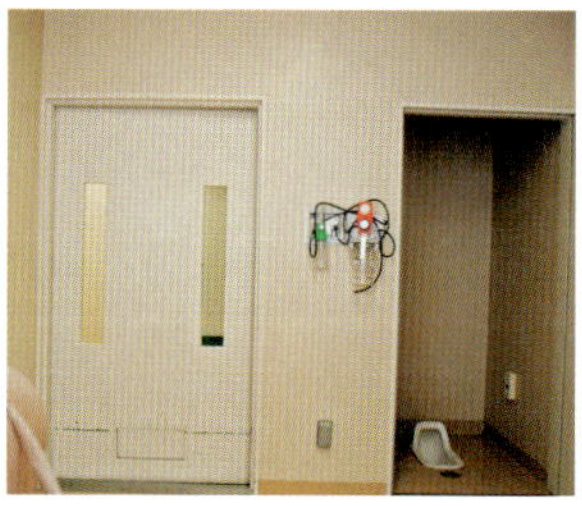

保護室内から見た内ドア。ドアとトイレの間に中央配管が設置されている。

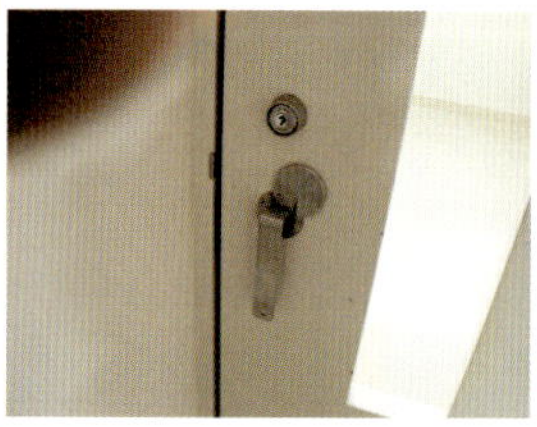

前室から見た内ドアの鍵。取っ手を付けた状態。

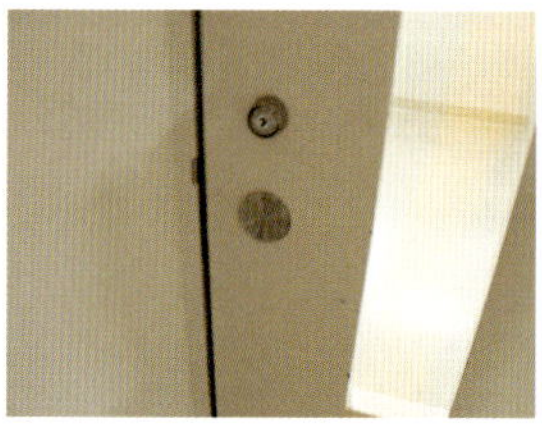

取っ手を取った状態。

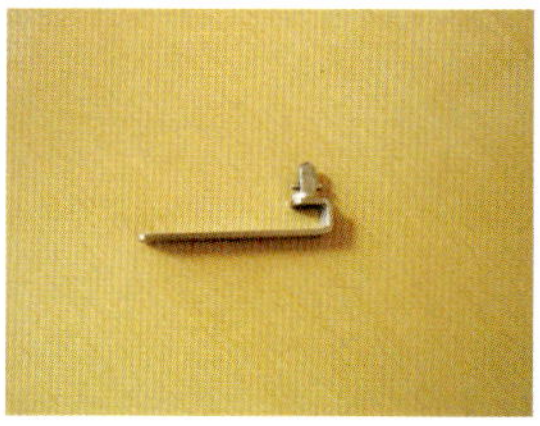

取っ手は鍵兼ドアレバーの機能を持っている。

ドアと鍵

通路に面した外ドアには大きな観察窓がある。内ドアは、鍵兼ドアレバーの機能を持つ取っ手（取り外し可）と、鍵によるダブルロック。ドアのスリットから患者さんは手を伸ばすことができるが、取っ手を外しておけばつかむところがないので患者さんには開けられない。施錠する時に「ガチャッ」と音がするので、「閉じ込められた」というイメージを強調しているように感じる。引き継ぎの際、取っ手（鍵）の確認および報告をして、ナースステーションの所定の場所に戻すようにしている。

排泄

トイレスペースはブースタイプ。便器はすべて陶製の和式。身体の調子により、洋式が望ましい場合はポータブルトイレを使用する。壁面に便器洗浄ボタンがあり、患者さんは自分で便器洗浄できる。
トイレスペースのドアは必要に応じて使用できる構造になっている（使用しない時は鍵で壁に固定しておく）。ドアを使う頻度は若い女性患者さんを中心に、1割程度。ペーパーホルダーや手洗い設備はない。

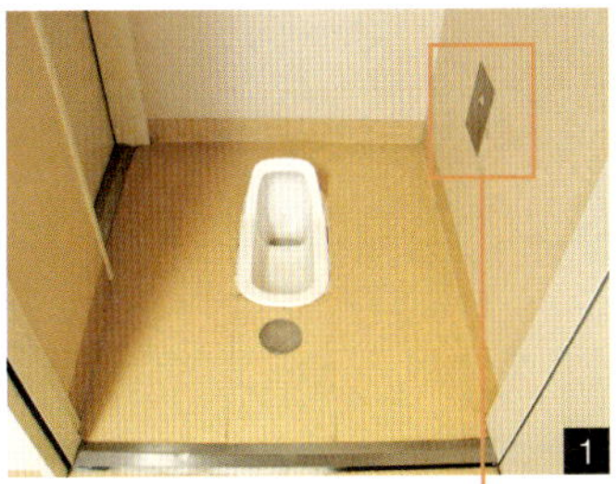

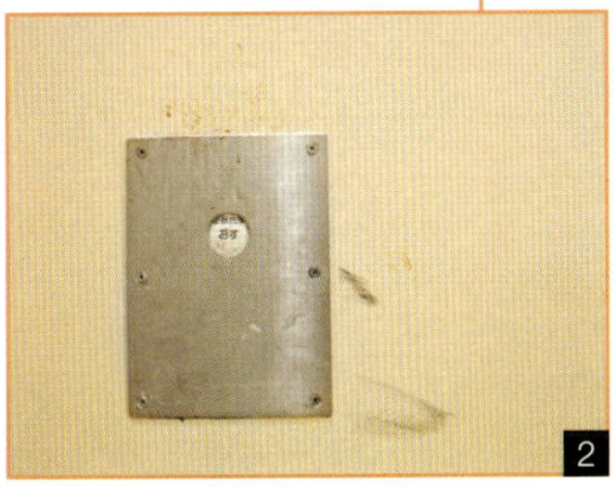

1. 保護室の便器はすべて陶製の和式便器。
2. 壁にある便器洗浄ボタン。

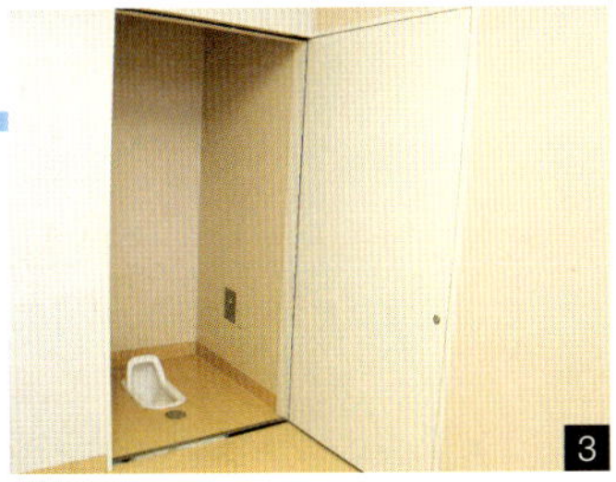

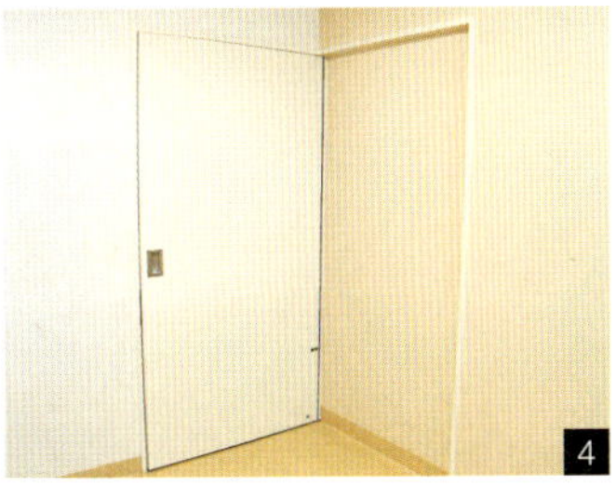

3. トイレスペースのドアは普段は壁に埋め込まれている。
4. 必要に応じてトイレのドアになる。

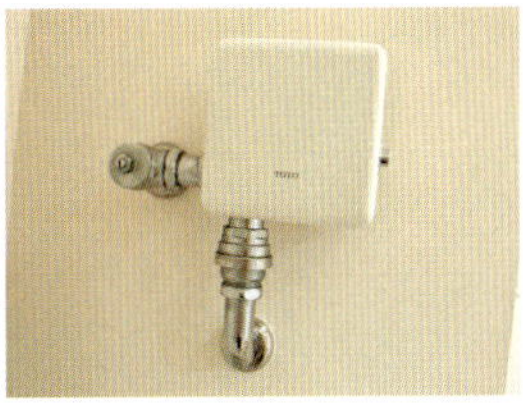

前室に便器洗浄用の器具やパイプがある。

窓、光、空気

採光　屋外に面した窓はすりガラス。東側2床は日差しが強すぎるため、外にアルミ製の日よけを設置した。西側4床のうちナースステーションに近い2床は建物に遮られて日当たりが悪く、残りの2床はよい。

換気　保護室を使用してすぐ、窓を枠ごと外されてしまう事故があり、それ以来窓ははめ殺しになった。現在、換気はエアコンのみなので十分とはいえない。内ドアにはスリットがあるので、外ドアを開ければ換気が可能。しかし、患者さんの開放度が上がり、内ドアを開放して外ドアだけを施錠するようになると、空気の逃げ場がないので逆に換気が悪くなる。

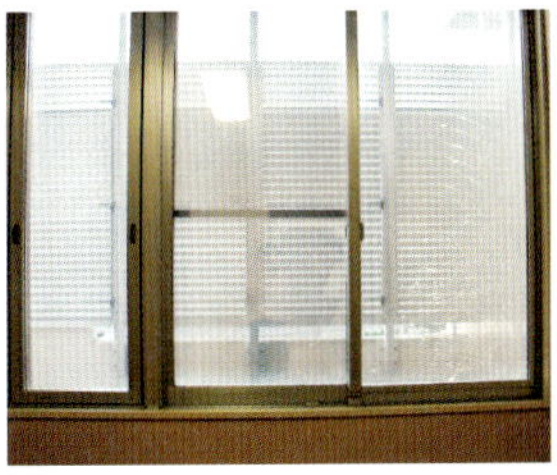

室外に面した窓ははめ殺しで開かない。窓の外に見えているのはアルミ製の日よけ。

温度調整　エアコン。部屋ごとの調節はできない。

食事と水分補給

食事　食事と一緒に小さなテーブルを入れる。食器は一般床と同じものを使用。
水分補給　以前は冷水筒を用いていたが、現在はペットボトルを使っている。容器によって量を調整できるし、破損しても弁償しなくてもよいという利点から。

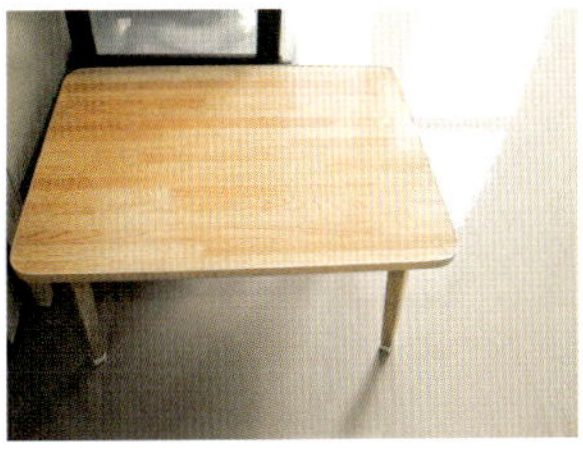

食事時に入れる小さなテーブル。

寝具

患者さんの安全と保護のため、原則としてベッド、リネン類は使用しない。マットレス、敷き布団を床に敷き、掛け布団、毛布、枕などを用いている。身体管理が必要な場合はベッドを使用している。ベッド、リネン類の使用については、ケースによって使い分けたいという思いもあるが、判断が難しい。

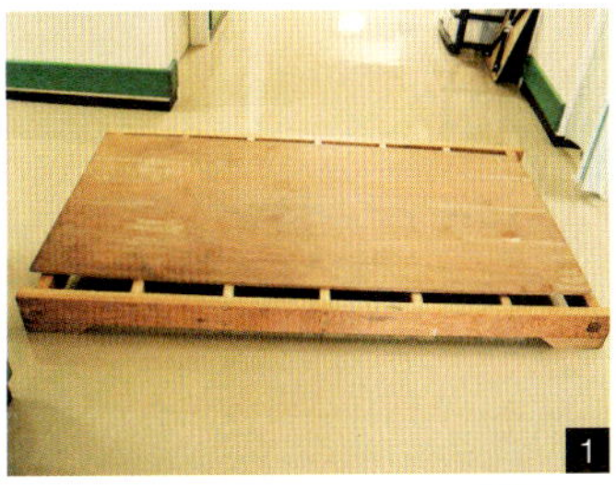

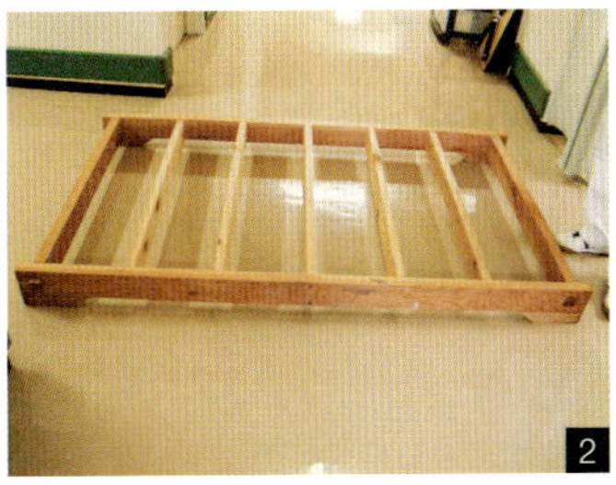

1. 拘束が必要な場合は、拘束帯を固定する箇所を作るために、この上にマットレスを敷く。
2. 上の板を外したところ。

清潔

洗面、歯磨き　起床時に前室で行う。無理強いはしない。前室を使用できない人は介助が必要だが、あまり実施できているとはいえないのが現状。ルーティンのモーニングケアはない。業務が多く、症状管理、安全を優先すると、どうしても後回しになってしまう。

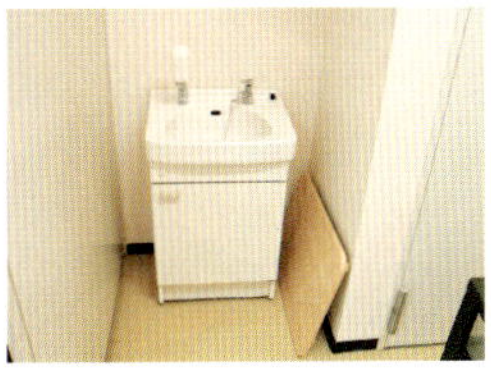

前室には洗面台が設置されている。

入浴　入浴は週2回が原則。病棟内および保護室エリアに小さな浴室があるが、多くの場合は5階（最上階）の大きな一般床用浴室まで付き添っていく。設計当時は、病院全体で1つの大浴場を使用するという発想だったのだろうと思うが、急性期ではリスクマネジメントの面からも人的コストの面からも病棟内にあったほうが望ましい。保護室利用者で病棟外に出られない人には、やむなく保護室エリアの小さな浴室を利用してもらっている。
更衣　夏場は特に心掛けて介助により行う。

防音

ドアは金属製で中空。蹴ったりコップで叩くと音が響き、ほかの患者さんの安静が保てない。

観察のしやすさ／プライバシー

ナースコール　なし。
音感センサー　音に反応してチャイムが鳴るが、大きな音しか感知しない。オン、オフは部屋ごとに変えられる。
スピーカー　部屋ごとに付いている。
モニターカメラ　モニターカメラを使わなくても、内ドアにあるスリットから、プライバシーにある程度配慮しつつ観察できる。モニターカメラが設置されているのは2床。
プライバシーへの配慮　部屋が向かい合わせになっているところはカーテンで遮り、病室同士が互いに見えないようにしている。

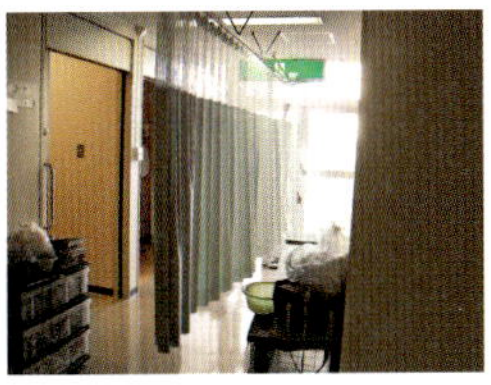

廊下のカーテンを引いたところ。

その他

患者さんから見えるもの　3～4年前から、前室に時計（月日と曜日付き）を設置した。患者さんはスリット越しに見ることができる。

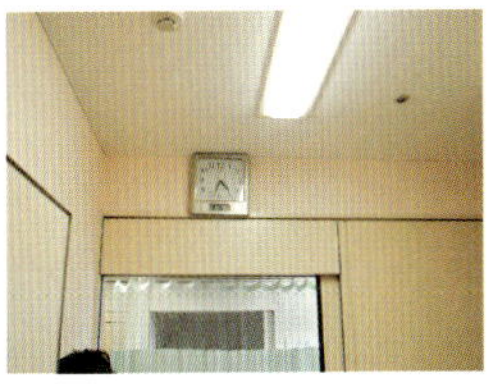

室内から、前室にある時計を見ることができる。

中央配管、コンセント　2床にあり。

14 成仁病院 急性期治療病棟

東京都

2007年開設。東京23区内では38年ぶりに新設された単科の民間精神科病院である。2病棟、114床。
急性期治療病棟と退院促進病棟に分かれる。精神科救急システム以外に、救急隊からの要請を受けており、月に110件強の入院がある。
平均在院日数は30～40日。入院する患者さんの特徴（エリアとしての特徴）は、単身や家族のサポートが乏しい人が多いことである。

［場所: 東京都足立区／正式名称: 医療法人社団成仁 成仁病院／調査日: 2010年4月15日］

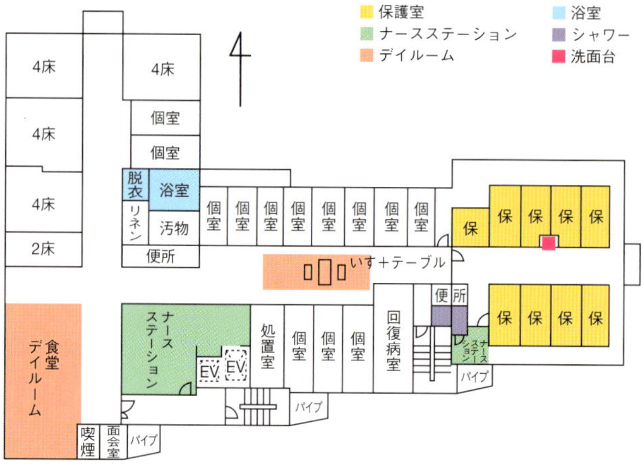

［病棟および保護室の概要］

急性期治療病棟は、定床44床、看護基準は10：1。勤務は変則3交代制で、約10パターンの組み合わせがある。10時30分から18時30分を日勤とし、それ以外の16時間を夜勤としている。日勤帯の勤務人数は24名以上。夕食は18時で、日勤帯に含まれる。朝食時（7時30分）の勤務人数は6名（看護師3名＋補助3名）、消灯時から起床時までは5名が勤務。夜勤帯は、男女のスタッフがいるよう配置している。

病棟は2階にあり、次の3つのエリアから構成されている。

① ICUエリア：個室があるあたりのエリア。セデーションや身体的なケアが必要な患者に使用する。必要時は隔離が可能となる個室もある。

② ERエリア：保護室があるエリア。

③一般床エリア：4床室があるあたりのエリア。

患者は回復過程と身体ケアの必要度に応じて①、②、③を移室する。病室の移室は頻繁。保護室の平均使用日数は5日前後。稼働率は99%。夜の救急患者に備え、1～2床空けている。保護室へ入院する新規の患者は月に40～50件。

ERエリアには、9床の保護室がある。和式便器で配膳口がある保護室が4床、洋式便器の保護室が5床。

部屋の大きさは多少の違いがある。すべての部屋が、アクセスを2つ持つように設計されており、通路側と観察廊下側にドアがある。

不穏時は職員が観察廊下側からも入室し、ケアができる。観察廊下の端がERエリアのナースステーションになっており、看護師はもちろん、担当医師も勤務時間の6割ほどをここで過ごす。

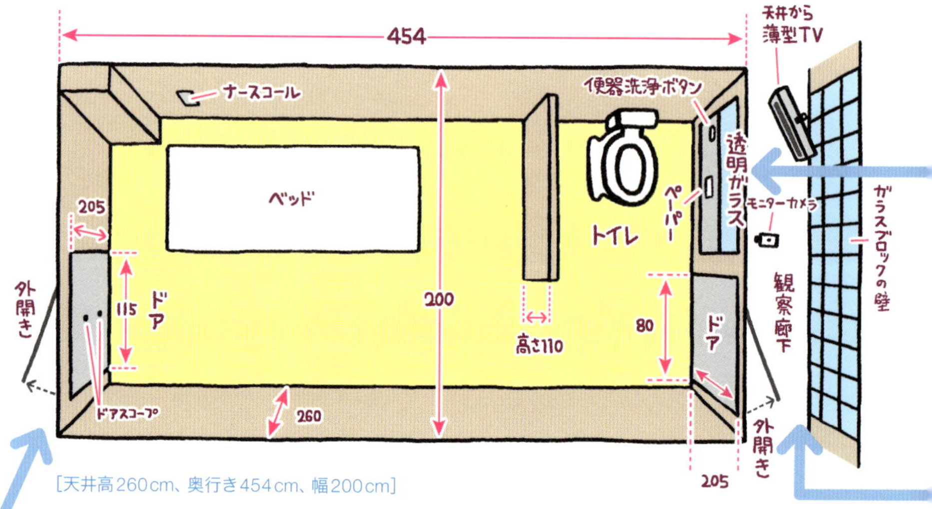

［天井高260cm、奥行き454cm、幅200cm］

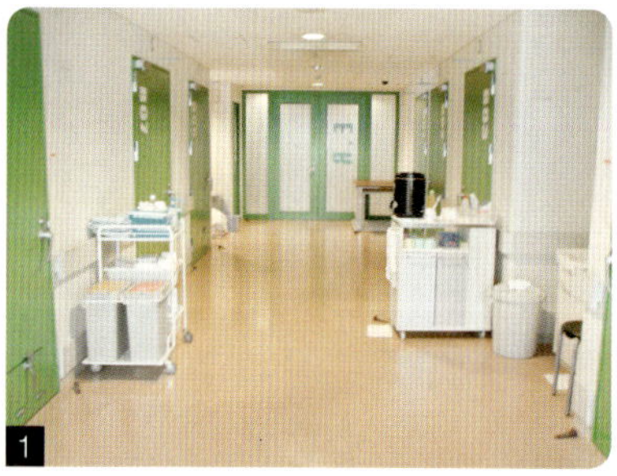

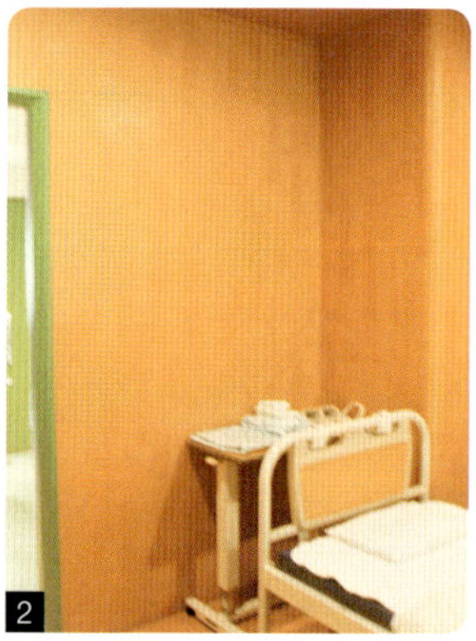

1. 保護室エリアの通路。
2. 保護室の内部。

ドアと鍵

鍵とレバーのダブルロック。通常はレバーのみでロックしている。電子ロックになっており、レバーを下げればロックされる。攻撃性の強い患者さんが入室している時や夜勤帯は、常時電子ロック。非常時には一斉開錠できるシステム。ドアはベッドが入る幅。金属製で、内部は充填されており、重い。

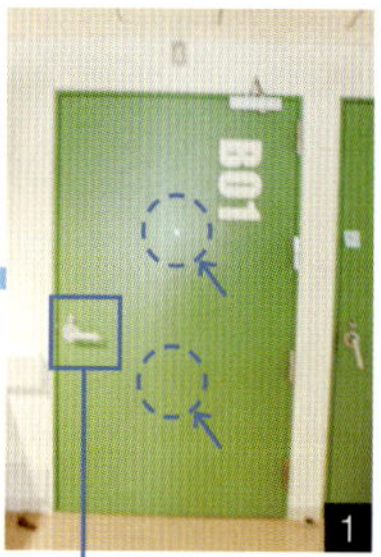

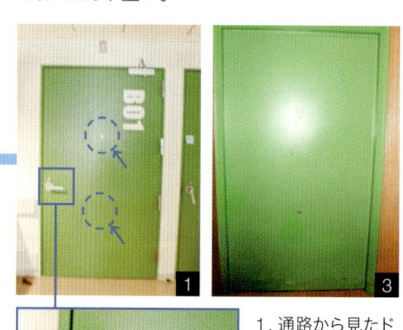

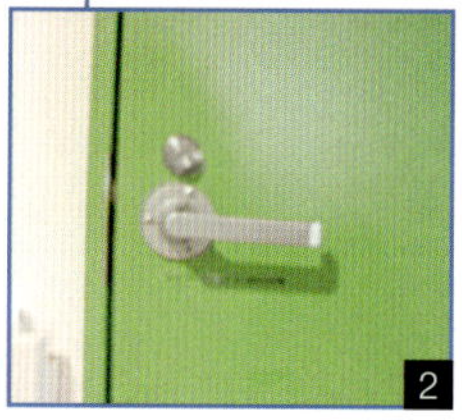

1. 通路から見たドア。ドアスコープが2か所付いている。
2. 鍵部分拡大。
3. 保護室内から見たドア。

排泄

目隠しがあるタイプ。4床は和式便器（ステンレス製、金隠しなし）、5床は洋式便器（ステンレス製、便座はプラスティック製で固定）。洋式便器は冷たい印象があるように感じている。和式、洋式ともセンサーで自動洗浄になっており、また患者さんが自分で便器洗浄ボタンで流すことも可能。多飲症などの場合は室外からのみ洗浄ができるように切り替えられる。ペーパーは観察廊下側から補充する。室内側は、壁のスリットから引っ張り出す形。保護室内に手洗いはなし。患者さんが希望し、かつ可能な時は、保護室から出てERエリア内にある洗面台で手洗いをする。和式も洋式も排泄物が溜まるので、確認可能。腰の高さのついたて状の目隠しがあるが、特に危険な経験をしたことはない。

激しい精神症状時に、洋式では便器のでっぱりが危険ではと考え4床を和式にしたが、現在までのところ和式でなければ危険、という状態の患者さんは入院していない。洋式を希望する場合や、下半身に障害がある場合はERエリア内に洋式トイレが1つあるので、そこを使用する。

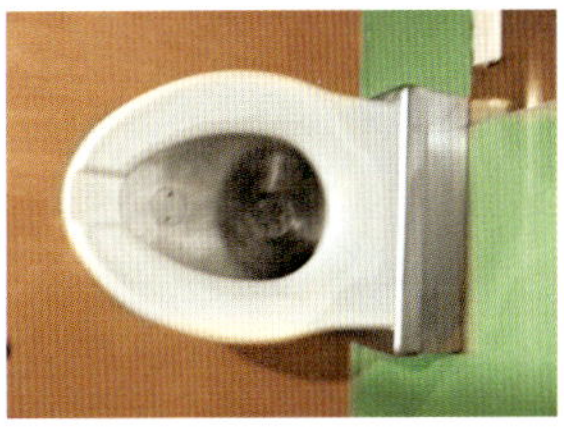

便器はステンレス製。便座はプラスティック製（固定）。

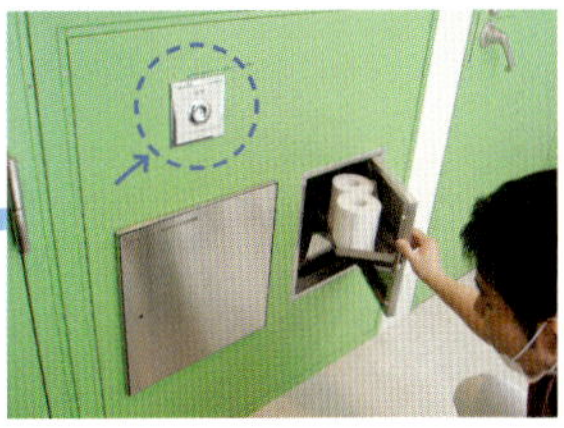

観察廊下側。便器洗浄ボタンがある。

窓、光、空気

採光　屋外に面した観察廊下の壁はガラスブロックで、光は通すが外の景色は見えない。観察廊下に面した保護室の窓は、透明なアクリルガラス。観察廊下側にロールカーテンを設置している。保護室は南向きと北向きがあるが、北向きも暗くはない。保護室内には電球2個と常夜灯が設置されている。

換気　自動制御。イオン式。天井に脱臭装置と換気口が組み込まれている。構造的には開口部はない。しかし脱臭装置があり、加えて部屋移動が頻繁で、そのたびに清掃するため、臭気はない。

温度調整　エアコン。3室ずつ調節可能。北側と南側では室温が異なるが、エアコンで調節している。

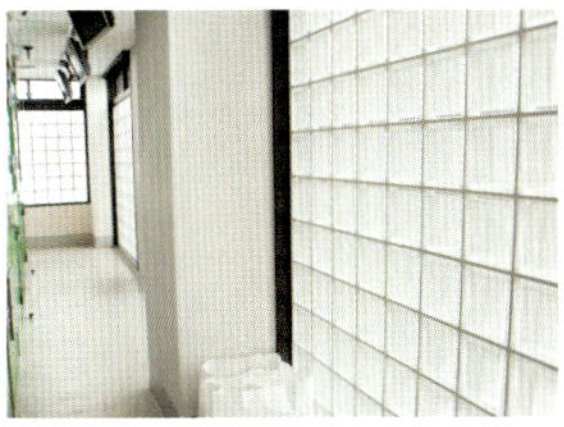

屋外に面した観察廊下の壁はガラスブロック。

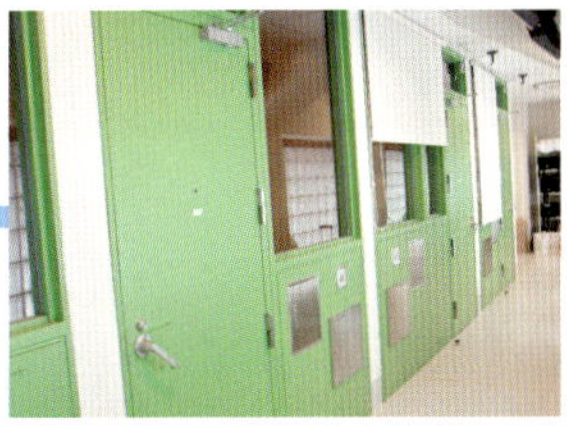

観察廊下から見た保護室。窓にロールカーテンを設置している。

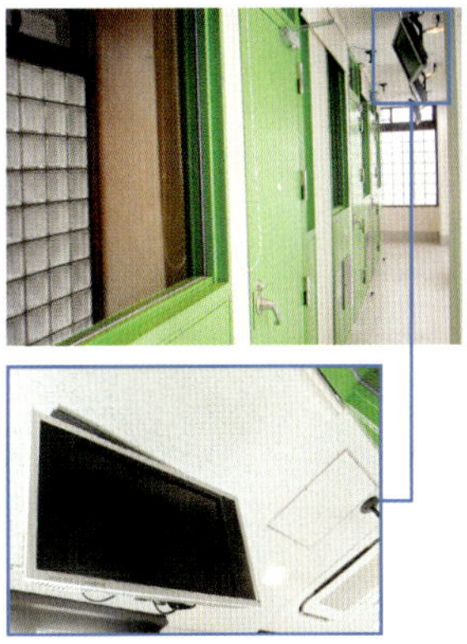

薄型テレビが、観察廊下の天井に1室に1台設置されており、室内から視聴可能。患者さんの状態がよければリモコンを室内に入れている。

食事と水分補給

食事　原則的にベッドを入れるので、オーバーテーブルを使用。配膳時に紙製のおしぼりを入れる。可能な限り、ERエリア内の洗面台で手洗いをする。食器は一般床と同じものを使用するが、箸は入れず（麺類の場合は入れる）、金属製のスプーンを使っている。

水分補給　お茶は、温冷両方を用意しており、500mLのペットボトルに入れて渡し、なくなったら交換。1日2～2.5Lを最大としている。希望者にはプラスティック製のコップを渡す。使用後のボトルは次亜塩素酸ナトリウムで消毒する。

寝具

原則的にベッドを使用する。状態によっては撤去。寝具はマットレスパッド、防水シーツ、掛け布団、枕。リネン類は危険防止のため使用しない。

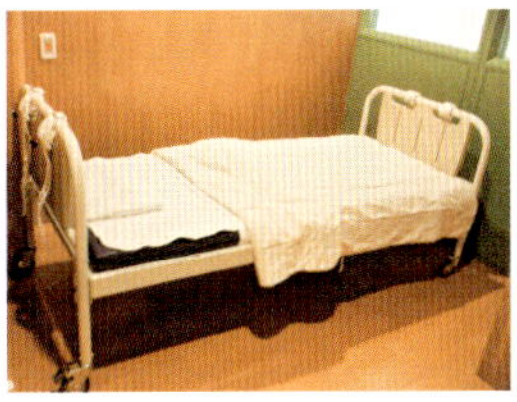

ベッドを使用。

清潔

洗面、歯磨き　洗面は1日3回（8時、12時30分、18時）。歯磨きは食事の配膳と同時に歯磨きセットを入れる。保護室エリアに洗面台が1台設置されている。以前は、患者さん全員に保護室から出て洗面してもらっていたが、時間的な制約があり、現在はそれが可能な希望者のみに洗面台を使用してもらっている。感染予防のため、1日1回、昼食時にイソジンガーグルのうがいセットを入れる。

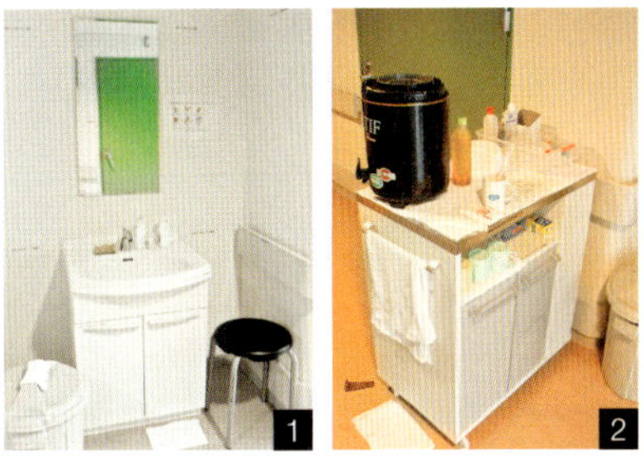

1. 保護室エリアにある洗面台。
2. 通路のワゴンに、歯磨き、うがいセットなどが用意されている。

入浴　シャワーを週2回。汚染時は随時。

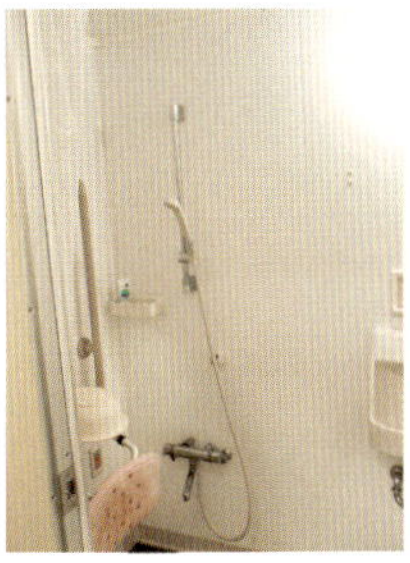

保護室エリアのシャワールーム。

更衣　シャワー時および必要時。保護室では身の回りのものは原則的にレンタルか買い取りで賄い、私物は持たない（一般床では私物は持ち込み可能）。レンタル内容は病衣、タオル、バスタオル、紙パンツ、歯ブラシ、プラスティック製コップ、ボディシャンプー、シャンプー、リンスなど。レンタルと買い取り費用は、1か月で合計2万円以内（患者負担）。　保護室の中では紙パンツを使用してもらう。私物はスーツケースに入れて管理している。スーツケース1個に納まる分量に制限しているため、病室移動が容易で紛失がない。

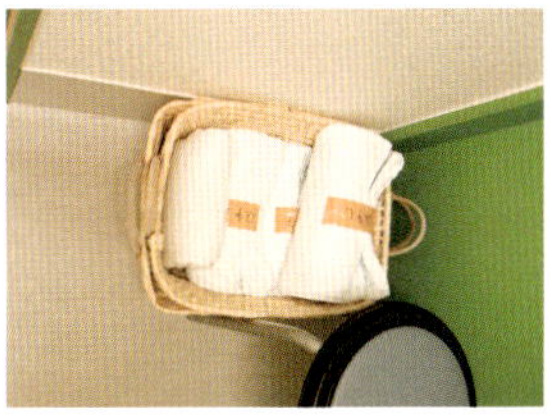

入浴に必要なものは1回分ずつセットにしている。

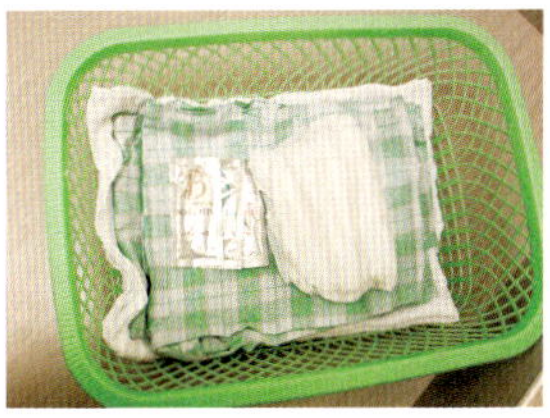

1回分のセットの中身。ソープ類は買い取り、衣類やタオルはレンタル。

防音

窓は強化アクリル。静かだが、換気設備のキーンという音が気になると訴える患者さんもいる。

観察のしやすさ／プライバシー

ナースコール　壁に埋め込み式のナースコールが設置されていて、2台のPHS、病棟のナースステーション、ERエリアのナースステーションの3か所につながっている。PHSは保護室担当の看護師が持っている。ナースコールはフィルムをはがされたり、壊されたりすることがある。

音感センサー　音を感知して鳴るコールも設置されている。

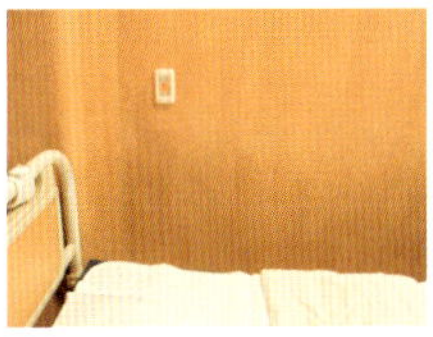

保護室内のナースコール。

スピーカー、モニターカメラ　全室にあり。

プライバシーへの配慮　観察廊下側の窓にロールカーテンが設置されている。トイレに目隠しがある。

建築上の配慮と課題

配慮　壁、床は木目調。壁はクッション材の入った壁紙を使用している。ERエリアに専用のナースステーションを作った。ERエリア内に必要物品を置けるようにした。

院内のすべてがアクセスを2つ持つよう意識して設計されており、外来から保護室へ誘導する場合も、状態に合わせて表ルートと裏ルートを使い分けることができる。救急車やパトカー用の緊急駐車エリアも裏ルートにつながっている。裏ルートのエレベーターはベッドが入る大きさ。

その他

患者さんから見えるもの　観察廊下の上部にテレビがあり、状態がよければ入院初日からアクリル窓ごしに見ることができる。視聴時間は7時から21時30分。状態を見てリモコンを室内に入れる。

15 井之頭病院 急性期治療病棟

東京都

1927年に開設された民間の精神科病院。調査時は11病棟、659床。
外来、入院治療、デイケア、ナイトケア、訪問看護などの地域ケアはもちろんのこと、
当事者や家族を対象とした講座、市民講座など教育活動にも力を入れている。

［場所: 東京都三鷹市／正式名称: 公益財団法人 井之頭病院／調査日: 2011年8月5日］

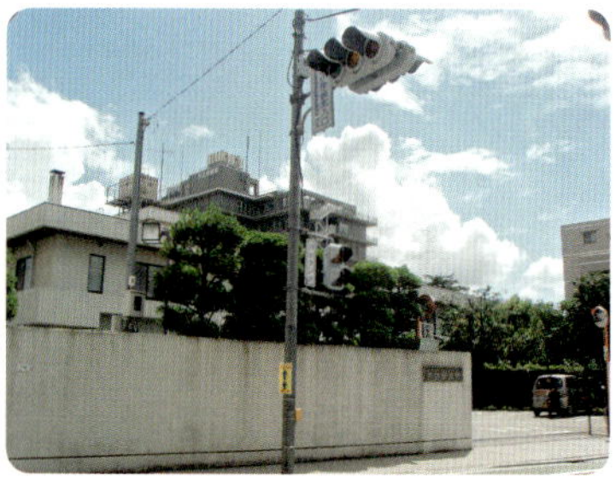

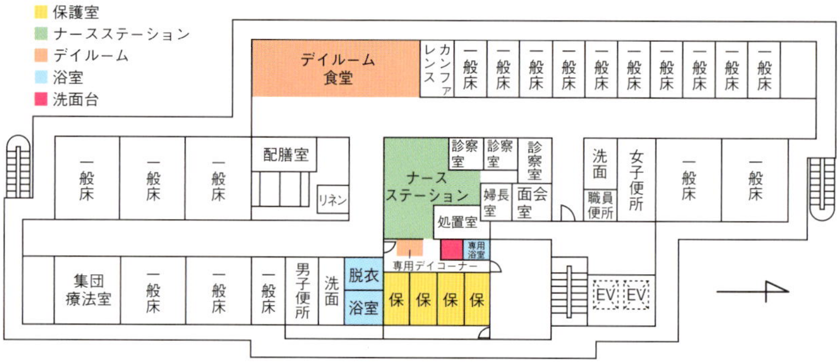

［病棟および保護室の概要］

急性期治療病棟は定床60床で、看護基準は13:1。保護室は4床。勤務体制は2交代制。夜勤は3名で、すべて資格者。必ず男女混合で配置している。早出、遅出はなし。

病棟は1999年に建てられている。保護室のうち2床に中央配管が設けられている。

中央にナースステーションを配し、保護室専用のデイコーナーをはさんで隣接した4床が保護室なので、意識せずとも視界に入り、観察しやすい。

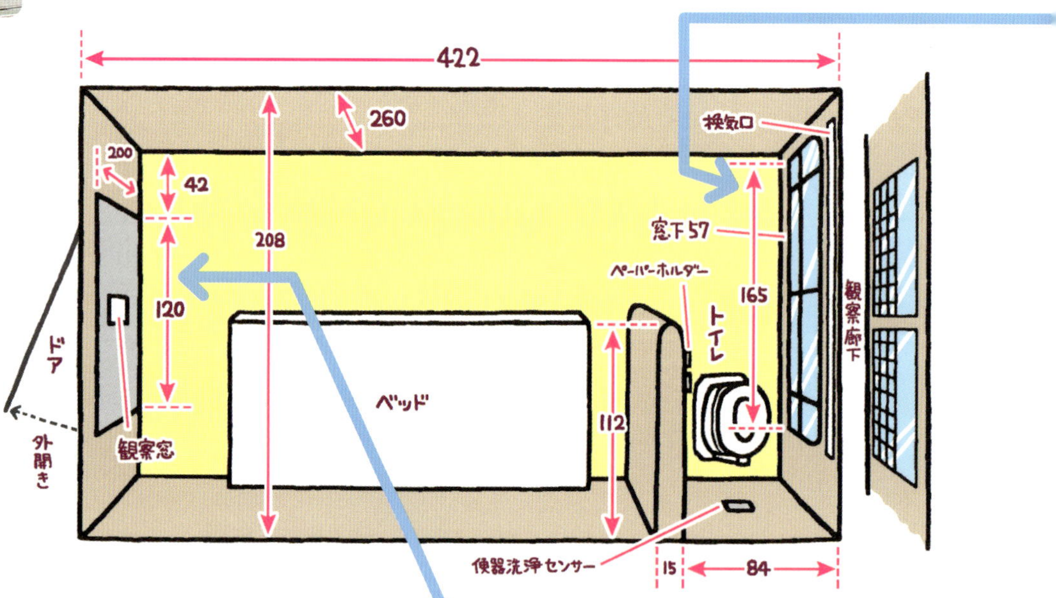

［天井高260cm、奥行き422cm、幅208cm］

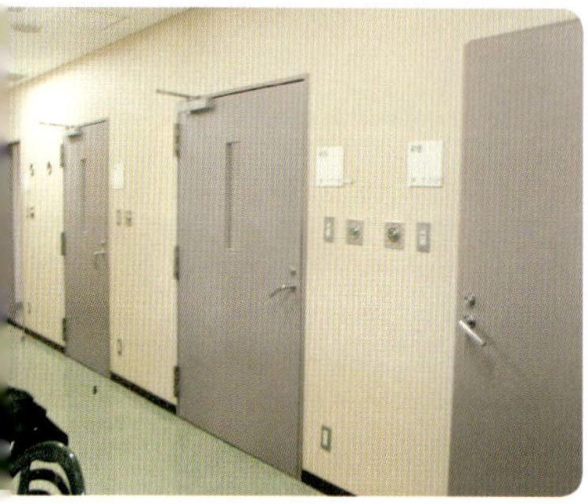

保護室前の通路。

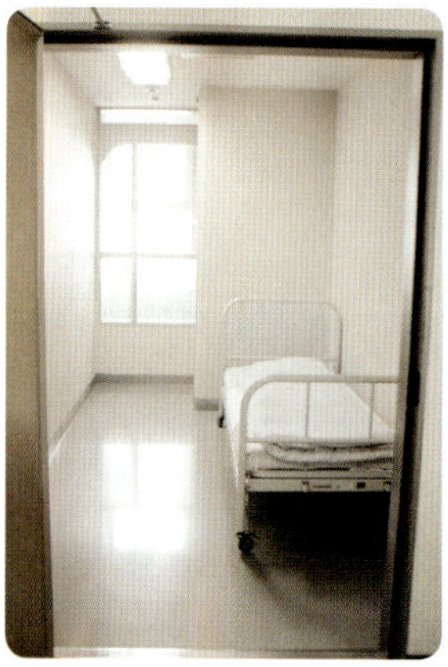

保護室の内部。

ドアと鍵

鍵とレバーのダブルロック。通常は両方とも使用している。

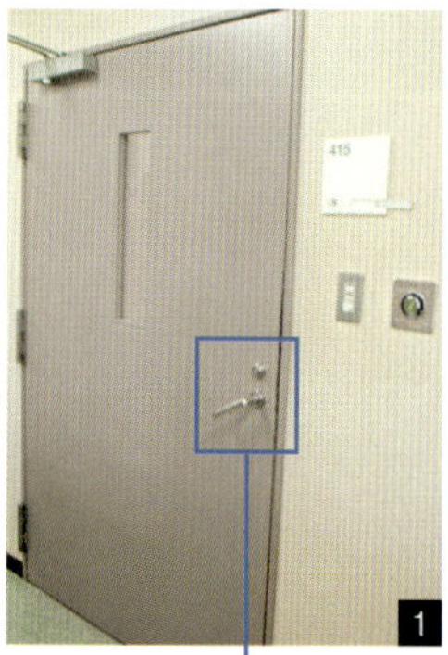

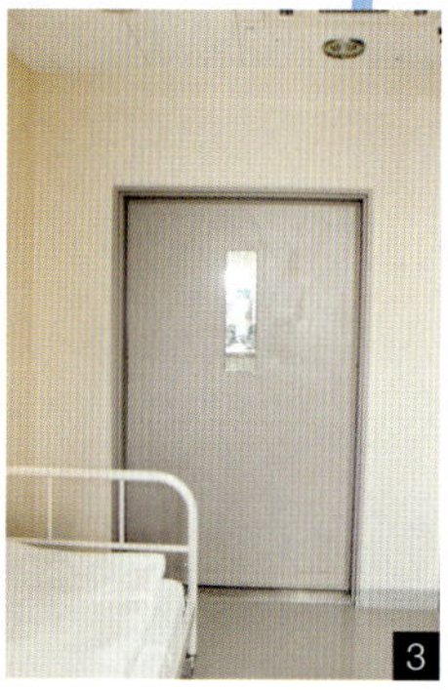

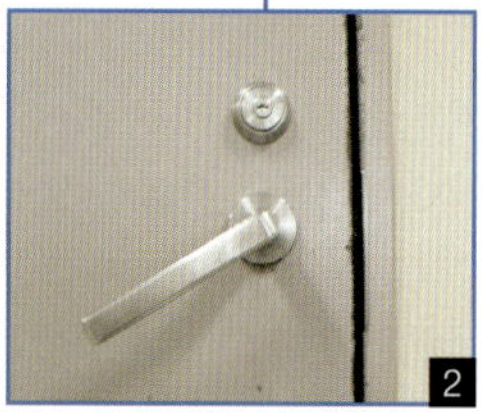

1. 通路から見たドア。観察窓は透明。
2. 鍵部分拡大。
3. 保護室内から見たドア。ドアの内部に砂が入っており、振動や音が響かないようになっている。

排泄

トイレスペースはブースタイプ。便器は4床とも洋式、ステンレス製で、便座はプラスティック製(固定)。たまにトイレットペーパーや衣類、枕、包布、靴、コップなどを詰める患者さんがいる。内容物が溜まらない構造に設定したため、排泄物の確認はできない。

便器洗浄は、室内はセンサー式。室外からも可能。ペーパーホルダーを使用。ロールが2つセットできる。ホルダーの金属カバーを曲げられることがある。患者さんが排泄後の手洗いを希望する時は、通路にある洗面台で行う。ポータブルトイレは排泄物の確認(回数や性状)を厳密に行いたい時に使用する。

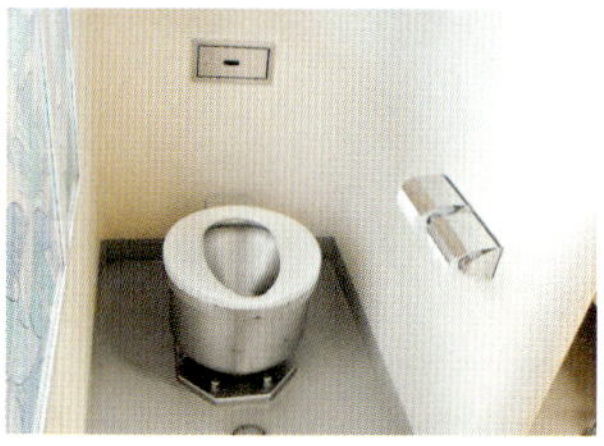

背部のセンサーが感知して水が流れる仕組み。

窓、光、空気

採光　窓は東向き。日当たりはよい。屋外に面した窓にはカーテンが付いていないが、観察廊下に面した窓ガラスの下部が模様がついたすりガラスになっているのと、ベッドの位置がトイレのブースの後ろになるため、日が当たりすぎて患者さんが困るということはない。窓に模様がついているのは、室内が無機的になりすぎないように温かみを添えるためだと思う。照明は蛍光灯。段階的な調節はできない。保安灯が設置されている。

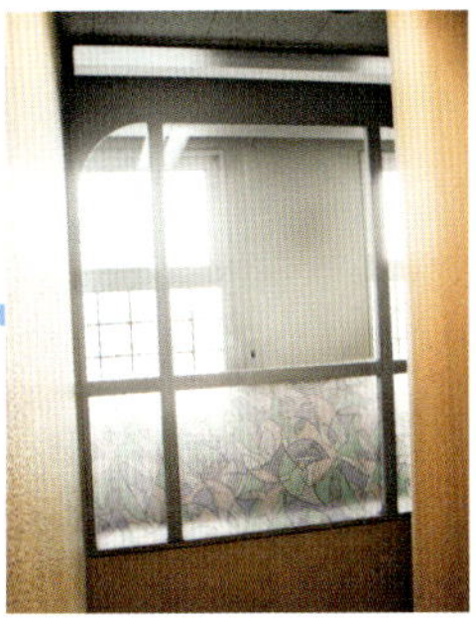

保護室の窓。下部に模様が入っている。

換気　保護室内に換気扇は設置されていない。観察廊下に面した窓の上部に換気口があり、常時開口されている。また屋外に面した窓の上部は排煙口として、臭気が気になる時に開けて換気している。空気はこもり気味と感じる。

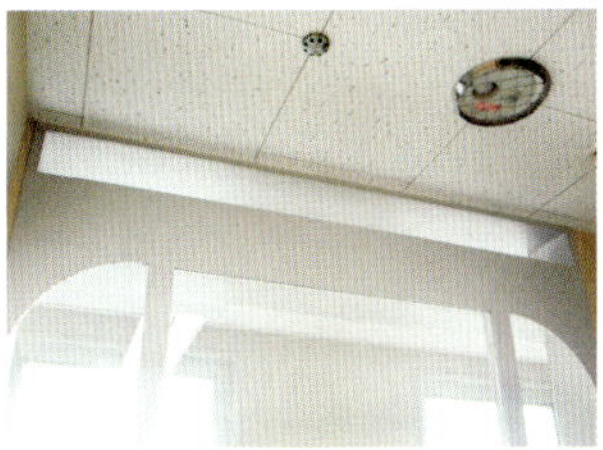

窓の上部に換気口として開口部が設けられている。

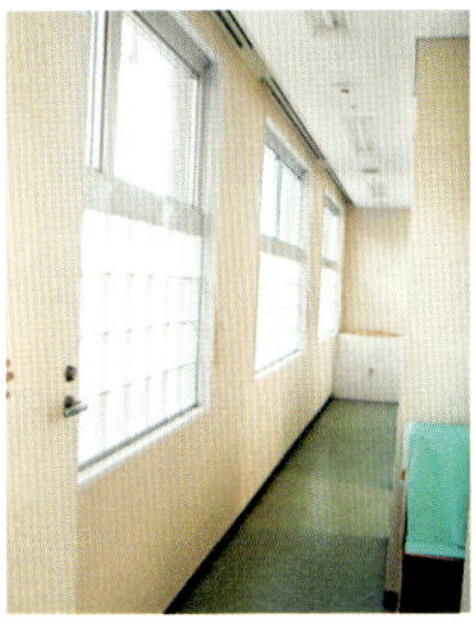

観察廊下。ガラスブロックの上の透明ガラス部分を開けて換気できる。観察廊下は、看護師の休憩室からしか出入りできないこともあり、あまり活用されていない。

温度調整　エアコン。部屋ごとに調節できる。

食事と水分補給

食事　三食ともできるだけ保護室前の通路にあるデイコーナーのテーブルで取ってもらうようにしている。この場所の使用は看護師の判断で可能。通路に出せない場合は、室内にオーバーテーブルを入れる。食器は一般床と同じものを使用する。破損のリスクがある時は、発泡スチロール製の食器に替える。

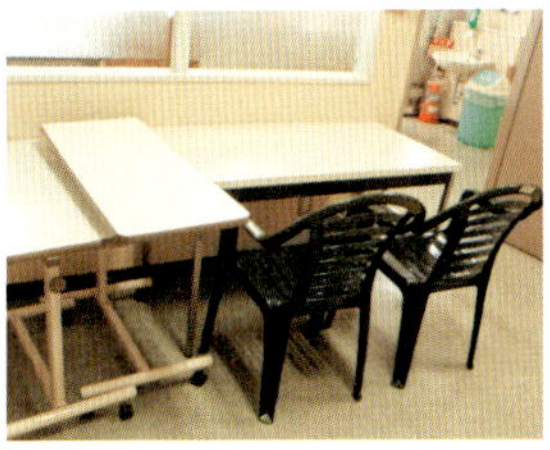

保護室の目の前に設けられたデイコーナー。机の奥がナースステーション。

水分補給　水やお茶、ジュースなど、患者さんの希望の飲み物を、希望する時に渡し、適宜水分補給をする。本人のコップ、あるいはペットボトルを入れる。時間は特に決めていない。コップは基本的に持ち込み可。食事と服薬で最低1000mLを補給できる。インとアウトは必ずチェックしている。不足や過剰の場合は対処する。1日2000mLが適正の目安。

寝具

原則的にキャスター付きのベッドを使用、寝具はマットレス、マットレスパッド、シーツ、掛け布団、包布、枕、ピローケース、必要に応じてドローシーツ（防水シーツ）を使用する。

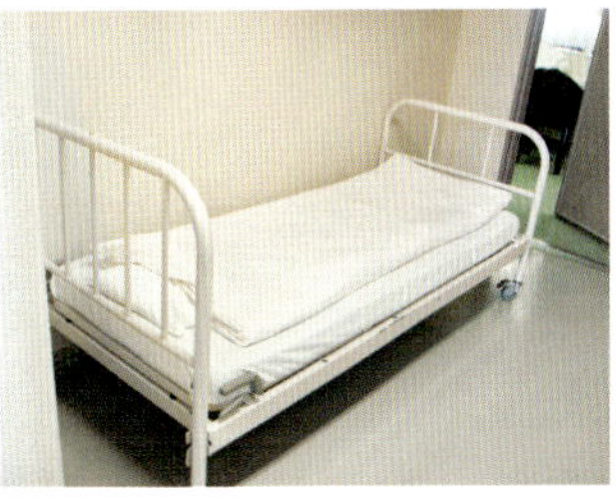

原則的にベッドを使用する。

清潔

洗面、歯磨き　洗面は朝と夜の2回、歯磨きは毎食後（朝、昼、夕）と寝る前（希望時）。原則的に保護室エリアの洗面台を使用している。使用できない場合は、室内に必要物品を入れて行う。必ず看護師が付き添うので、タオルの大きさに決まりはない。

入浴　入浴は、基本的に一般床エリアの浴室を使用する。保護室の患者さんは介助の日に入浴なので、週2回（一般床エリアの入浴は週5回可、日祝日はシャワー浴可）。保護室エリアの浴室は汚染時、入浴時間外、ほかの患者さんとの接触を避けたほうが望ましい場合に使用するが、狭くて介助できないので、自立した人しか使用できない。一般床エリアの患者さんでも、ほかの患者さんと一緒でないほうが望ましいと判断した場合は、保護室エリアの浴室を使用することがある。

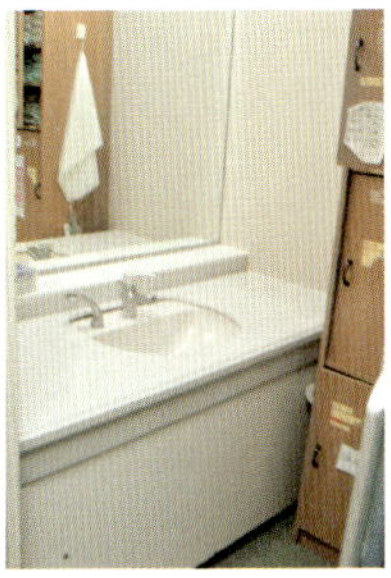

保護室エリアの洗面台。

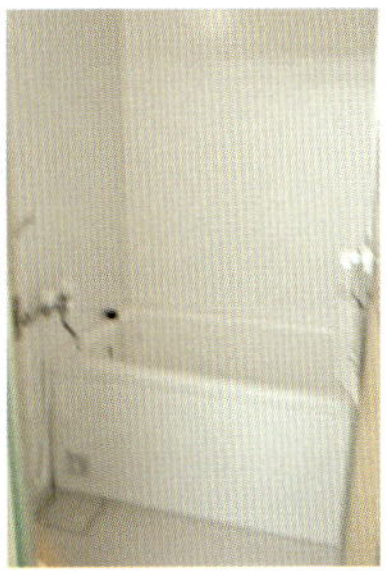

保護室エリアの浴室。

更衣　入浴時、希望時、必要時。

防音

観察廊下が区切られていないのと、観察廊下に面した窓の上部に開口部があるので、大声を出すと聞こえる。ドアは内部に砂が入っており、叩いたり蹴ったりしても響かない。騒音に対する対処は薬物療法、保護室に余裕がある場合は移室。

観察のしやすさ／プライバシー

ナースコール　なし。ファミリーレストランで使用しているようなコールの導入を検討中。

スピーカー　看護師がスイッチを入れれば、双方向に話せる。

モニターカメラ　全床にあり。しかしナースステーションから保護室エリアが視界に入るので、夜間のみ使用するよう心掛けている。

プライバシーへの配慮　名札表示は患者さんの許可が取れた場合のみ行う。

建築上の配慮と課題

課題　床や壁が硬い。ドアが重い。出入口の下枠の出っ張りでつまずきやすい。保護室エリアの近くには面会室もあり、ほかの患者さんや家族も使用するので、保護室の患者さんのプライバシーが守りづらい。

その他

患者さんから見えるもの　全床、ドアの観察窓から時計とカレンダーが見える。うち2床からはナースステーションが見える。窓からは空と近隣のマンションが見える。患者さんの状態によっては、「隔離のお知らせ」「処遇」などが書かれた紙を室内の壁に張ることがある。

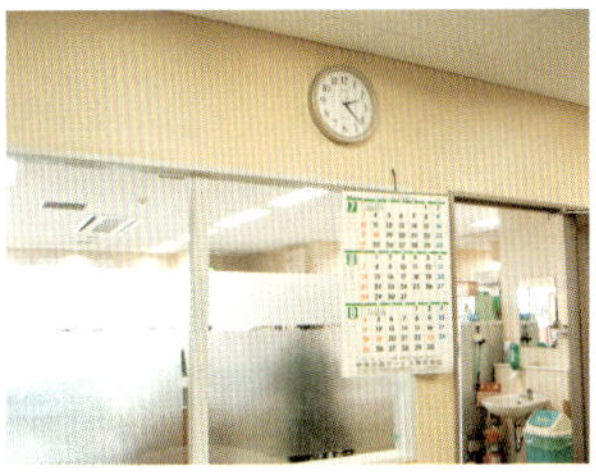

デイコーナーに掛けてある時計とカレンダー。

保護室エリアのスペース活用　デイコーナーには専用浴室、洗面台（1台）、患者さん用のロッカー、テーブル、いす（2脚）、オーバーテーブルが置いてある。デイコーナーのテーブルといすは食事以外にも、面会や、医師、看護師とのかかわり（会話、ゲーム）などのために用いている。病棟が建てられた当時からこのようにしている。一般床エリアのデイルームでは刺激が多すぎて状態を崩す可能性がある患者さんに対し、まずはデイコーナーで過ごして対人関係のストレスに慣れてもらい、段階的に開放を進めることができる。

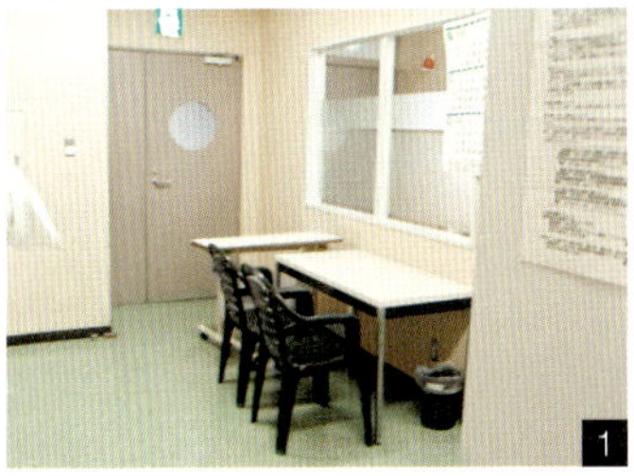

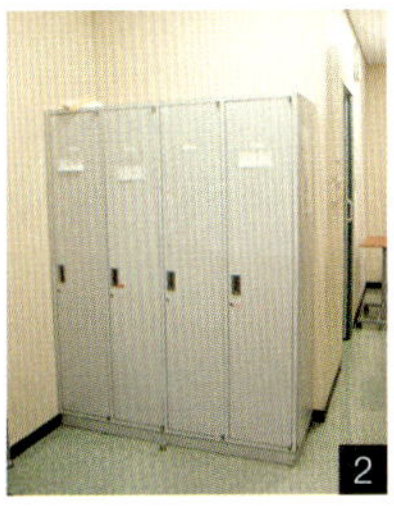

1. デイコーナーの様子。奥に見えるドアは原則施錠されておらず、開放観察時は看護師の手を介さずに帰室できる。
2. 患者さん用ロッカー。

中央配管　2床のみにあり。

16 長谷川病院 急性期治療病棟

東京都

1955年、東京都目黒区に開設されたクリニックが前身。1957年、三鷹市に病院を開設。
2007年調査時は11病棟、587床（精神科556床、内科31床）。入院期間を3期に分け、クリニカルパスを用いて運用している。

［場所: 東京都三鷹市／正式名称: 医療法人社団碧水会 長谷川病院／調査日: 2007年9月21日］

［病棟および保護室の概要］

急性期治療病棟は男女混合で、定床54床、うち保護室は4床。病棟は1986年に建てられたもの。2004年に措置入院の指定病院になるに伴い、一般床だったスペースを改修し、保護室とした。

看護基準は15：1。2交代制で、平日は資格者6名以上、看護補助者は2名以上が勤務。夜勤帯は資格者2名、補助1名。夜勤は必ず男女を組み合わせている。急性期担当の病棟には中勤（13時15分から21時15分）という勤務形態がある。午後から消灯時までの時間に入院が多いので、その時間に対応している。

入院患者さんの傾向は、統合失調症（5割）と気分障害でほとんどを占める。

ナースステーションを中央に配置し、その左右に病室が並んだ構造。保護室はナースステーションにつながっている2床（北向きの保護室）と、一般床と同じ廊下に面した2床（南向きの保護室）がある。重症者はナースステーションに近い北向きの保護室へ、軽症あるいは回復してきたら遠い南向きの保護室へ、というように使い分けている。

北向きの保護室はすぐに駆け付けられる距離だが、看護師の休憩室の隣にあるため、話し声や笑い声が患者さんに聞こえ、反応されてしまう場合もある。

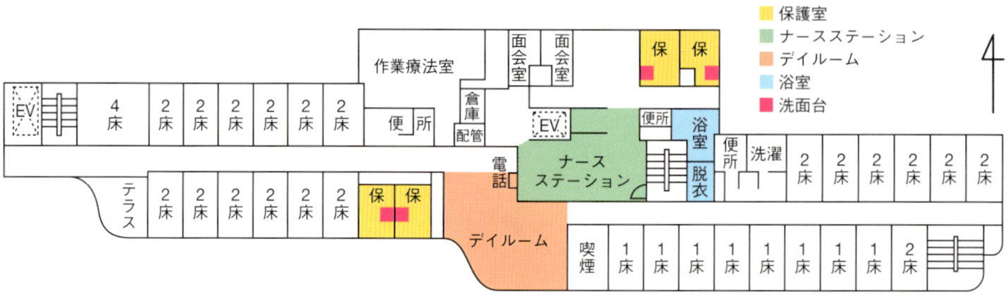

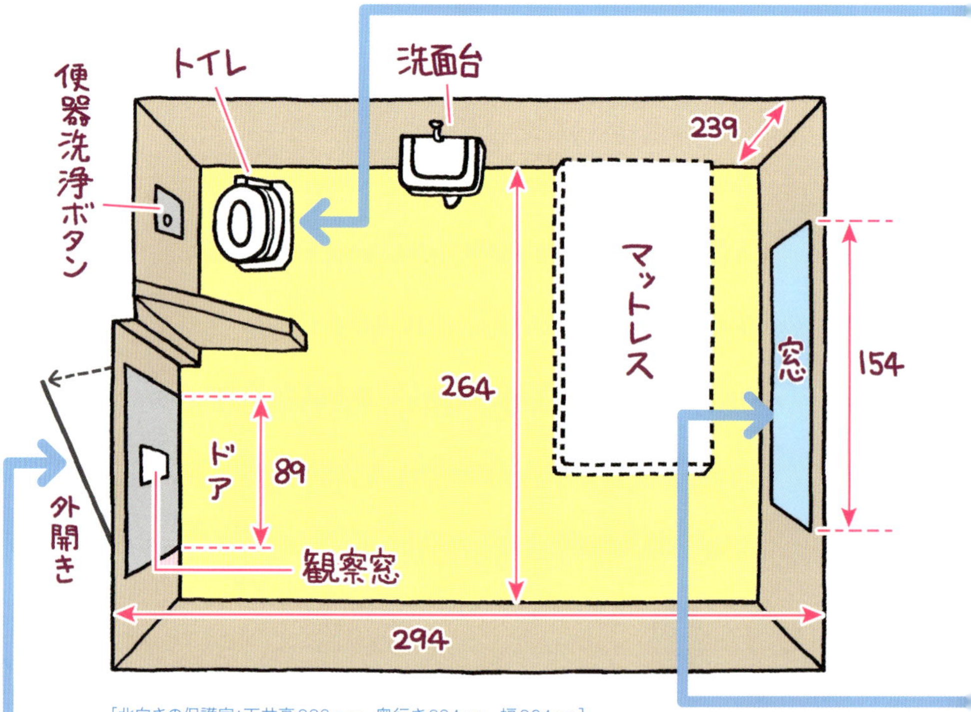

［北向きの保護室：天井高239cm、奥行き294cm、幅264cm］

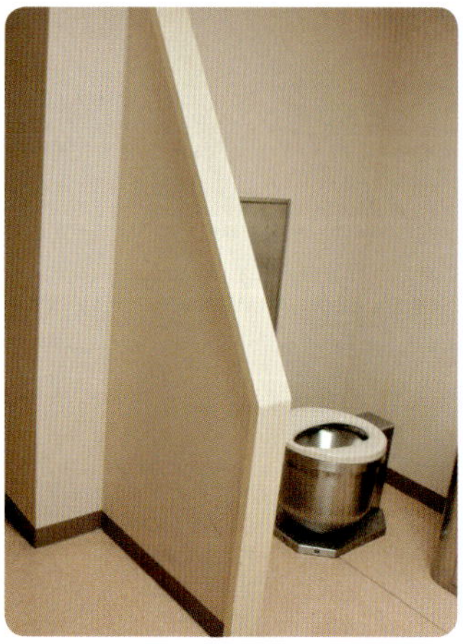

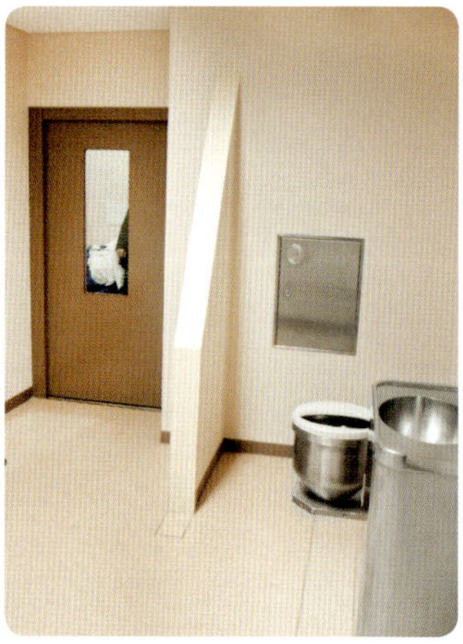

北向きの保護室の内部。

ドアと鍵

普段は鍵は使わず、レバーのみで施錠している。

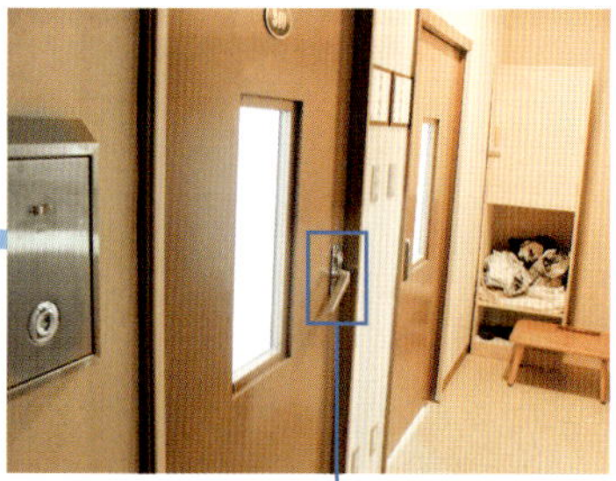

北向きの保護室前の通路。

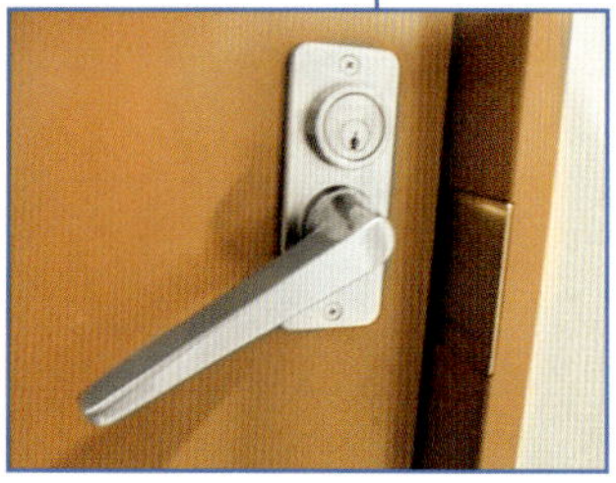

鍵部分拡大。

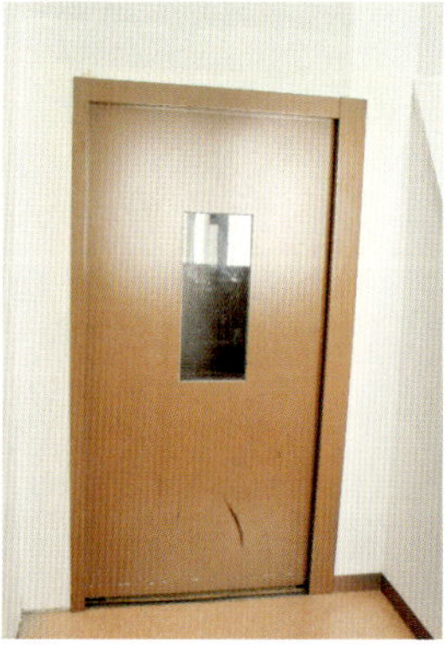

保護室内からドアを見る。

排泄

トイレコーナーに目隠しがある。便器はすべて洋式でステンレス製。便座はプラスティック製（固定）。室内で便器洗浄ができる。この便器のメリットは、もの（枕、下着など）を詰められないこと、詰められてもすぐ修理できること、においがこもらないこと。洋式なのでふらつきのある患者さんにもよい。トイレットペーパーは、患者さんによってロールごと渡す場合と1回分ずつ渡す場合とがあり、ロールごと渡す場合は洗面台の上に置くことが多い。ポータブルトイレを使用することはない。

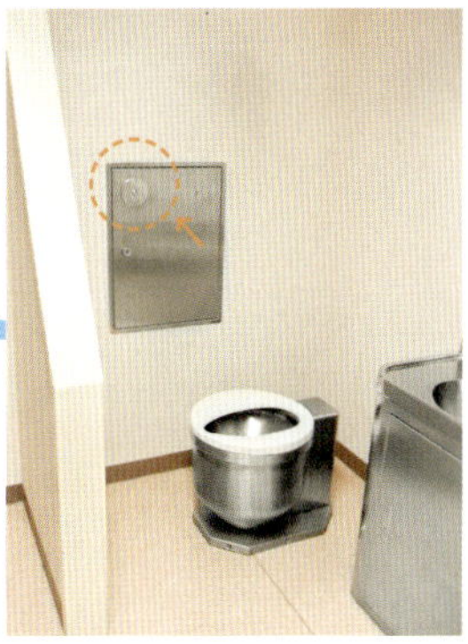

便器洗浄ボタンがある。目隠しは斜め。

窓、光、空気

採光　北向きの保護室の外は山だが、一般道になっているので、窓にシートを張っている。つまり採光よりもプライバシー保護が優先されている状況。患者さんが少しは外が見えるように、シートは窓全体には張らずに下を開けている。南向きの保護室は二重窓の間にカーテンが付いている。明るすぎるため、カーテンを引いていることが多い。

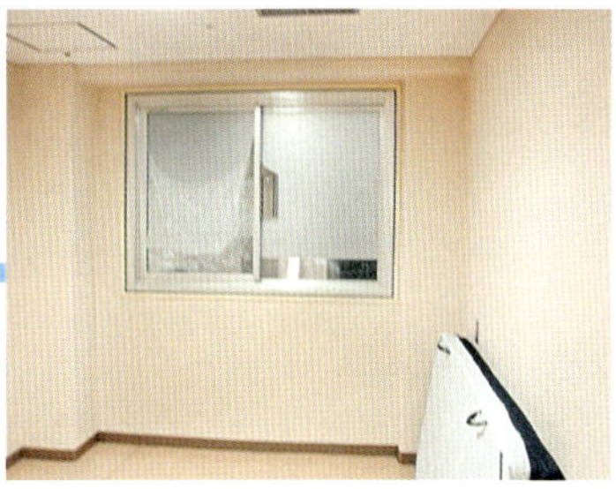

北向きの保護室の窓。プライバシー保護のため、隙間を開けつつシートを張っている。

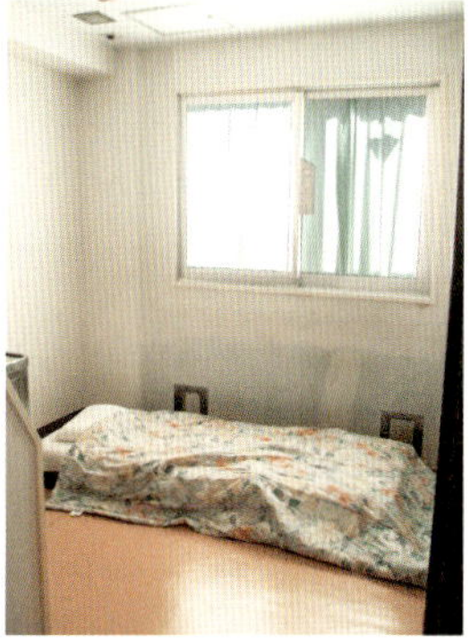

南向きの保護室の窓。二重窓の間にカーテンが付いている。

換気　換気は主にエアコン。北向きの保護室は窓を開けると直接屋外なので、患者さんだけが入室している時は開けられない。臭気があり換気の必要がある場合は、職員が付き添いながら開けたり、患者さんが入浴などで部屋を空けている時に換気している。

南向きの保護室には窓側の壁の下部に換気口が2か所あるが、エアコンで十分換気がなされており、窓や換気口を使っての換気はあまり行わなくてもよい。

温度調整　エアコン。

食事と水分補給

食事　食器、カトラリー（箸、スプーンなど）は病棟全体と同様のものを用いる。破損のリスクがある患者さんは身体拘束になることが多く、食事は介助となるため、食器を替える必要はない。1人で食事ができる患者さんのほとんどにテーブルを入れている。リスクがある場合はダンボール箱を使用するか、何も入れない。その判断は看護師が行うが、まれに医師の指示による。基本的にリース契約している患者さんへのみ食事時におしぼりを付ける。

配膳はドアを開けて患者さんに渡している。看護師は複数の時も1人の時もある。食事時は意外と飛び出し行為がない。看護師が配膳に来たことを明確に告げ、「ちょっと下がってください」と言い、ドアを開けておいて、「じゃあ入れますよ」という形で配膳する。患者さんに食事をしたいという思いがあったり、意識づけをしたのちに看護師が食膳を持っていけば、配膳時の飛び出し行為はないと考える。夕食時には4名、朝食時は3名、職員が病棟に配置されている。さらに応援を頼むこともできる。

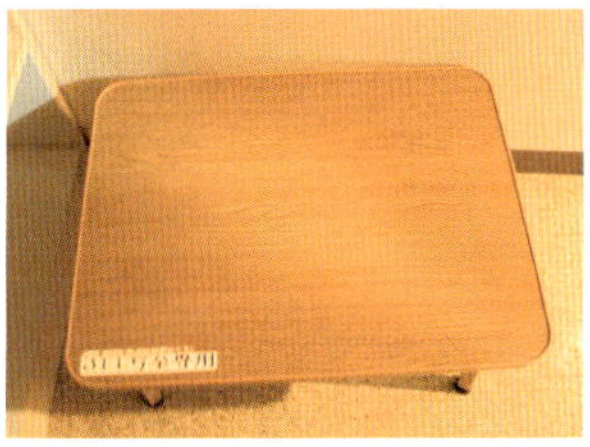

食事用の小さなテーブル。

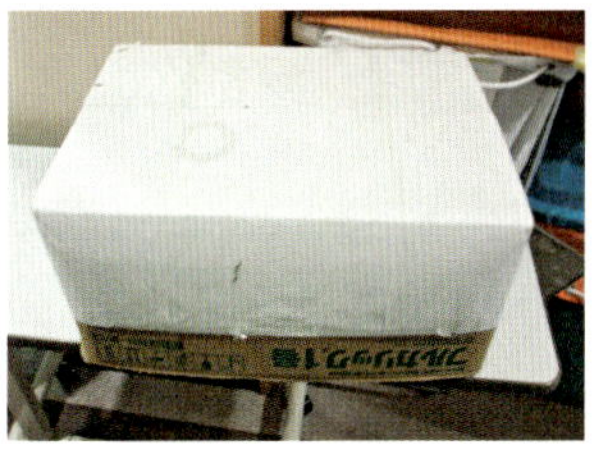

リスクが高い場合はダンボールに紙を張ったものをテーブル代わりにする。

水分補給　室内に洗面台があるので、多飲症の患者さんでなければ自由に飲める。センサーで水が出る。洗面台の下は配管のみで、修理時以外開けることはない。給水の調節は外で行うことができる。コップは基本的に食事時以外は入れない。ジュースなどの希望があれば、看護師が購入して渡す。ペットボトルを入れられない場合は紙パックのものにする。水分制限がある場合は、看護師がすべてカウントしている。

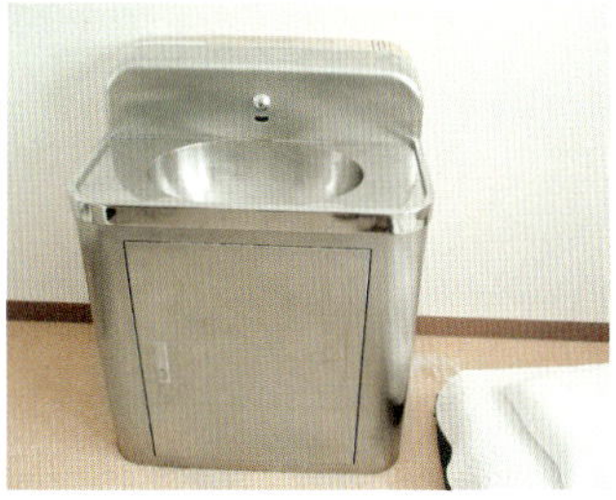

保護室内に洗面台が設置されている。

寝具

ベッドおよびリネン類は使用しない。身体拘束時はベッドを入れる。寝具は、青い厚めのマットレスの上に、普通のマットレス、ベッドパッド、タオルケット、掛け布団、枕などを使用。

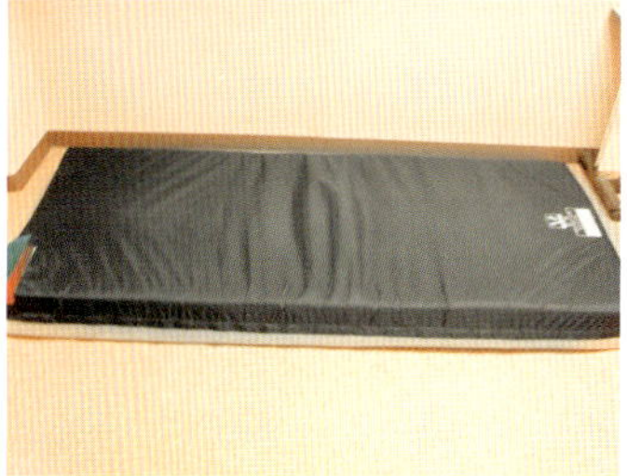

厚めのマットレス。

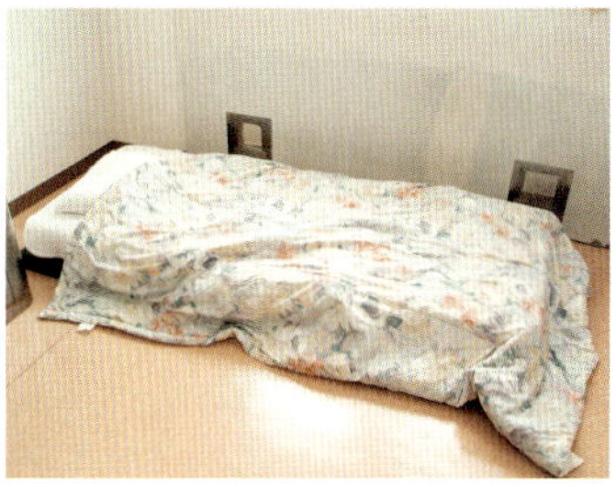

マットレスの上に重ねて敷いていく。後ろの壁に2か所見えているのが、南向きの保護室の換気口。

清潔

洗面、歯磨き　保護室内に洗面台があるので、毎食後声を掛け、室内で行う。保護室内には基本的にはものは入れないので、洗面、歯磨きの用具はそのつど入れ、スタッフが付いて、使用後引き上げる。洗面台の水を止めている人も、その時だけは使用できるようにする。

入浴　入浴は週3回、病棟の浴室で行う（一般床と同様）。浴室まで行ってよいという指示のない患者さんには毎日清拭を行う。ほかに、必要に応じて陰部洗浄や足浴を行っている。

更衣　入浴あるいはベッドバスのたびと、希望がある時に応じて行う。就寝時、パジャマに着替える患者さんもいる。着替えは保護室スペースの棚に入っている。棚には着替えのほか、洗面用具、CD、本など、患者さんの私物をすべて収納している。バックベッドは設けていない。

防音

手やサンダルでドアをバンバン叩く音が聞こえる。北向きの保護室の音はナースステーションまでかなり聞こえる。南向きの保護室は部屋同士で聞こえる（廊下までは響かない）。

観察のしやすさ／プライバシー

ナースコール、スピーカー　なし。頻回の訪室を行っている。

モニターカメラ　各室に設置されている。

17 日向台病院 急性期治療病棟

神奈川県

1960年に開設された単科の民間精神科病院。病院名は所在地の字日向(ひなた)に由来し、高台の南斜面にある。病棟は芝生の中庭を囲んで配置され、治療の場として中庭を利用している。
調査時は5病棟、299床。病棟はすべて男女混合。

[場所: 神奈川県横浜市/正式名称: 公益財団法人積善会 日向台病院/調査日: 2009年8月24日]

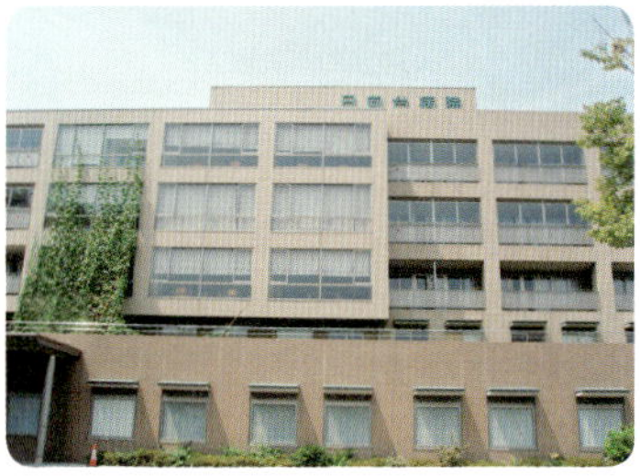

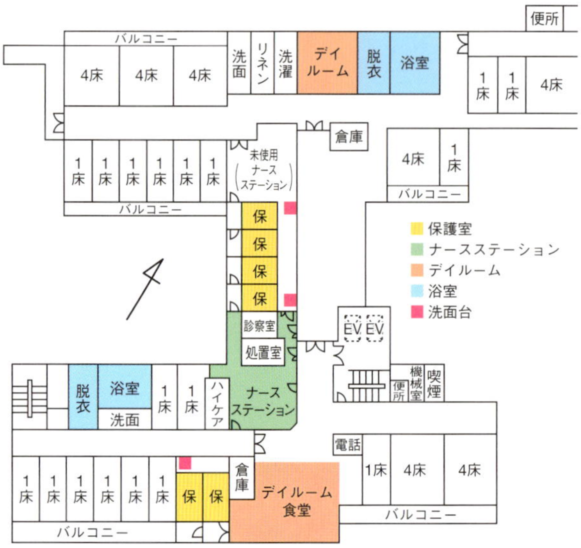

[病棟および保護室の概要]

今回の調査対象の急性期治療病棟は定床57床。看護基準は13:1である。夜勤は2人体制。早出7時から16時、遅出11時30分から20時。夜勤は原則として男女を組み合わせている。
現在稼働しているナースステーションは1か所だが、将来看護師が多く配置できるようになったら2単位に分けることを想定し、設計の段階でナースステーションを2つ設置した。個室のうち2床が集中治療室、1床が特別室。
保護室は6床。4床はナースステーションから直接行けるので近い。残りの2床はデイルームだった部分を改築して増床したもの。
すべてに観察廊下はあるが、増床した2床は洋式便器で、ほかは和式便器。床からはじまる広い窓が基本だが、過去に窓の13cmの隙間から身体が出てしまった拒食症の人がいたため、和式便器の部屋の1床を隙間のない窓(開ける時は手前へ引く形)に変更し、さらに観察廊下側にドアを設けた。
入院時はナースステーションに一番近い保護室に入室し、回復につれて遠い部屋に移すのが一般的。

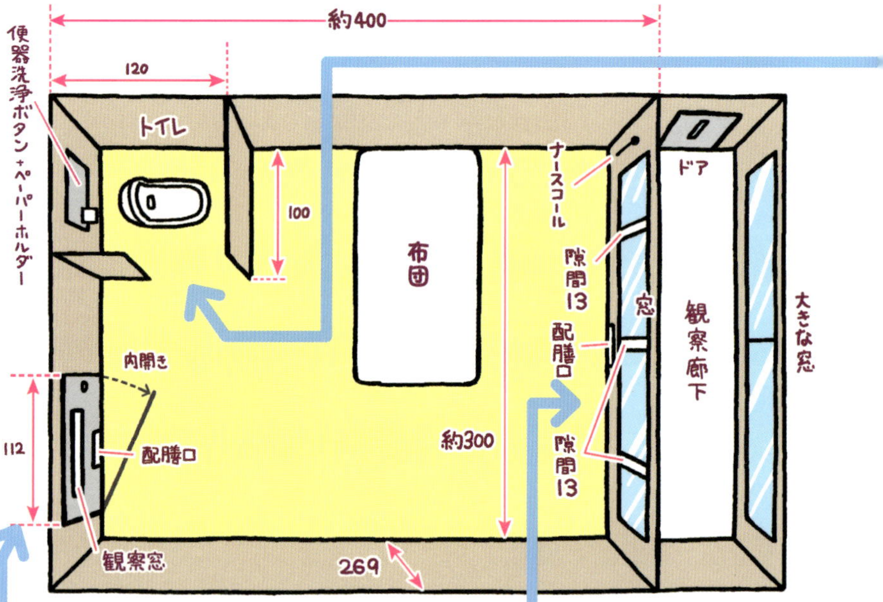

[天井高269cm、奥行き約400cm、幅約300cm]

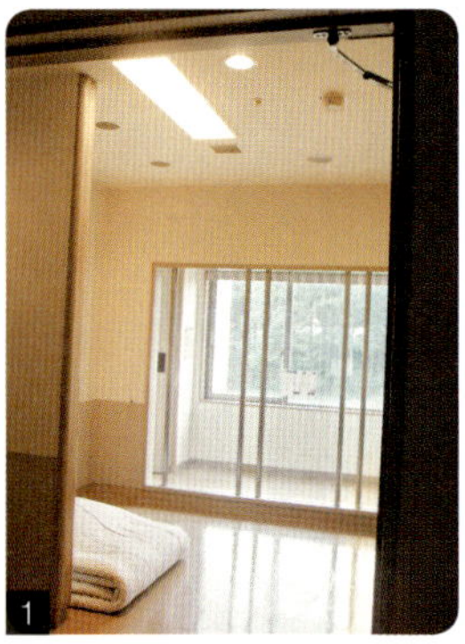

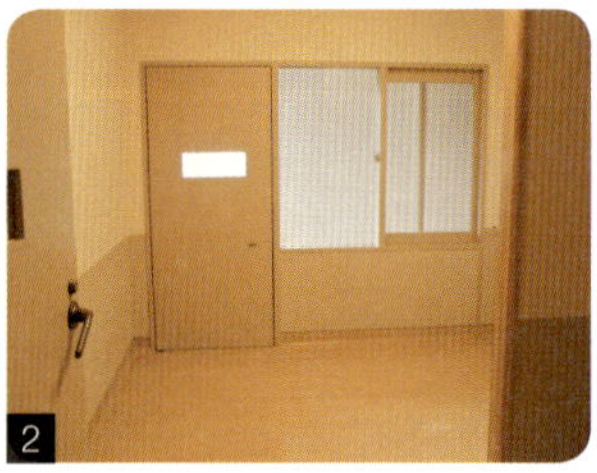

1. 保護室の内部。
2. 6床中1床だけは隙間のない窓にし、窓側にもドアを設けた。

ドアと鍵

鍵とレバーのダブルロックだが、通常はレバーのみ使用している。室内側には手掛け穴が付いている。ドアはベッドが通れる幅になっている。

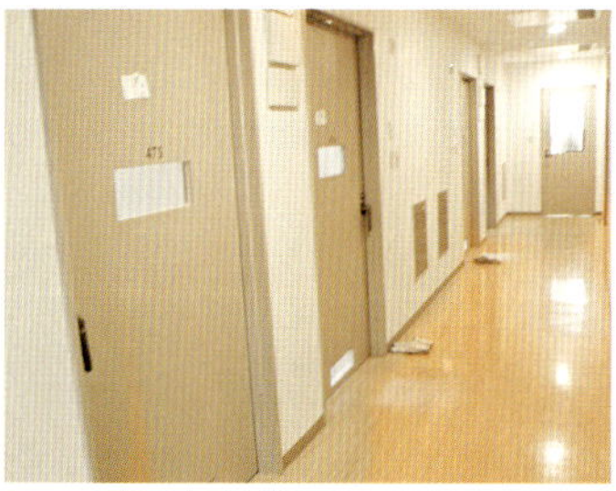

4床並ぶ保護室前の通路。

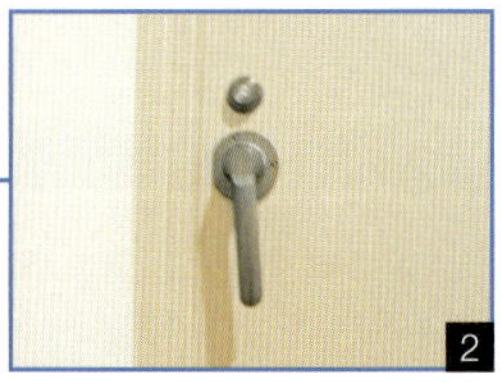

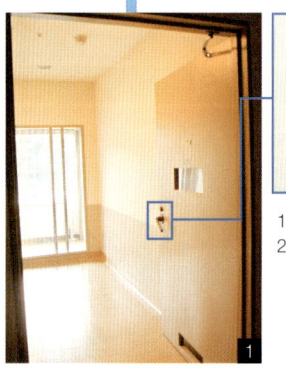

1. 通路側からドアを開けたところ。
2. レバーと鍵部分拡大。

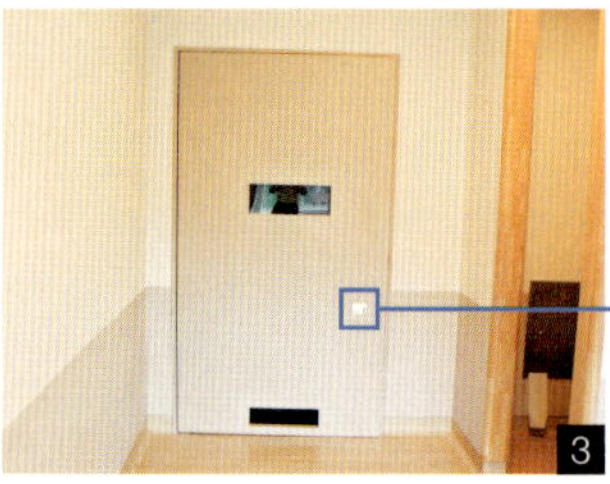

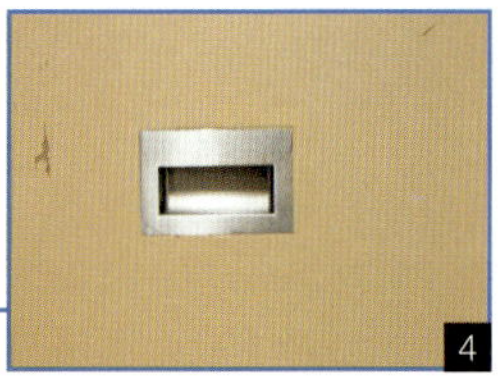

3. 室内側から見たドア。下に開いているのが配膳口。
4. 室内側の手掛け穴部分拡大。

排泄

トイレスペースはブースタイプ。便器は、4床が陶製の和式（金隠し付き）。2床がステンレス製の洋式（トラップのないタイプ）。室内に便器洗浄ボタンとペーパーホルダーが一体になったものが設置されている。手洗い設備があるのは6床中2床。和式が使えない患者さんの場合はポータブルトイレを使用している。

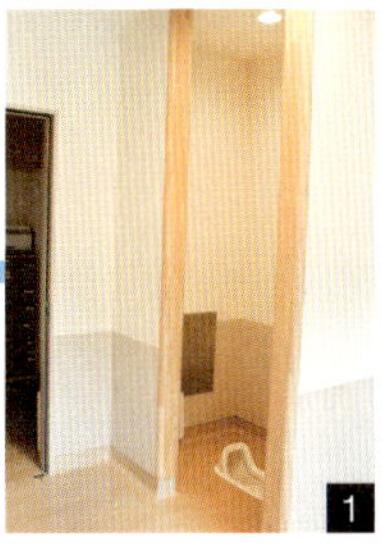

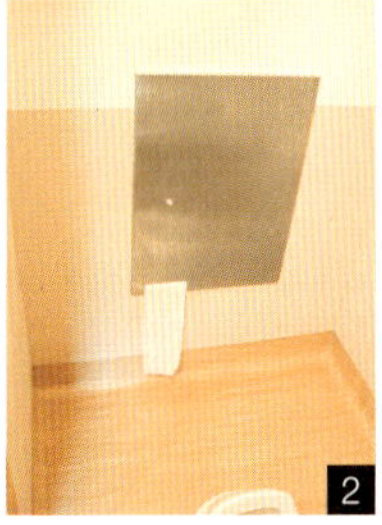

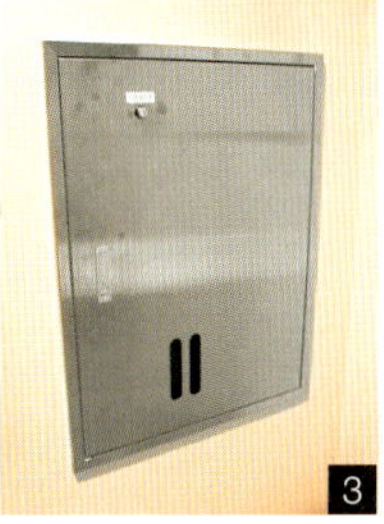

1. ブースタイプのトイレスペース。間仕切りが追加され、開口部が狭くなっている。
2. 便器洗浄ボタンとペーパーホルダーが一体になったものが付いている。
3. 通路から職員が操作するための便器洗浄ボタン。ペーパーもここを開けて補充する。

窓、光、空気

採光　ナースステーションとつながっている4床は西向き、デイルームの隣の2床は南向き。日当たりはよい。「保護室から緑が見えるように」と考え、西向きの保護室の窓は中庭に面している。観察廊下の窓にロールカーテンを設置している。

換気　換気扇はトイレ上の天井。窓を開けての換気も行っている。

温度調整　エアコンが観察廊下に設置されている。屋外に面した観察廊下の窓はペアガラス（ガラス自体が二重になっているもの）なので、外気の温度は伝わりにくい。

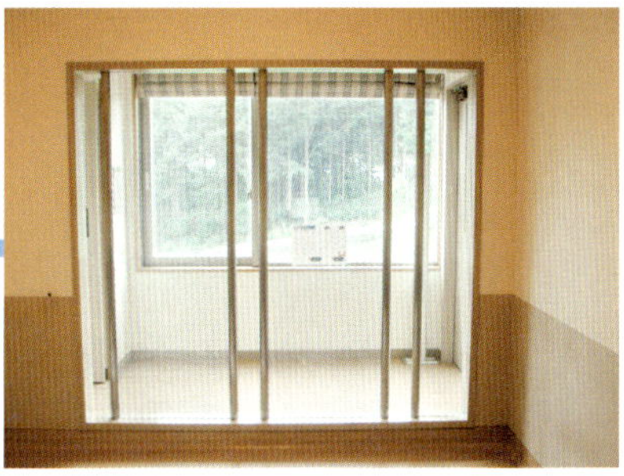

保護室内から窓を見る。窓の材質はポリカーボネート。

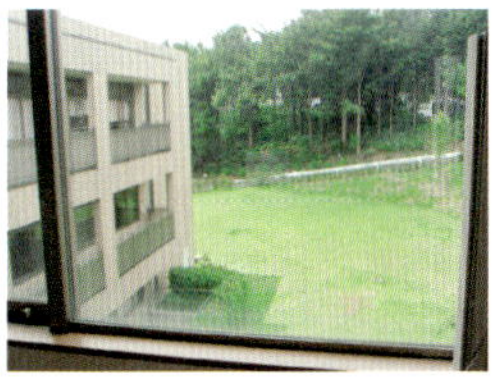

西向きの観察廊下の窓からは中庭が見える。

食事と水分補給

食事　食器は破損のリスクがあっても一般床と同じものを使用している。テーブルはダンボール製の既製品を購入して使っている。以前は発泡スチロール製の台を用いていたが、汚れる、ボロボロになるという欠点があった。ダンボール製のものは汚れたら交換でき、特に困る点はない。食事の際はおしぼりを付ける。保護室入室中は「安心セット」を利用してもらう。これは、タオル、バスタオル、おしぼり、寝衣、歯ブラシ、コップのリースのセットのこと。費用は1日330円で、タオル類は5枚まで使用でき、洗濯もしてもらえる。

ドアに配膳口はあるが、使用せず、ドアを開けて配膳している。患者さんが下膳する時に使うことはある。

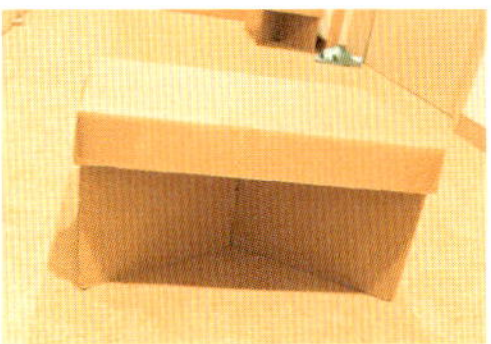

ダンボール製の既製品テーブルを使用。

水分補給　毎食時と10時、15時にコップで水分補給を行っている。状態が落ち着いていればペットボトルを使用することもある。拘束時は30分ごとの観察の時に、脱水に留意して必要に応じて提供している。

寝具

敷き布団、掛け布団、枕を使用している。身体拘束の時のみベッドを使用する。リネン類は使用しない。

清潔

洗面、歯磨き　毎食後洗面台を使用して行っている。洗面台を使用できない場合は、室内に歯磨きセットを入れて行う。歯磨きセットはナースステーションで管理している。保護室入室中は前述の「安心セット」というリースを利用している。

入浴　入浴は週3回（病棟全体と同様）。浴室は病棟内にあるが、やや遠い。看護師数名で誘導している。全身拘束の患者さんでもできるだけ浴室に連れていっている。その間に室内の清掃を行う。

更衣　入浴時および必要時。保護室入室中は「安心セット」を使用してもらうため、患者さん個人の衣類は下着のみを預かる。

防音

ドアは鉛製の遮音板張り、ロックウール充填。手で叩いたり足で蹴ったりすると、ドスンドスンという音がするが、鉄板だけよりは音が小さくなっている。窓のステンレス丸柱はコンクリート充填。騒音に対する対策は、看護師が話を聞く、医師に対応してもらう、など。観察廊下が部屋ごとにドアで区切られているため、防音に役立っている。

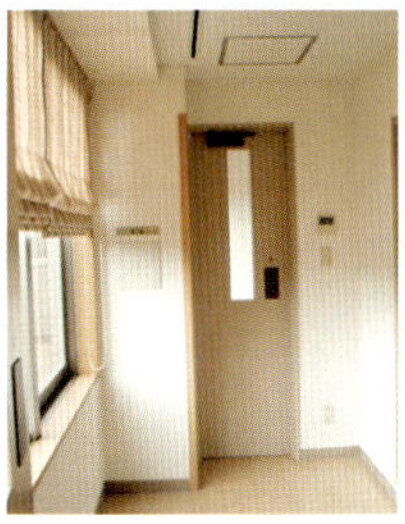

観察廊下が、部屋ごとにドアで区切られている。

観察のしやすさ／プライバシー

ナースコール　全床に設置されている。観察廊下側の壁の穴から室内にタコ糸を通し、患者さんが糸を引くとコールが鳴る。ただし、窓の隙間からナースコールに手が届いてしまうのでナースコールを壊されることがある。

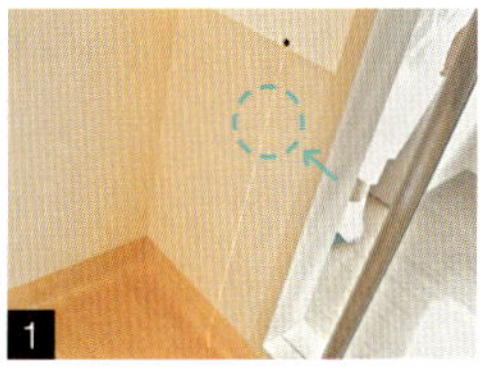

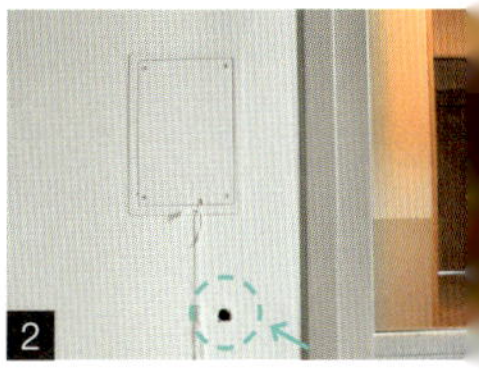

1. 室内側にナースコールのタコ糸がたれている。
2. 観察廊下にあるナースコール。必要に応じて、壁の穴（丸で囲んだ部分）に糸を通す。

スピーカー　看護師がスイッチを入れれば、双方向に話せる。

モニターカメラ　2床はナースステーションとつながっていないため、モニターカメラを観察廊下から室内に向けて設置した。

プライバシーへの配慮　脱衣する患者さんの場合は屋外に面した窓のロールカーテンを下げる。

建築上の配慮と課題

配慮　床はクッション素材。柱などの角を丸くしている。観察廊下の窓（ポリカーボネート）はバールのようなもので叩けば割れるため、ドアから出られない際の脱出口ともなる。救急外来から保護室までのルートは、外来の待合室や病棟ホールを通らず、ほかの患者さんの目に触れることがない。

課題　壁紙をはがされることがあるが、こまめに修理している。トイレコーナーがブースタイプであり、死角が多い（ただし、人権とプライバシーを守るためにはブースが必要と思う）。ちなみにトイレ内での事故は起きていない。

その他

患者さんから見えるもの　時計とカレンダーは必ず設置する。観察廊下の床に部屋ごとにデジタル時計を置く。カレンダーは通路の壁に掛けたり、窓に張ったりする。

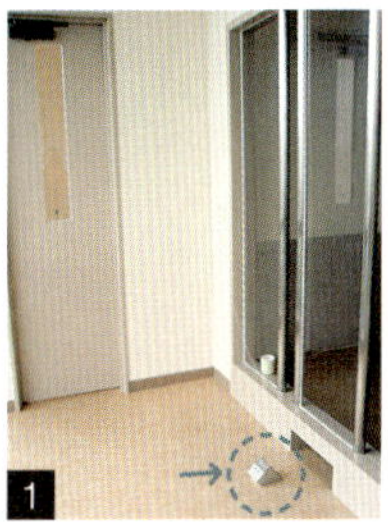

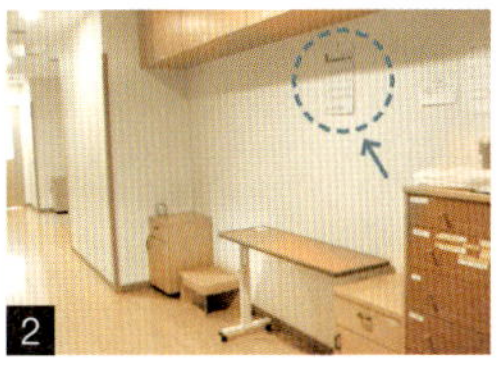

1. 観察廊下の床にデジタル時計が置いてある。
2. 通路のカレンダーは観察窓をのぞけば見える。

保護室エリアのスペース活用　保護室前の通路の端に洗面台が設置されている。保護室の目の前に置く床頭台には、下着と生理用品くらいしか入れていない。

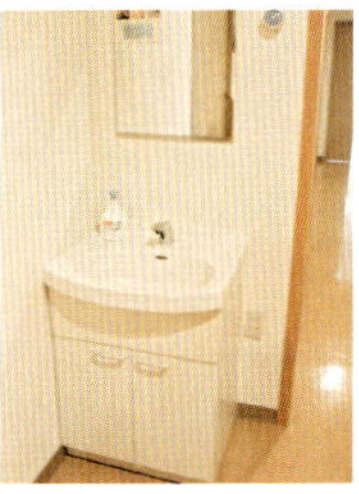

保護室エリアにある洗面台。

18 相州病院 急性期治療病棟

神奈川県

**1965年に開設された単科の民間精神科病院。「公平無私」「隣人愛」「進取の気風」を理念に掲げる。
調査時は5病棟、263床。急性期救急精神医療、認知症治療、療養に重点を置く。**

［場所: 神奈川県厚木市／正式名称: 医療法人社団青木末次郎記念会 相州病院／調査日: 2010年3月9日］

［病棟および保護室の概要］

急性期治療病棟は定床60床で、2階（36床：個室12床、4床室×6）と3階（24床：集中治療室7床、保護室8床、個室9床）の2フロアで構成されている。紹介する病棟図は3階のもの。

1984年に建てられており、2005年に改築を行った。看護基準は13:1。勤務体制は2交代で、夜勤は看護師3名、看護補助者1名の計4名。早出、遅出勤務はなし。

外来から保護室へは3つのルートがあり、患者の状態や職員の体制、時間帯により、最も他者の目に触れないルートを選択している。入院後は回復過程に沿って集中治療室→保護室→個室→4床室というプロセスをたどるのが一般的。身体と精神の両方をきちんと治療する方針で営まれている。

ナースステーションと保護室との距離は近い。ただし、施錠されたドアを1か所通る必要があるので、心理的には少し遠いと感じる。病棟西側にある保護室は観察廊下でナースステーションにつながっており、東側の保護室は観察廊下で病棟のデイルームにつながっている。観察廊下は部屋ごとにドアで区切られている（このドアは施錠しない）。

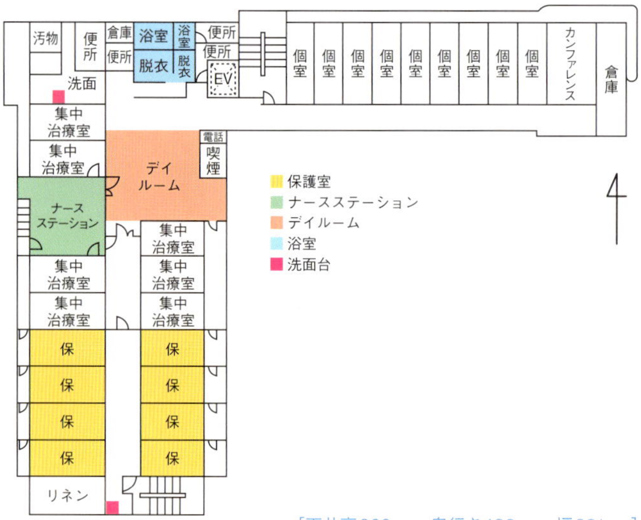

［天井高260cm、奥行き498cm、幅281cm］

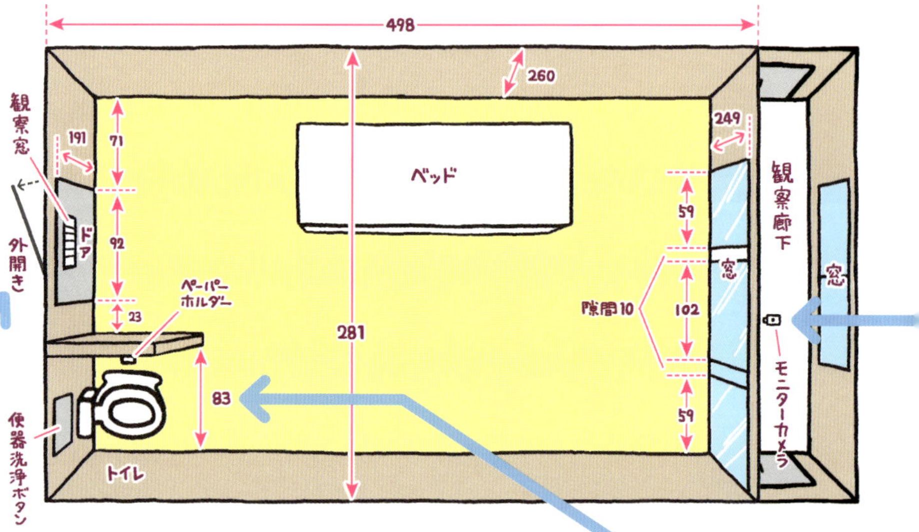

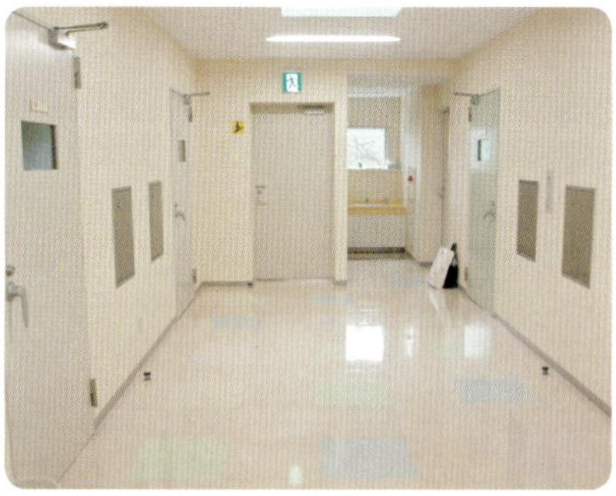

保護室エリアの通路。

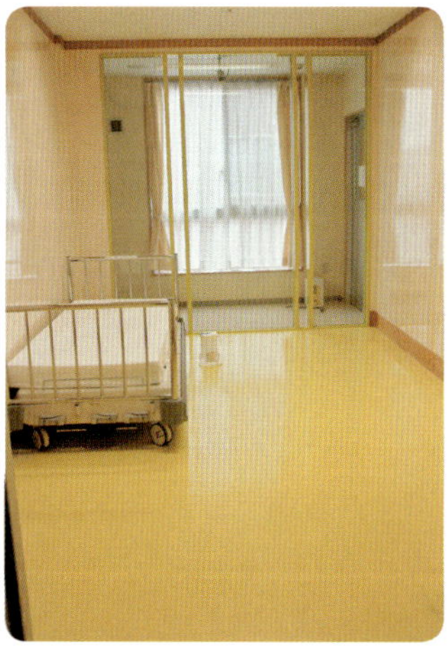

保護室の内部。

ドアと鍵

鍵とレバーのダブルロック。透明な観察窓がある。

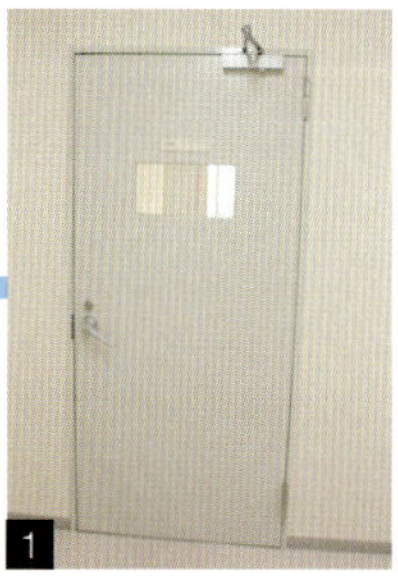

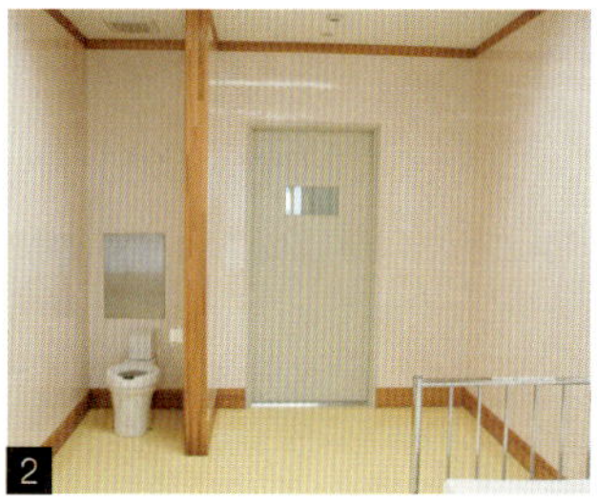

1. 通路に面したドアは、鍵とレバーのダブルロック。
2. 保護室内からドア方向を見る。

排泄

トイレスペースはブースタイプ。便器洗浄は室内外から操作可能。室内の水だけを止めることができる。壁にプラスティック製のペーパーホルダーが設置されているが、壊された経験はない。手洗い設備はなし。便器は洋式で強化プラスティック製。便座と便器は同素材。便器は通常のものよりやや小さい。便座は固定されているので、大柄な男性から低い、小さいと言われることがある。立って排尿する人は周りを汚してしまう。保護室の壁の下部は木で囲んであるので、尿が染み込んでしまう。においへの対策については、スタッフの意識を変えることも含め、現在取り組み中。常時換気しているが、排泄直後の臭気は看護師が配慮しなくてはならないと考えている。

便器後部の配管はカバーで覆ってある。便器にものを詰められることがごくたまにある。詰めるものは水筒の下に敷いているタオル、おむつ、病衣など。

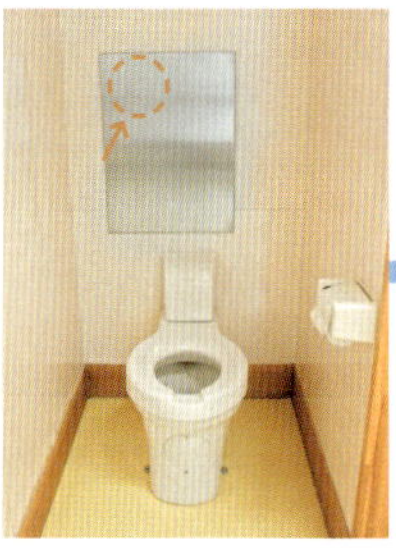

丸で囲んだ部分に便器洗浄ボタンがある。

窓、光、空気

採光　東向きの保護室は午前に光が入り、西向きの保護室は午後に光が入る。どちらも明るい。壁の色が薄いピンクで光沢があることも、部屋の明るさに影響していると思う。屋外に面した窓にはカーテンが掛かっている。
換気　エアコンと換気扇。観察廊下に面した窓には10cmの隙間が2か所ある。屋外に面した窓も10cm開く（ストッパーを外せば全開可能）。朝の掃除の際は窓を開けて換気している。また、保護室前の通路には天窓が2か所あり（下の写真参照）、臭気がある時は天窓を開放し、換気している。
温度調整　エアコン。温度調整は中央管理で、病院全体が同じ温度になるよう設定されている。ナースステーションでオン、オフの調整は可能。

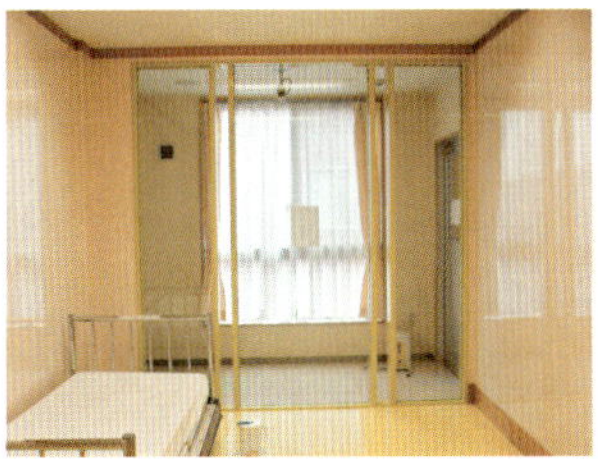
観察廊下に面した窓の材質は強化ガラス。10cmの隙間が2か所開いている。

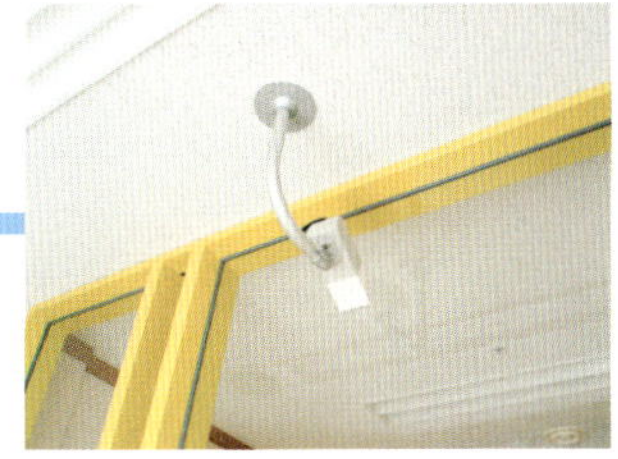
観察廊下の天井に設置されたモニターカメラ。

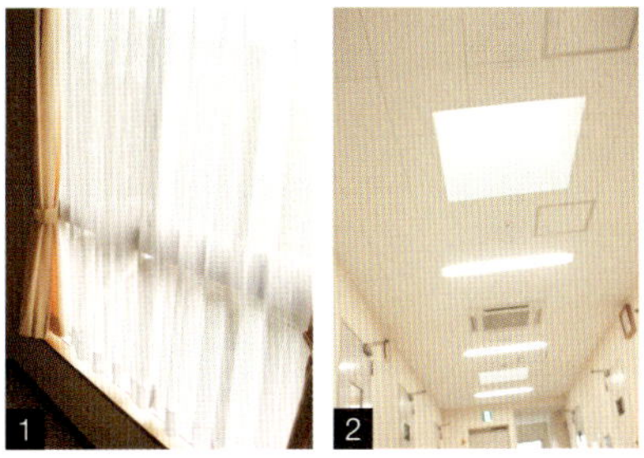
1. 屋外に面した窓にはカーテンが掛かっている。
2. 保護室前の通路には天窓があり、臭気がある時に開放している。

食事と水分補給

食事　患者さんの状態をアセスメントしながら、なるべく三食をデイルームで取ってもらうようにしている。デイルームのほうが看護師の目が届くという意味もある。保護室内で摂取することはまれだが、その場合はワゴンを室内に入れ、一般床と同じ食器で提供する。ベッドの端に腰掛ける姿勢が保持できない場合は、オーバーテーブルを入れ、ベッドに横たわりながら食べてもらう。リスクがある場合は見守りを行う。

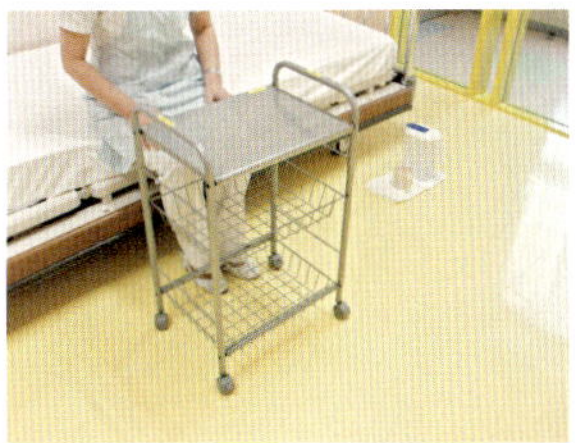
室内で食事を取る際に使用するワゴン。

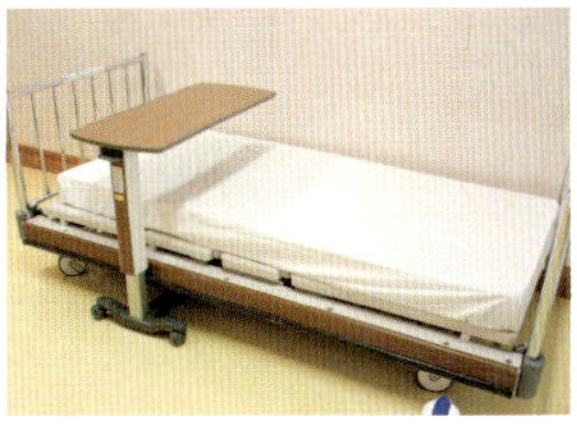
横たわりながら食べる場合はギャッジベッドを上げ、オーバーテーブルを使用する。

水分補給　1Lの水筒とコップを室内に入れ、1日3回（10時、16時、20時）交換する。

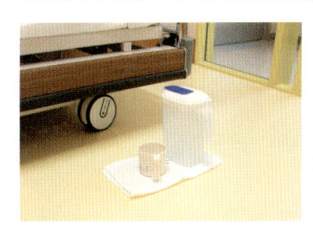

水筒とコップを室内に入れている。

寝具

集中治療室は電動ギャッジベッド、保護室はギャッジベッドを使用する。ベッドの柵を外してしまう患者さんもいるため、あらかじめ外して使用することもある。床にマットレスを敷くことは衛生的でないので、ベッドを使用するようにしている。マットレス、シーツ、掛け布団、枕を使用する。マットレスは低反発マットレス。たまにマットレスのウレタンをむしられることがある（1年に2回程度）。
リネン類は原則として使用する。リスクのある時のみ、医師と相談の上使用しないこともある。

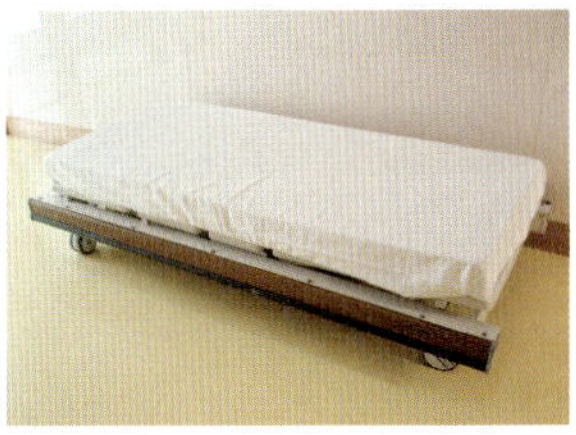
危険が予測される時はベッド柵を外してから入れることもある。

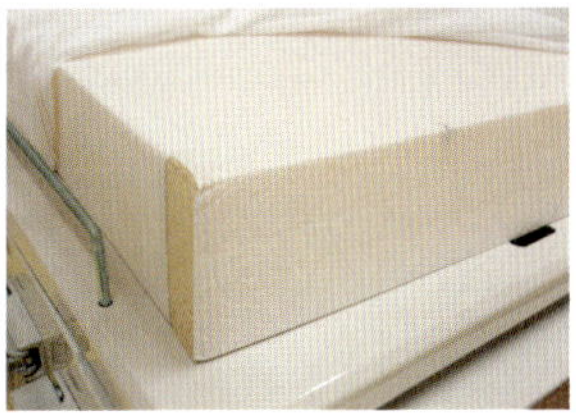
厚い低反発マットレスを使用。

清潔

洗面、歯磨き　1日3回。夜勤帯も行う。食事時に開放観察をしている場合はデイルームに近い洗面所で行う。室内の場合は必要な洗面セットを入れて行う。洗面セットはナースステーションで管理している。保護室前の通路に洗面台はあるが、活用しづらい位置にあるため、あまり使用していない。
入浴　集中治療室と保護室の患者さんの入浴は週3回、日勤帯に行うが、曜日をずらしている。一般床エリア（デイルームの横）にある浴室を使用する。個室の患者さんは週6回（日曜日以外）、9時30分から20時の間に入浴できる。浴室は、自立して入浴できる患者さん用と介助が必要な患者さん用の2タイプが並んでいる。いずれも1人用。
更衣　入浴時および汚染時に更衣する。集中治療室、保護室では病衣、おしぼりタオル、タオル、バスタオル、横シーツ（腰部あたりに敷くシーツ）のセットをレンタルしてもらう。レンタル費用は1日230円。個室に移室してからは、自己管理能力をアセスメントしつつ、私物に切り替えていく。現在使用している病衣は薄いので、厚い衣類（スウェットスーツ）への切り替えを検討している。レンタル料が高くなり患者さんの負担が増えてしまうが、導入する予定。

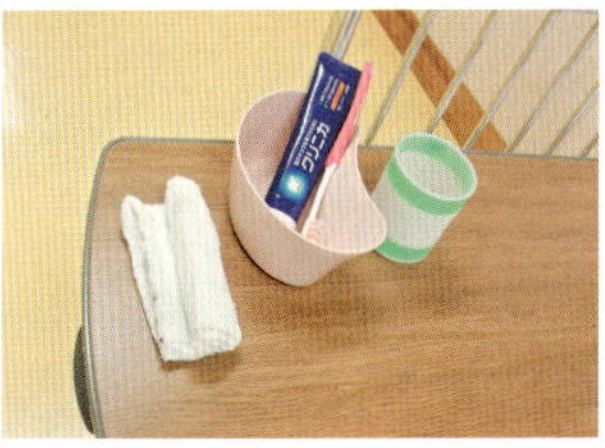
洗面セット。

防音

壁、ドアに防音材が入っている。またドアが当たるところに防音のためのゴムが付いている。ドア叩き、大声がたまにあり、隣室の患者さんの安静を妨げる。窓に10cmの開口部があり音が漏れる。観察廊下はドアで1部屋ずつ区切られているため防音効果がある。

観察のしやすさ／プライバシー

ナースコール　なし。
スピーカー　全室で常にオンの状態になっており、患者さんの呼び掛けに対応している。
モニターカメラ　全室の観察廊下に設置され、ナースステーションから観察できる。個室の廊下にも設置されている。
プライバシーへの配慮　希望があれば名前をイニシャルで表示する。

その他

患者さんから見えるもの　保護室前の通路の壁に時計を2か所設置している（ただし部屋の位置によっては見ることができない）。カレンダーは設置していない。窓に、観察廊下側から処遇内容を示した紙を張っている。

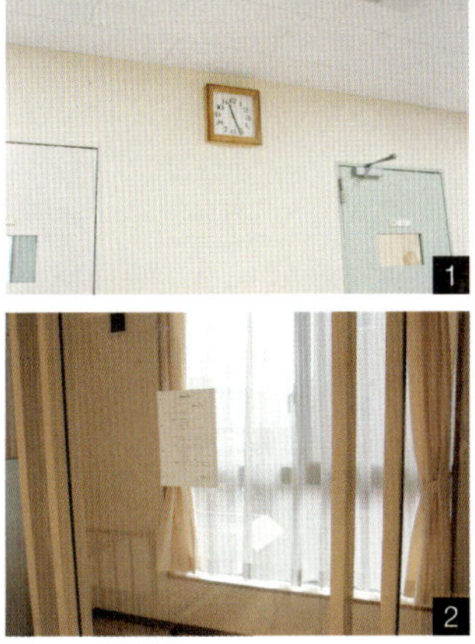
1. 通路に時計が掛かっている。
2. 窓に、本人の処遇がわかる「隔離室指示箋」が張ってある。「氏名、主治医名、隔離開始日、開放時間、食事時間、食事内容、服薬時間、担当看護師名」が記されている。

防災　保護室以外の部屋にはすべて防災用ヘルメットが備えてある。保護室の患者さんの分は集中治療室の部屋の棚に置いてある。

19-1 のぞみの丘ホスピタル 急性期治療病棟

岐阜県

1964年に130床で開設された民間精神科病院。その後増改築を経て、1995年、特定医療法人承認、2002年、のぞみの丘ホスピタルへ病院名を変更。2005年、病院機能評価の認定を受けている。
保護室は、精神科急性期治療病棟、療養病棟（閉鎖）、療養病棟（開放）の3つにある。
調査時は、7病棟、310床を有し、精神科のほかに心療内科、神経科、内科を併設していた。

［場所: 岐阜県美濃加茂市／正式名称: 特定医療法人清仁会 のぞみの丘ホスピタル／調査日: 2007年6月6日］

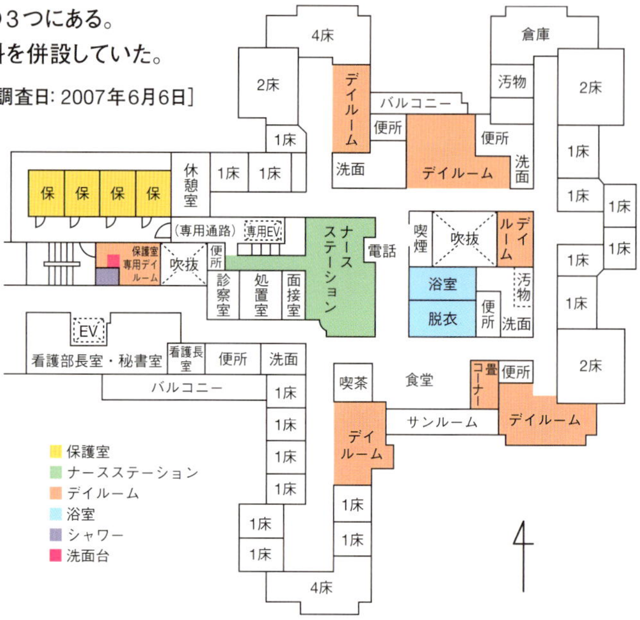

［病棟および保護室の概要］

急性期治療病棟は2002年に建てられた。定床は41床、看護基準は13:1。夜勤は3人体制、看護師2名に補助職1名。必ず男女混合の構成にしている。
保護室は4床で、保護室エリアにはシャワー室、洗面台と保護室専用デイルーム（カウンターといすを置いたコーナー）がある。保護室エリアとナースステーションを結ぶ廊下がL字型のため把握しづらい。外来から保護室へのアクセスを優先した結果、L字型になった。
患者さんにとってはナースステーションが直接見えないのは刺激が少なくなりメリットがあるかもしれないという意見もある。
隔離時の看護については専用の書式があり、また行動制限対象の患者さんについては看護部長に報告する書式が定められている。

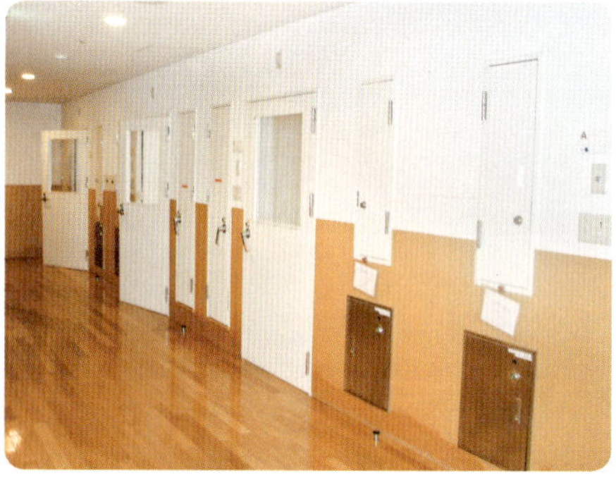

保護室前の通路。4床が並んでいる。

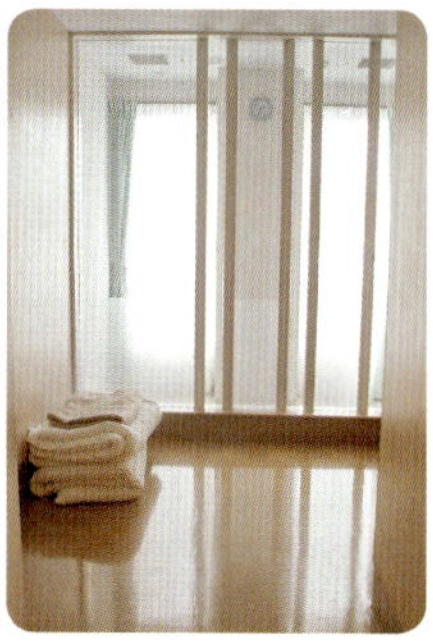

保護室の内部。

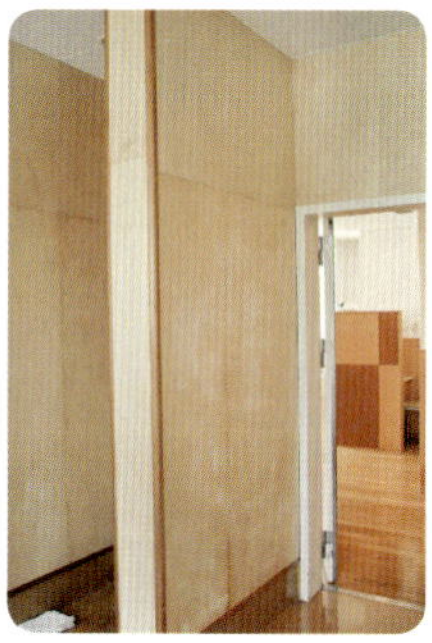

保護室内からドア方向を見る。

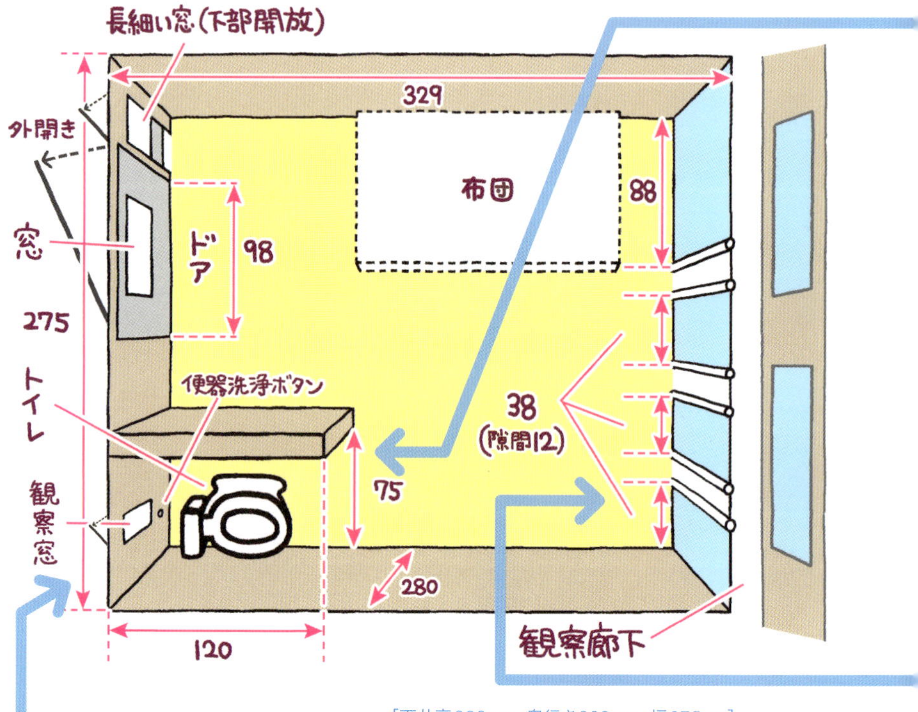

［天井高280cm、奥行き329cm、幅275cm］

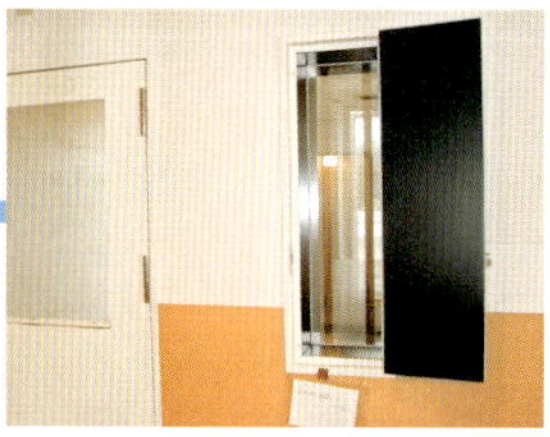

トイレ部分の観察窓に小扉が付いている。これは通路側から開けたところ。

3. ドア横に長細い小扉がある。
4. ドア横の長細い小扉を開けるとこのように見える。強化プラスティックがはまっている。下部が少し開放されており、もののやり取りが可能。
5. ドア横の長細い小扉を保護室内から見たところ。

ドアと鍵

鍵とレバーがあるが、通常はレバーのみで施錠。患者さんが保護室エリアで開放されている場合や面会者がいる場合は、レバーだけでは開けられてしまう危険があるので、鍵を使って施錠している。

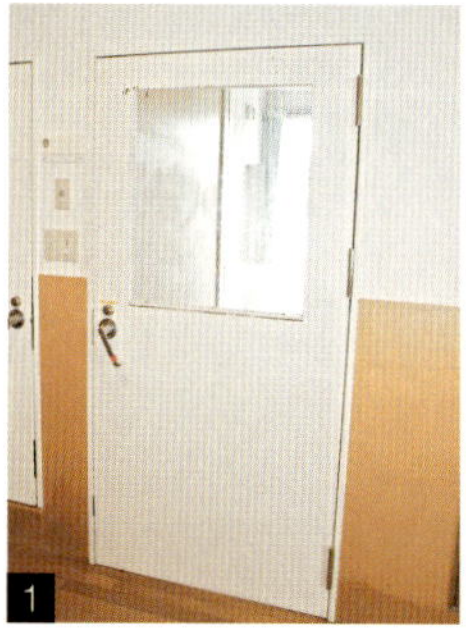

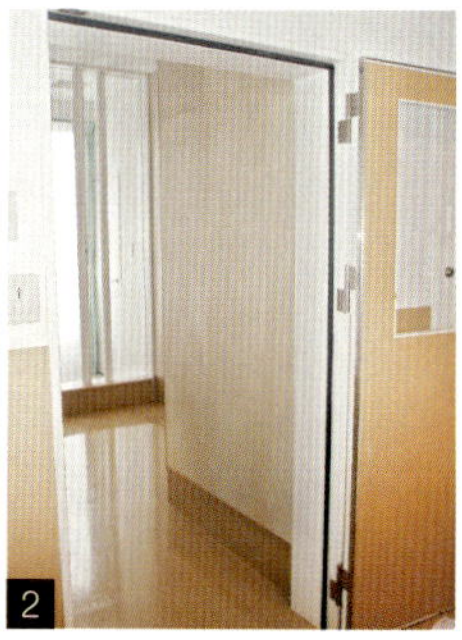

1. 通路から見た保護室のドア。大きな窓があるため、中がよく見える。
2. ドアは外開き。

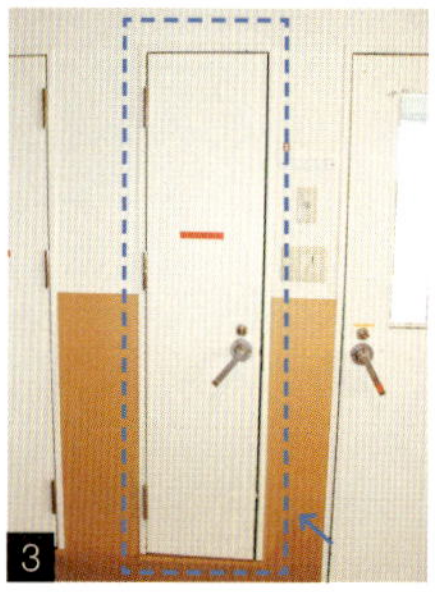

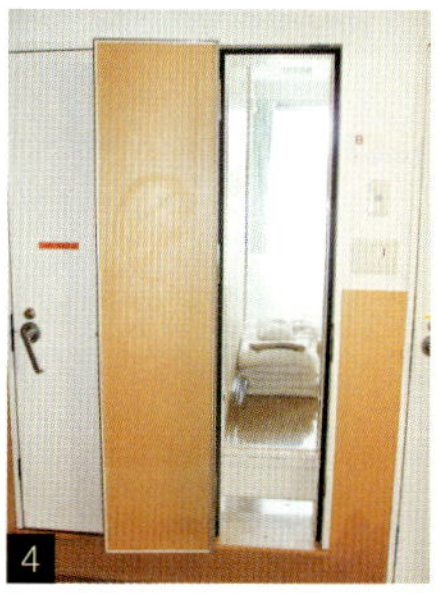

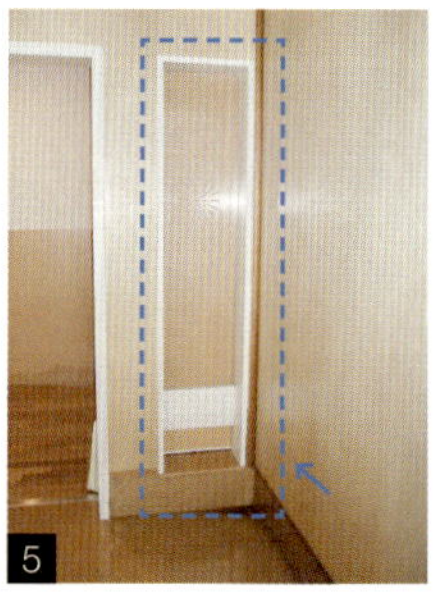

排泄

トイレスペースはブースタイプ。便器は洋式と和式の2種類が2床ずつある。いずれもステンレス製。便器洗浄ボタンが室内にある。手洗いはなし。

洋式のメリットは、ふらつきのある患者さんに対応できること。デメリットは、便器の上に乗ったり、ものを詰められたりすること、排泄物の確認がしづらいこと。和式のメリットは、排泄物の確認ができること。デメリットは、ふらつきのある患者さんが使用できないこと。洋式も和式もメリット、デメリットが両方あるので、患者さんによって使い分けている。そのためポータブルトイレは使用していない。和洋が2床ずつという比率はよいと思う。

トイレットペーパーを詰めたり使いすぎるのを防ぐため、ちり紙の枚数を調節して渡している(床に直置き)。しかし、ペーパーホルダーを設置しておき、使用、不使用を選択できるようにしておけばよかったと思う。

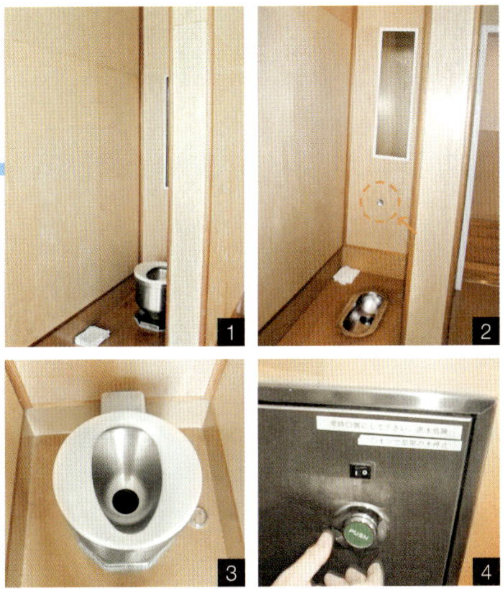

1. 洋式便器。
2. 和式便器。前方に便器洗浄ボタンが見える。
3. 洋式便器(拡大)。
4. 便器洗浄は通路のボタンでも操作でき、場合によっては室内の水を止めることもできる。

窓、光、空気

採光　北向き。光はそれほど入らないが、窓が大きいので暗いとは感じない。屋外に面した窓には緑色のカーテンが付いている。

換気　病棟全体に「酸素クラスター」という換気システムを設置している。屋外に面した窓とドアの横の小窓を開けて空気を通したり、トイレに設置されている換気扇を使用したりしている。

温度調整　エアコン。

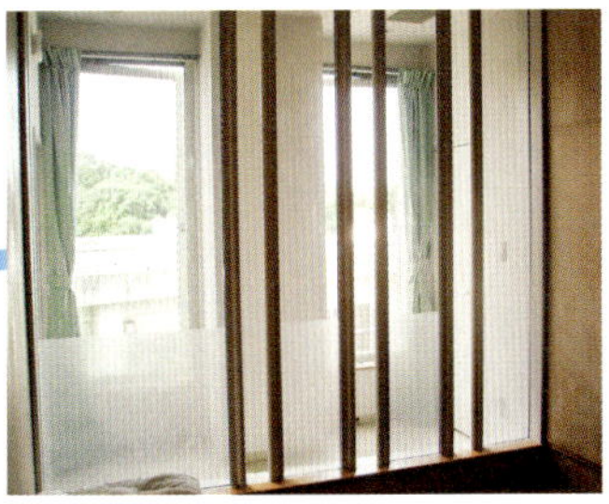

内部から窓方向を見る。観察廊下との間は強化ガラスで仕切られているが、12cmの隙間が3か所ある。窓の下部がすりガラスになっている。屋外に面した窓は多少開く。

食事と水分補給

食事　患者さんの状態に応じて小さなテーブルを入れる。食器は病棟全体と同じものを使う。リスクがある時はディスポーザブル食器(発泡スチロール製)とスプーンを使用している。毎食時、お盆におしぼりをセットしている。

水分補給　やかんにお茶が作ってあり、患者さんから希望があれば紙コップやペットボトルで渡している。

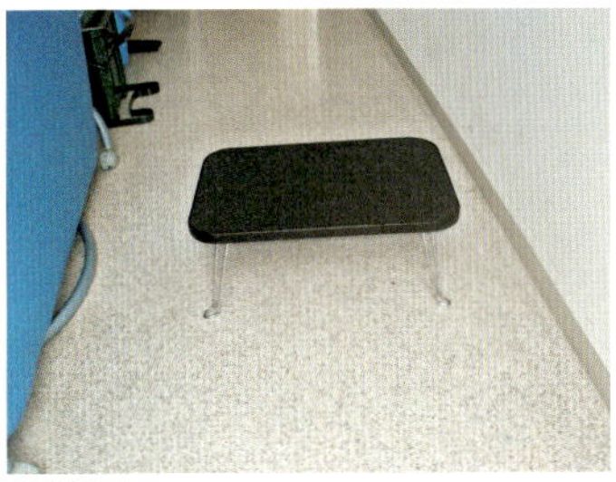

配膳時に入れる小さなテーブル。

寝具

以前はベッドを入れていたが、ドアに勢いよくぶつけられたことがあったため、現在は原則的に使用していない。患者さんの状態に応じて折り畳みベッドを入れることもある。リネン類、マットレスは使用せず、布団のみ。

清潔

洗面、歯磨き　朝、夕が基本。朝食後(日勤帯)は保護室エリアの洗面台を使用している。起床時や夜勤帯に希望があった時は、ドア横の長細い窓の下部から必要品を渡し、室内で洗面してもらう。

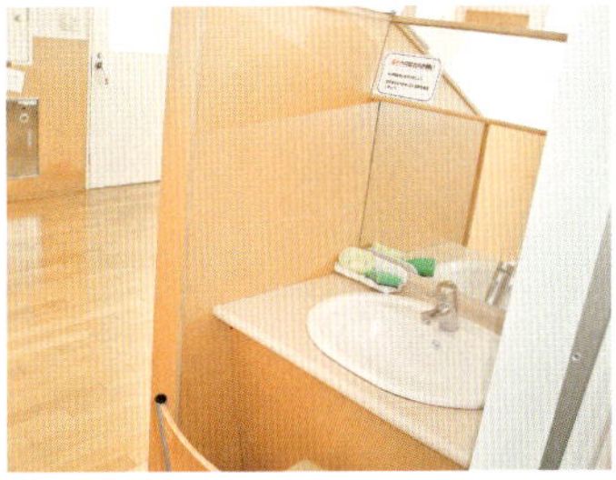

保護室エリアにある洗面台。

入浴　最低週2回。毎日患者さんに聞き、入るといえば毎日でも可能。保護室エリアのシャワー室を使用する。開放観察中の患者さんは病棟の浴室を使用する。保護室の隣の廊下にあるタオルウォーマーで蒸しタオルを準備し、清拭の際はそのタオルを使用するが、ほとんどは自分でシャワー、入浴ができている。タオルウォーマーのタオルはリースで、費用は病院負担。

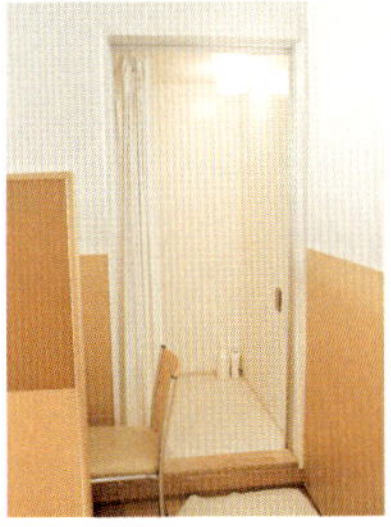

保護室エリアのシャワー室。

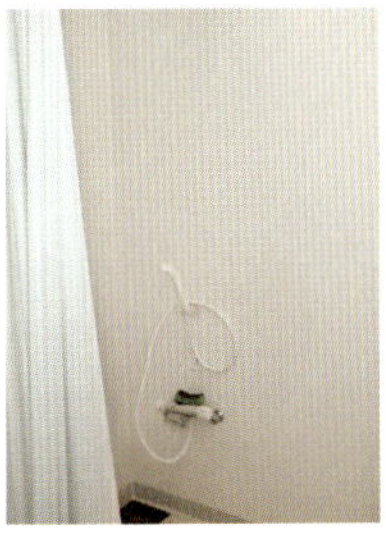

シャワーは縊首予防のため、意図的に下部に付けた。

更衣　原則的に入浴のつど更衣する。衣類は保護室エリアにロッカーがあり、そこに収納している。更衣後の衣類は患者さんごとに洗濯物入れがあり、そこに入れることになっている。

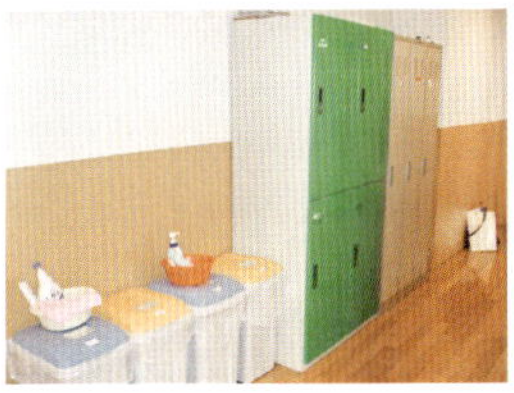

ロッカーと洗濯物入れ。

防音

強化プラスティックの部分や壁は叩くとやや響く。ドアを手やスリッパ、ペットボトルで叩く患者さんがいて、全体的にはうるさいと思う。

観察のしやすさ／プライバシー

ナースコール　1床に設置されている。

音感センサー　全床に設置されているが、現在は使用していない。

スピーカー　看護師がスイッチを入れれば、双方向に会話が可能。

モニターカメラ　全室に設置。

プライバシーへの配慮　保護室に限らず、病室にネームプレートを表示するかどうかについては患者さんの希望を聞いている。

建築上の配慮と課題

配慮　室内の壁全面に木の板(ベニヤ板)が張ってある。壊れやすい材質を使うことで、逆に患者さんの安全を守るという発想。

その他

患者さんから見えるもの　観察廊下にある時計。

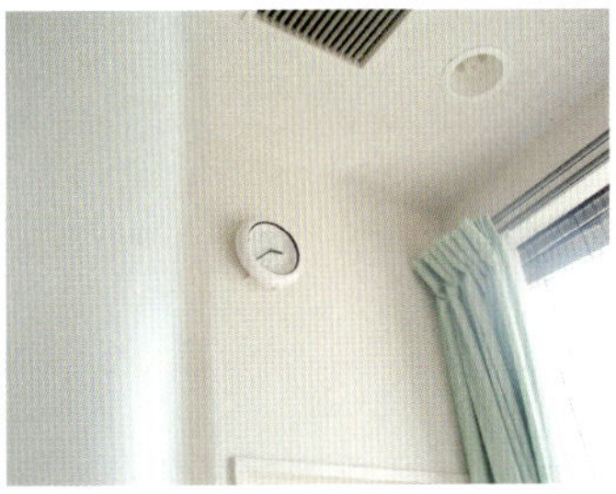

観察廊下の時計。

保護室エリアのスペース活用　保護室専用デイルームを設けたが、現在は十分活用できていない。ちょっとしたコミュニケーションや入浴後の身づくろいの時間を過ごすなど、短時間の使用のみ。理由はモニターが設置されていないため観察ができないことと、廊下がL字型になっておりナースステーションから直接見ることができないこと。そして看護師の人員不足。

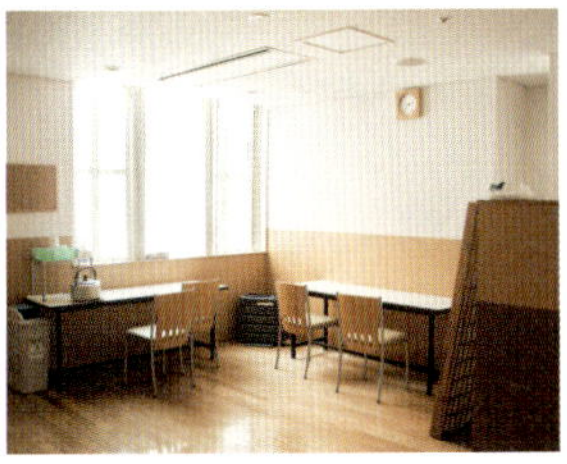

保護室専用デイルームを設けたが、現在はあまり活用されていない。

患者さんへ渡すもの　入室時、患者さんに日程表とカレンダーを渡している。

19-2 のぞみの丘ホスピタル 慢性期開放病棟 | 岐阜県

［調査日：2007年4月23日］

［病棟および保護室の概要］

この病棟は療養病棟で、調査時の看護基準は30:1。定床は60床で、うち保護室は3床。夜勤者の数は2名。早出は7時30分から、遅出は18時30分まで勤務（食事時間に合わせている）。この病棟は1981年に、すでに建っていた病棟に増築される形で建築された。当時、床はじゅうたん張りで、一段高くなった部分があり、ベッドとして用いていた。1998年にじゅうたんをはがし、フローリングに張り替えた。さらに2002年には以下のような大規模な改築を実施した（床の張り替え、ドアの交換、部屋の鉄格子の数を減らしアクリル板を設置、ベッドとして使用していた段をなくしフラットにする、室内の壁に木目調の壁紙を張る、保護室エリアの壁を塗り直す、トイレに目隠しを設置する）。症状が悪化したら保護室に入室し、沈静すれば一般床へ戻るといった使い方をしている。そのため保護室を使用する患者さんが限られ、看護師が患者さんを把握できている。保護室とナースステーションとの距離は大変遠いと感じているとのこと。なお、慢性期閉鎖病棟の保護室も調査したが、構造、生活への援助とも共通点が多いため、今回は慢性期開放病棟のみを紹介する。

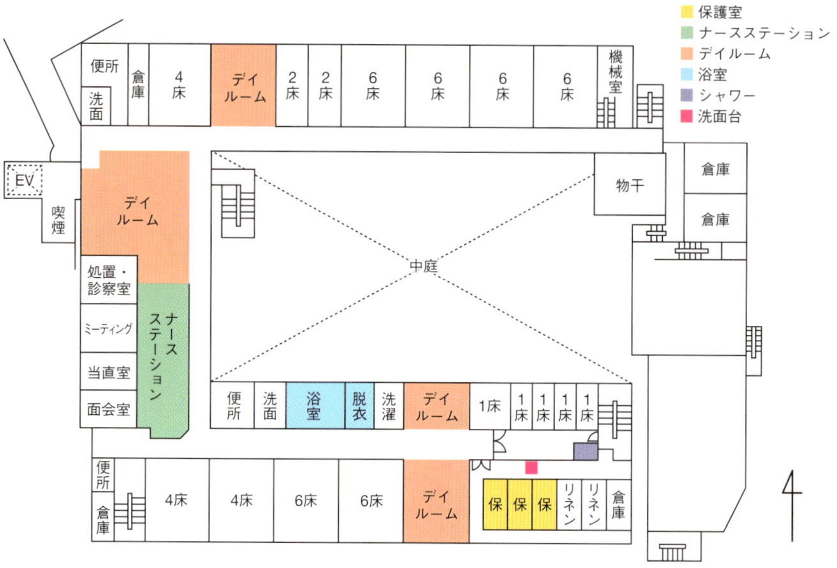

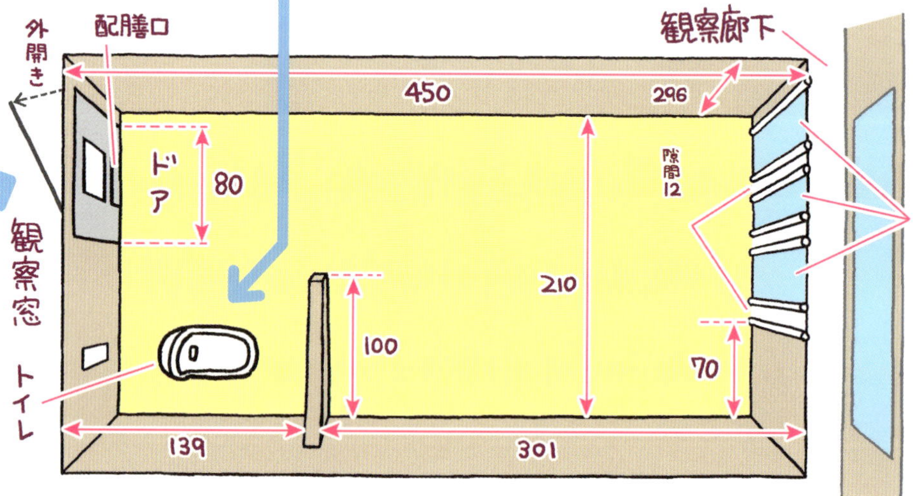

［天井高296cm、奥行き450cm、幅210cm］

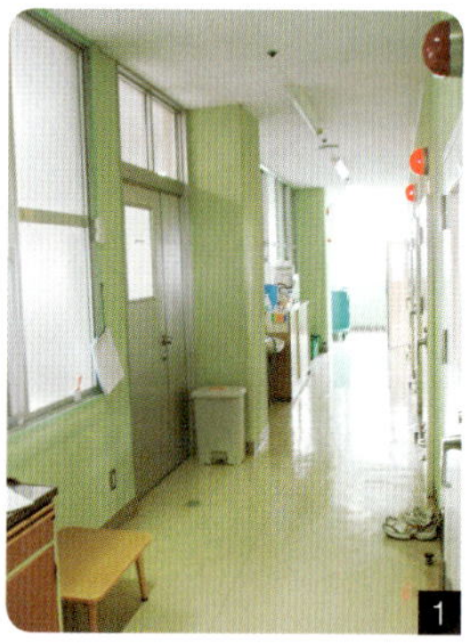

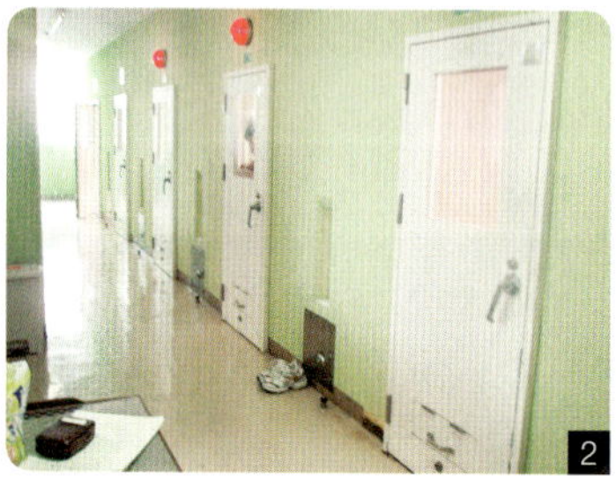

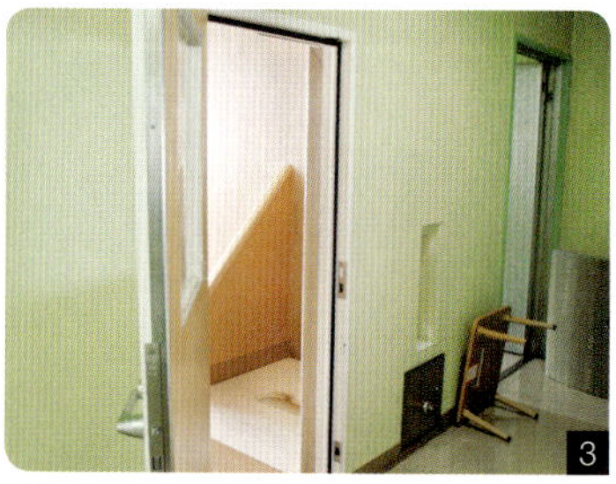

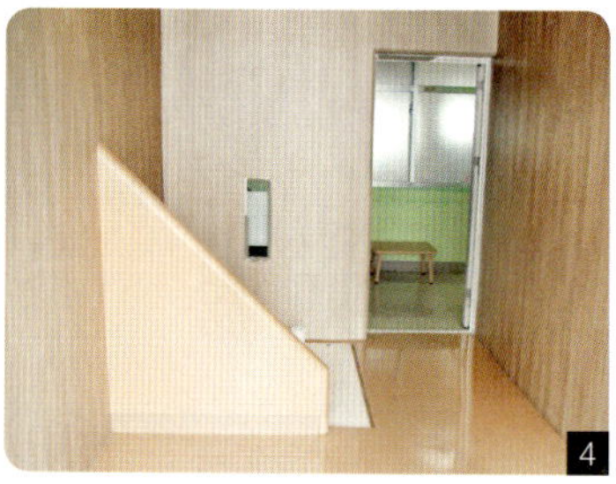

1. 保護室前の通路。
2. 3床が並ぶ。
3. 保護室のドアは外開き。
4. 保護室内からドア方向を見る。トイレの目隠しが斜めになっている。

ドアと鍵

鍵とレバーがあるが、通常はレバーのみで施錠。保護室エリアで患者さんが開放されている場合や面会者がいる場合は、鍵を使って施錠している。

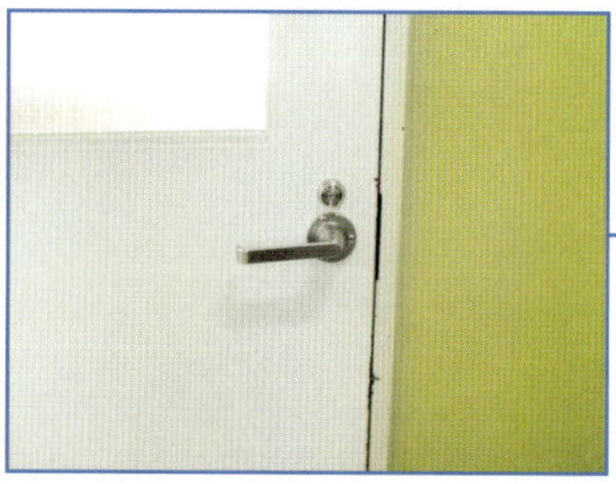

鍵部分拡大。

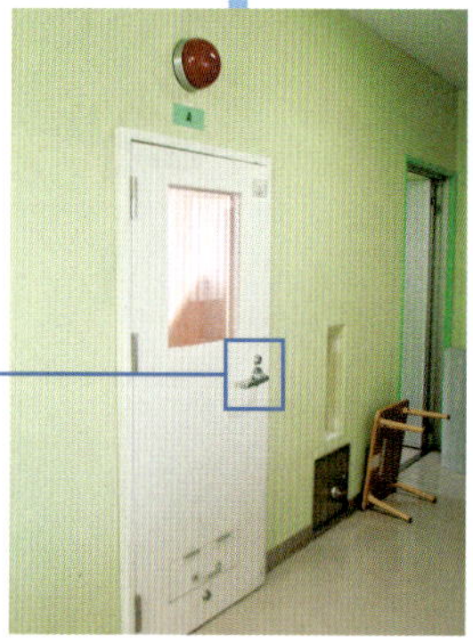

通路から見た保護室のドア。

排泄

トイレコーナーに目隠しがある。便器は一体成型で、排泄するところはスリットになっている。材質は不明だが、プラスティック系。火をつけると溶けるが、破損はしづらい。
この便器のメリットは、ものが詰まりづらいこと、詰められても取り除けること、掃除がしやすいこと。デメリットは、筋力低下やふらつきがある人は使用できないこと。しゃがめなかったり、ふらつきなどがある場合はポータブルトイレを用いている。便器洗浄の操作は室外からのみ。手洗いはなし。
容器などは用いず、ちり紙やロールを床にそのまま置いている。過去にトレイを設置したこともあったが、自傷行為に使われたり、破損させることがあったため、現在は使用していない。

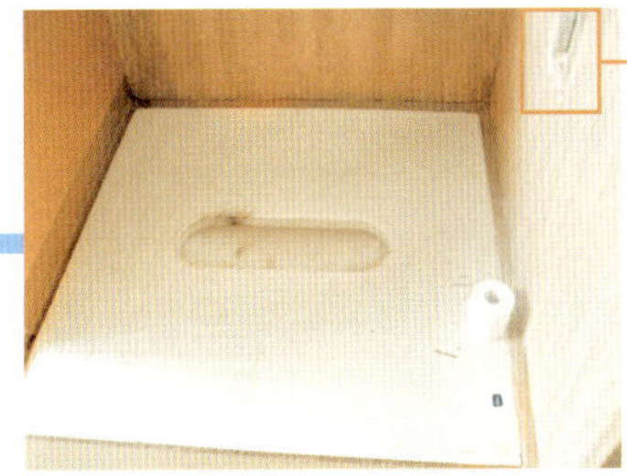

一体成型の便器。

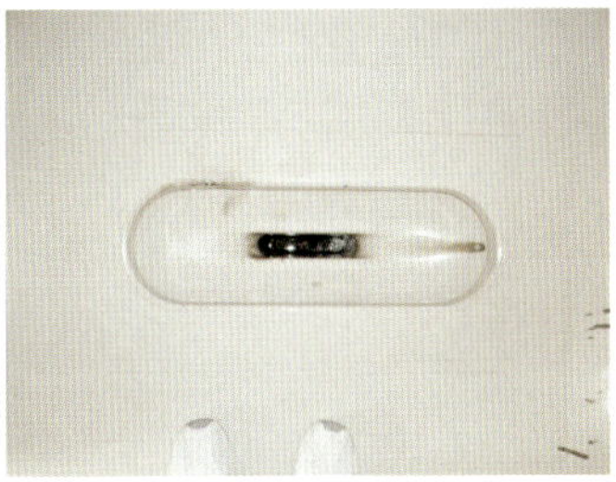

上から見たところ。くぼみのなかにさらにスリット状のくぼみがあり、そこに流れていく。

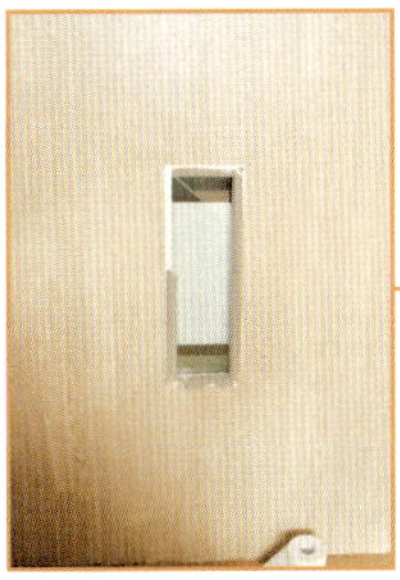

観察窓をトイレ側から見たところ。

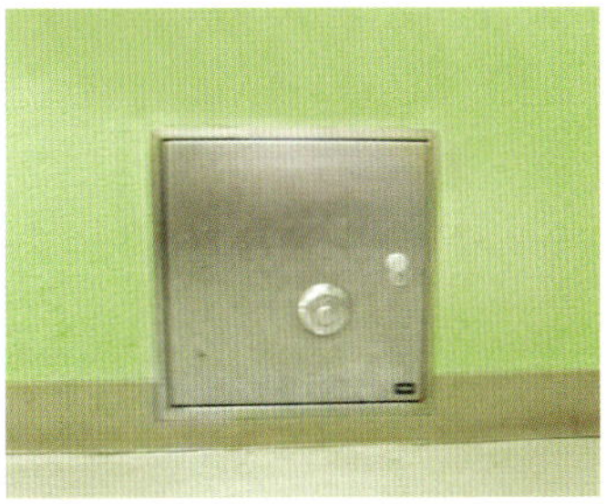

通路にある便器洗浄ボタン。

窓、光、空気

採光　窓が南向きで大きいので光が入る。夏は暑いくらいである。採光は、屋外に面した窓に付けたカーテンで調節している。屋外に面した窓はすりガラスなので、窓の外（庭と建物）は見えない。

換気　換気扇が保護室エリア全体で2か所設置されている。清掃時（毎日1回）窓を全開し、換気している。空気の流れはいまいち（窓の格子から流入するが、出て行くところがないので）。だが、許容範囲と感じている。

温度調整　エアコンが観察廊下に2台ある。

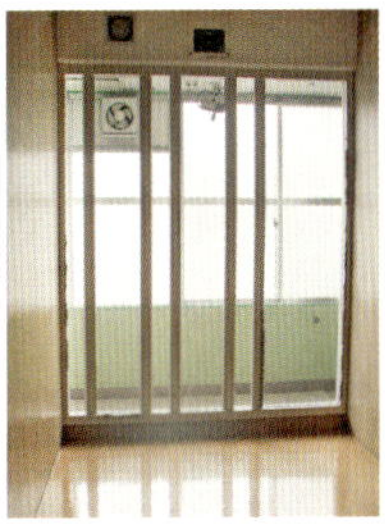

南向き。屋外に面した窓はすりガラス。

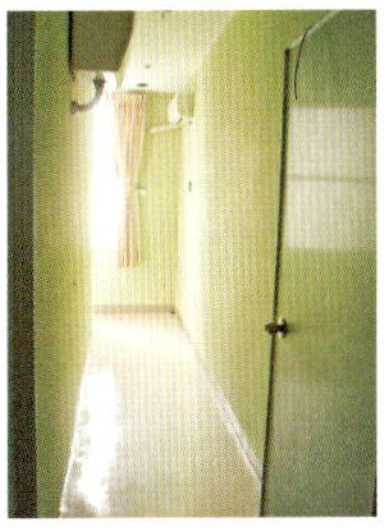

観察廊下へ回りこんで進む廊下。

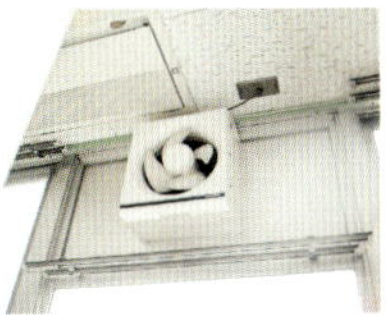

観察廊下にある換気扇。

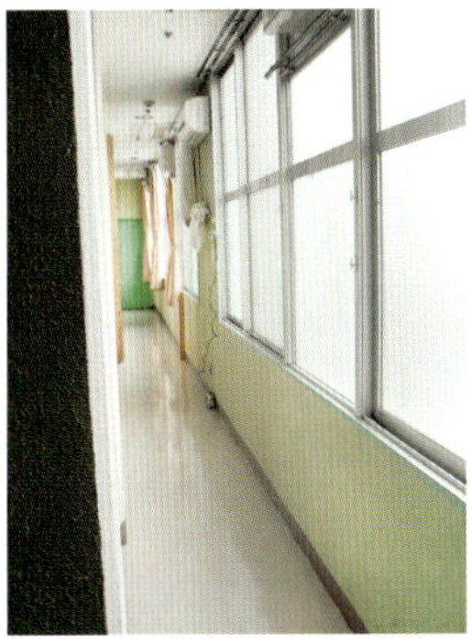

観察廊下。エアコンがある。

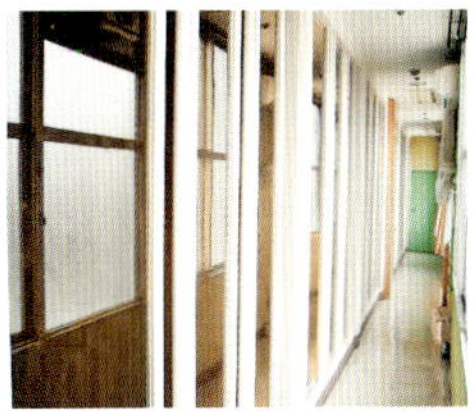

観察廊下から保護室を見る。

食事と水分補給

食事　食事時には小さなテーブルを入れ、一般床と同じ食器を用いている。破損の可能性がある場合は発泡スチロール製のディスポーザブル食器を使い、カトラリー（箸、スプーンなど）もプラスティック製を用いる。医師の指示があれば、個室エリアのテーブルで食事したり、病棟のデイルームで食事を取る（三食とも可能）。15時から15時30分に間食を提供している。

水分補給　コップが部屋に置いてあり、要求時や巡回時にお茶を渡している。

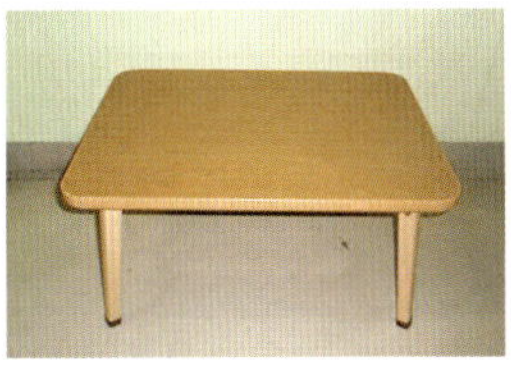

食事時に入れるテーブル。

寝具

ベッドは用いず、床にマットレスを敷いている。リネン類は使用している。

清潔

洗面、歯磨き　検温時にモーニングケアが業務として組み込まれており、洗面台を使用して洗面、歯磨きを行っている。起床時と毎食時にタオルウォーマーを使用した蒸しタオルを渡している。タオルウォーマーのタオルはリースで、費用は病院負担。夜勤帯では洗面台での洗面、歯磨きは行っていない。

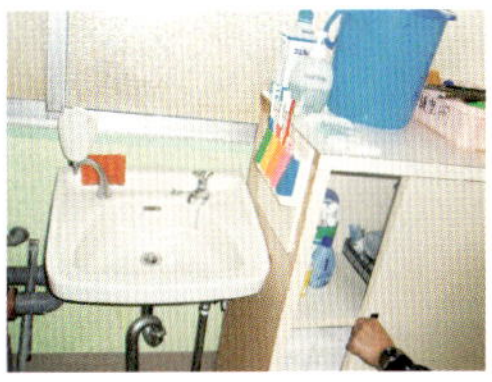

保護室のドアから出ると、目の前にある洗面台。

入浴　入浴は週3回。病棟の浴室を使う。入浴日でない日で必要時はシャワー浴を行っている。保護室エリアに近い個室エリアにシャワーがあるが、保護室専用ではなく、一般床の患者さんが使用する頻度が高い。

更衣　入浴時に更衣。着替えのセットが2～3セット、常時浴室に準備してある。保護室を使用している患者さんの洗濯はすべて病院で行っている。

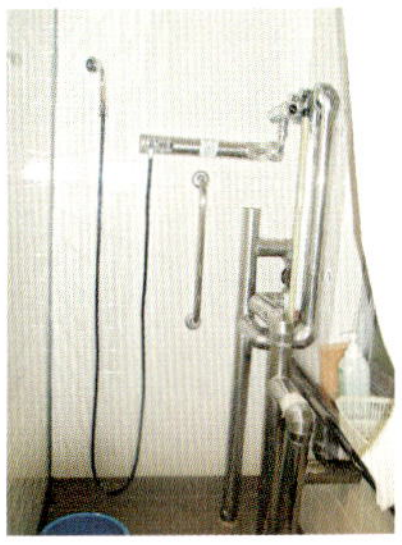

個室エリアのシャワーコーナー。

防音

観察廊下を通じて音が伝わる。患者さん同士が会話してしまったり、大声を出せば窓の外にも聞こえる。ドアやアクリル板、格子の鉄の部分はコップなどで叩くと響き、壁もクロスの下はコンクリートなので響く。

観察のしやすさ／プライバシー

ナースコール　なし。

スピーカー　看護師がスイッチを入れれば、双方向に会話ができるが、雑音がひどいため使用せず、訪室するよう心掛けている。

モニターカメラ　各部屋の観察廊下に設置されている。

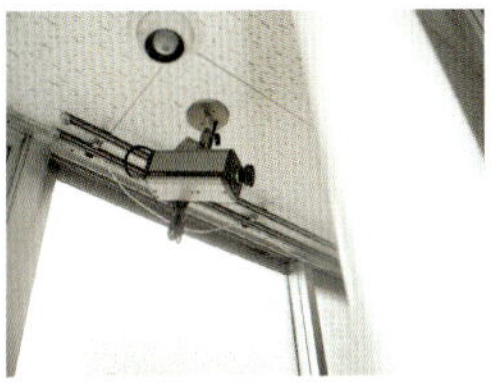

観察廊下に設置されているモニターカメラ。

建築上の配慮と課題

課題　ドアの下枠や便器が、床よりわずかに高くなっているため、つまずきやすい。トイレの目隠しにのぼる人もいる。格子に脚がはまったり、ドアのガラスを割り、はさまった人もいた。床に水をこぼして転倒することがある。窓の格子の上下左右の角とドアのガラス部分の角にスポンジを付けたが、むしられてしまった。

20 静岡県立こころの医療センター 精神科救急病棟

静岡県

1956年開院の公立の精神科病院である。調査時は4病棟、172床(許可病床は280床)。
10数年前より、退院促進、急性期治療の充実、病棟のダウンサイジング、病棟構造の転換(個室化)を進めてきた。
さらに県の救急システムや医療観察法にも積極的に対応している。

[場所: 静岡県静岡市/正式名称: 静岡県立病院機構 静岡県立こころの医療センター/調査日: 2011年6月1日]

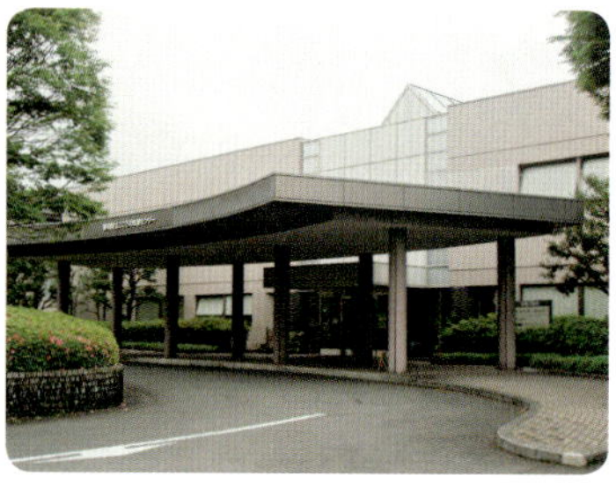

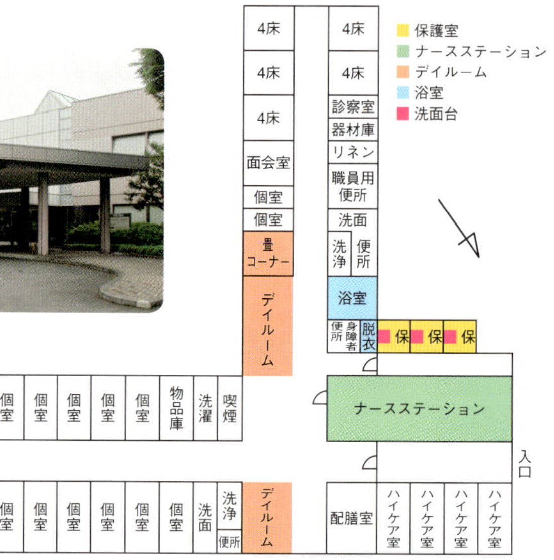

[病棟および保護室の概要]

精神科救急病棟は定床40床。保護室3床、個室13床、ハイケア室(準保護室扱い)4床、4床室×5で構成されている。看護基準は10:1。勤務体制は3交代で、準夜、深夜とも3名(すべて資格者)。早出、遅出勤務はなし。各勤務帯に必ず男性1名を配置するが、男性のみにならないよう配慮している。

現在の病棟は1991年に建てられている。2007年に、病棟全体に及ぶ大規模な改築を行った。調査対象病棟は、救急病棟へ移行するため、個室を増やし、病棟全体の病床数を減らし、ハイケア室を設置するという改築を行った。保護室は壁を緑色からベージュに塗り替え、便器を和式から洋式に替え、室内に洗面台を設置した。

ナースステーションから保護室とハイケア室は近い。保護室前の通路とナースステーションの間にドアがあり、通常は施錠している。回復過程に沿って、保護室、ハイケア室→個室→4床室へと移動する。しかし大部屋を嫌がったり、同室の患者とトラブルを起こしたりして、個室に戻るケースもある。

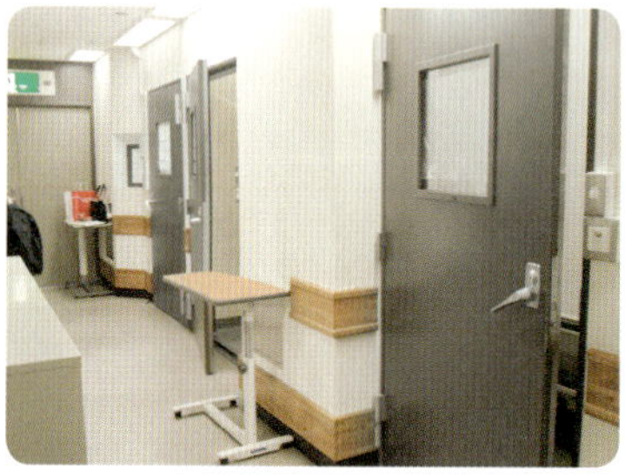

保護室前の通路。

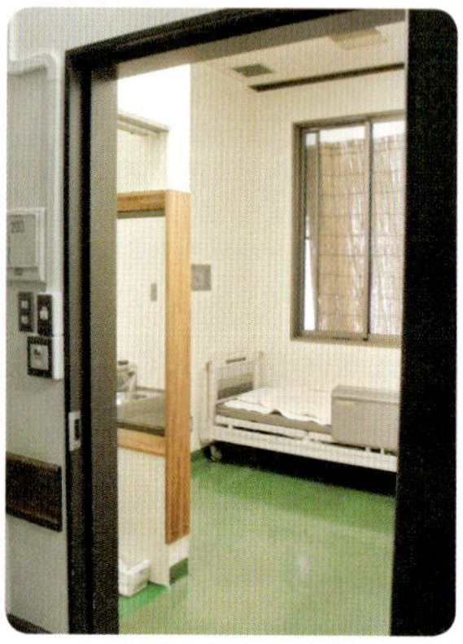

保護室の内部。

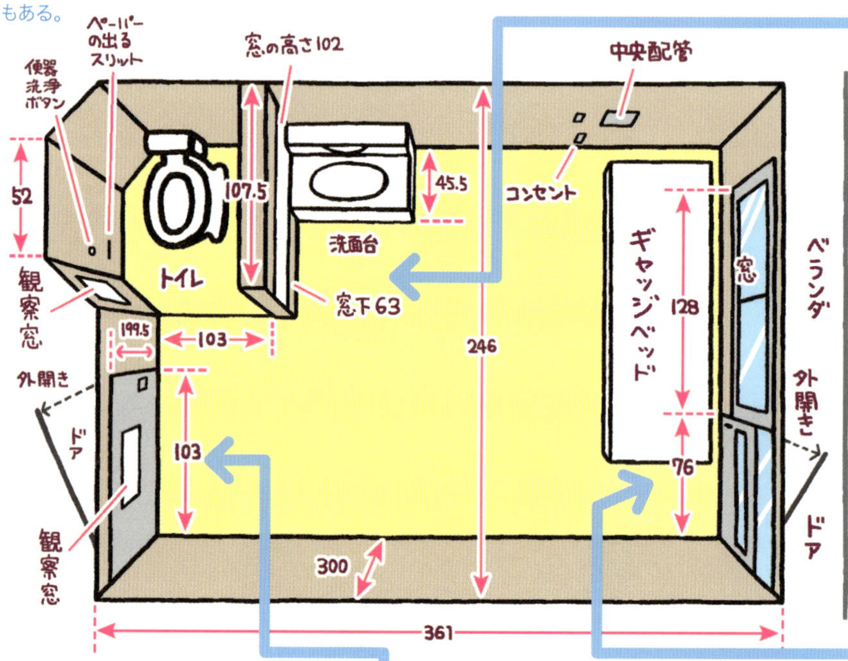

[天井高300cm、奥行き361cm、幅246cm]

ドアと鍵

鍵とレバーのダブルロックだが、通常はレバーのみで施錠している。

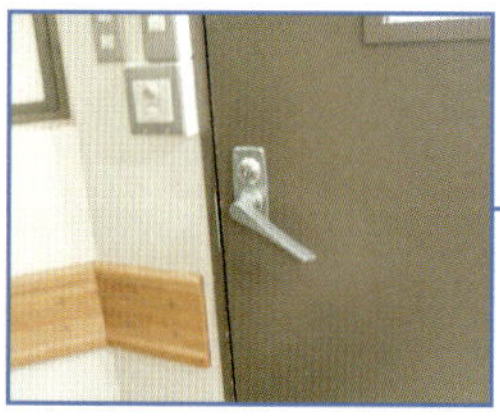

鍵部分拡大。

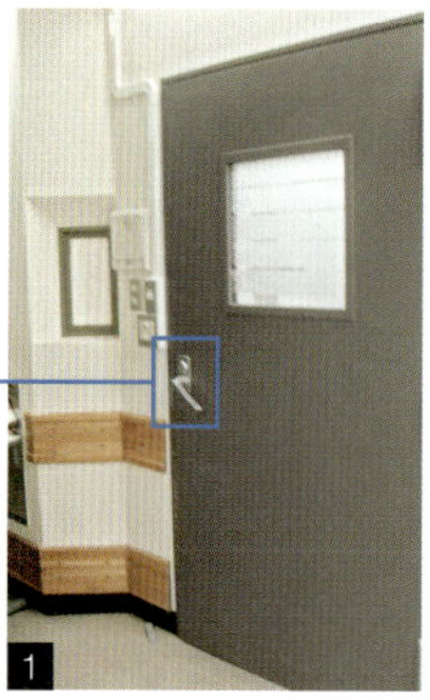

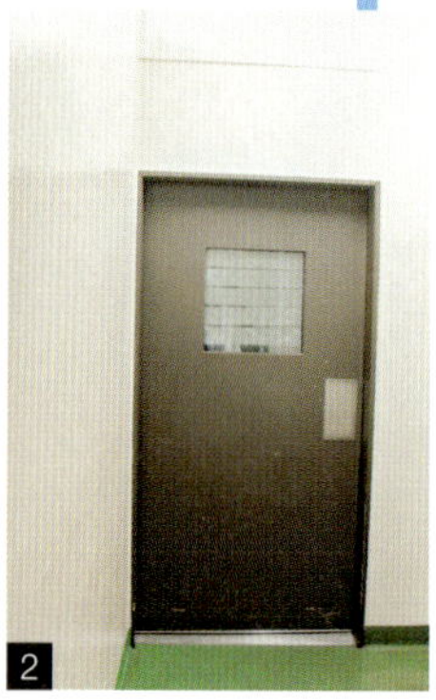

1. 通路から見た保護室のドア。観察窓には、多少の隙間を残して半透明シートが張ってある。
2. 室内から見た保護室のドア。

排泄

ブースタイプ。便器は洋式でステンレス製。便座はプラスティック製(固定)。通路からトイレ部分をのぞく観察窓があったが、現在は紙で覆ってふさいである。ふさいだ理由は、モニターカメラでの観察で十分であることと、「まず訪室ありき」と考え、足を運ぶようにしているためである(ちなみにハイケア室のトイレの観察窓は、スイッチでスモーク→クリアに切り替えられるタイプだが、ほとんど使用せずスモークのままにしてある)。保護室のトイレスペースの床は少しくぼんでいる。以前は和式便器だったので、汚水をあふれさせないためだったと思うが、現在はあふれることはないので、排水口を付けてもらったほうがよかった。
保護室の便器は内容物が溜まる設定にしたので、排泄物を確認できる。トイレスペースの壁にスリットがあり通路側からロールペーパーをセットするようになっているが、室内外の圧の関係か、ドアを開けると風圧でペーパーが奥に引っ込んでしまうので、使用しづらい。そのため床に箱を置き、その中にペーパーを入れている。便器洗浄は室内外両方から可能。
転倒リスクが高い場合は、患者さんがベッドから立ち上がるとナースステーションでコールが鳴るようにしておき、看護師が立ち会うようにしている。

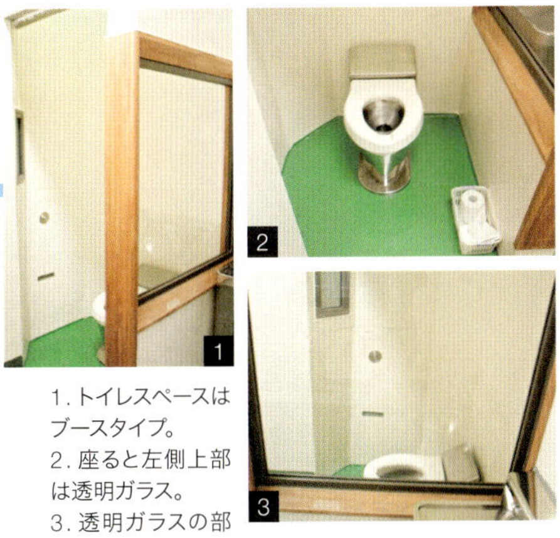

1. トイレスペースはブースタイプ。
2. 座ると左側上部は透明ガラス。
3. 透明ガラスの部分から見たトイレ。

窓、光、空気

採光　窓は南西向き。午後に日が差す。真夏は暑いので、患者さんが希望する時はベランダ側から窓にすだれを掛ける。照明は、天井、ドアの上、トイレスペースの上。夜間はトイレスペースのみ点灯。カメラに映らなくなるので、患者さんが希望しても基本的に全消灯はしない。就寝時全消灯の希望がある場合は、希死念慮がなければ入眠するまでは全消灯することもある。真っ暗にすると、夜中でも看護師がドアを開けて確認しなければならないので、ドアの開け閉めの音で、かえって睡眠を妨げてしまうと患者さんに説明している。

換気　エアコンと換気扇。保護室の窓は11cm開く。開いた隙間は網戸になっている。患者さんは自分で自由に窓を開けることができる。排泄後は、看護師が窓を開けて換気する。空気はこもらない。救急病棟に移行してから、保護室前の通路に空気清浄器を置き、24時間稼働させている。空気清浄器は高齢者の多い慢性期病棟で設置したところ、効果があったので救急病棟でも導入した。

温度調整　エアコン。1床ずつの調節が可能。

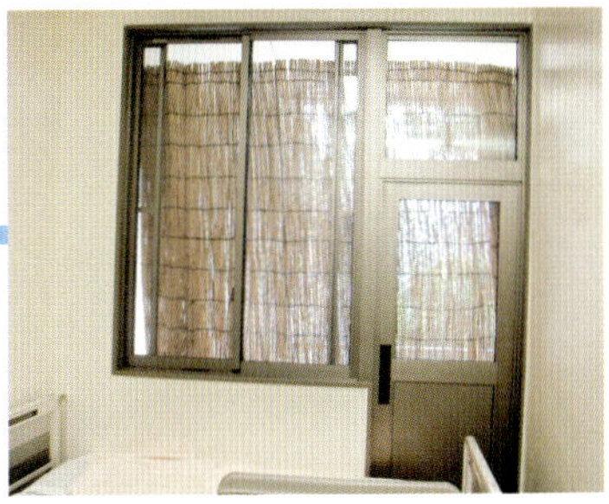

保護室の窓は11cm開く。窓側にもドアが付いている。

食事と水分補給

食事　ベッドを使用しているので、食事のたびにオーバーテーブルを入れる。患者さんの状態によっては入れたままにすることもある。ベッドを使用しない場合は、配膳台としてダンボール箱をテーブルクロスで覆ったものを使用するが、それは患者さんに失礼ではないかという意見もある。食器は一般床と同じものを使う。箸も入れる。リスクがある時は付き添う。発泡スチロール製の食器を使用することもあるが、まれ。
食事の際や排泄後の手洗いは、室内の洗面台を使用する。

水分補給　毎食時と10時、15時に水分補給を勧めている。洗面台を設置しているので、患者さんは自由に水が飲める。多飲症の場合は給水を止めることができる。給水のスイッチは通路にある。患者さんをアセスメントし、プラスティックのコップ、紙コップ、あるいはコップを入れない、など細かく分けている。
入院時はすべてハイリスクとして扱い、摂食や飲水に関する患者の自己申告はあてにせず、インとアウトは必ず看護師がチェックする。特に急性期や入院初期の患者さんは、過活動でも血液データが悪いことがあり、致死的なケースもある。高齢者、躁状態、統合失調症など急性期状態にいる患者さんはすべてハイリスクである。

寝具

ギャッジベッドを使用する。寝具はマットレス、マットレスパッド、掛け布団（薄めと厚めの2枚）、枕。リネン類は使用しない。保護室はドアの幅が狭く、ベッドを斜めにして出し入れしている。ベッドを使用できない患者さんの場合は、床にジョイントマットを敷き、その上にマットレスを敷いている。

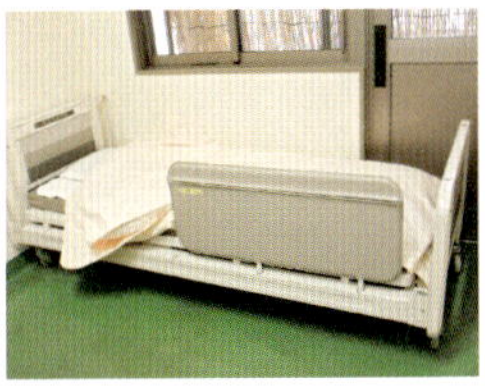

ギャッジベッドを使用。

清潔

洗面、歯磨き　室内にセンサー式の洗面台がある。洗面、歯磨きのための必要物品を室内へ入れられない場合は、ナースステーションで管理する。タオルはハンドタオルサイズのみ。

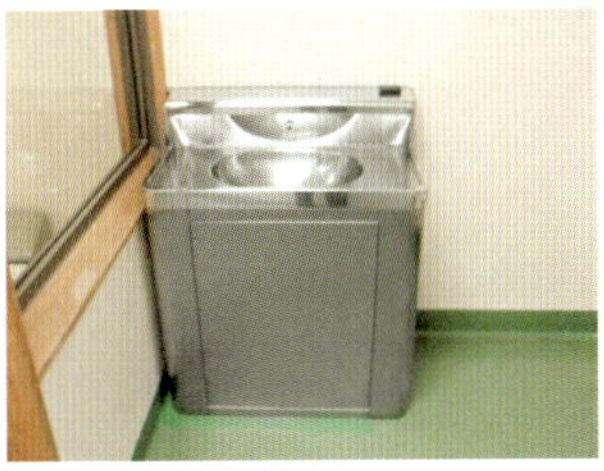

保護室の洗面台。

入浴　入浴は週3回（一般床と同様）。浴室は一般床エリアだが、保護室エリアに隣接している。時間は一般床の患者さんとずらしている。

更衣　入浴時、希望時および必要時。着替えたくない患者さんもいるが、毎日促している。

防音

一番苦情が多いのは大声。保護室エリアは静かなので、気になるようだ。ドアの内部は充填されており、叩くとドスンドスンという音がする。対処としては、騒音で困っている患者さんに謝る。騒音をたてる患者さんに対しては、まずは訪室して、理由を尋ねて要求に応える。精神症状によるものであれば薬物療法や医師の診察、また患者さんを刺激しているものがないかを考え、取り除く（ハイケア室では空調の音が気になるという患者さんがたまにいるので、その場合は空調を切る）。

観察のしやすさ／プライバシー

ナースコール　なし。個室や4床室と同じ押しボタン式のナースコールがあれば、と思う。ナースステーションが近いので患者さんが呼ぶ声は聞こえるが、まれに聞きもらすことがあるので、保護室、ハイケア室ともにあるとよい。

スピーカー　双方向のスピーカーが全床に設置されている。しかし、精神症状（幻聴）がある場合、空中から声がして、それと会話するというのは病状にもよくないと思う。そのため、看護師が実際に姿を見せて会話するよう心掛けている。頻回の訪室が刺激になる躁状態の場合などは、スピーカーで対応することもある。

モニターカメラ
全床に設置されている。

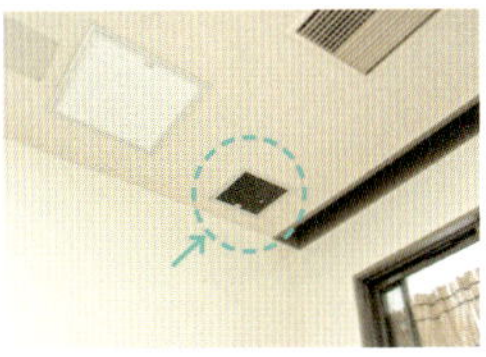

天井に設置されているモニターカメラ。

プライバシーへの配慮　ドアの観察窓に半透明シートを張っている。モニターカメラについても必ず説明する。保護室以外の病室では、すべての名札を覆っており、訪室の際にカバーを上げて名前を確認しているが、保護室は名札の設置時期が古いので、覆うタイプのものではない。

その他

患者さんから見えるもの　すだれを通して外の景色が見える。必要に応じてカレンダーを室内に入れたりしている。小さなデジタル時計を洗面台の上に置いている。

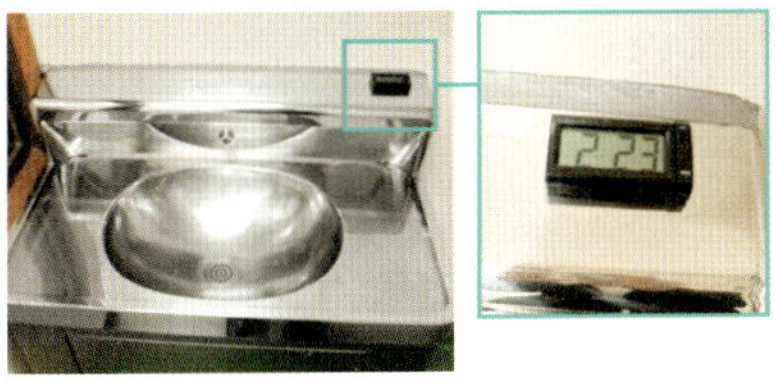

保護室には小さなデジタル時計を入れている。

中央配管、コンセント　全床に設置されている。

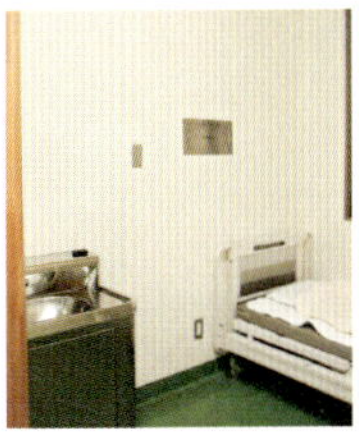

中央配管、コンセントはベッド近くに設置されている。

21 犬山病院 急性期治療病棟

1964年に開設された民間精神科病院。調査時は8病棟、420床で構成されていた。
急性期病棟、療養病棟、老人・合併症病棟からなる西病棟は、2007年6月に稼働し、調査時点ではまだ稼働後1か月という状況であった。

［場所: 愛知県犬山市／正式名称: 医療法人桜桂会 犬山病院／
調査日: 2007年8月3日］

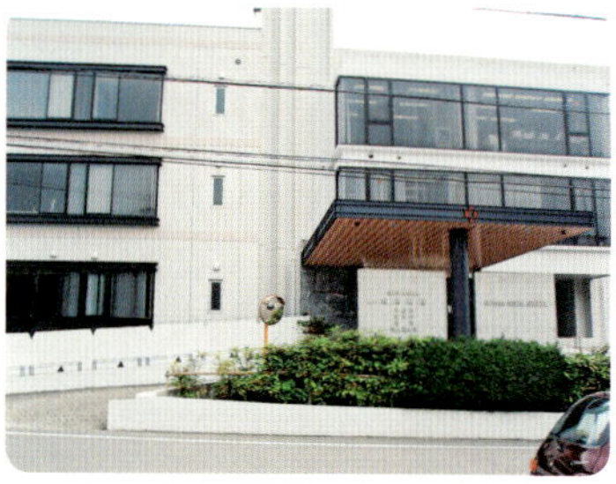

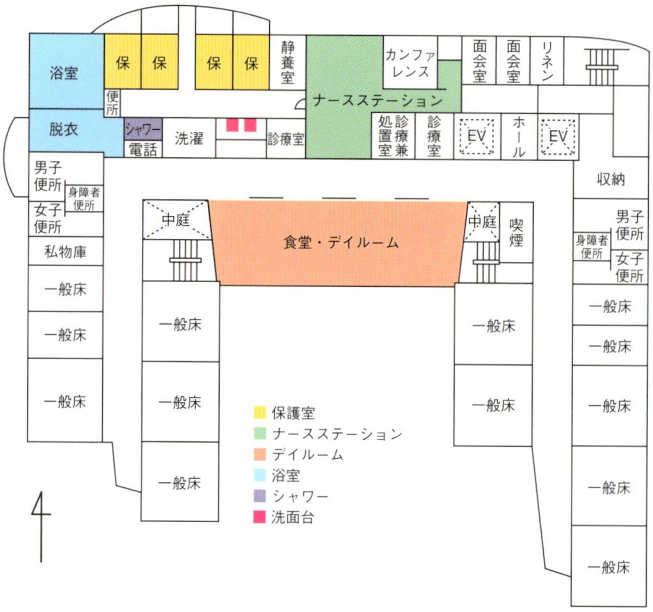

［病棟および保護室の概要］

急性期治療病棟は、定床が47床、うち保護室は4床、静養室が1床である。看護基準は訪問当時、13:1を取得予定であった。勤務は2交代制。日勤帯のスタッフ配置は最低看護師6名と助手2～3名。夜勤は2人体制。どちらも必ず男性を配置している。遅出勤務は9時30分から18時30分、早出勤務は7時から16時。

病棟はコの字型で、中央にナースステーションがあり、保護室はその隣に位置している。保護室エリアには観察廊下、洗面台、シャワールームなどがある。

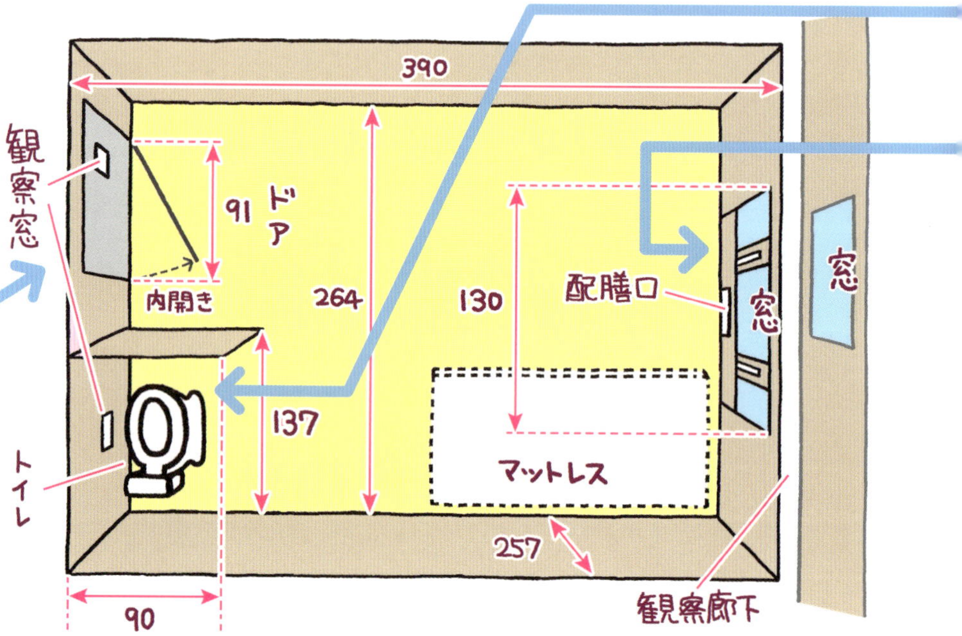

［天井高257cm、奥行き390cm、幅264cm］

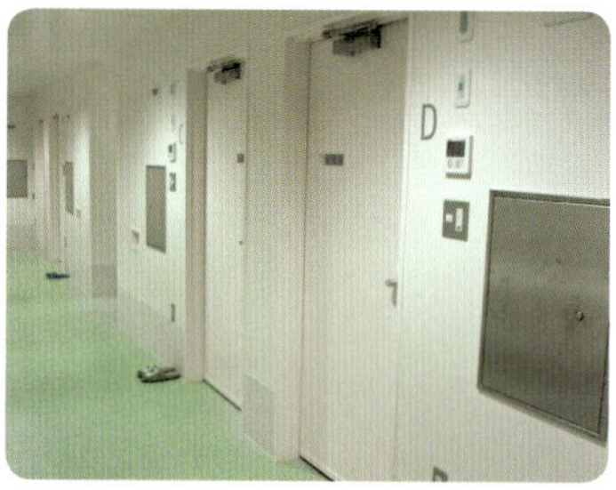

保護室前の通路。

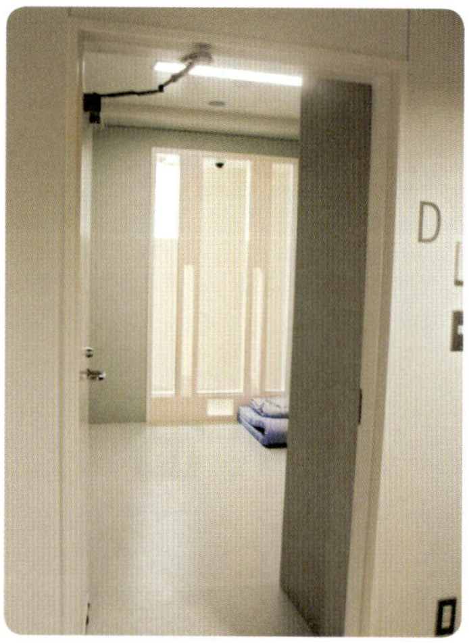

保護室の内部。

ドアと鍵

レバーと鍵の2点ロック。

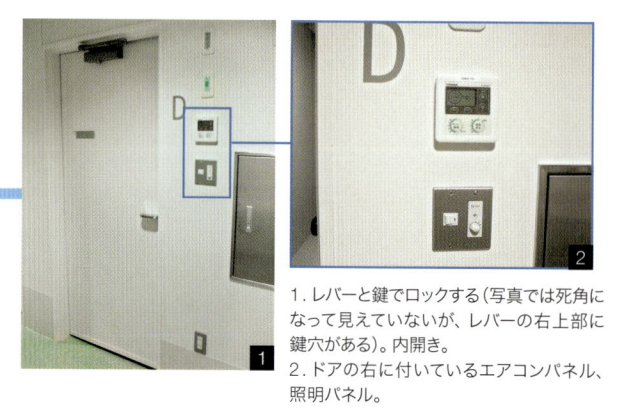

1. レバーと鍵でロックする（写真では死角になって見えていないが、レバーの右上部に鍵穴がある）。内開き。
2. ドアの右に付いているエアコンパネル、照明パネル。

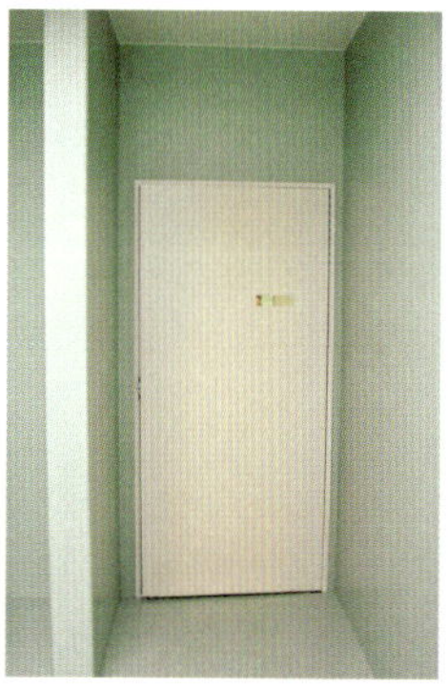

保護室内からドアを見る。

排泄

トイレスペースはブースタイプ。便器はステンレス製で洋式。便座はプラスティック製（固定）。ものを詰められることが多いので、対策としてトイレットペーパーの芯を抜いて渡し、詰められた場合は、専用の長い針金棒を用いて取り除いている。便器洗浄は室内からはできない。ペーパーホルダーや手洗いの設備はない。ポータブルトイレは使用していない。

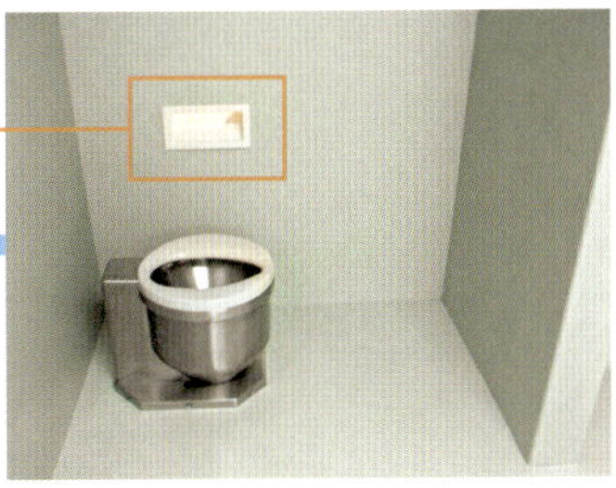

トイレスペースはブースになっている。観察窓がある。

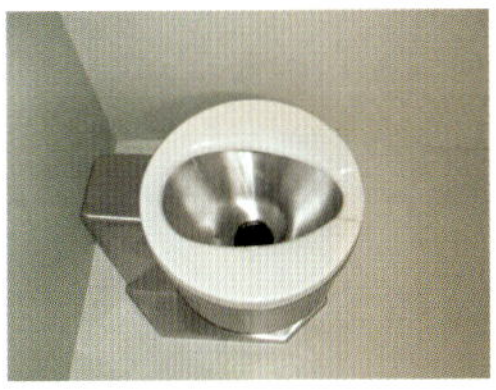

便器は洋式でステンレス製。

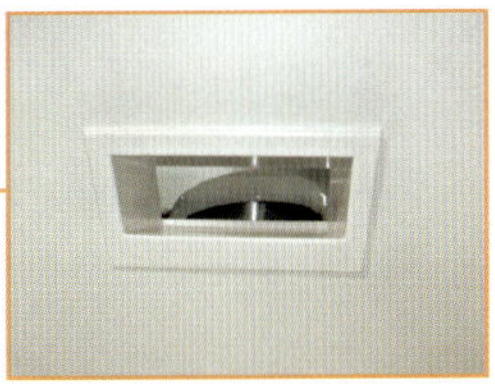

通路側から、トイレスペースの観察窓をのぞくとこのように見える。

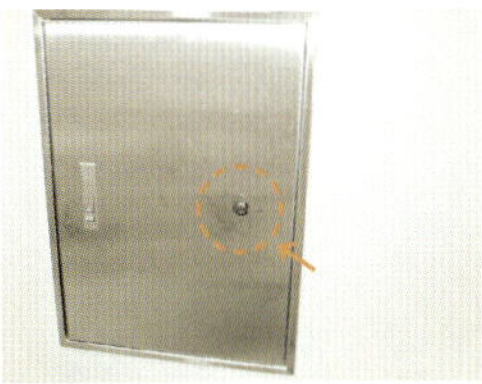

便器洗浄は、室外から職員がこのボタンを押して行う。

窓、光、空気

採光　北向きだが光は入るほうである。観察廊下の窓の外は建物など遮るものがない。

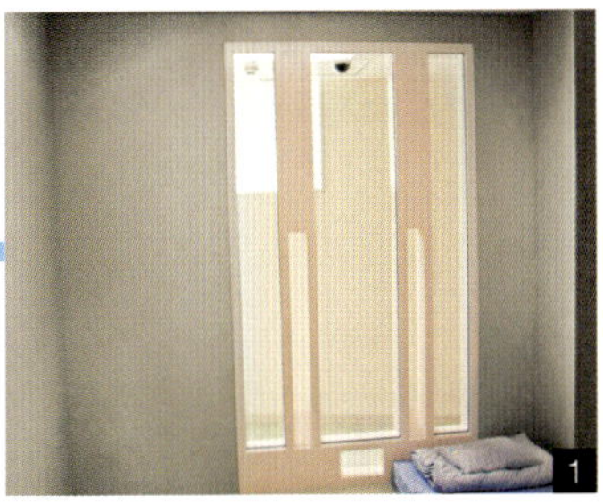

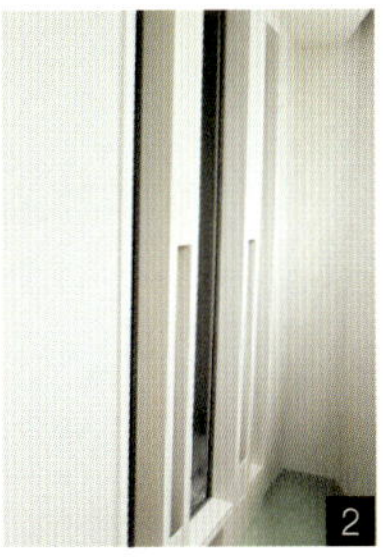

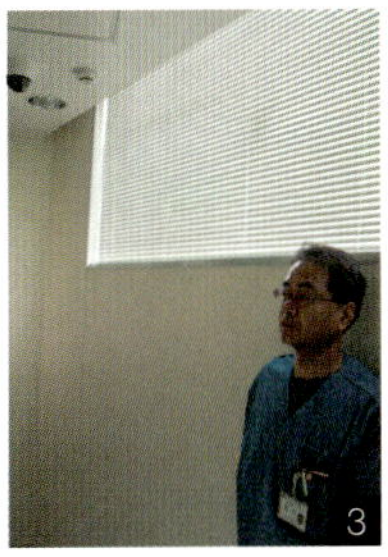

1. 保護室は北向きだが、明るい。
2. 観察廊下から保護室を見たところ。
3. 屋外に面した窓のブラインドを下ろしたところ。

換気　屋外に面した窓を開けることはできない。換気は換気扇で行っている。

温度調整　床暖房とエアコン。改築されたばかりなので床暖房はまだ使用経験がない。冷房は調節も効き、よいと思う。

食事と水分補給

食事　食事は観察廊下側の窓の下にある配膳口からお盆ごと入れる。テーブルは使用していない。食器は保護室専用の割れにくいプラスティック製のもの。割り箸を使用。割り箸を破損する患者さんには紙製やプラスティック製のスプーンを用いている。

水分補給　食事ごとと10時、15時にお茶を患者さん本人のコップ（180～200mL）に入れる。そのほか、患者さんの希望時に水分補給をしている。

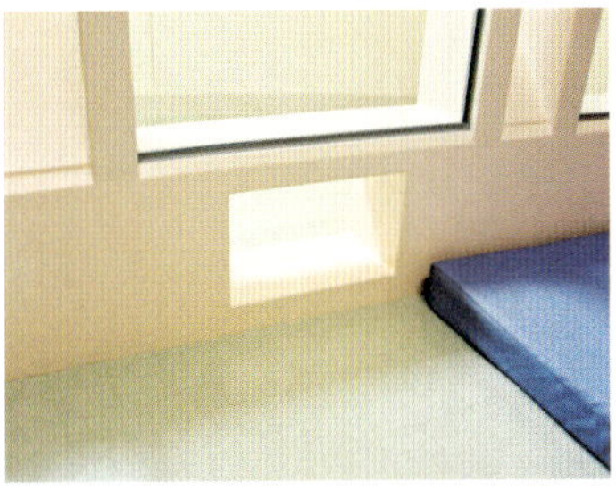

窓の下部に常時開いた配膳口がある。

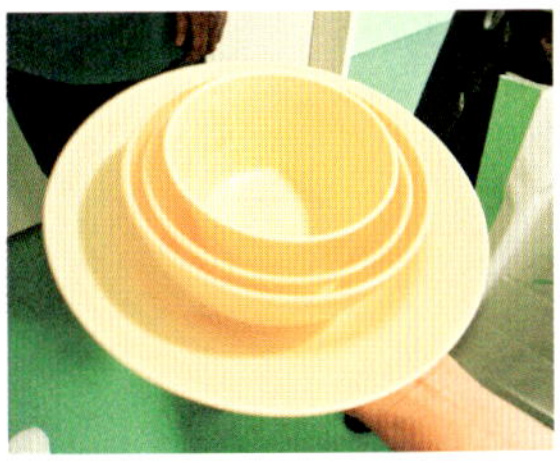

保護室専用の割れにくいプラスティック製食器。

寝具

ベッド、リネン類は原則的に使用しない。カバー付きのマットレスの上にマットレスパッドを敷き、その上に布団などを敷いている。現在のところ、身体拘束が必要な場合は保護室ではなく、一般病床で行っている。

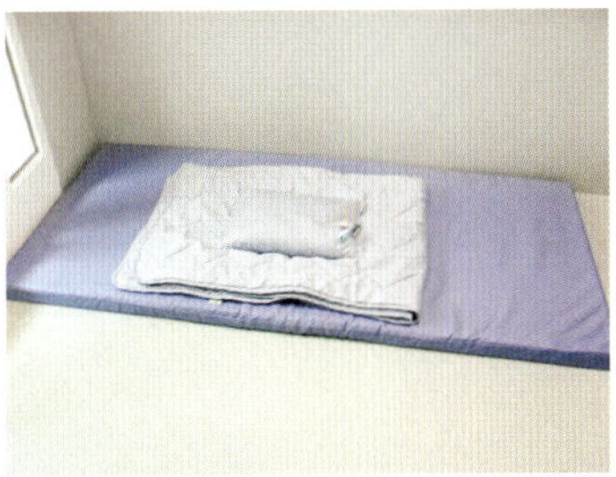

ベッド、リネン類は使用しない。カバー付きマットレスなどを使用。

清潔

洗面、歯磨き　午前9時（朝の薬の後）に、保護室エリアの洗面台を使って洗面、歯磨きをする。原則的に朝のみ。洗面台が使えない場合は濡れタオルで清拭を行い、口腔ケアは必要物品を入れて室内で介助する。タオルは病院のものをお湯でしぼって使っている。

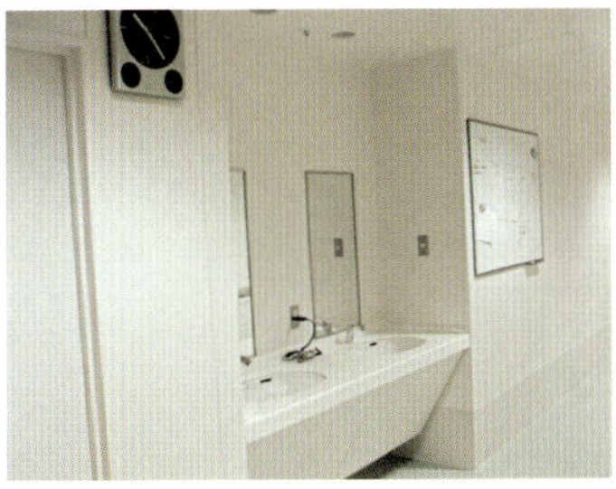

保護室エリアにある洗面台。鏡、コンセント付き。

入浴　入浴は週3回、病棟と同じ日に、同じ浴槽を時間をずらして使用する。保護室エリアにシャワールームがあるが、シャワーができるくらいの状態であれば、浴室を使用するようにしているため、いまのところは活用していない。

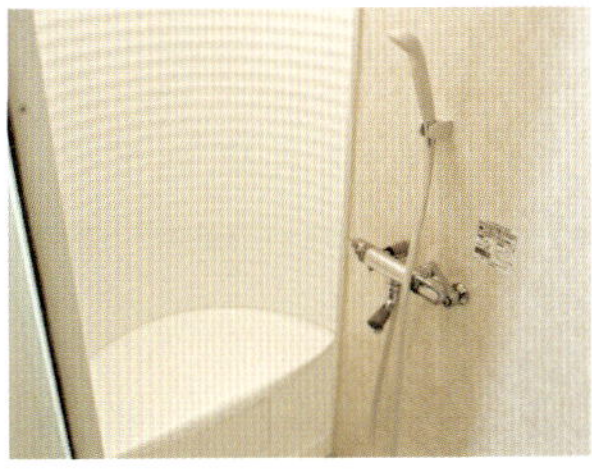

保護室エリアにシャワールームを作ったが、まだあまり活用していない。

更衣　更衣は入浴のたびに行う（週3回）。着替えはリネン室に置いてある。

防音

壁がやわらかい素材なので、叩いたり蹴ったりしてもあまり響かない。声もうるさくはない。ドアの下にゴムが付いていて密閉されるようになっており、防音の面ではよいと思う。

観察のしやすさ／プライバシー

ナースコール　なし。

音感センサー　音を感知すると鳴るコールが設置されている。

スピーカー　看護師がスイッチを入れれば、双方向で会話が可能。

プライバシーへの配慮　改築の際にトイレスペースに間仕切りを設け、ブースタイプにした（改築前は間仕切りがなかった）。

建築上の配慮と課題

配慮　床が平らでつまずく部分がない。突起や出っ張りもなく、角は丸めてある。観察廊下側の窓は強化ガラスを用いている。

その他

患者さんから見えるもの　ドアの観察窓をのぞけば、通路の壁に掛かる時計が見える。

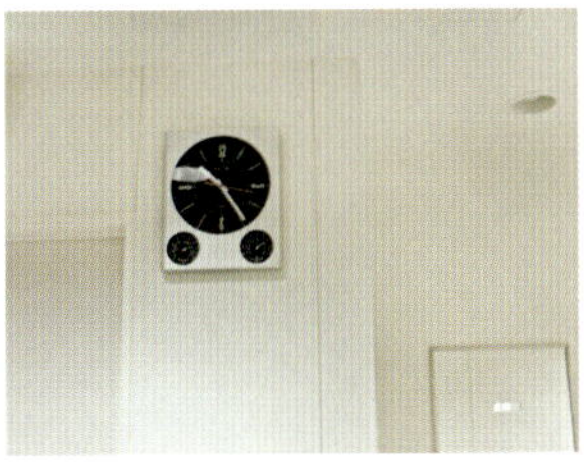

通路の壁に掛けてある時計。

22 愛知医科大学病院 精神科病棟

愛知県

1972年に開設された私立の大学病院。地域住民の要望に応え、全科に当直体制を敷き、救命救急用ヘリコプターで愛知県のみならず近県の救命システムに貢献している。4つの建物に、23病棟、1014床を有する大規模な総合病院である。

［場所: 愛知県愛知郡／調査日: 2009年2月19日］

［病棟および保護室の概要］

精神科病棟は定床60床、看護基準15:1である。入院する患者さんは、「初発」や「身体合併症」、または「診断のための入院」がメインである。
病棟は長方形でナースステーションは中央に配置されている。保護室は2床で、病棟の端にある。保護室はナースステーションから遠く、直接見ることはできない。保護室の前には3つの診察室と面会室があり、隣には個室がある。

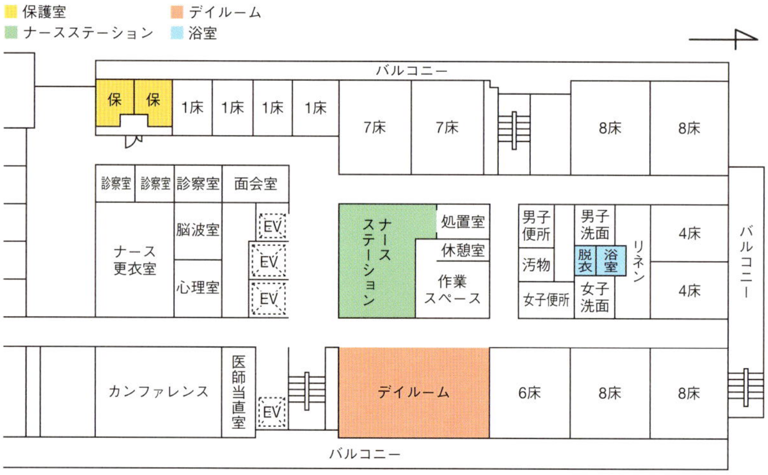

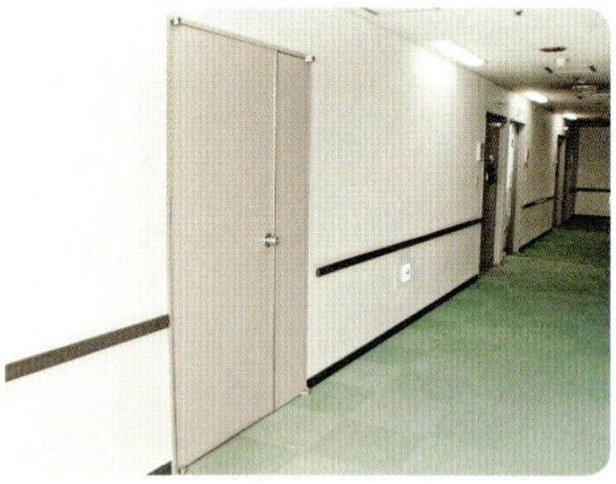

通路から見た外ドア。

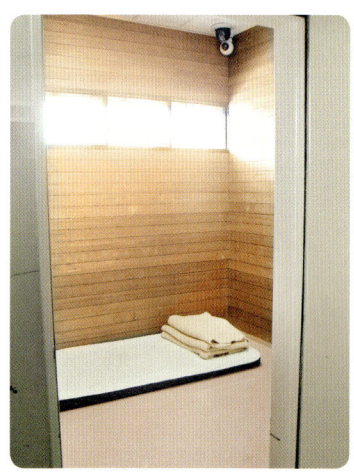

保護室の内部。

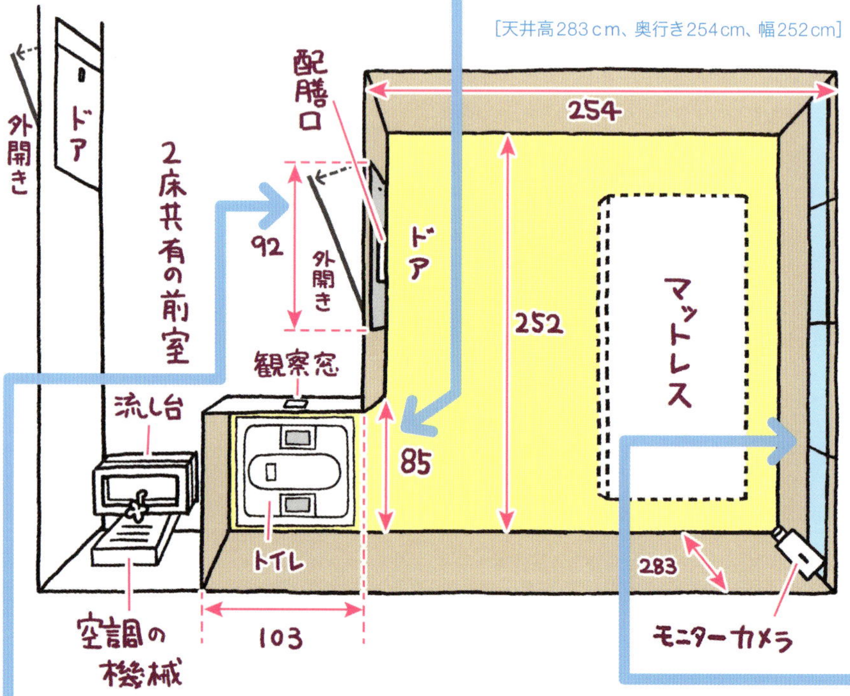

ドアと鍵

ドアノブの中にある鍵のみのモノロック。

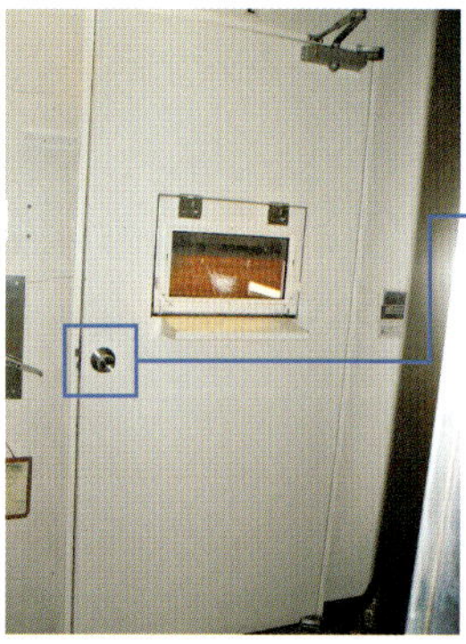

前室から見た保護室の内ドア。

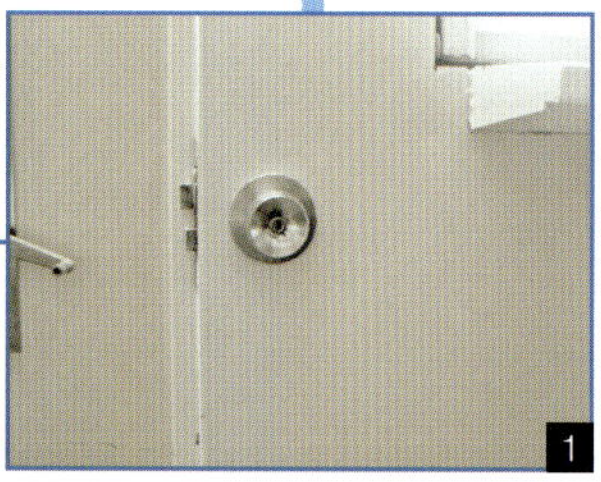

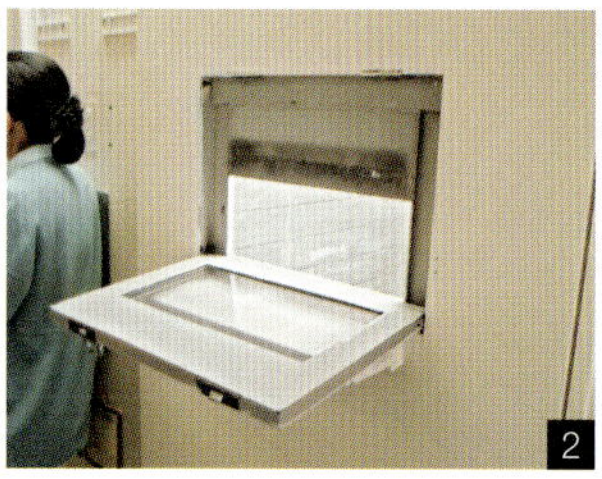

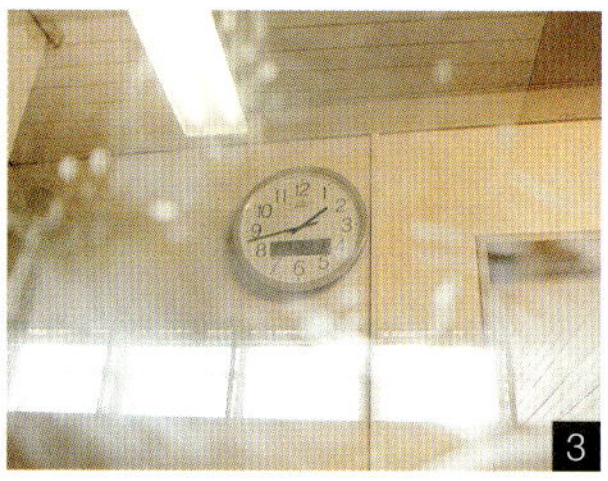

1. 鍵部分拡大。
2. 内ドアの配膳口を開けたところ。状態が落ち着くまで、食事は基本的にここから配膳する。
3. 保護室内から配膳口を通してのぞくと、前室にある時計が見える。

排泄

トイレスペースはブースタイプ。便器は一体型の和式。便器洗浄は室外からしかできない。この便器は排泄物が観察しやすく、枠の外側から水が流れるので清掃がしやすい。しかし最近は洋式便器が一般的なので、慣れていない人もいる。高齢者や薬の副作用でふらつきがある人の場合は転倒のリスクがある。また便器内に細かい段差があるので危険。
トイレットペーパーは50cmぐらいに切って畳んだものを、何組か床に直に置く。排泄後の手洗いは濡らしたタオルをおしぼりにして渡している。

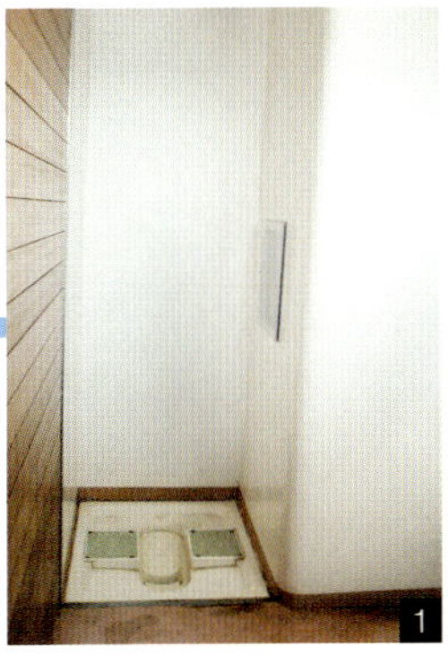

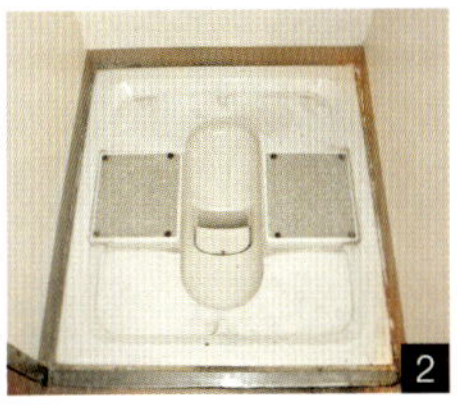

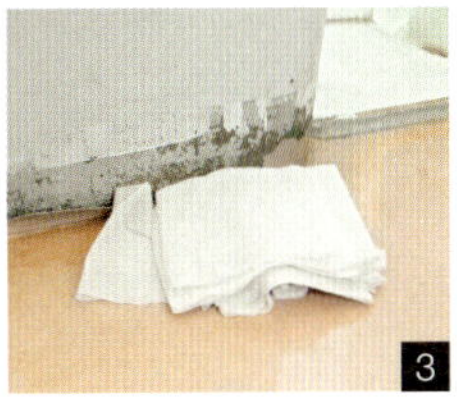

1.トイレスペース。右壁にあるのが観察窓。室内からは便器洗浄ができない。
2.トイレは和式の一体型。
3.切ったトイレットペーパーを床に直置きする。

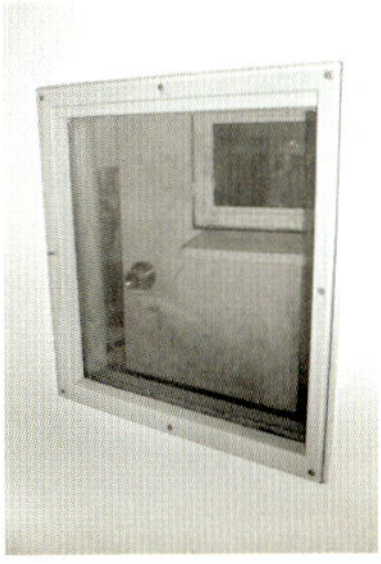

トイレから観察窓をのぞいたところ(写っているのは開いた内ドア)。

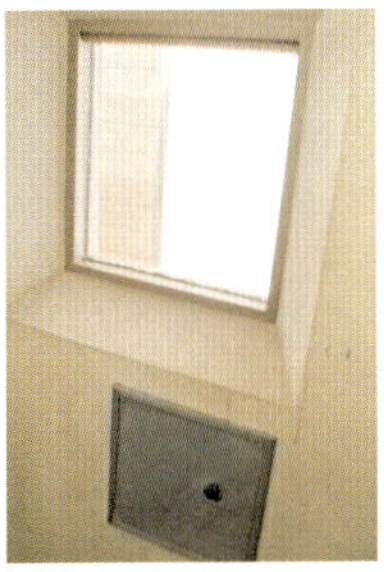

前室側からトイレの観察窓をのぞいたところ。下は便器洗浄ボタン。

窓、光、空気

採光　光は蛍光灯、保安灯、そして換気口からの採光。保護室の窓は西向き。夏は午後から非常に暑くなる。カーテン、ブラインドなどはなく、調節ができない。

換気　職員が前室にあるハンドルを回して手動で窓を開放する。保護室は気密性が高く、冷暖房の効きがよい。そのため排泄の時などに臭気がこもるが、窓を開け、配膳口を開け、さらに前室のドアも開ければ換気できる。

温度調整　エアコン。

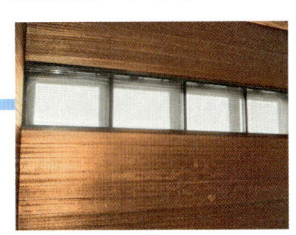

窓は上部にある。

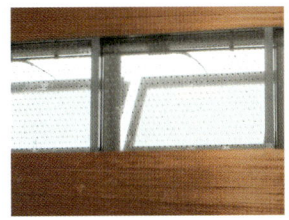

前室にあるハンドルを回すと窓を開けることができる。窓には多数の空気穴があいた透明なボードがはまっている。

食事と水分補給

食事　基本的にディスポーザブルの食器(発泡スチロール製の弁当箱)に割り箸。カレーなどの場合は金属のスプーンも入れる。食事は基本的に配膳口から配膳する。状態が落ち着いたり、複数で対応できる場合はドアを開けて配膳する場合もある。配膳時には手拭用のおしぼり(小さなタオル)を入れ、下膳時に下げる。

テーブルははじめは入れないが、回復につれて入れるようにしている。状態をアセスメントし、テーブルが無理ならばダンボール製の保護室用テーブルを入れたりしている。

水分補給　検査用の大きな紙コップ(メジャーコップ400mL)で渡している。時間を見計らい、訪室のたびに飲んだかを尋ね、水分を補給している。また、水分出納をチェックするため水分摂取表を磁石でドアに張っている。紙コップはだいたい1日ぐらいでふにゃふにゃになるので交換する。保護室に入る患者さんはだいたい1回ずつ壊す。つぶして壁の板と板の間にはさんだりすることもあった。紙コップは本来は検尿用。メジャーが付いてるので、水分摂取量を測定しやすい。検尿用には小さな紙コップを使っているので、患者さんは検査用とは分けて考えている様子で、苦情を言われたことはない。

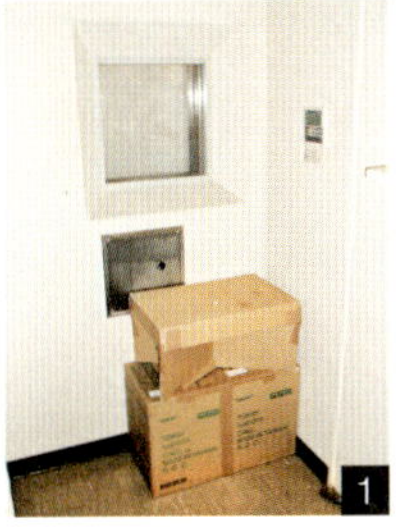

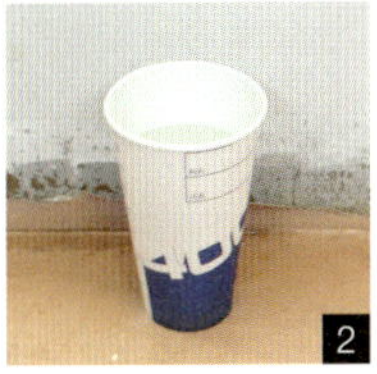

1.前室に置かれたダンボール製の保護室用テーブル。
2.水を提供するための紙コップ。

寝具

布団、マットレスの上にマットレスパッドを敷く。枕は基本的には入れない。マットレスは除圧タイプ、表面は抗菌加工、水拭き可能。リネン類は使わない。ふらつきが強く、転倒のリスクが大きい場合にベッドを入れることがある。

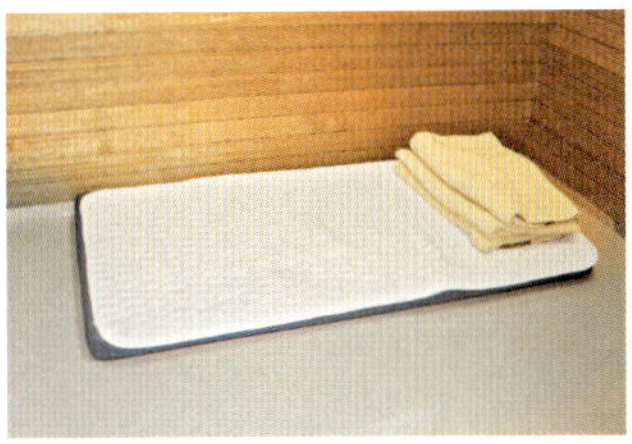

除圧タイプのマットレスの上にマットレスパッドを敷く。

清潔

洗面、歯磨き　室内で行う。毎食時におしぼりタオル、歯磨きセットを入れる。

入浴　土日以外は毎日入浴可能。開放観察可能ならば、病棟の浴室で入浴をする。不可の場合は清拭をする。

防音

ドアをドンドン叩いたり蹴った時の低い響くような音が上階に響く。下の階は事務室なので支障はないが、上階の病棟から「保護室入ってますか」と言われることがある。ドア自体は中空ではなく防音加工がしてあるはずだが、改善の余地が大きい。

観察のしやすさ／プライバシー

ナースコール　なし。

スピーカー　入室時にスイッチを入れ、入室中はずっとオンにしておく。双方向での会話が可能。

モニターカメラ　各室に2台あり、別角度で観察できるようになっている。1台は録画可能。

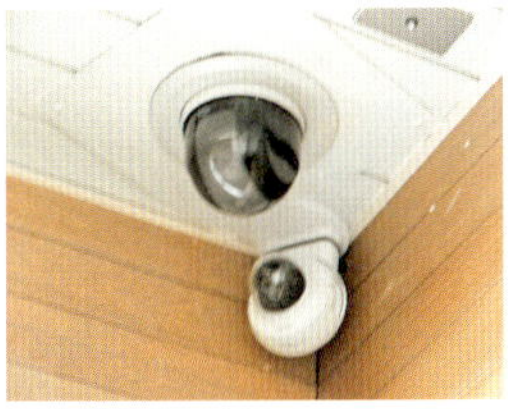

保護室のモニター。

建築上の配慮と課題

配慮　壁表面に木材が張ってある。傷が付きやすく落書きが多いが、コンクリートよりは安全。

課題　ドアは金属製。老朽化しており、鍵がすり減ってきている。配膳口のちょうつがいも緩んできている。便器が床よりわずかに高く、入口でつまずきやすい。トイレスペースの壁と壁の間が狭く、壁に手と足を突っ張ると天井までのぼれてしまう。トイレの観察窓が壁に対してくぼんでおり、そこを足掛かりにしてのぼり、換気口の格子に布を掛け縊首しようとするアクシデントが過去にあった。そのため観察窓のくぼみにアクリル板をはめ、換気口もふさいで対処した。

その他

患者さんから見えるもの　前室にある時計。

前室の機能　前室には流し台、便器洗浄ボタン、私物棚(1回分の着替えや洗面道具を置く)、照明のスイッチ、エアコンの調節盤などがある。室内から窓の外が見えず、昼と夜の区別がつかないと考え、時計を掛けた。ドアの配膳口からのぞけば見える(日付も表示されるタイプ)。カレンダーは張っていない。

前室は狭く、患者さんが飛び出してくる場合もあるのであまりものが置けない。また照明が暗くて閉塞感があり、部屋として活かされていない。しかし前室がないと通路から保護室がダイレクトにつながってしまう。患者さんのためというより、看護師の心の準備のための空間になっていると思う。

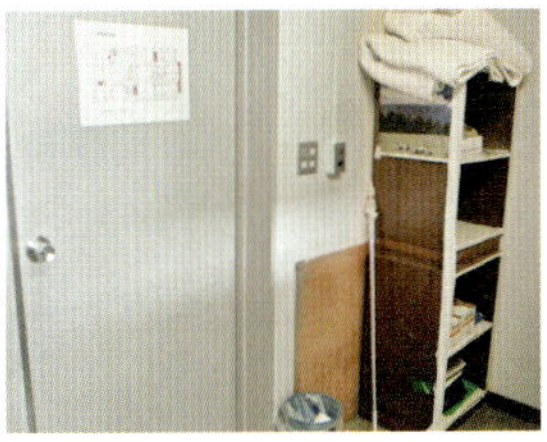

前室から外ドア方向を見る。私物棚などがある。ドアに避難経路が張ってある。

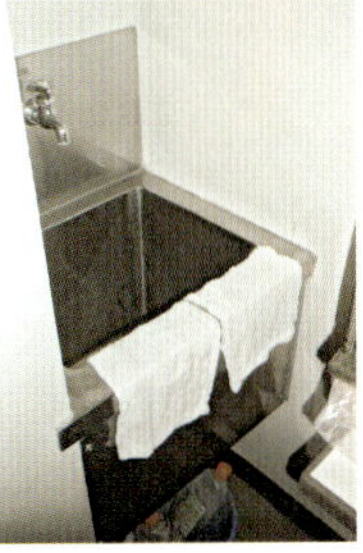

前室にある流し台。当初洗面用だったが、水しか出ず、部屋から出して洗面する余裕もないので、いまは清掃用になっている。

23-1 東尾張病院 急性期治療病棟

1943年に結核療養所として開設。1969年に精神療養所に転換。
2005年医療観察法病棟の運用を開始した。調査時は5病棟、233床。温暖な丘陵地帯にある。

[場所: 愛知県名古屋市／正式名称: 独立行政法人国立病院機構 東尾張病院／調査日: 2007年7月18日]

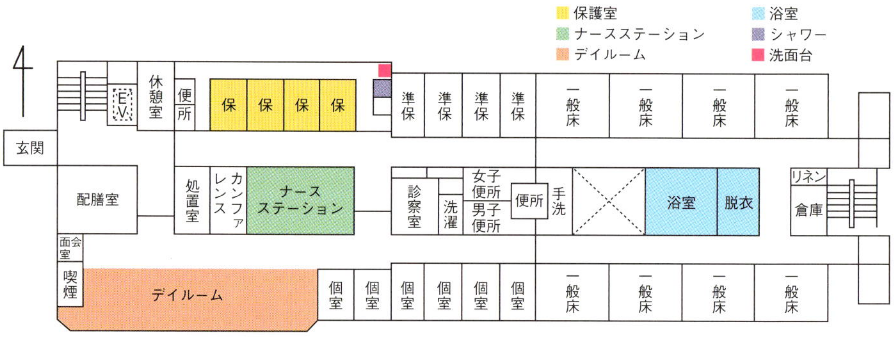

［病棟および保護室の概要］

急性期治療病棟は精神科救急、応急入院を受け入れている。男女混合で定床は50床、うち4床が保護室。看護基準は13：1。勤務体制は3交代。スタッフ数は25名（看護師＋准看護師）、看護助手1名（2つの病棟で1名配置）。日勤の人員配置は9～11名（師長含む）。夜勤の人員配置は準夜、深夜とも3名。10時から18時45分までの遅出勤務があり、夕食時は4人体制。夜勤は必ず男女の職員を配置している。
病棟は2000年に建築されたもの。保護室はナースステーションに近い。間にドアがあるが、保護室の音や声は聞こえる。隔離できる病室は、保護室4床のほかに、準保護室4床、個室6床があり、計14床である。入院したら保護室に入り、症状が落ち着いたら準保護室へというのが一般的。保護室エリアには、観察廊下、洗面台、シャワーコーナーなどが設置されている。

[天井高298cm、奥行き398cm、幅285cm]

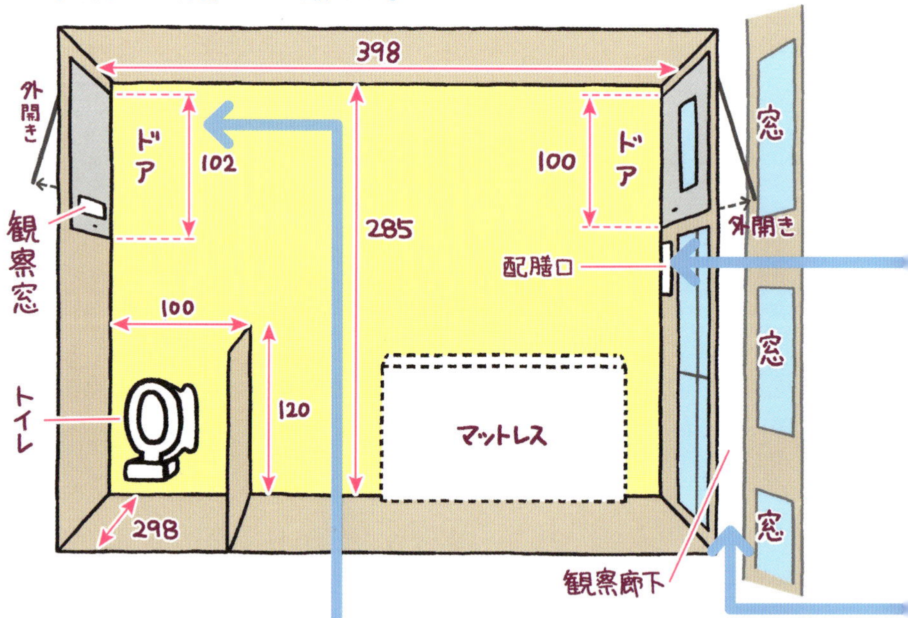

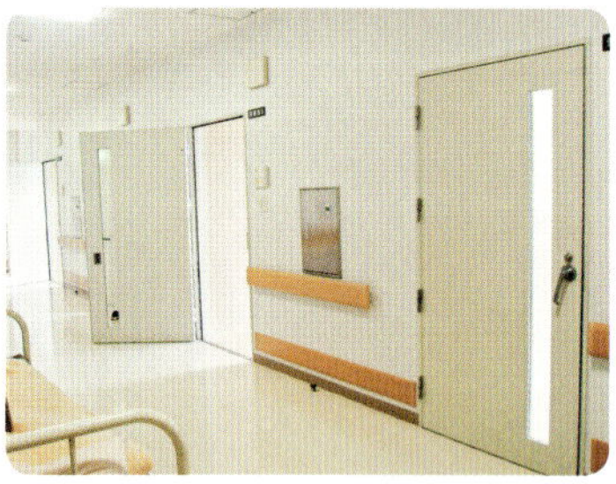

保護室前の通路。

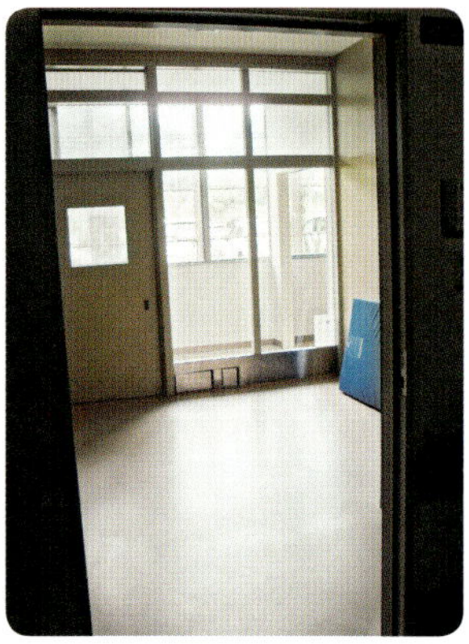

保護室の内部。

ドアと鍵

鍵とレバーのダブルロック。開閉時にガチャンと音がするため、夜間の観察の時に気になる。ほかの保護室のドアの開閉の音も聞こえる。

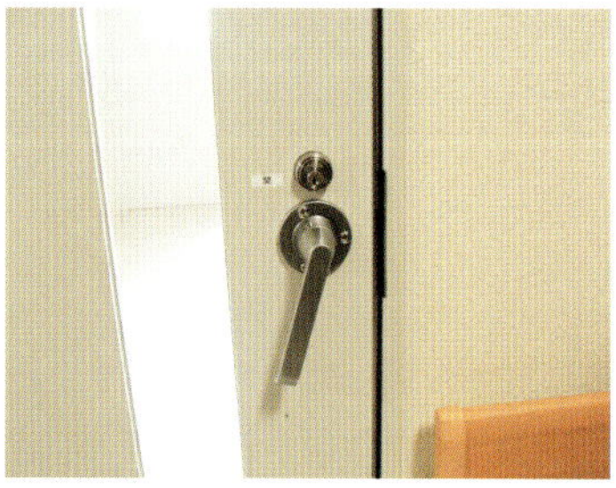

通路から見た保護室の鍵部分。ダブルロック。

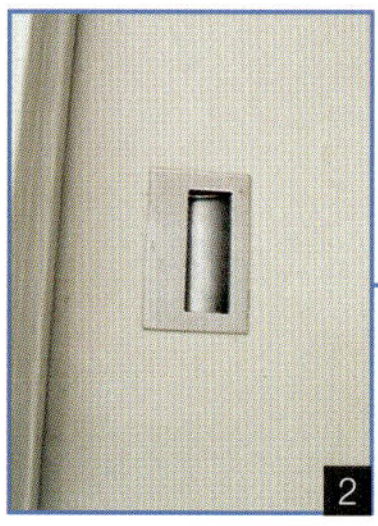

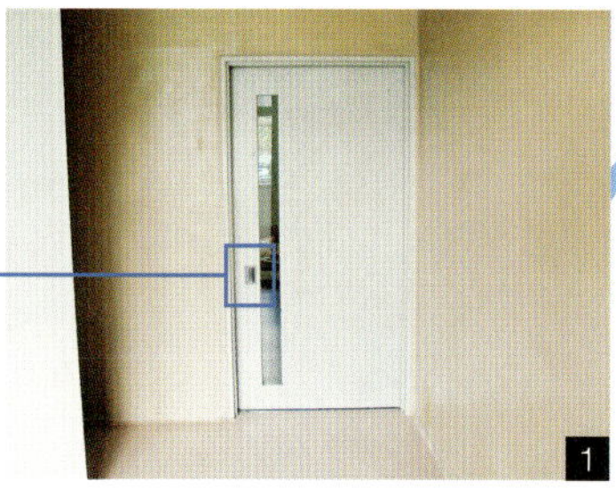

1. 保護室内から見たドア。
2. 手掛け穴部分拡大。ものが掛けられないような形になっている。

排泄

トイレスペースはブースタイプ。便器は洋式でステンレス製。便座はプラスティック製（固定）。トイレットペーパーは箱に入れ、床置き。手洗い用の水をボトルに入れて置いておく。排泄物の確認は、便器の中にいったん受けるアタッチメントを付属したので、便に関しては可能。便器にものを詰め込まれた際は、当院で独自に作った専用の棒（先端がカギ爪形状になっており、内筒をスライドさせてつかむ）を使って取り除く。便器洗浄は室内ではできず、室外から看護師が操作する。詰め込みのある患者さんの場合は、フラッシュバルブボタンの横に「詰め込みがあるので必ず確認してから流してください」と紙で表示し、気を付けている。

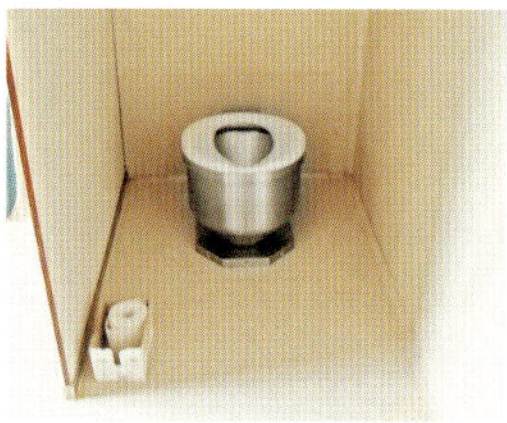

洋式でステンレス製。ペーパーホルダーはなく、箱にペーパーを入れている。

窓、光、空気

採光　北向きだが良好。窓が大きい。屋外に面した観察廊下の窓に付いたロールカーテンで調節する。照明は段階的に調整可能。

換気　換気扇が室内に1つある。窓の上の1か所を換気口として開けている。また観察廊下側のドアが少し開くので、開放観察時、患者さんがホールにいる間はなるべくそのドアを開けて換気をする。環境整備も毎日行っている。

温度調整　床暖房とエアコン。床暖房に関しては、脱水や低温やけどなどは起きたことがなく、うまく使えていると思う。

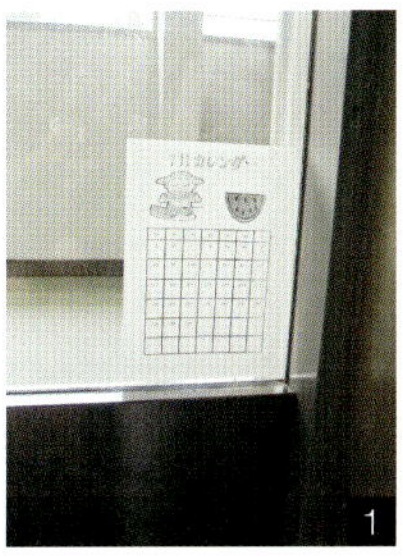

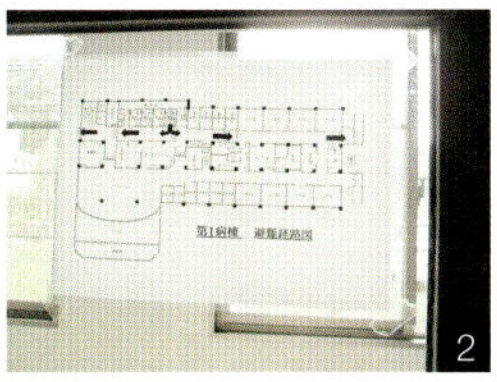

1. 窓に張られているカレンダー。
2. 避難経路も窓に張られている。

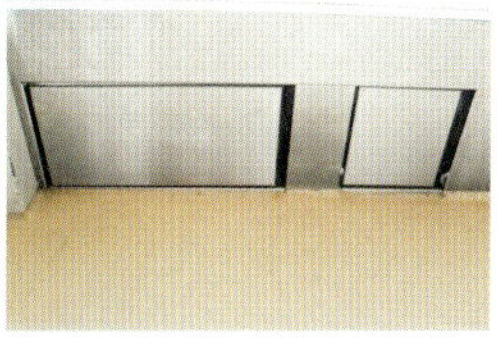

観察廊下に面した配膳口(閉じた時)。

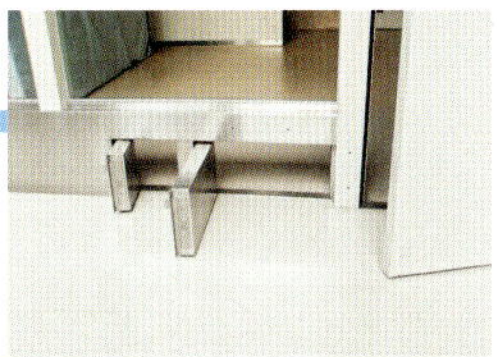

配膳口とドアを開けたところ。

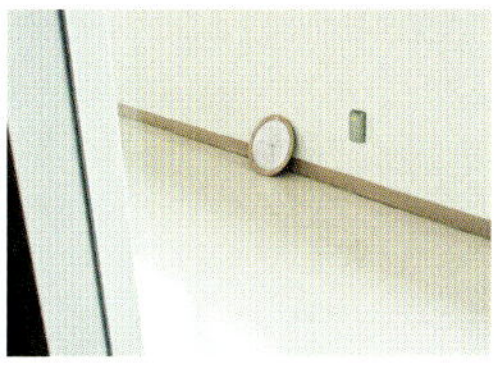

観察廊下に置いてある時計を見ることができる。

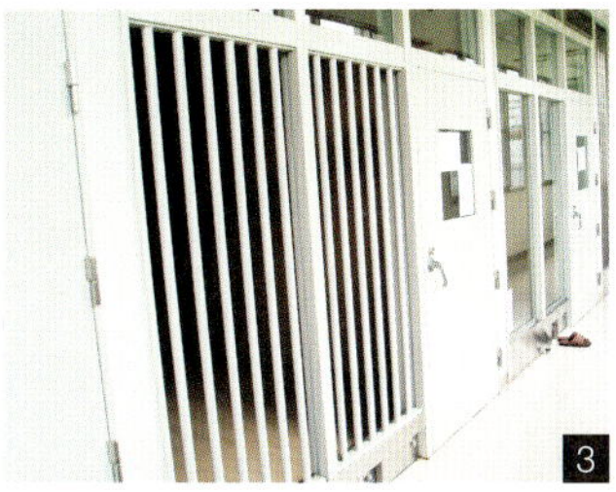

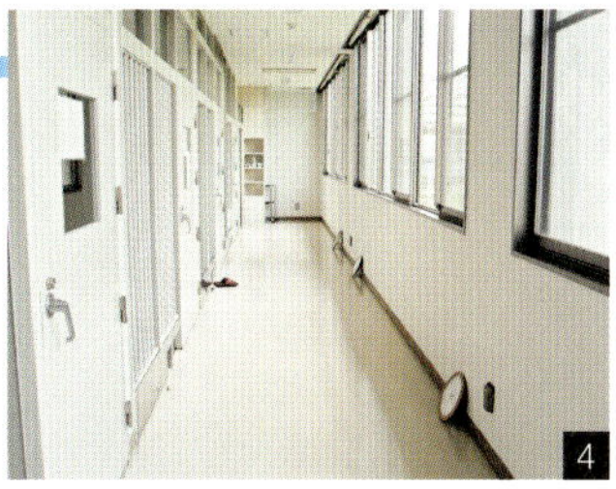

3. 格子タイプとクリアガラスタイプがある。
4. 観察廊下。

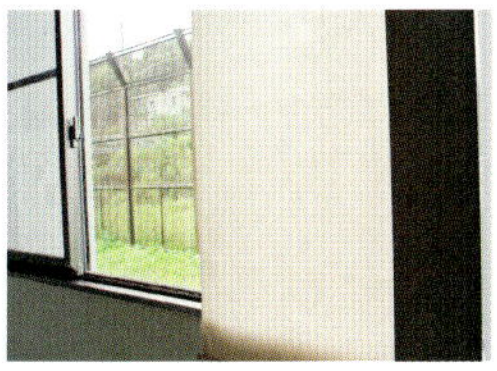

屋外に面した窓は大きく開けることができる。右手前はロールカーテンを下げたところ。

食事と水分補給

食事　状態をアセスメントし、可能であれば保護室ではダンボール製の机を使用。準保護室では原則的に木製の小さなテーブルを入れている。食事時は携帯の消毒用ジェルで手指消毒してもらう。食器は一般床と同じものを用いている。自傷行為やうつ状態が著しい場合は、使い捨てのお皿に職員が盛り付ける。そうした対応が必要な人は、配膳室に表示がしてある。中央配膳ではないので、各病棟で盛り付けを行っている。

水分補給　お茶をペットボトルに入れて、希望時に渡す。希望時と食事の時は必ずお茶1本を持っていく。多飲症の患者さんには、医師の指示による水分制限をもとに対応している。トイレに流せないような口径の大きなボトルを売店で販売している。現在、詰め込み防止のため、その専用ボトルに統一。入院時に購入してもらっている。

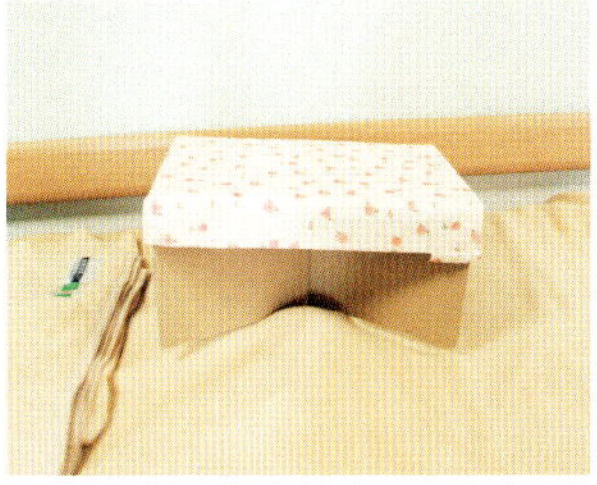

ダンボール製の机。

寝具

ベッドは原則的に使用しないが、身体拘束時には入れる。ベッドが接地する4点には圧力が掛かるため、床暖房のシステムを壊さないよう接地面に板を敷く。寝具としては枕、マットレスパッド、毛布、掛け布団を使用。布団カバーなどのリネン類は原則的に使用しない。

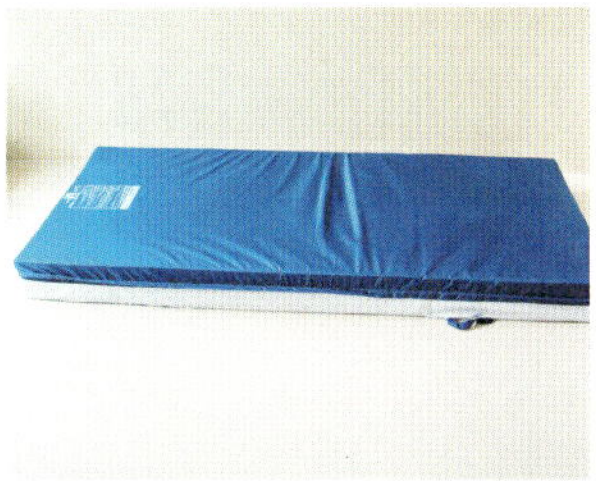

原則的にマットレスを使用。

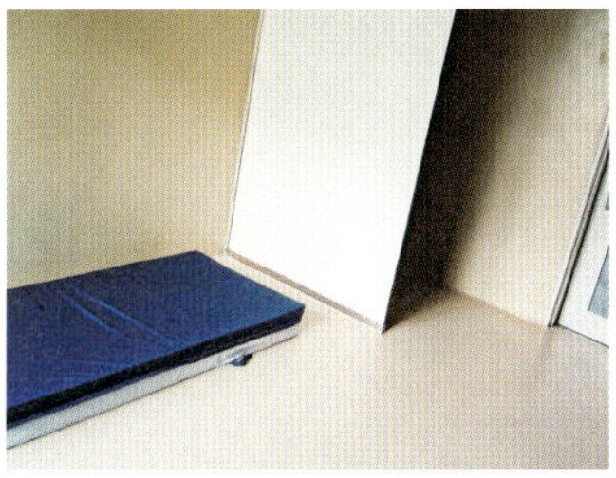

トイレスペースの裏を寝床にすることが多い。

清潔

洗面、歯磨き　観察廊下の端に洗面台が1つ設置されており、保護室4床の患者さんが使用する。洗面、歯磨きは毎食後に行う。朝は日勤の検温後(9時半)に洗面台で行う。昼、夕は必要物品を室内に入れて行い、使用後に確実に回収する。開放観察中の患者さんはデイルームで行う。準保護室の患者さんについては昼、夕も洗面台を使用することがある。

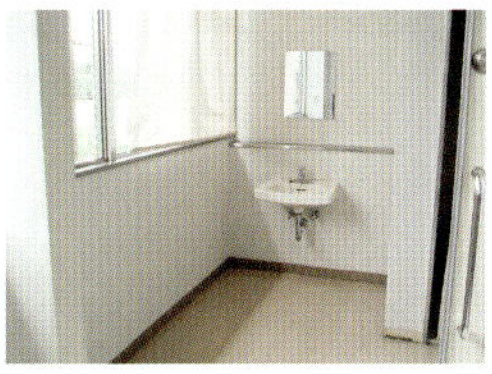

観察廊下の端にある洗面台。

入浴　入浴は週2回、シャワーは週1回(シャワーは自力でできる場合のみ)。これは急性期治療病棟全体で同じ。

更衣　保護室の前の棚に着替えが置いてあり、入浴の際は患者さん自身に着替えを選んでもらう。

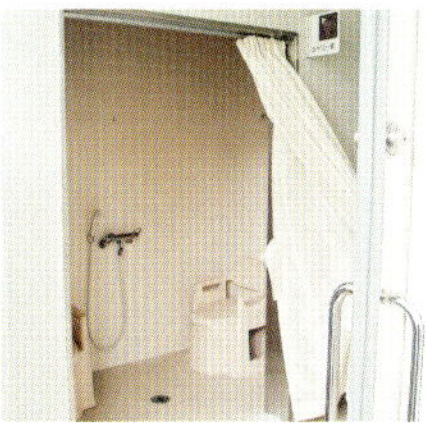

洗面台の隣にあるシャワー室。

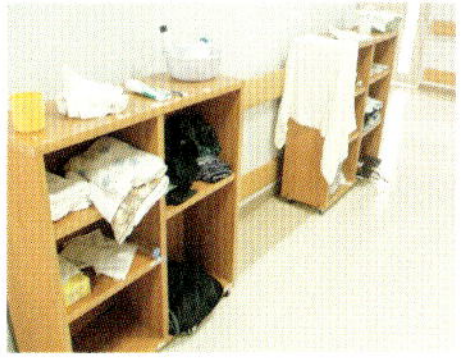

保護室前に着替えの棚がある。キャスター付きで移動しやすい。

防音

観察廊下を通して隣室の音が聞こえる。ペットボトルでドアを叩くと響くなど、防音については万全とはいえない。しかし、患者さんの様子を知るために室内の音が聞こえることは必要なので、防音に関しては一長一短と考える。つまり、ほかの患者さんの安静や休息のためには防音は必要だが、防音しすぎると患者さんの状態が把握しづらくなる。

観察のしやすさ／プライバシー

ナースコール　なし。

音感センサー　あり。ただし現在は使用せず。観察を密にすることで対応している。

スピーカー　看護師がスイッチを入れれば、双方向で会話ができる。

モニターカメラ　各部屋に1か所設置されている。観察用モニターディスプレイがナースステーション内に2か所設置されている。

プライバシーへの配慮　病棟は1階にあり、保護室は外に面しているので、観察廊下の窓にロールカーテンを設置している。窓の外は職員専用駐車場。患者さんの家族や外部の人に見られることはないが、散歩中のほかの患者さんから見られる可能性がある。

その他

患者さんから見えるもの　観察廊下の時計、窓に張ったカレンダーと避難経路。

保護室エリアのスペース活用　保護室前の通路に拘束用のベッドを置いている。いつ使用するかわからないし、収納する場所もないので、通路に置かざるを得ない状況。保護室エリアにいすやテーブルを置いて患者さんに過ごしてもらうといった使い方はしていない。

23-2 東尾張病院 開放病棟

愛知県

［調査日：2007年7月27日］

［病棟および保護室の概要］

東尾張病院には開放病棟が2棟あるが、調査したのは、慢性期で身体合併症を持つ患者を受け入れている病棟。男女混合で定床は50床、うち保護室は2床。看護基準は15：1。夜勤は2人体制。

病棟は1971年に建てられている。2001年に改修を行い、保護室の面積を広げた。さらに2001年以降、耐震補強工事を行っている。保護室はナースステーションとつながっており、ほかの病室からは離れた位置にある。

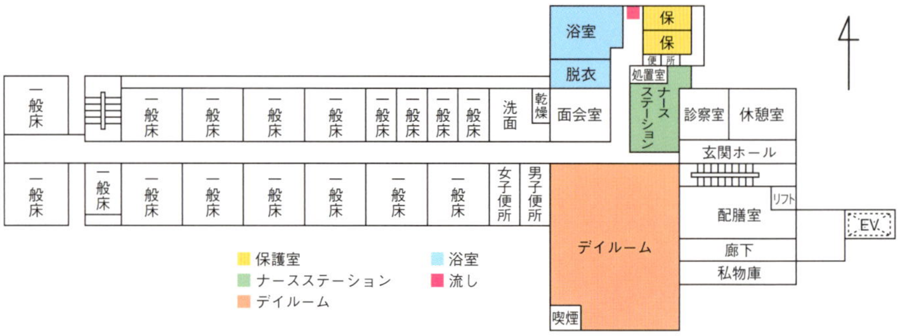

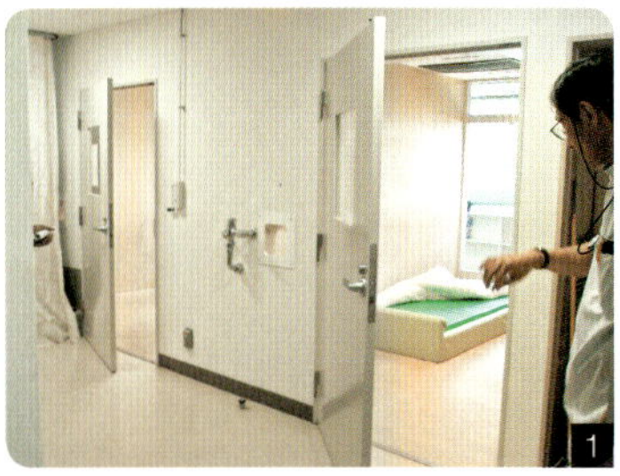

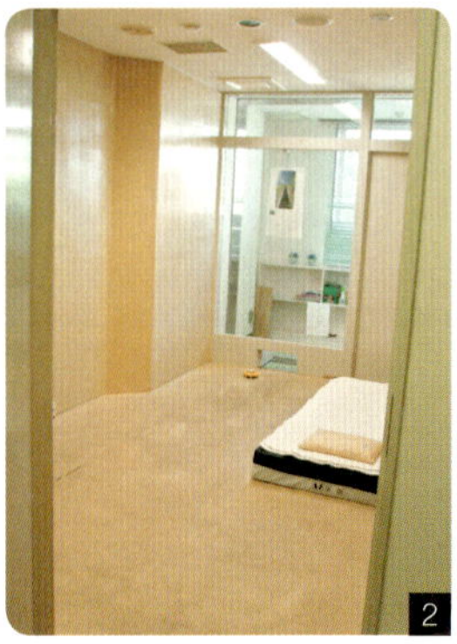

1. 保護室前の通路。
2. 保護室の内部。

［天井高249cm、奥行き410cm、幅250cm］

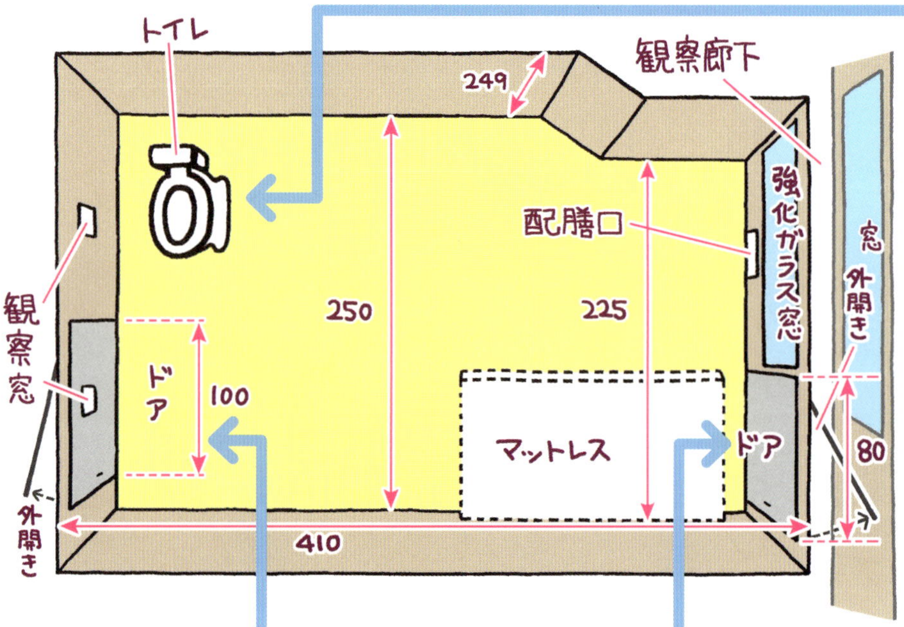

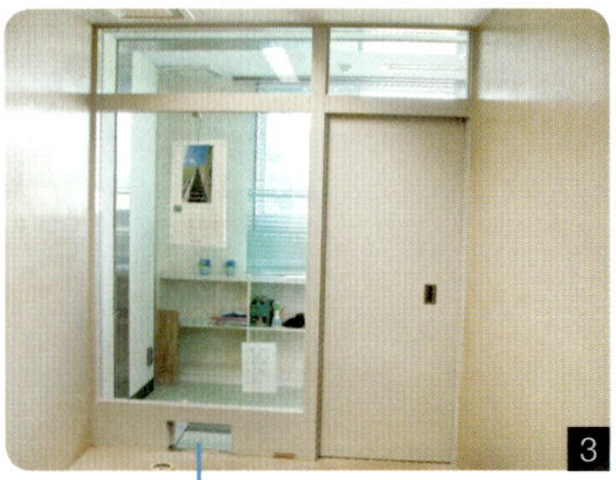

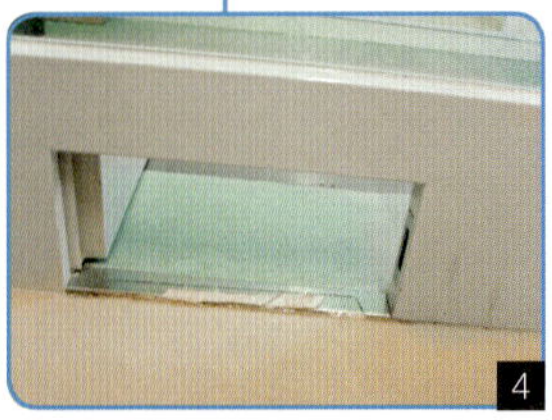

3. 保護室の内部から窓を見る。カレンダーと日課表が見える。下に開いているのは配膳口。
4. 配膳口部分拡大。小扉付き。

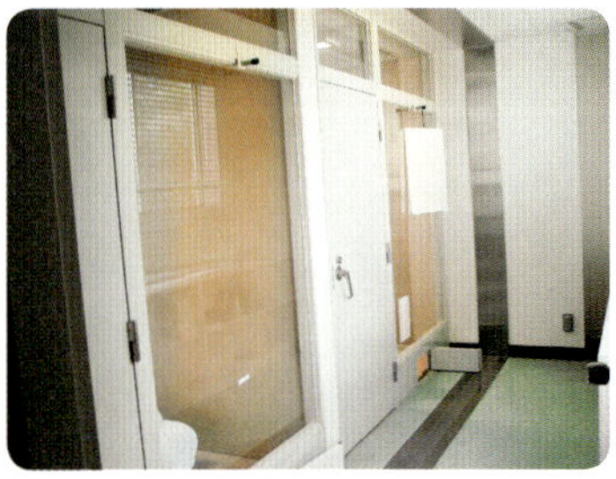

観察廊下から保護室を見る。

ドアと鍵

入口ドアも、観察廊下側のドアも鍵とレバーのダブルロック。

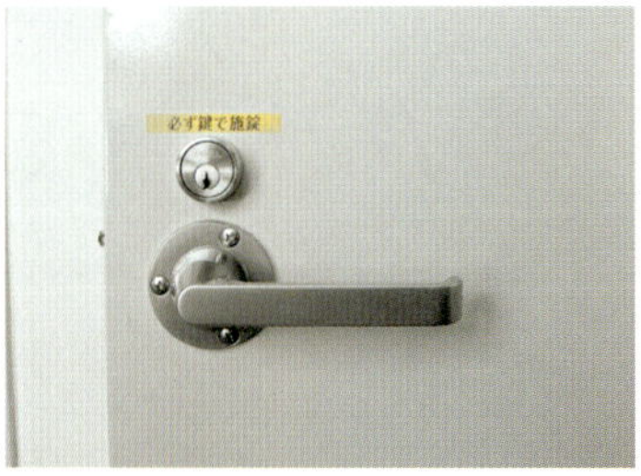

通路から見たドアの鍵とレバー。

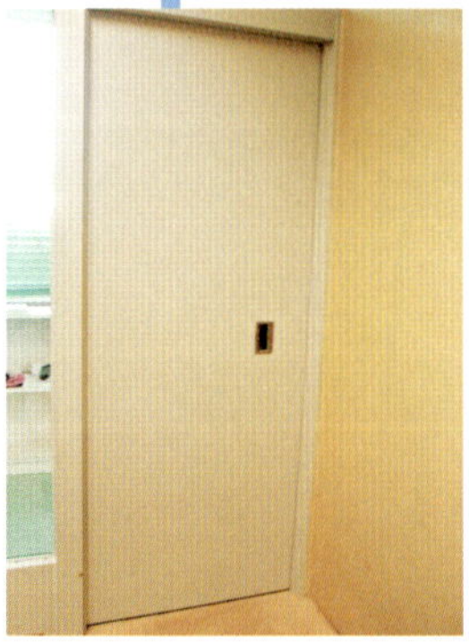

保護室内から観察廊下側のドアを見る。こちらにも手掛け穴が付いている。

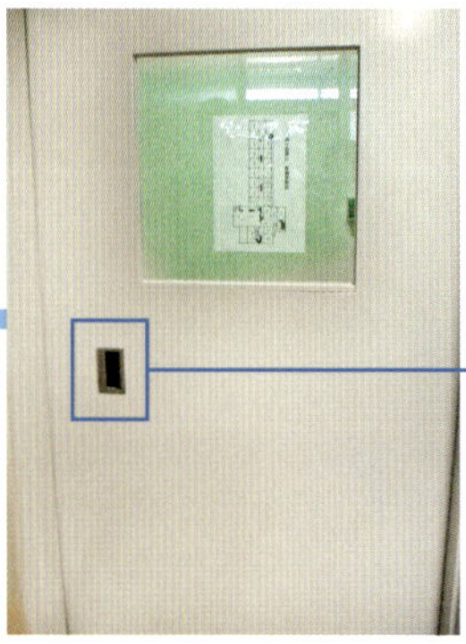

保護室内から入口ドアを見る。観察窓に避難経路が張ってある。

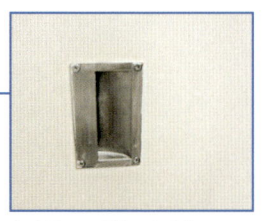

室内側には手掛け穴が付いている。

排泄

トイレスペースに目隠しなどがないので、プライバシーが全く保てない構造になっているが、目隠しがあると自殺や打撲のリスクにもつながるので、どちらがよいか一概にはいえないと考えている（2001年の改修時、目隠しについて検討されたのかどうかは不明）。便器は洋式で陶製。ふらつきがある場合は便座の左右に四角い台を置き、補助にする。転倒や便器のふたを破損するリスクがある場合は、ポータブルトイレを使用することがある。便器洗浄は室内からはできない。

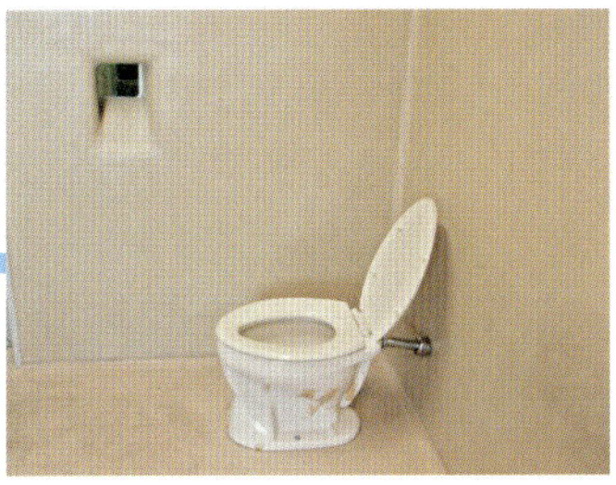

洋式。便座とふたが付いている。目隠しはない。左上に開いているのは観察窓。

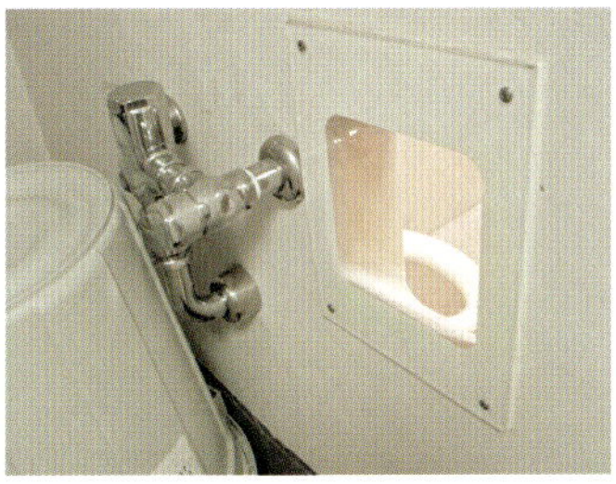

通路側の観察窓からのぞくとこのように見える。

窓、光、空気

採光　東向きで大きな窓があるので、日当たりは非常によい。採光の調節は屋外に面した窓のブラインドで行う。

換気　窓を開けて換気している。換気を目的にエアコンもつけている。

温度調整　各部屋に設置されたエアコン。

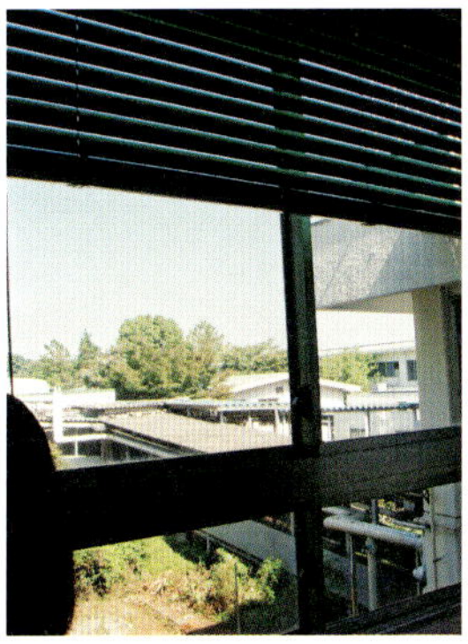

東向きの大きな窓。採光はブラインドで調整する。

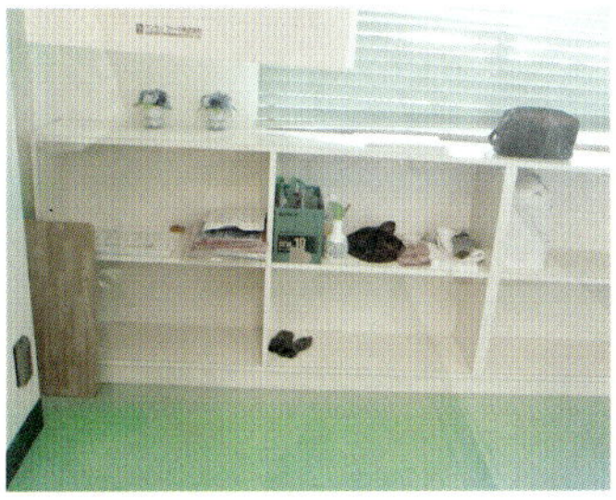

観察廊下の窓の下に棚が設置されている。

食事と水分補給

食事　一般床と同様の食器を使用している。室内で食事をする場合は小さなテーブルを入れる。デイルームで三食を取るケースもある。

水分補給　多飲症を除き、定時および希望時に水分補給を行っている。定時は10時と13時で、ポカリスエットかエンシュア・リキッドを200mL、および白湯100mL。昼間は開放していることが多いので、患者さんが自分で水分補給することが可能。希望時は本人が希望するものをペットボトル（500mL）で渡す。

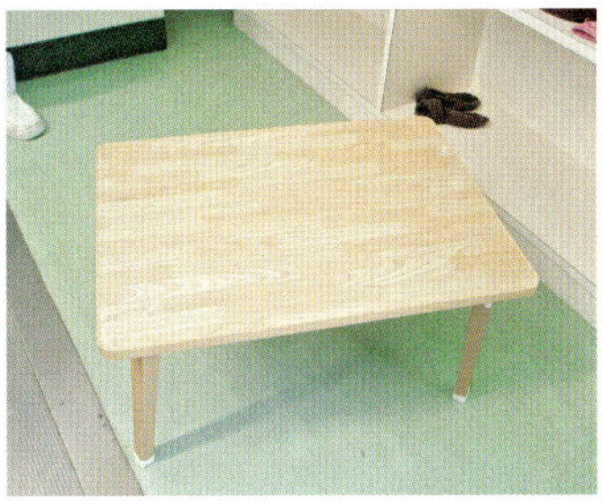

食事時に入れるテーブル。

寝具

ベッドは使用しない。マットレスにマットレスパッドを敷き、リネンを掛けている。リネン類は自殺、破損、トイレへの詰め込みなどのリスクがある場合を除き、できるだけ使用するようにしている。

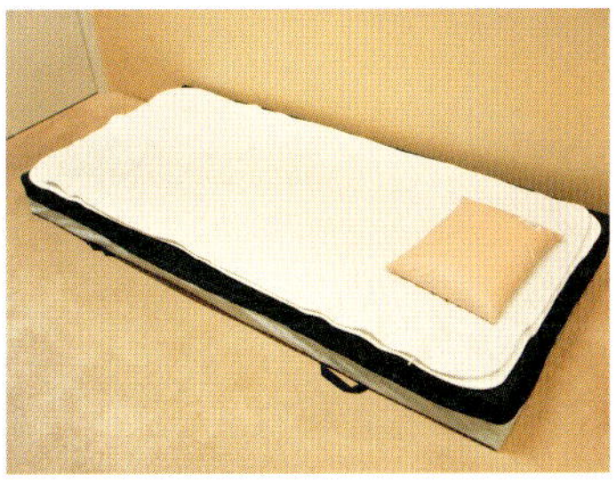

マットレスの上にパッドを敷き、リネンを掛ける。

清潔

洗面、歯磨き　基本的には、朝食後1回。深夜帯の担当者が7時半に介助する。それ以外の洗面、歯磨きは本人から希望があれば行う。

開放観察中でない患者さんの場合は、保護室エリアの流しで行う。室内で洗面、歯磨きをする場合は、患者さんの私物のタオルをお湯で濡らしてしぼって渡したり、使い捨てのペーパータオルを渡したりする。ほかに、コップ、洗面器など、利用できるものを工夫して患者さんのニードを満たすようにしている。

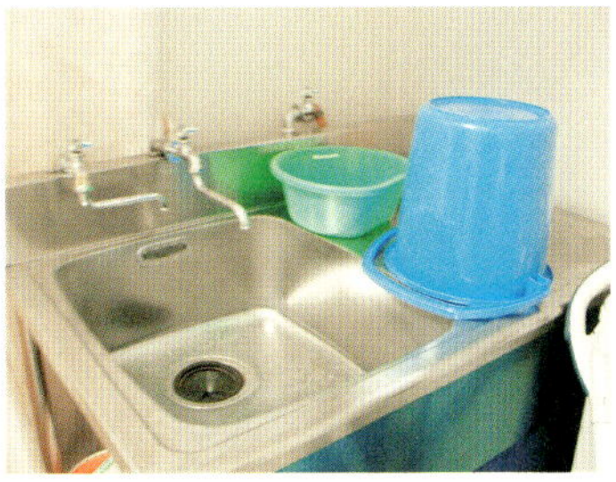

保護室エリアにある流し。

入浴　病棟の浴室を使って週3回入浴している。これは開放病棟全体で同じ。大部屋の患者さんと同じ時間に入浴するが、介助が必要であったり、ほかの患者さんとトラブルを起こす場合は、最後に入浴してもらう。浴室に行けない場合は清拭を行う。浴槽に入れない場合は、浴室内にあるシャワーを勧める。失禁などで汚染した場合は、そのつど清拭やシャワー浴を行い、更衣する。

防音

ドアや壁を蹴ったり叩いたりする音、叫ぶ声の両方が聞こえる。ドアの金属部分を叩くと、隣がナースステーションなので非常に騒々しい。保護室とナースステーションの間に壁とドアがあるが、防音には役に立っていないと感じる（2001年の改築時にも防音に関する話が出たと推測されるが、改善されていない）。

観察のしやすさ／プライバシー

ナースコール　なし。

モニターカメラ　あり。

建築上の配慮と課題

課題　急性期病棟と比べると壁や床の材質がやわらかくないので、高齢の患者さんが転倒するとけがをする可能性があると思う。騒音が緩和されると、隣室の患者さん、看護師双方にとってよいと思う。

その他

患者さんから見えるもの　窓に張った日課表。状態によっては時計を入れる場合がある（床に置く形）。

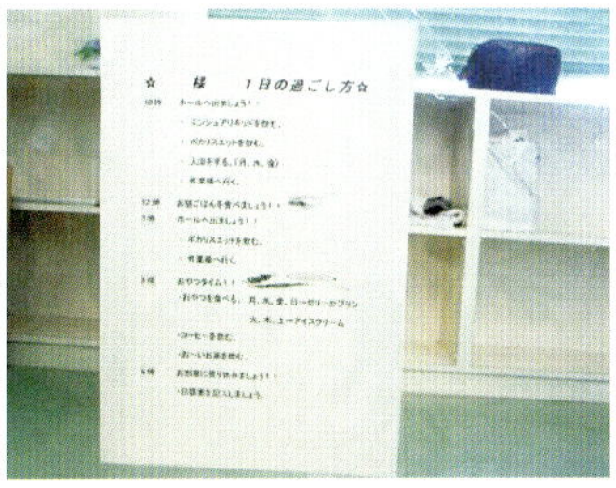

窓に張った日課表。

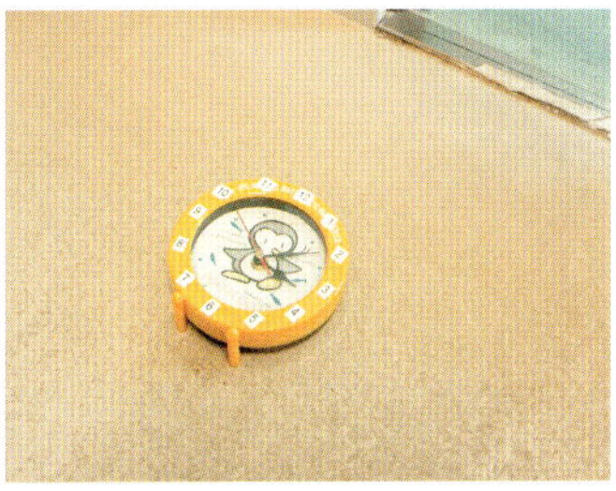

時計を室内に入れる場合がある。

24-1 愛知県立城山病院 急性期治療病棟

1932年に20床で開設。調査時は7病棟、342床。開設時は森の中の病院であったが、
地域の開発が進むにつれ、近くに地下鉄が通り、周囲に高層マンションが増えてきた。
急性期病棟、閉鎖病棟、開放病棟、3つの病棟を訪問したが、保護室のタイプはすべて異なっていた。

[場所: 愛知県名古屋市／調査日: 2007年6月28、29日、7月2日]

[病棟および保護室の概要]

急性期病棟は男女混合で定床は42床、うち保護室が6床。看護基準は15:1。病棟は1975年に建築されたもの。2002年にホールおよびオーディオルームだったスペースを保護室として改築した。勤務体制は3交代。日勤は看護師のみで8名、準夜は3名(必ず男女)、深夜は2人体制(必ず男女)。遅出は18時30分まで。早出はなし。

急性期治療病棟は一文字形。ナースステーションは病棟の中央に位置している。ナースステーションと保護室は距離的には近いが、ドアを3か所開けなければならない構造となっており、施錠により距離感が生じている。保護室6床のうち1床に中央配管がある。すべての保護室のドアの横にコンセントがある。

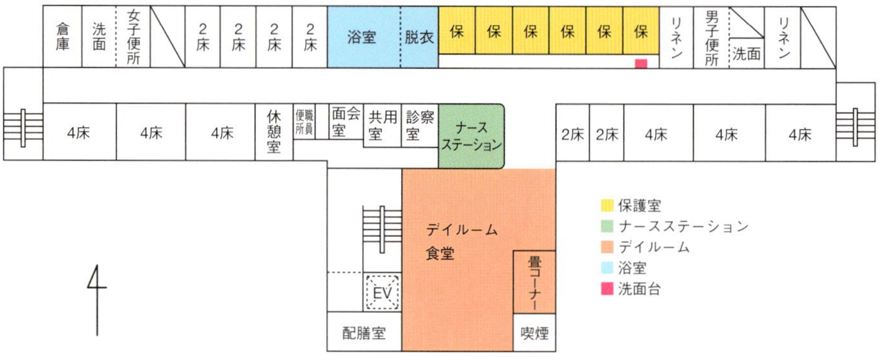

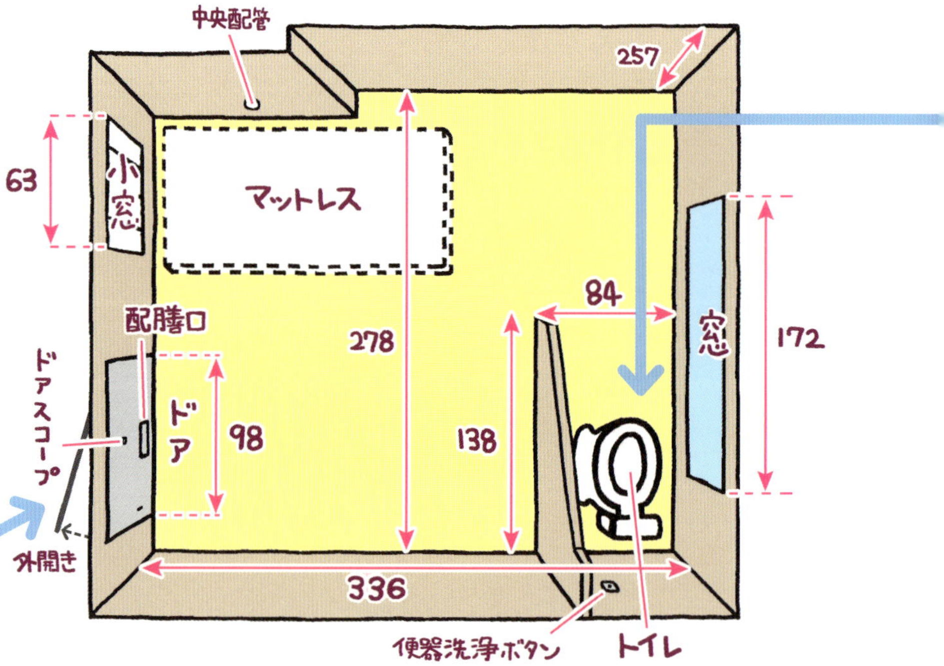

[天井高257cm、奥行き336cm、幅278cm]

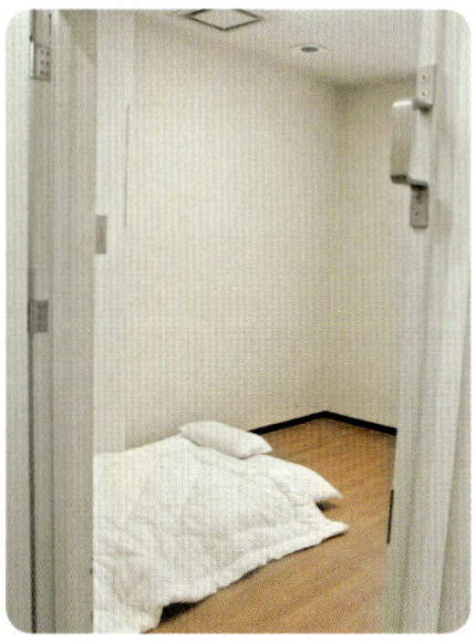

保護室の内部。

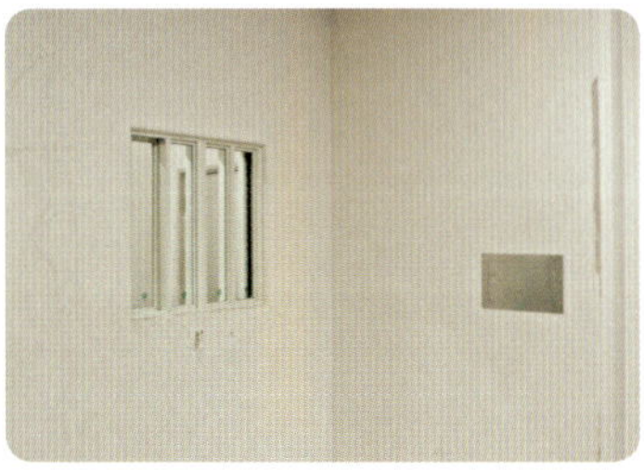

保護室内から見た小窓と中央配管。

ドアと鍵

上下2か所にレバー式のロック。

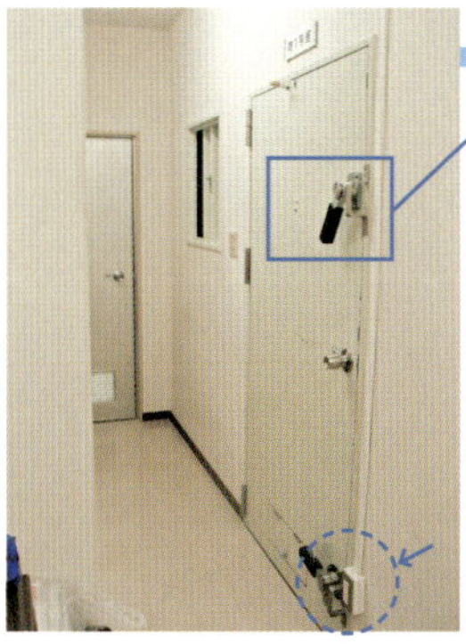

通路から見たドア。矢印で示した部分、ドア横の下部にコンセントがある。

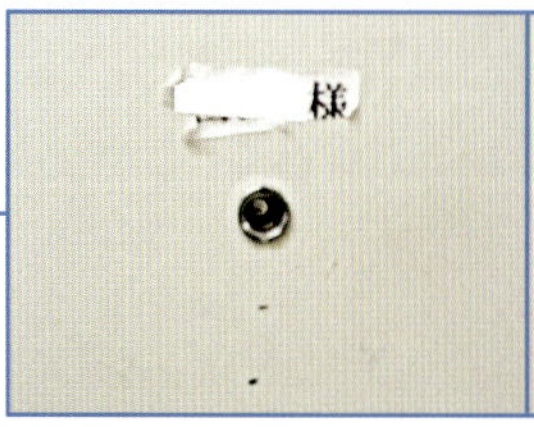

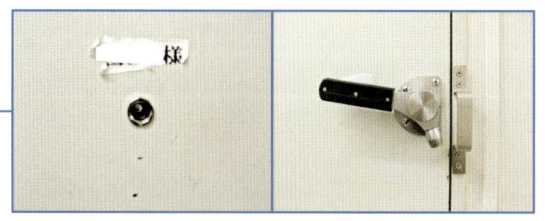

ドアスコープが付いている。

レバー部分拡大。

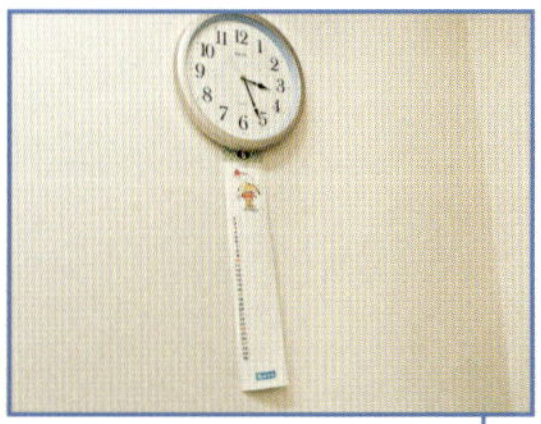

通路にある時計とカレンダー。

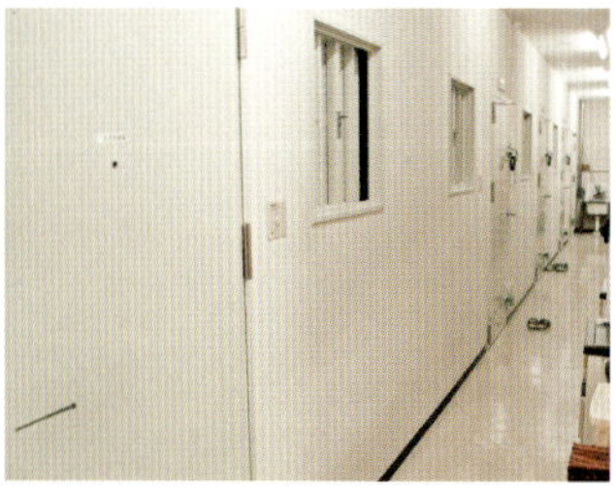

6床が並んでいる。

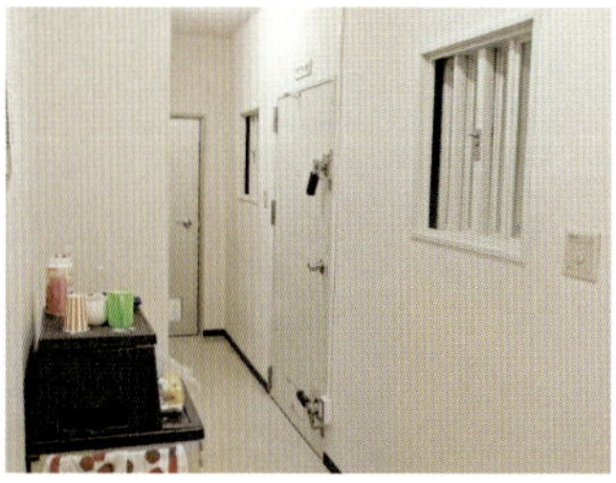

通路の幅は最大で120cm。狭いため、ベッドを入れる時は解体して入れ、中で組み立てる必要がある。

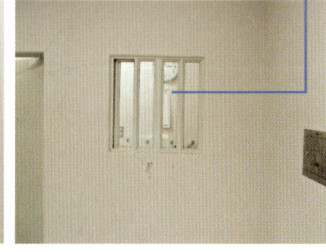

保護室内から見たドア近くの小窓。ここから通路にある時計とカレンダーを見ることができる。

排泄

トイレスペースに目隠しがある。便器は6床とも陶製の洋式。可動式の便座とふたが付いているが、破損などの支障はない。便器洗浄ボタンが壁にあり、患者さんが自分で水を流すことができる。ペーパーホルダーはなく、床に紙製の箱を置き、ペーパーを入れている。手洗いのための設備はない。

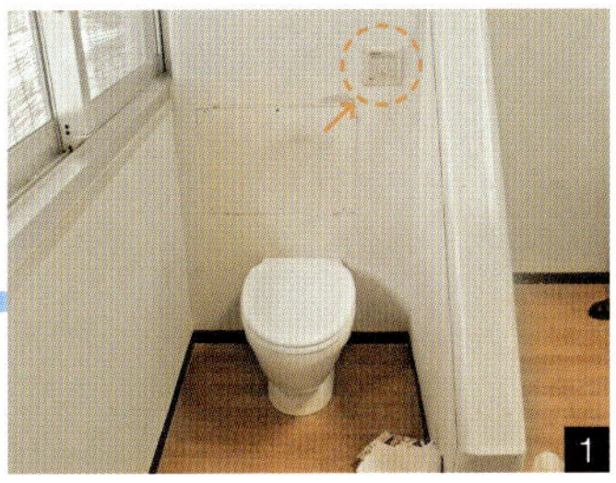

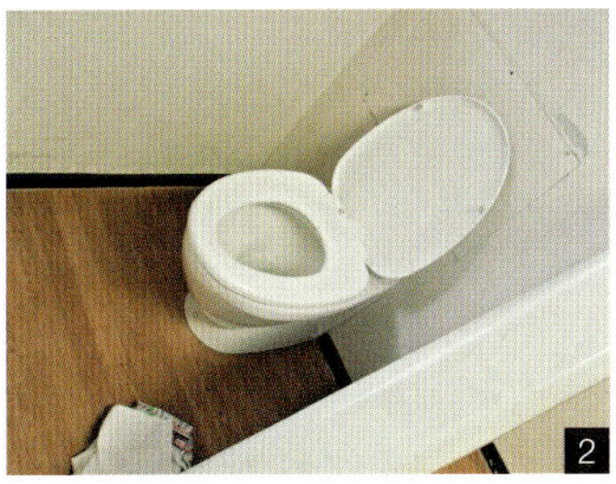

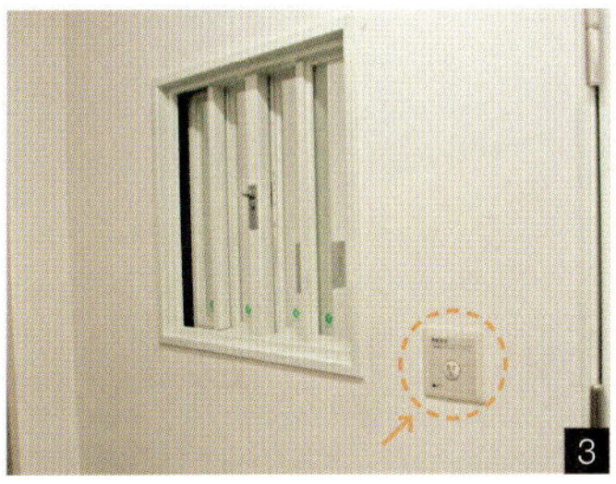

1. ふた、便座付きの洋式トイレ。紙製の箱の中にペーパーを入れている。座って後方の壁に便器洗浄ボタンがある。
2. 便座とふたは可動式。
3. 通路側の小窓近くに、職員が操作するための便器洗浄ボタンがある。

窓、光、空気

採光 窓は北向きだが、採光は比較的よい。外光が入りすぎる場合があり、外からすだれを掛けている。遮光ガラスになっているので、外から中は見えない。蛍光灯の明るさの調節は、ナースステーションで行う。

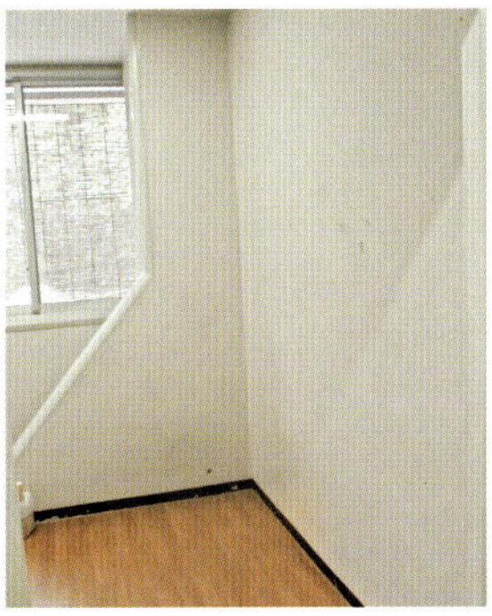

すだれで日差しを調整している。

換気 窓があり、全開できる。掃除の時や開放観察中は、開けて換気している。においはほとんどない。

温度調整 ナースステーションでエアコンの温度設定と調節を行っている。調節は部屋ごとに可能。

食事と水分補給

食事 ダンボール箱に布を張り、テーブル代わりに使用している。食器はプラスティック製。破損するおそれがある場合は、発泡スチロール製の食器を使用している。

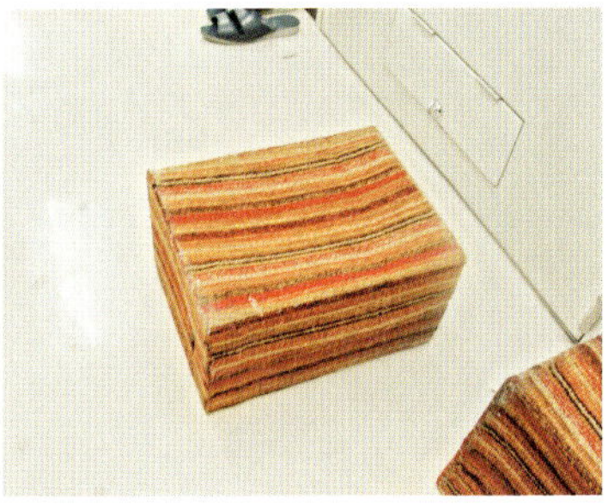

ダンボールに布を張って作ったテーブル。

水分補給 お茶を1200mLの容器に入れて、1日2回、6時と15時に渡す。紙コップを使用。多飲症により容器を入れられない場合は、そのつど対応している。

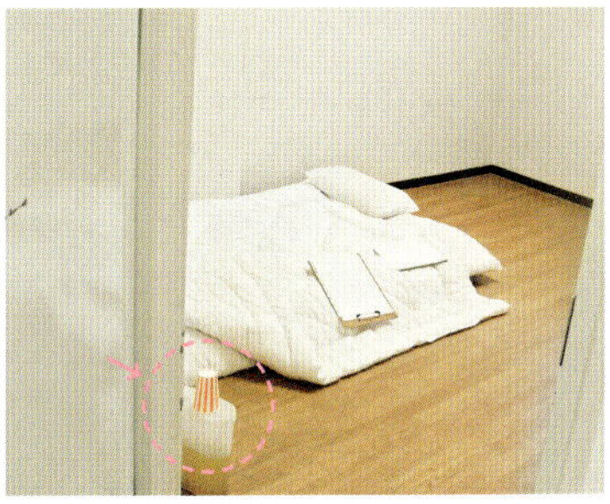

1200mL 容器に入れたお茶を置いている。

寝具

原則的にベッドは使わない。褥瘡予防のため低反発マットレスを使用している。拘束する時のみベッドを使う。リネン類は使用しない。

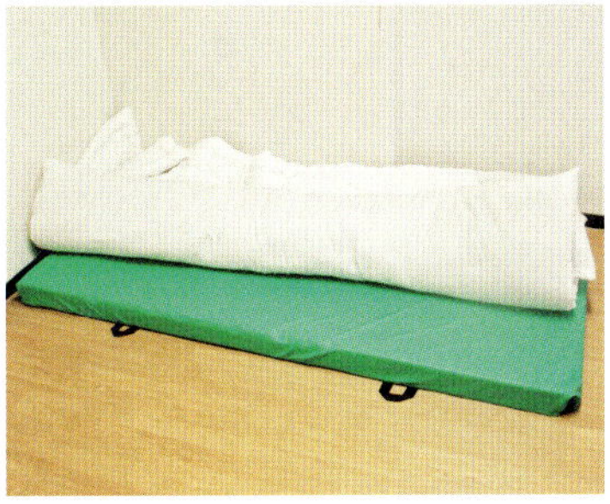

褥瘡予防のため低反発マットレスを使用。

清潔

洗面、歯磨き 朝は9時30分から10時に保護室前の通路の端にある洗面台で洗面、歯磨きを行う。1つの洗面台に2つのカランが設置されているので、保護室を利用している患者さんが順番に使っている。ほとんどの患者さんがここを使用できているが、車椅子などにより洗面台を使えない患者さんにはおしぼりを渡している。身体拘束している場合は、おしぼりで清拭し、うがいをしてもらうようにしている。

入浴 入浴は週3回。保護室エリアの隣が浴室。身体拘束を行っている患者さんを含め、入浴できない患者さんは、週3回清拭をしている。清拭に用いるタオルは用途に合わせて大きさを変えて使い分けている。たとえば患者さんに渡して自分で行ってもらう場合は小さめのタオル、看護師が清拭する場合はバスタオルなども用いて、プライバシーの保護に配慮している。さらに清拭する部位によってタオルの色を変えている。

更衣 保護室前の通路の衣装ケースに、本人用の衣類が入れてある。

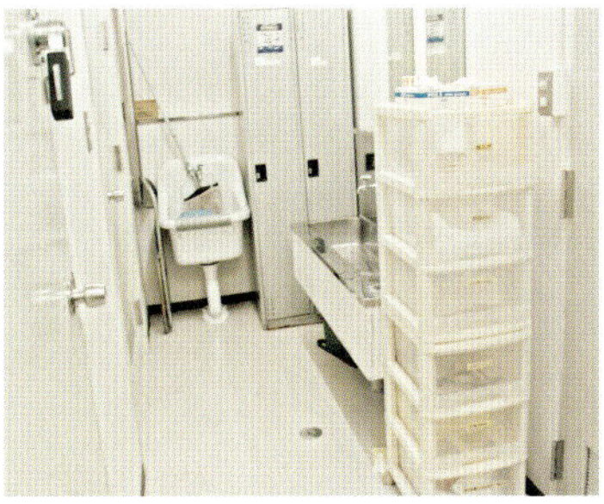

通路にある洗面台と衣装ケース。

防音

通路側の窓が防音になっていないので音が伝わる。壁は反響しないがドアは金属製なので、足蹴りされたり食器やコップで叩かれると非常に響く。騒音の苦情については、部屋替えなどで対処している。

観察のしやすさ／プライバシー

ナースコール コードでの自殺企図防止のため、設置していない。

スピーカー 看護師がスイッチを入れれば、双方向に話せるスピーカーが設置されている。

モニターカメラ 全室に設置されている。

その他

患者さんから見えるもの 通路にある時計とカレンダー。

24-2 愛知県立城山病院 閉鎖病棟

［調査日: 2007年7月2日］

［病棟および保護室の概要］

閉鎖病棟は男女混合で定床54床。うち保護室は6床。看護基準は15:1。病棟は1984年に建築され、その後補修は行っているが、改築はしていない。

病棟スタッフは全部で24名（師長含む）で、男性13名、女性11名。3交代。準夜3名、深夜3名。遅出あり、早出なし。病棟の特徴として、措置入院の患者が多い。処遇困難例などにも対応している。そのため、入院時に十分な観察が必要とされることが多く、保護室の利用率は高い。さらに、ほかの病院から症状増悪による転入も受け入れるため、満床のことが多い。鑑定入院の場合も保護室を使用する。患者の希望で、一時的な安静を保つ目的で個室的に使用する場合もある。

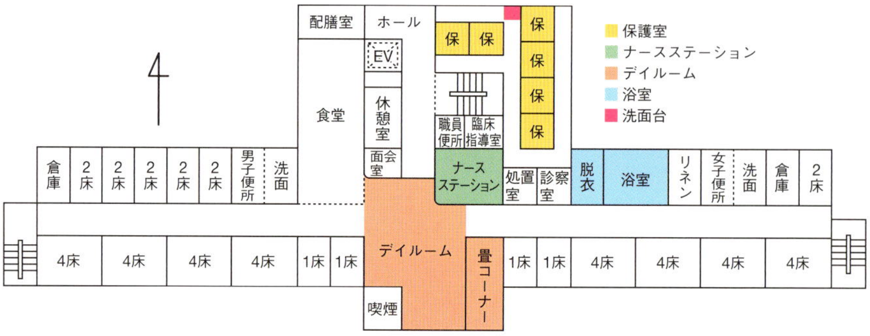

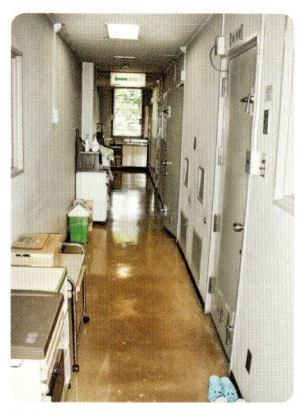

保護室前の通路。

［天井高255cm、奥行き310cm、幅280cm］

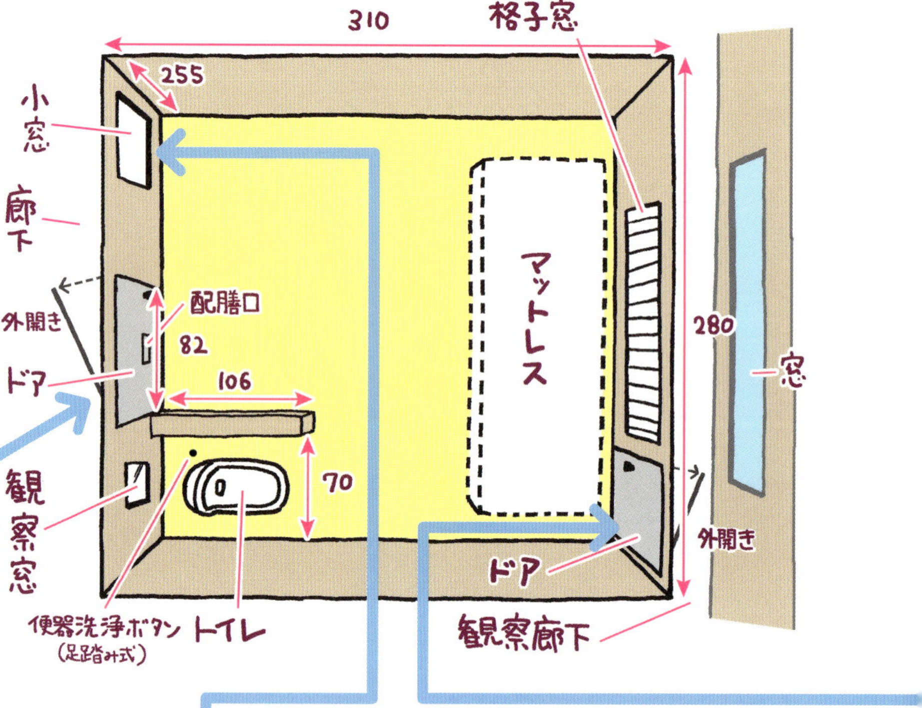

ドアと鍵

上下2か所にレバー式のロックとオートロック、さらに鍵の4点で施錠する。

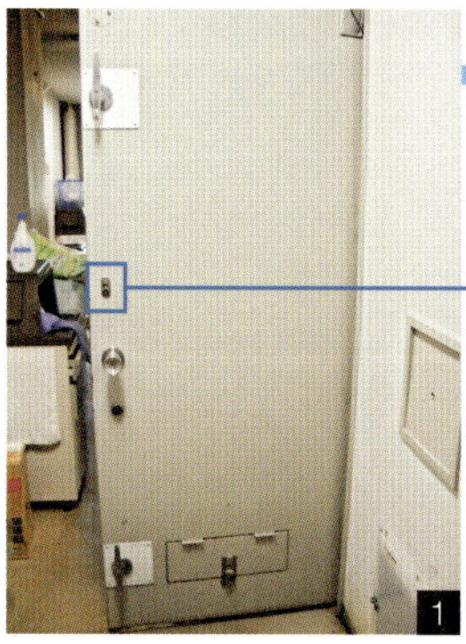

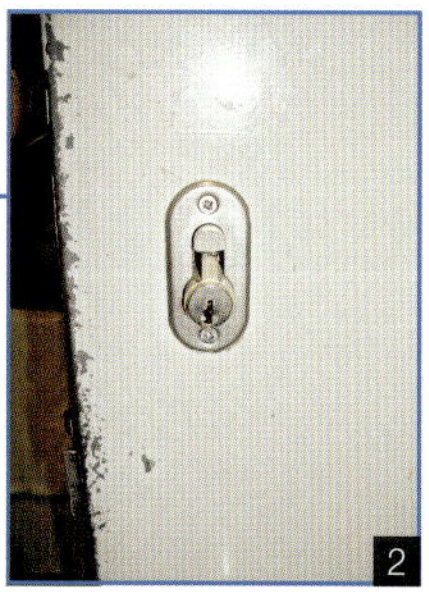

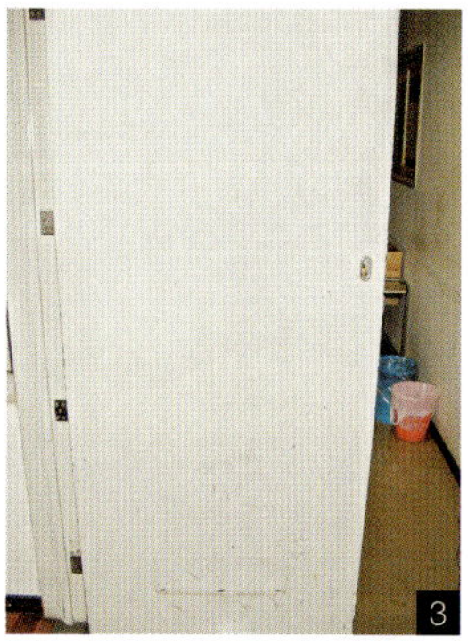

1. 保護室のドアは4点ロック。下に配膳口がある。
2. 鍵部分拡大。
3. ドアを開けたところ。内側はこうなっている。

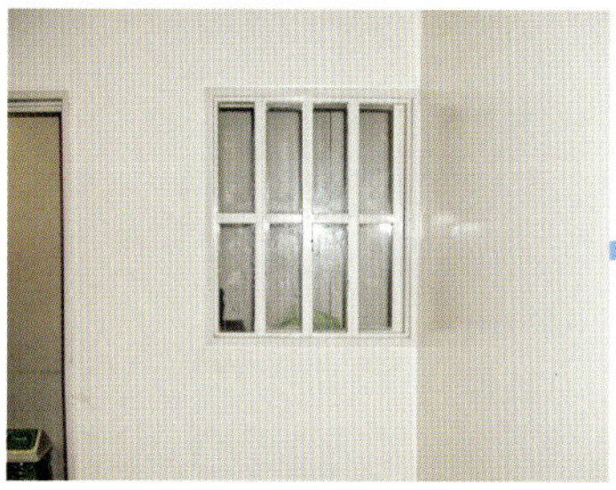

ドア横に小窓が設置されている（保護室内から撮影）。

排泄

トイレスペースに目隠しがある。便器は陶器製で和式。便器洗浄は室内で可能。排泄物の観察が必要な時は、水を止める。臭気対策として、消臭スプレーを使用。排泄後の手洗いは医師の指示のもとで、希望者にウエットティッシュを渡している。

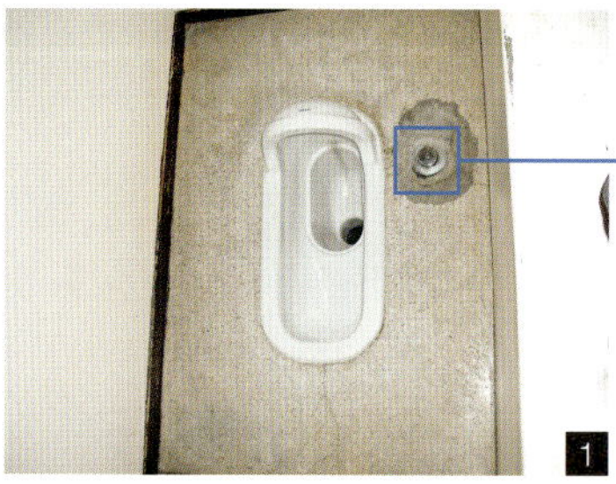

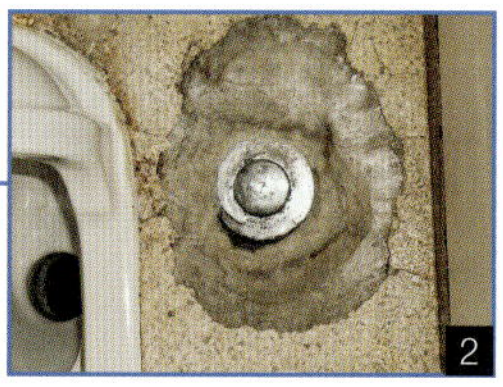

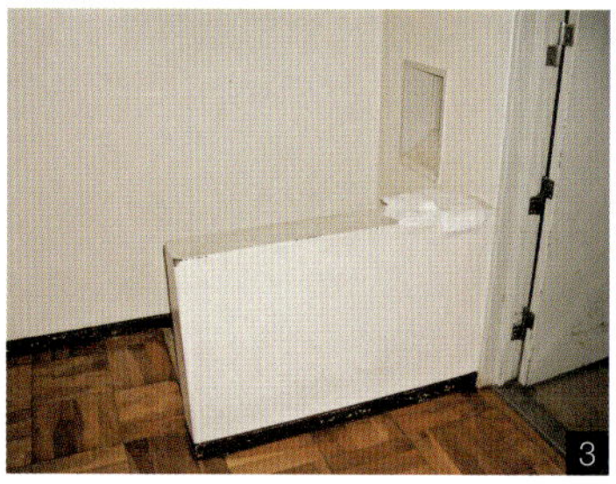

1. 便器は和式。
2. 便器洗浄ボタンは足踏み式。
3. 目隠しは腰の高さ。患者さんがのぼり、飛び降りたことがあった。目隠しの上にちり紙を載せている。トイレスペースの前に開いているのは観察窓。

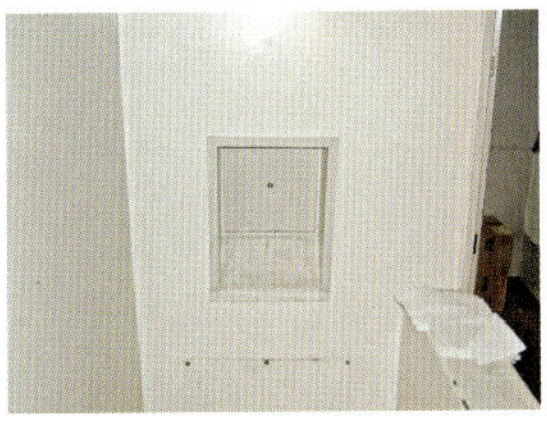

トイレスペースから見た観察窓。

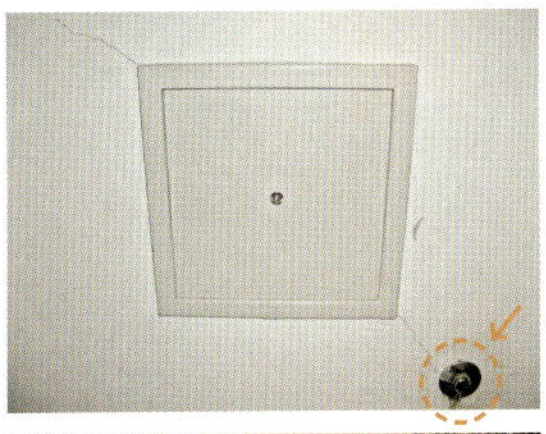

通路側から見た、トイレスペースの観察窓(のぞき穴式)。右下は便器洗浄ボタン。

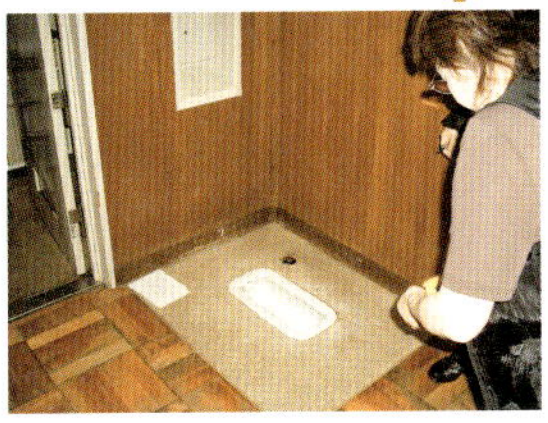

目隠しと金隠しがないタイプの和式便器もある。

窓、光、空気

採光　東向きと北向きの部屋がある。蛍光灯を常時点灯。蛍光灯がないと昼間でも暗い印象。21時、病棟の消灯と同時に消灯する。21時から翌朝6時までは常夜灯を使用する。

換気　換気扇、空調、窓の開閉により換気する。トイレの構造上、臭気があがってくることがある。消臭剤などを通路に置いて対応している。

温度調整　エアコン。

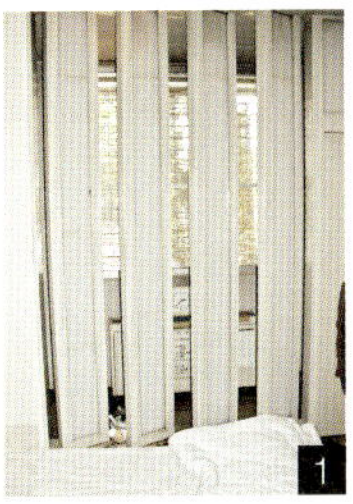

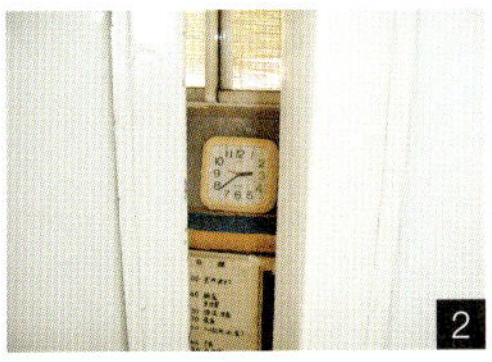

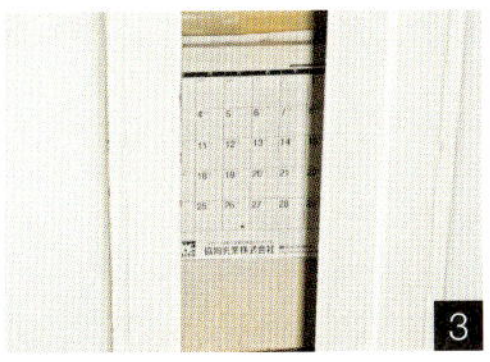

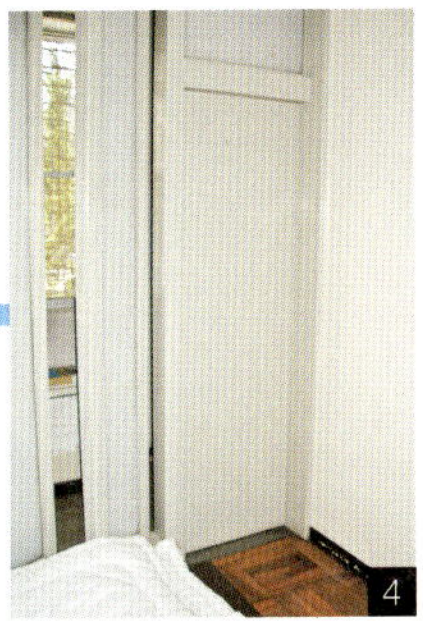

1. 室内から窓方向を見る。板状の格子が付いている。屋外に面した窓に、外からすだれを掛けている。
2. 観察廊下にある時計と日程表。
3. 観察廊下に張ってあるカレンダー。
4. 観察廊下側にもドア(鍵付き、外開き)がある。

食事と水分補給

食事　一般床と同じ食器を使っている。不穏状態の場合には、ディスポーザブル食器を使う。ダンボール箱で作られた台に配膳している。おしぼりを配膳時に渡し、下膳時に回収する。食事が食べづらい人や嚥下が困難な人については、少し時間をずらして、職員が必ず付き添う。

昼と夕食は必ず男性スタッフ2名で対応している。朝は男性スタッフ1名で対応。患者さんの状況に合わせて、入室して配膳したり、ドアの下の配膳口から入れたり、または時間をずらして、複数のスタッフと一緒に入室して配膳している。

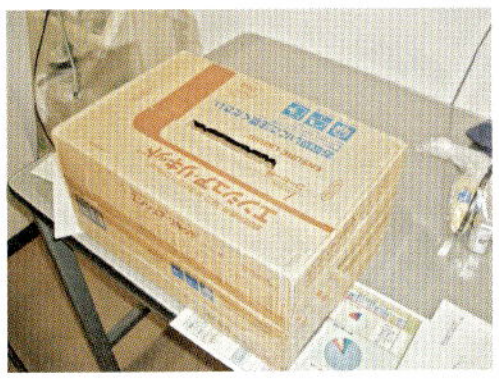

配膳はダンボール箱をテーブル代わりにしている。

水分補給　保護室用のやかんがあり、観察廊下の患者さんの手の届くところに置いている。6時と15時には必ず交換する。希望時にはそのつど補充している。

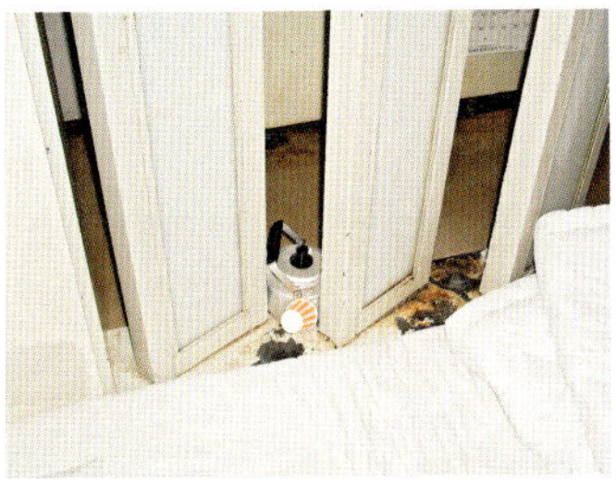

観察廊下にやかんを置き、患者さんが手を伸ばしてやかんを傾ければ水をくめるようになっている。

寝具

ビニール張りで背板の入ったマットレスの上に敷き布団を敷く。シーツ、枕カバーは使っていない。身体拘束が必要な場合はベッドを入れる。

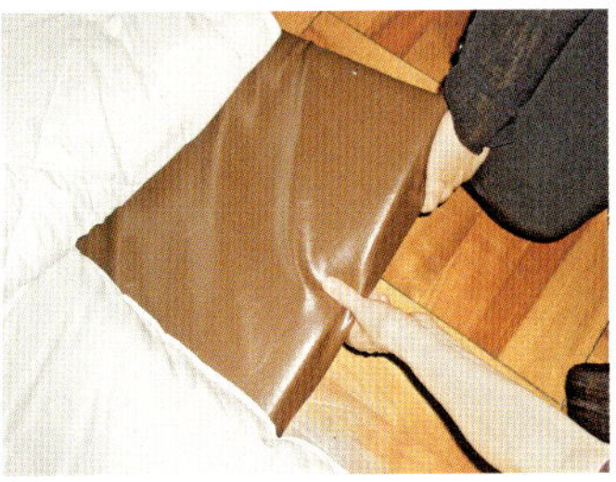

ビニール張りのマットレス。

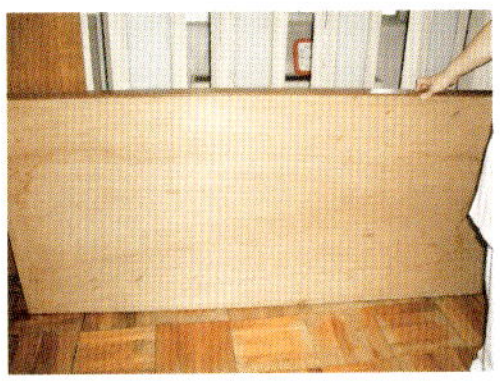

マットレスの裏側には板が張ってある。

清潔

洗面、歯磨き　朝の申し送りの後。部屋から出られる人はエリア内の洗面所で行う。出られない人の場合は、蒸しタオルを使用。日中開放観察ができるようになれば、開放中に行うことも可能。

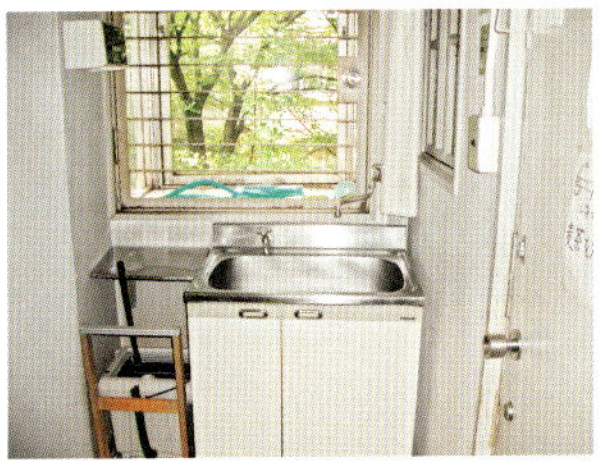

保護室エリアの洗面台。

入浴　入浴は週3回。保護室エリアとつながった浴室を使用している。身体拘束時は清拭を毎日行う。状態によっては部分的な清拭となることもある。

更衣　主に入浴時。希望に応じて、朝の洗面が終わった後でも更衣できる。

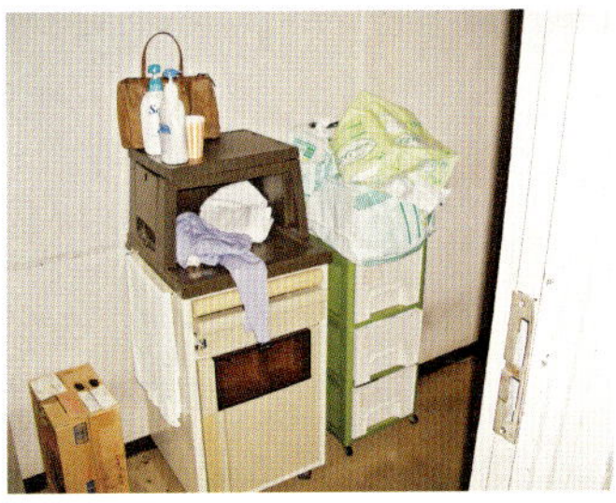

保護室前の通路に置いてある床頭台と衣装ケース。

防音

どの部屋でもドアを叩けば響く。一部の部屋の壁には板が張られており、コンクリートの壁に比べて音が少しソフトに感じる。

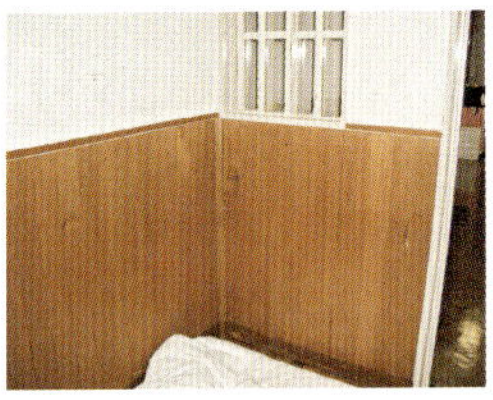

壁に板が張られている部屋は、音が多少ソフトな印象。

観察のしやすさ/プライバシー

ナースコール、スピーカー　なし。

インターホン　つねにオンにしておき、声がナースステーションに届くようにしている。ナースステーションのすぐ隣が保護室の廊下なので声が聞こえ、すぐ対応できる。

モニターカメラ　6部屋すべてに設置されている。

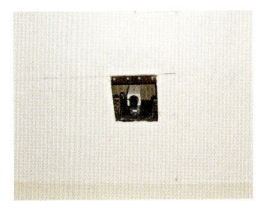

天井のモニターカメラ。

プライバシーへの配慮　北側の保護室の外には木がたくさん植えられているため、外から室内が直接見られることはない。東側の観察廊下側の窓には外からすだれが掛けられている。洗面所のすぐ横の部屋だけは、ドアの横の小窓にカーテンを付けた。洗面している時にほかの人が部屋の中をのぞかないようにするためと、洗面所の横の部屋の人が話し掛けるのを防ぐため。

建築上の配慮と課題

課題　トイレの目隠しから飛び降りることがあった。マットレスの裏に板が張ってあるので、立て掛けてのぼったり、移動させたり、枠を折ってしまったことがあった。

その他

患者さんから見えるもの　観察廊下にある時計、日程表、カレンダー。

24-3 愛知県立城山病院 開放病棟

［調査日：2007年6月29日］

［病棟および保護室の概要］

開放病棟は男女混合で、定床は49床、うち保護室は1床。看護基準は15:1。病棟は1958年に建築され、1978年に一部改築が行われている。病棟はＴ字型で、中央にナースステーション、その向かいに保護室が配置されている。本来、保護室使用の適応は、精神症状に伴う問題行動、逸脱行為、不穏行動の強い患者さんの保護である。しかし、訪問当時は1名の患者さんが年単位で継続的に使用している状況であった。

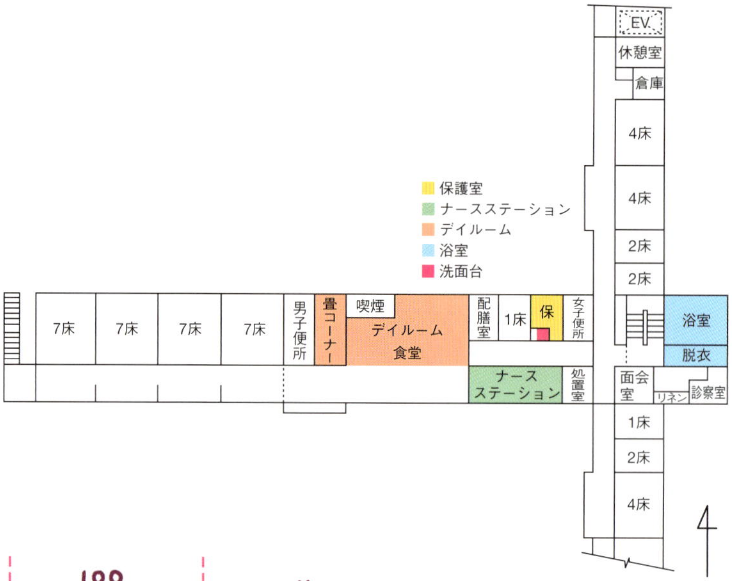

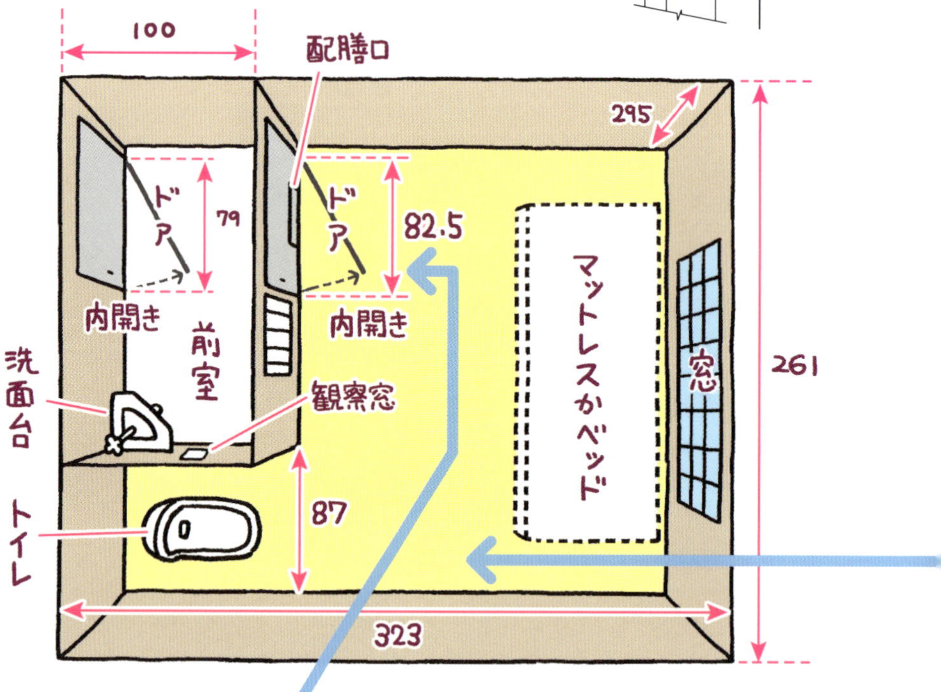

［天井高295cm、奥行き223cm、幅261cm］

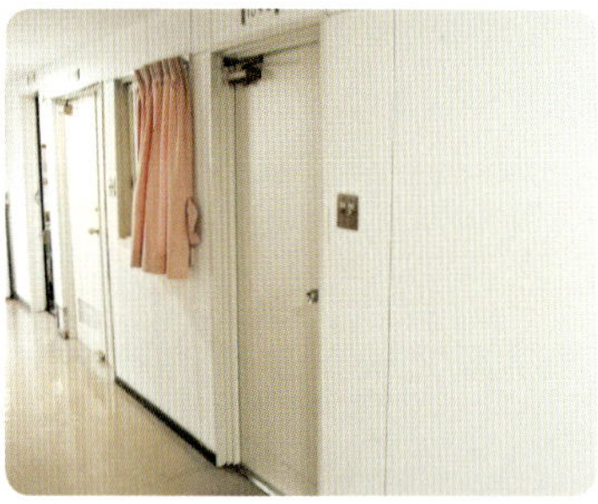

外ドア前の通路。ほかの患者さんも通る。

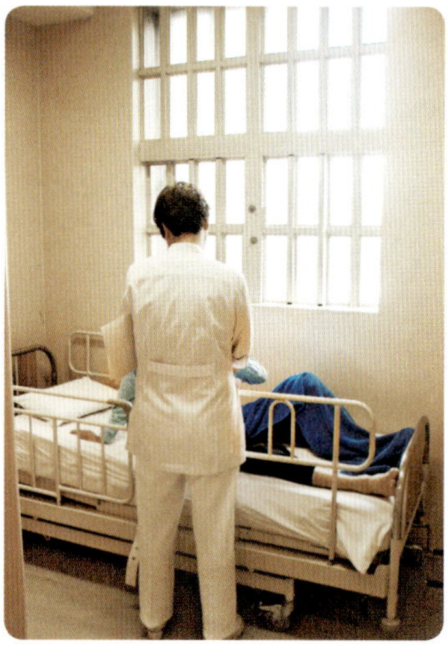

保護室の内部。

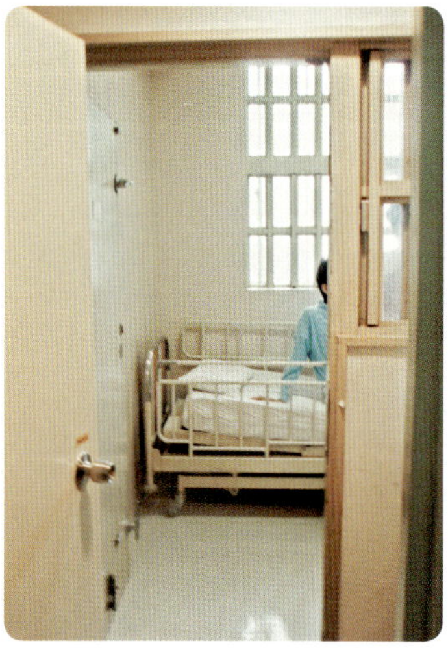

保護室の内部。

ドアと鍵

上下2か所にレバー式のロック。閉めるとオートロックとなる。定期的にオートロックと自動開錠の点検を実施している。

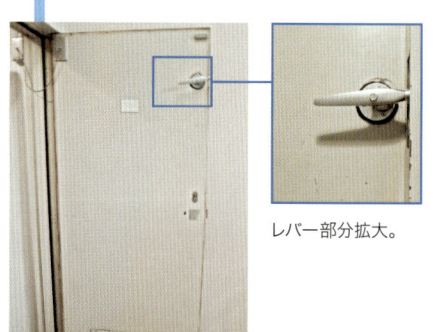

保護室内から見た内ドア。
開けた時は、このように壁に収納できる。

レバー部分拡大。

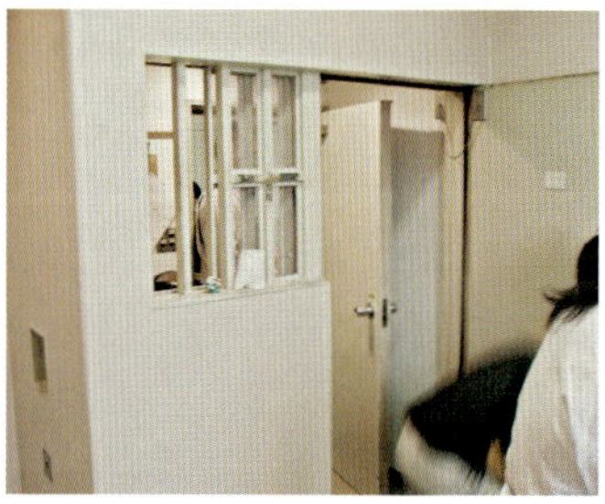

内ドア横にある小窓。

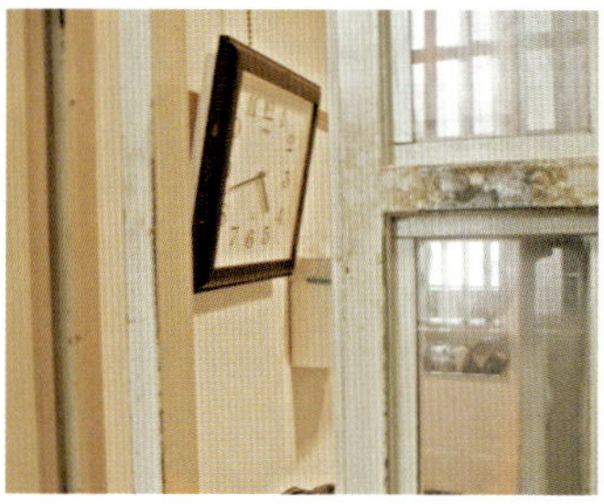

小窓から前室にある時計を見ることができる。

排泄

トイレスペースはブースタイプ。便器は和式で陶製。金隠し付き。壁に便器洗浄ボタンがあり、患者さんが水を流すことができる。患者さんの状況によっては看護師が水栓レバーの操作を外から行う。和式は周囲が汚れやすく、排泄動作時に転倒の危険があり、洋式のほうが望ましいと考えるが、洋式では上に乗ったり飛び降りたりする危険性があり心配。浣腸使用時など排泄物の確認が必要な場合はポータブルトイレを使用している。
ペーパーホルダーはない。調査時は重度の患者さんが年単位で保護室を使用している状況であり、排泄は完全に看護師の介助あるいは見守りで行われていた。そのため、ペーパーは看護師が使いやすいよう、内ドア横の小窓の縁に置いてあった。

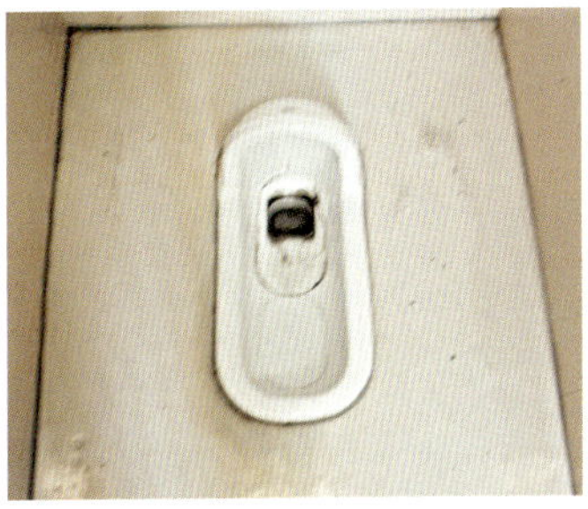
和式便器。

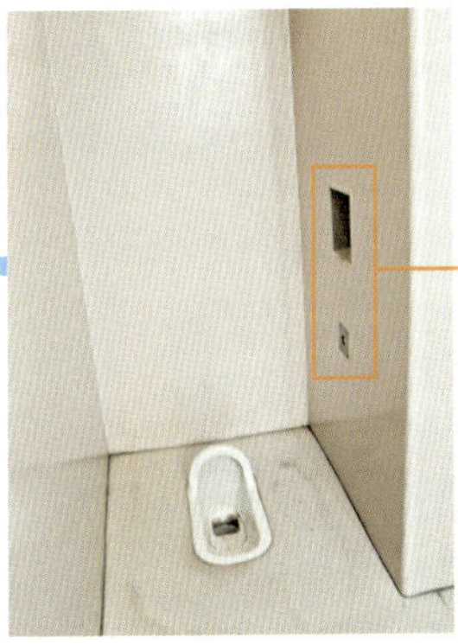
トイレスペース。

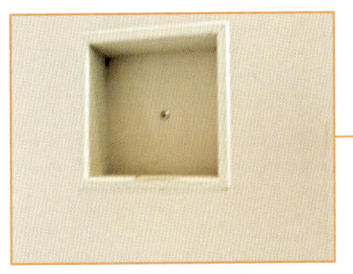

トイレに向かって右にある観察窓。

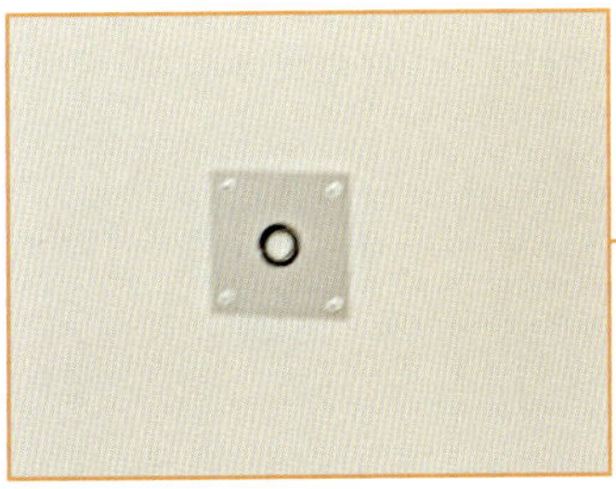
同様に右にある便器洗浄ボタン。

窓、光、空気

採光　北向きで日当たりは不良。
換気　患者さんの状況に合わせて看護師が窓の開閉を行う。窓は二重になっていて、内と外が噛み合うようになっている。
危険防止のため格子があるが、窓は全開はできず、15cmくらい開くようになっている。換気扇は終日作動させているが、換気が十分とはいえない。

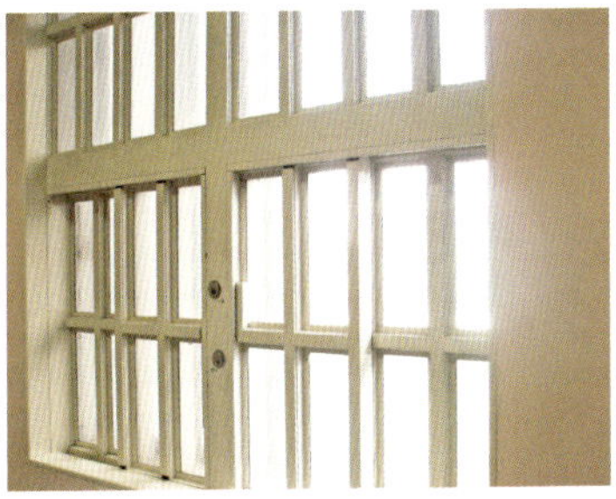
窓は二重になっており、約15cm開けることができる。

温度調整　エアコンがあるが、温度の微調整はうまくできない。

食事と水分補給

食事　終始、看護師の見守りのもとに、朝、夕は部屋で、昼食はデイルームで摂取している。食器は一般床と同様のものを用いている。
現在、保護室を利用している患者さんはベッドを使用しているため、室内で食事を取る時はオーバーテーブルを使用しているが、ベッドを入れない場合はダンボール箱をテーブルとして使う。
水分補給　定時（起床時、食事時、10時、15時、17時30分、19時30分および服薬時）にコップで補給している。

寝具

ベッド、リネン類は使用せず、マットレスの上に布団を敷くのが原則。しかし、身体拘束や処置（点滴など）を要する患者さんの場合はベッドを使用する。

清潔

洗面、歯磨き　洗面は朝の検温時、歯磨きは夕食後に実施。歯磨きは入浴時にも行っている。前室に洗面台が設置されている。手洗いができない人にはおしぼりを使用し、食後に手や顔などを拭く。

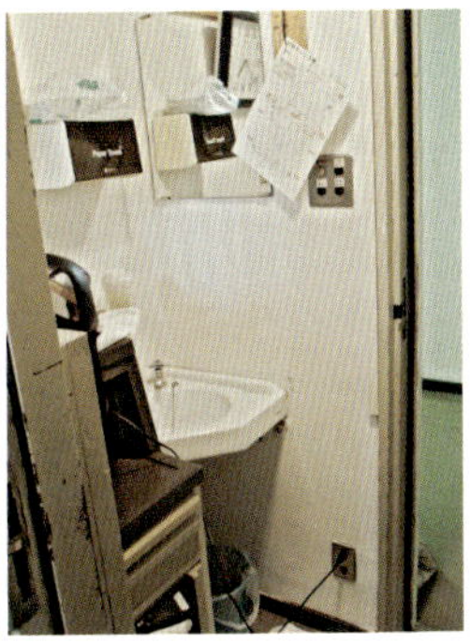
前室にある洗面台。

入浴　病棟の浴室で、週3回。
更衣　原則的には入浴時に更衣。ほかは必要時行っている。衣類は前室および浴室前の個人用ロッカーで管理している。

防音

壁に緩衝材が入っており、ほかの部屋に比べれば防音効果はあると思う。病棟に保護室が1床のみで、一般床からは離れているのでほかの患者さんへの影響はないが、ドアや壁、床をドンドンと足で蹴った時に響く。騒音防止と安全面に配慮し、コップは紙製のものを使用している。

観察のしやすさ／プライバシー

ナースコール　なし。
スピーカー　双方向のスピーカーが設置されており、24時間つながった状態（オン、オフは調整可能）。
モニターカメラ　設置されている。
プライバシーへの配慮　外ドアがほかの患者さんも通る通路に面しているので、外ドアは必ず施錠する。また、ネームプレートは内ドアに付けている。

その他

患者さんから見えるもの　前室にある時計。
孤独への配慮　前室からカセットデッキで音楽を流すなど、孤独感が薄れるような配慮をしている。

25 北林病院 男女混合閉鎖病棟

愛知県

1936年に創設された単科の民間精神科病院である。調査時は6病棟、345床。
愛知県の精神科救急システムの一番広いエリアを担当しており、精神運動興奮、薬物依存などさまざまな状態の患者が搬送されてくる。
また名古屋駅に近いので、精神症状のため駅で保護された県外の患者も搬送されることがある。

[場所: 愛知県名古屋市／正式名称: 医療法人北林会 北林病院／調査日: 2011年6月20日]

[病棟および保護室の概要]

この病院の病棟はすべて精神一般病棟。保護室は6病棟中3病棟に設けられている。訪問当時、新しい病棟を建築中だった。男女混合閉鎖病棟は昭和50年代に建てられたもので、定床74床(うち保護室6床)。看護基準は15:1(看護補助10:1)である。勤務体制は2交代。夜勤は3名(資格者2名、補助者1名)。必ず男性2名、女性1名を組み合わせている。早出(6時30分から)、遅出(21時まで)、時差勤務(10時30分から19時)を各1名配置し、必要時は増やすことがある。朝食時は4名、夕食時は5名の勤務となっている。
中央にナースステーション、端に保護室エリアが配置されているため、ナースステーションとは距離がある。日勤帯は保護室担当者を2名置く。彼らは保護室専用デイルームにいることが多いので、随時観察はできている。また看護記録がフォーカスチャーティングとフローシートなので、記録時間の短縮により観察する時間が持てている。
保護室専用デイルームにシャワーブースを設置したり、ドアの鍵を変更したり、床や壁を張り替え、塗り替える、という改修を行ったことがある。

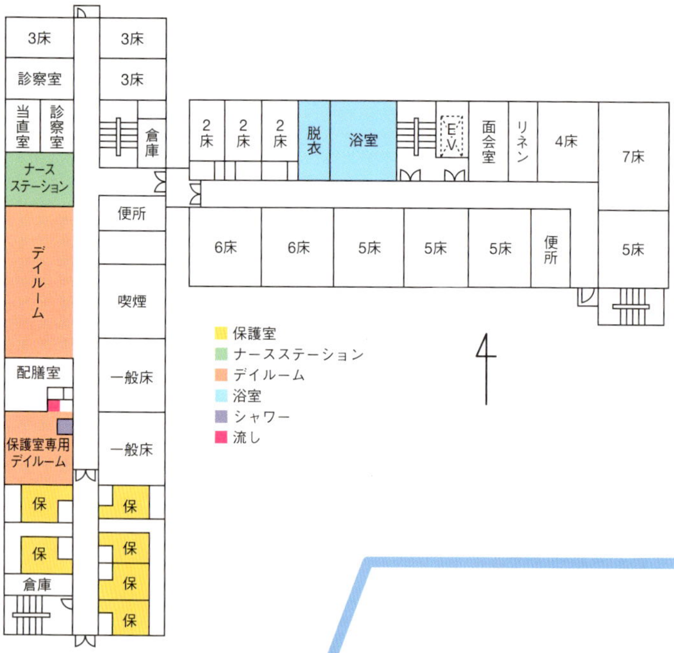

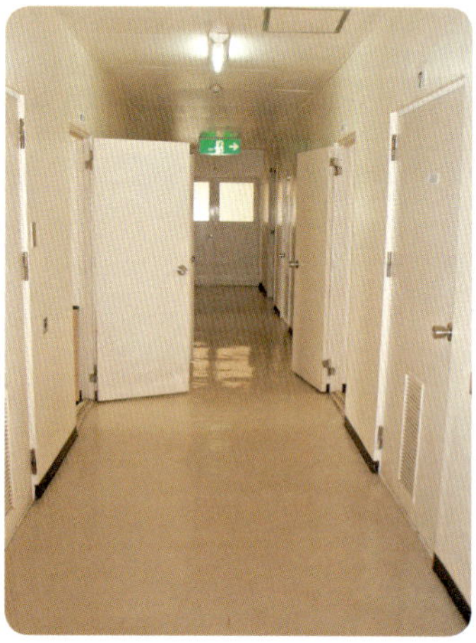
保護室前の通路。

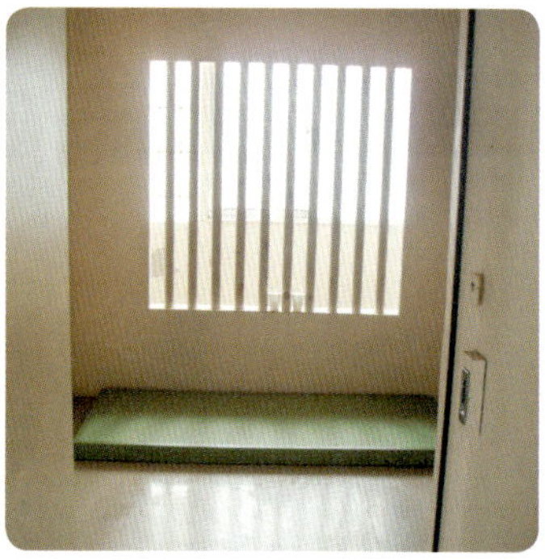
保護室の内部。

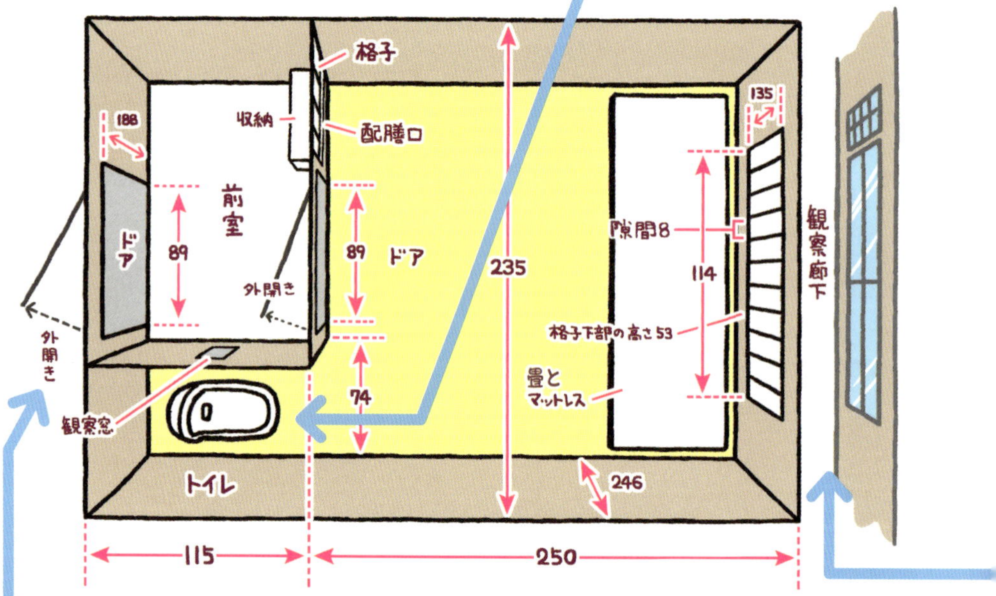

[天井高246cm、奥行き250cm、幅235cm]

ドアと鍵

閂(かんぬき)とレバーのダブルロック。両方とも使用している。以前は鍵とレバーだったが、ドア叩きで鍵が故障したため、変更した。閂のほうがシンプルで壊れにくいと思う。

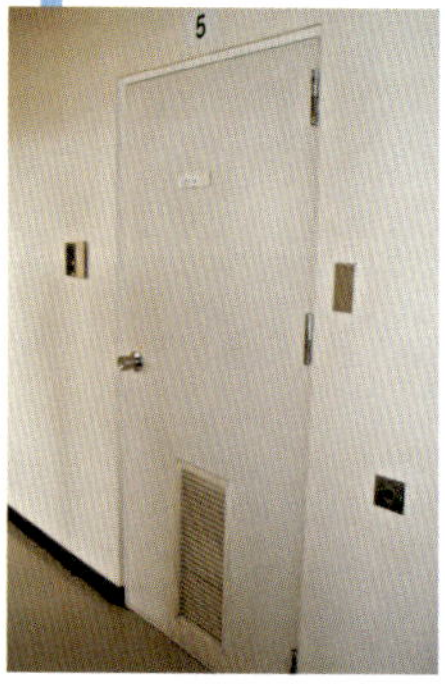
通路から見た外ドア。

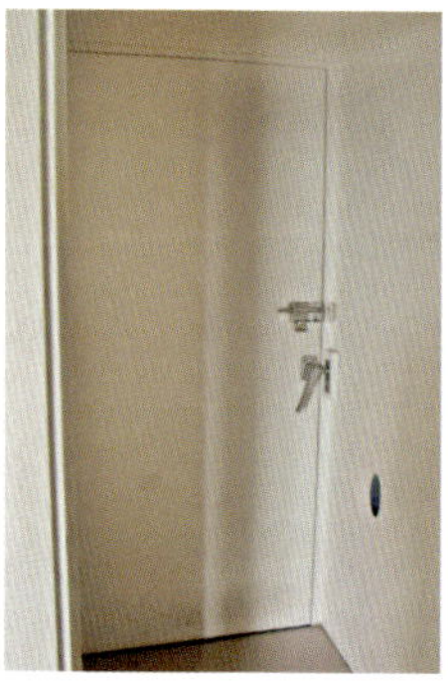
前室から見た内ドア。閂とレバーのダブルロック。

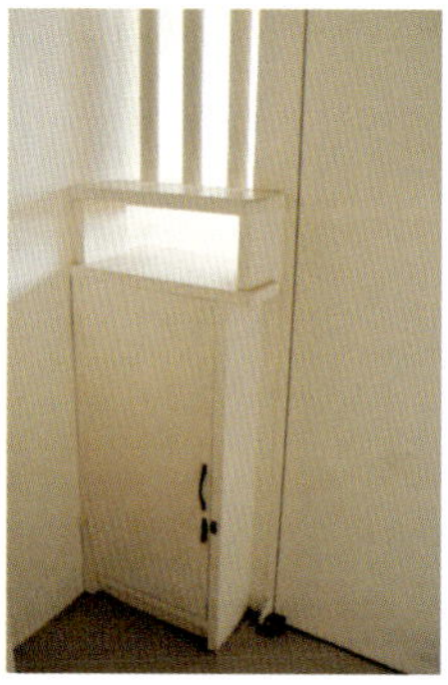
内ドアの横に、収納や配膳口がある(前室側から撮影)。

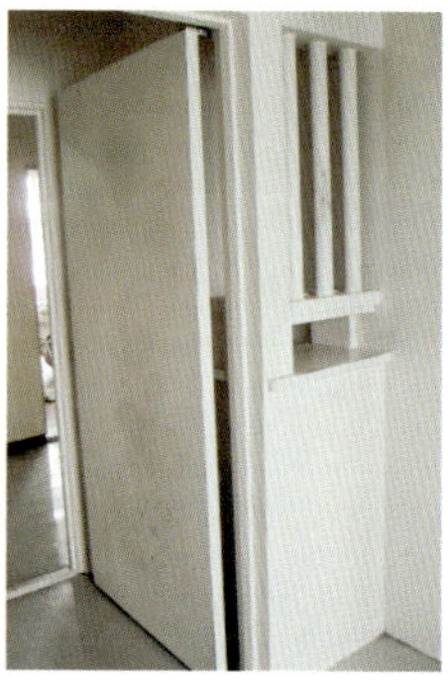
保護室内から見た内ドア。

排泄

トイレスペースはブースタイプ。便器は和式で陶製。金隠しなし。男性が立位で排尿すると飛び散って汚れる。そのためトイレ用のスリッパを入れることもある。便器に溜まった水を飲んだり頭に掛けたりする患者さんもいるので苦慮している。壁の間隔が狭いため、両手足を壁に突っ張って天井にのぼってしまうことがある。以前、天井の照明カバーの網を外して蛍光灯を割った患者さんがいた。

便器洗浄は室外からのみ。紙は基本的に落とし紙。場合によっては芯を抜いたロールを入れる。紙は患者さんが自分で格子の下部、配膳口、トイレスペースの床などに置いている。落とし紙にしている理由は、詰めた時に取り除きやすいため。詰めるものはトイレットペーパー、衣類、下着など。排泄物の確認のため、観察窓から便器の中がのぞけるようになっている。下半身が不安定な患者さんの場合にはポータブルトイレを使用する。手洗いはなし。

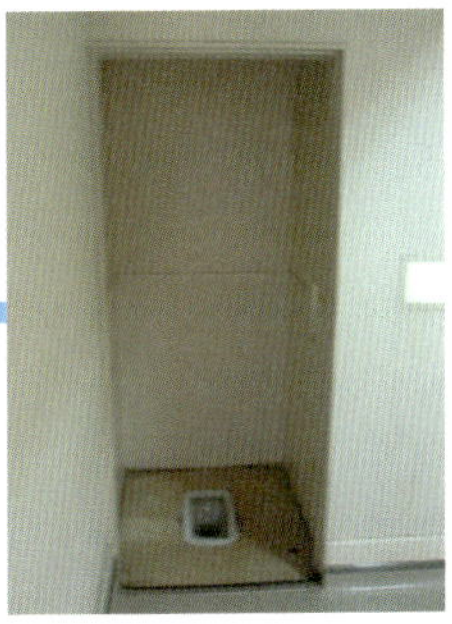

トイレはブースタイプ。

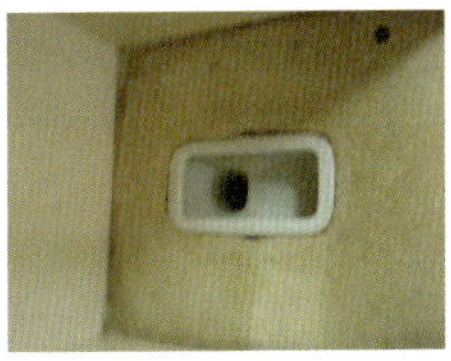

金隠しがない和式の陶製便器。

窓・光・空気

採光　東向きと西向きの保護室がある。3階で遮るものがないので、日当たりはよい。観察廊下の窓はすりガラス。カーテンは設置していない。照明は室内とトイレスペースと観察廊下の3か所。段階的な調整はできない。以前は照明を金網で覆っていたが、破られたことがあるため、照明カバーをポリカーボネートに替えた。

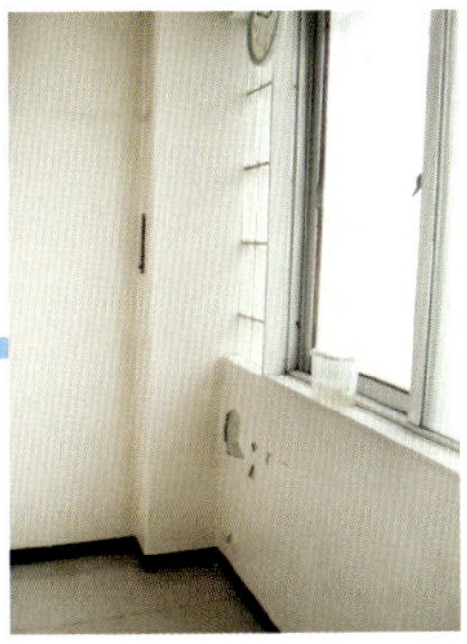

観察廊下。時計が掛けてある。屋外に面した窓は全開できる。

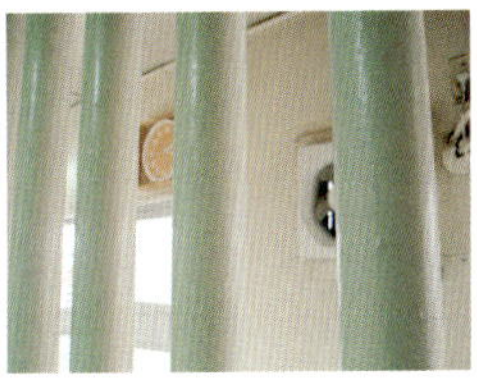

保護室内から時計を見たところ。

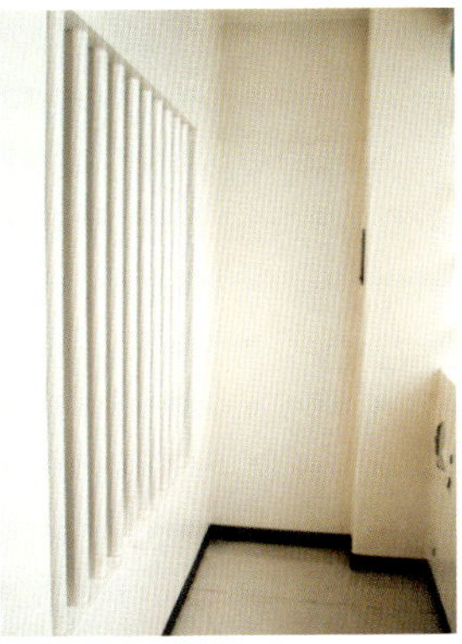

観察廊下から保護室方向を見る。

換気　保護室内に換気扇は設置されていない。観察廊下の窓が全開できるため、開けて換気する。時間は定めていないが、日勤帯の申し送りの後や洗面の時などに換気するように心掛けている。また排泄の後は必ず換気するようにしている。臭気については、保護室同士が隣接しているところは気になる。消臭剤を使用している。特に臭気がひどい時（弄便など）は移室も考慮する。

温度調整　エアコン。部屋ごとの調節は可能。

食事と水分補給

食事　昼食と夕食は、なるべく保護室専用デイルームで取ってもらう。夕食をここで取る場合は、職員の確保のため、一般床の患者さんとは時間をずらす。保護室専用デイルームの使用は医師の指示が必要。朝食は、保護室内で取る。テーブルは使用しない。食器は一般床と同じものを使用している。壊すリスクがある時も、食器は替えず、付き添うようにしている。室内で食事をする場合の手洗いは、希望があれば温水でしぼったタオルを渡している。

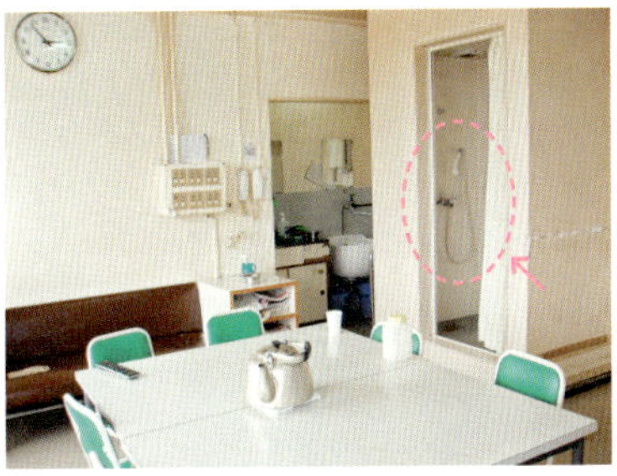

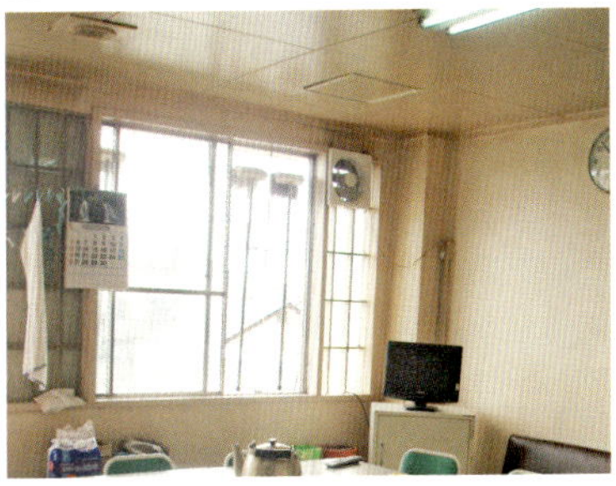

保護室専用デイルームには、ソファ、いす、テーブル、テレビ、流し台、汚物用流し、棚、シャワーが設置されている。丸で囲んだ部分がシャワー。

水分補給　可能な場合は室内に冷水筒やペットボトルを入れている。それ以外は冷水筒を観察廊下に置き、渡している。水分はお茶、あるいは冷水か温水を患者さんの好みに合わせて準備する。プラスティック製のコップは割れると手を切ることがあるので、紙コップを使用している。

寝具

縁のない畳の上に、敷き布団を敷く。褥瘡のリスクや尿汚染などがある場合は低反発、防水のマットレスを使用する。畳を使用する理由は、少しでも床と段差をつけたいから。しかし、畳で観察廊下の窓を割られたことがある。また畳を解体してちぎり、糸を取り出して編んだ患者さんもいた。興奮、攻撃性が強い場合は畳やマットレスは入れず、床に直接布団を敷くようにしている。寝具はほかに、キルケット（薄い掛け布団）、掛け布団、枕。リネン類は原則的に使用しないが、医師の許可を取り、使える患者さんには使っている。

清潔

洗面、歯磨き　保護室専用デイルームで行う。基本は、日勤帯および夕食後。朝食直後に希望がある場合は説明し、日勤帯に入るまで待ってもらって行っている。保護室専用デイルームに出すことができず、希望がある場合は、保護室内に必要物品を入れて行う。

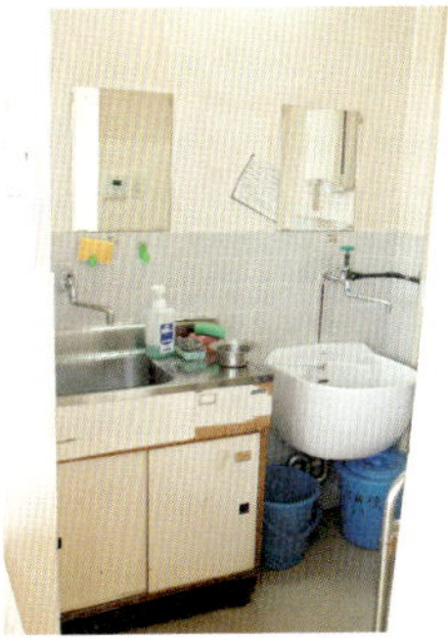

保護室専用デイルームにある流しで洗面、歯磨きをする。

入浴　入浴は週2回（7～9月は週3回）。一般床の頻度と同じ。一般床の浴室を使用し、ほかの患者さんとは時間をずらして入浴する。一般床の浴室が使用できない時や汚染時は、保護室専用デイルームのシャワーを使用する。

更衣　入浴時。必要時。

防音

大声や放歌が響く。ドアを蹴ったり叩いたりする音がする。可能ならば壁が隣接していない保護室へ移動してもらう。またはエアコンをつけ、部屋を閉め切る。東側の保護室はすぐそばが民家で、騒音に対し苦情が来ることがあるため、西側に移ってもらうことがある。

観察のしやすさ／プライバシー

ナースコール、モニターカメラ　なし。

スピーカー　双方向のスピーカーが全床に設置されているが、なるべく訪室することを心掛けている。夜間、保護室内の様子を把握するためには使用している。

プライバシーへの配慮　訪室時、排泄中の可能性を配慮し、声を掛けて確認してから入る。

その他

患者さんから見えるもの　観察廊下に掛けてある時計、カレンダー。外の景色。3階で遮るものがないため、東側は名古屋駅のツインタワーの夜景が見える。外ドアの前室側に避難経路を掲示している。

26 桶狭間病院 藤田こころケアセンター 急性期治療病棟 | 愛知県 |

1958年に病床数50床で開設。調査時は6病棟、315床。急性期治療病棟、ストレスケア病棟、認知症病棟などに機能分化していた。外来には150人対応のデイケア、デイナイトケアセンター、通所授産施設などのリハビリ施設があり、さらに福祉ホーム、グループホームといった中間施設を付設。2006年に全面改築し、2007年に急性期治療病棟を稼動。

[場所: 愛知県豊明市／正式名称: 医療法人静心会 桶狭間病院 藤田こころケアセンター／調査日: 2007年7月9日]

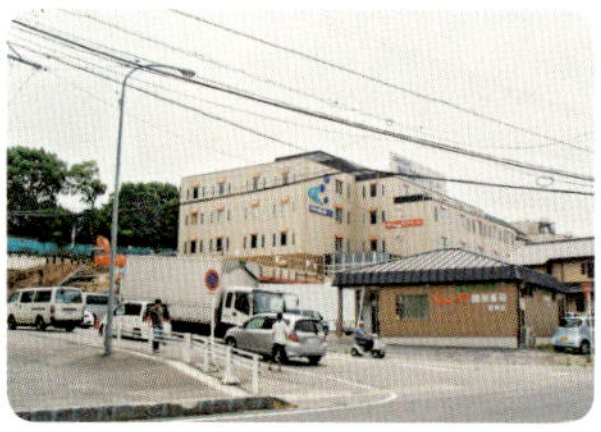

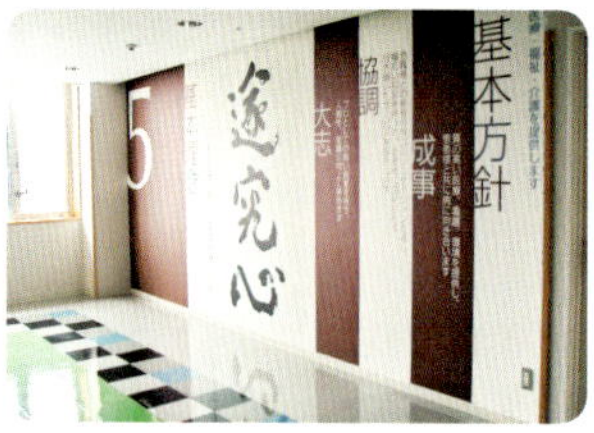

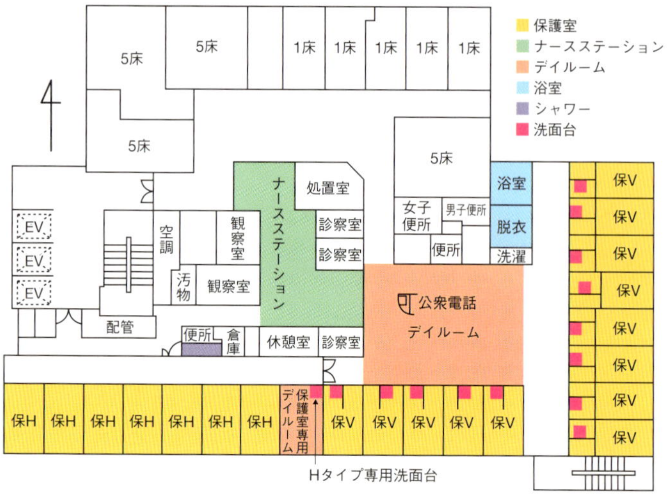

[病棟および保護室の概要]

急性期治療病棟は定床45床。看護基準は13:1。夜勤は2名で、変則の3交代。平日の日勤では保護室を2名の看護師で担当する。ナースステーションを中央に配し、その周りを病室が取り巻いている。保護室専用デイルームを設けている。ナースステーションからそこまでの距離は近いが、裏動線なので行きづらく、把握しづらい面もある。保護室にはHタイプ(ハードタイプ=一般的な保護室)とVタイプ(バリアブルタイプ=保護室と個室の2タイプに使用できる病室)の2種類がある。Hタイプには作り付けの低床ベッド、洋式便器および目隠しが設置されている。Vタイプはベッドがギャッジベッドであることと、トイレスペースをドアで区切ることができること、洗面台および鏡が設置されているのが特徴である。Vタイプの保護室を作ったことにより、Hタイプの保護室に収容する患者さんの数が減少した。つまり、より患者さんに合わせた環境が提供できるようになった。隔離という点では同じだが、洗面所があるかどうかで、患者さんに与えるイメージが異なる。

[Hタイプ 天井高278cm、奥行き425cm、幅282cm]

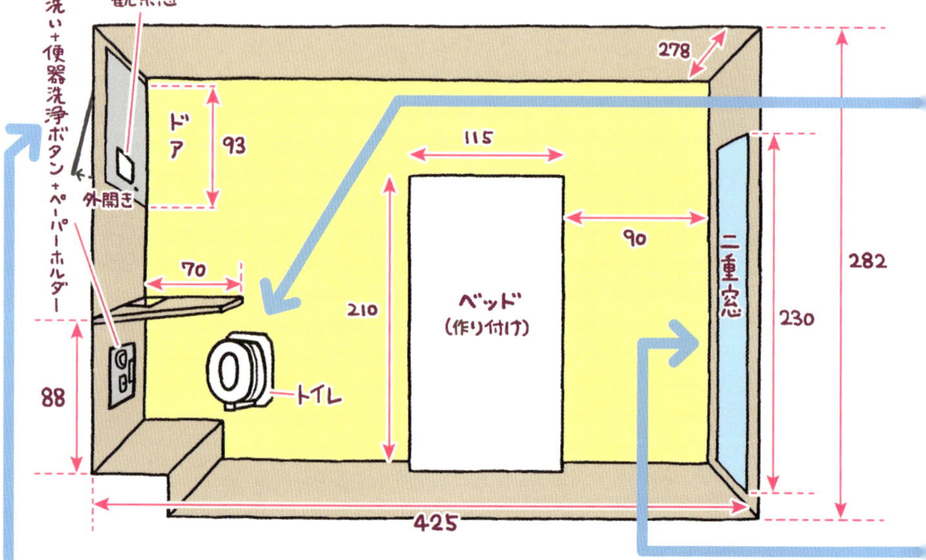

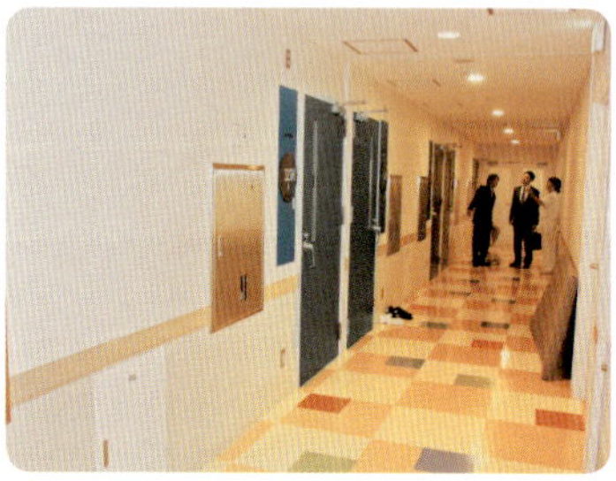

保護室前の通路。

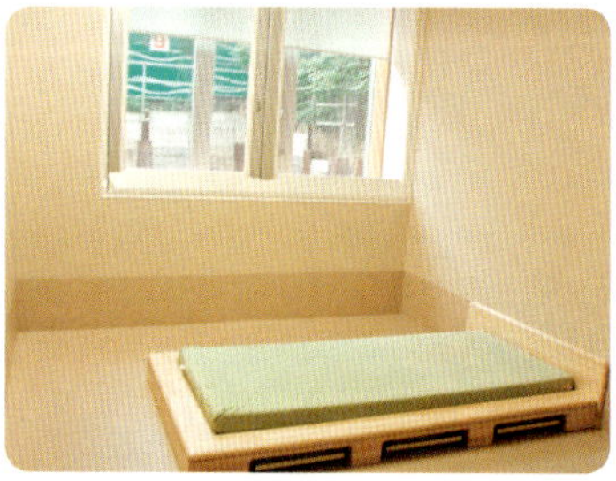

Hタイプの保護室の内部。

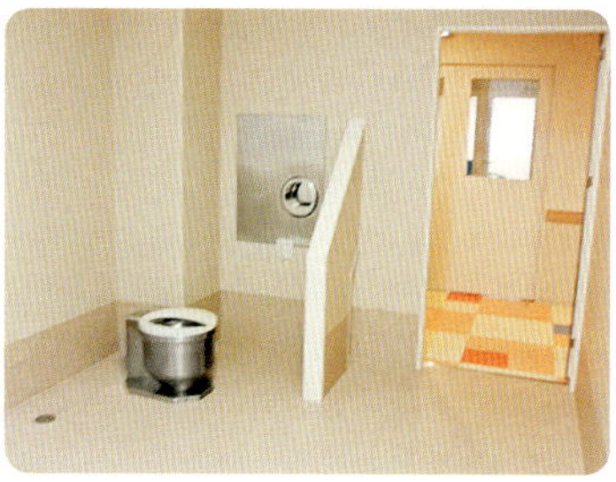

Hタイプの保護室内からドア方向を見る。

ドアと鍵

レバーと鍵のダブルロック。

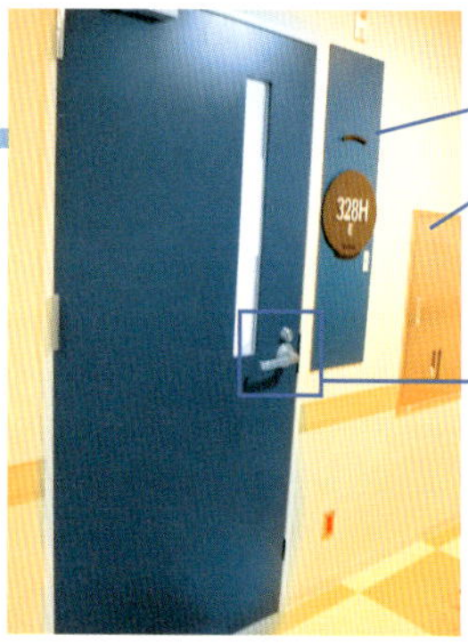

Hタイプの保護室のドア。

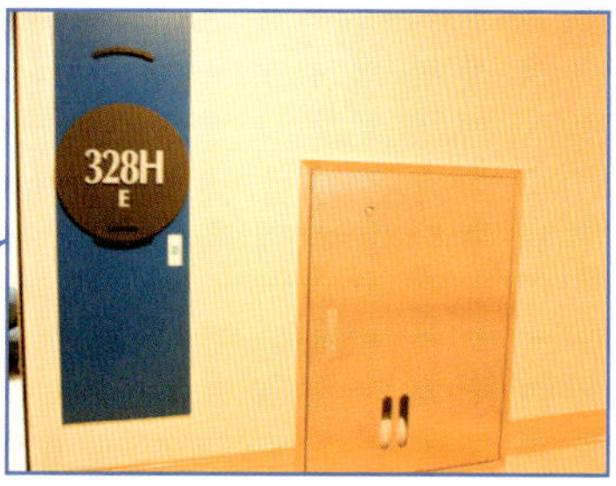

プライバシーに配慮し、部屋番号を記した丸いプレートを引き上げないと患者さんの氏名を見ることができないようにした。右側はトイレの便器洗浄ボタンと、ペーパーを廊下から補充するための設備。

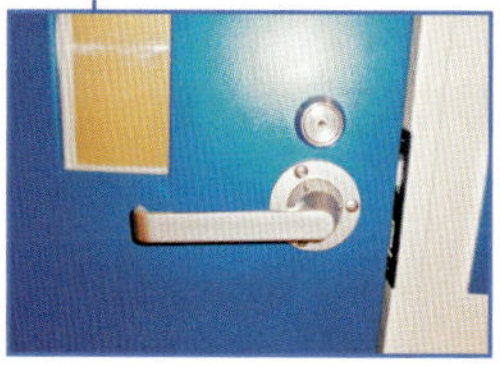

鍵部分拡大。

排泄

Hタイプはトイレコーナーに目隠しがある。便器は洋式でステンレス製。便座はプラスティック製（固定）。和式から洋式になり、使いやすくはなった。しかし、ちょっと見た目に冷たい印象もある。高齢の方は背が低いので、床に足が届かない場合もある。転倒した場合、便器のでっぱりでけがをしてしまう。排泄物がとどまらないので、観察がしにくいが、においが少なくて済むという利点がある。

業者との意思疎通がうまくいかず、便器の向きと位置に不具合が生じ、目隠しからずれたところに便器を設置されてしまい、ペーパーホルダーもやや遠くなってしまった。

壁に手洗い、便器洗浄ボタン（手洗いと連動）、ペーパーホルダーが一体になったものが設置されている。手洗いと便器洗浄は、室外からのみ操作できるようにも調節可能。しかし以前、患者さんが便器にものを詰めてしまい、部屋中が水浸しになり、ベッドの上に患者さんがちょこんと乗っているということもあった。わざと詰めて、水を流し続けて遊んだらしい。

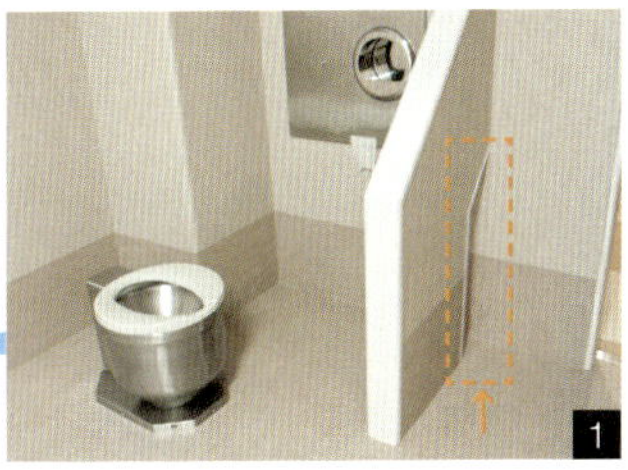

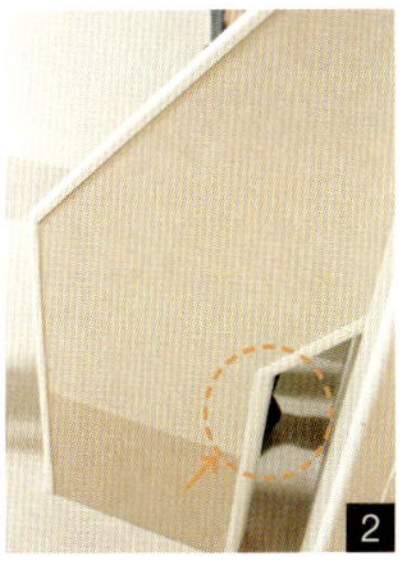

1.Hタイプの保護室のトイレスペース。トイレの目隠しの奥下部にあえて作った隙間は、スタッフがドアを開けた時に患者さんの所在（足）を確認し、飛び出し行為に対処するための工夫。
2.このように足や影が見える。

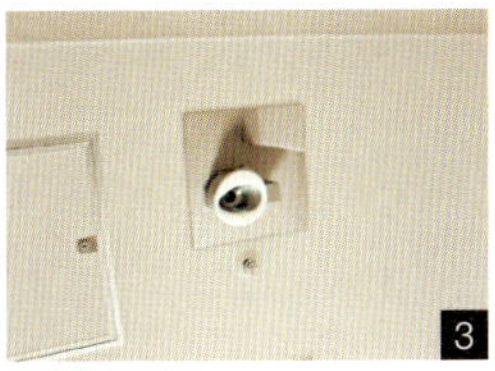

3.トイレスペース天井にある鏡。これも部屋に一歩踏み込んだ時に、天井を見てトイレスペースにいる患者さんを確認するための工夫。

窓、光、空気

採光　Hタイプの窓は南向き（Vタイプは東と南向き）。遮るものがないので採光はよい。採光調節はロールカーテン。二重窓の中に設置されている。

換気　朝の環境整備の際や、必要に応じて二重窓を開けて風を通す。エアコンも使用。空気がこもる感じはなく、換気はよいと思う。

温度調整　エアコン。

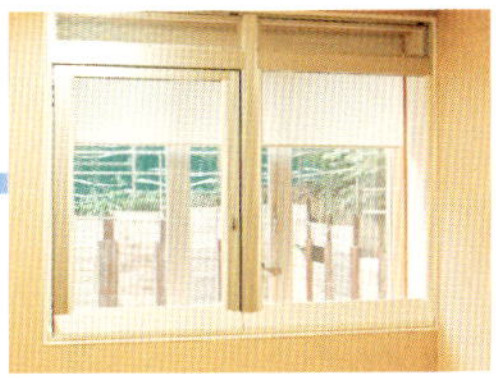

Hタイプの保護室の窓（外の景色は改装工事中のもの）。

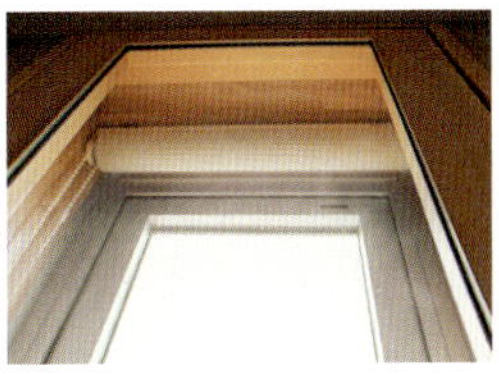

二重窓の中にロールカーテンが入っており、必要時に上げ下げできる。

食事と水分補給

食事　テーブルは使用しない。ベッドの上にお盆で配膳している。ダンボール製のテーブルを取り寄せたり、自作したことがあったが、不衛生な点とトイレに詰められることがあり、使わなくなった。食器は一般床と同様のものを使用。破損のリスクがある場合は発泡スチロール製の食器にする。ドアに開口部を作ると騒音が出やすくなるため、新病棟の保護室では、配膳口を意図的になくした。複数対応の徹底により看護師が手渡しできるようにした。

水分補給　500mLのペットボトルを本人の希望時に渡している。食事時にペットボトル1本を付ける。ペットボトルは、患者さんが持ってきたものを残しておいて、使っている。

寝具

ベッドは作り付け（防水・抗菌加工）。ベッドにマットが付いており、その上にパッド、掛け布団、枕を使用している。リネン類は使用しない（Vタイプを個室利用する際は使う）。

Hタイプではベッドを低くした。ベッドにのぼったり、天井を突かれたりすることを防ぐため。ベッドからの転落も防止できる。しかし低いベッドにつまずいて転倒し、ベッドで身体を打撲するリスクもある。また水浸しにされた場合、ベッドが作り付けで床の掃除ができないため、乾くのに時間がかかる。

Vタイプは興奮のある患者さんには使いづらい。室内が狭いので職員が動きを取りづらい。ベッドに高さがあるので、患者さんがベッドの上に立ち上がって職員を挑発すると、床に立っている職員の頭の位置まで脚が上がるので危険。

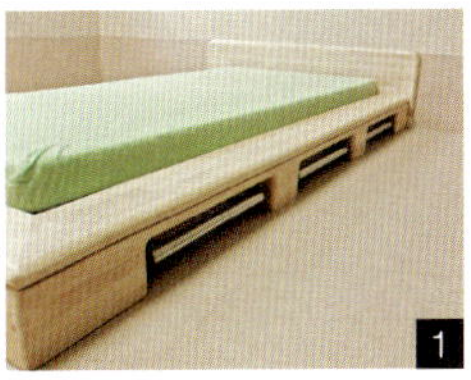

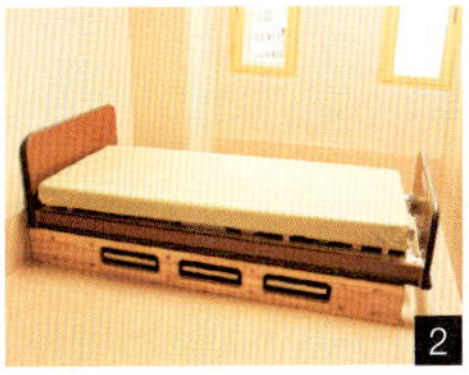

1.Hタイプのベッドは低い。ギャッジベッドではない。
2.Vタイプは高さのあるギャッジベッド。

清潔

洗面、歯磨き　Hタイプは朝、検温（9時）の後に、保護室専用デイルーム内にある洗面台で行っている。保護室に対してマイナスイメージを持ってもらいたくない、スタッフは味方だというメッセージを伝えたいので、どんなに興奮している人にも多人数で対応し、洗面台に誘導して洗面を行う。約束する（洗面台を使い、洗面後は帰室する）ことで、患者さんとのかかわりの機会になると考えている。

入浴　保護室の患者さんの入浴は週3回（病棟全体は土日を除き毎日）。病棟の浴室を利用する。保護室スペースのシャワーは入院時や夜間、汚染がある場合のみ使用。

更衣　保護室スペースの私物庫に収納。入浴の際、準備する。

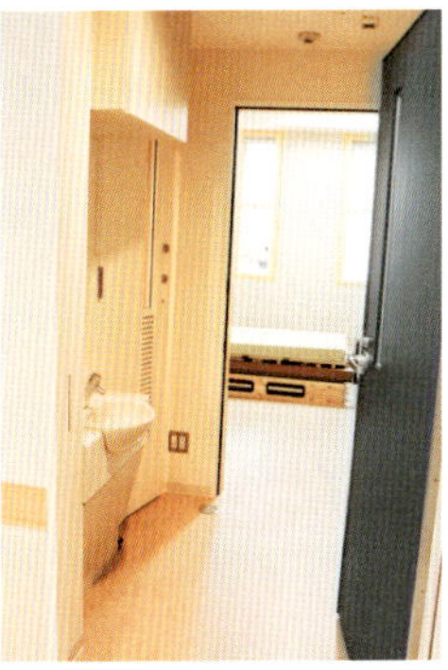

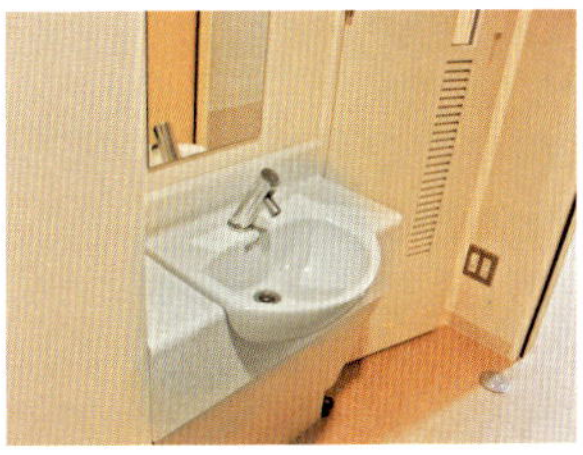

Vタイプには洗面台、鏡が設置されている。
当初、リスク（水浸しにする、鏡を割ってリストカットするなど）を心配したが、そのようなことは起きていない。患者さんが自分で洗面できるので、看護師の付き添いが不要になることが多くなった。

防音

壁を叩くと、音が響いて隣室の患者さんの安静が保てないほどうるさいことがある。スリッパや靴で叩くことが多い。鉄骨が音を伝えているのだと思う。ドア内部には砂が入っており、防音に効果がある。

Vタイプはデイルームに面しているので、防音に配慮し、ドアのゴムパッキングを厚めにした。デシベル計で実際に音の大きさを測り、声が漏れないように作った。

観察のしやすさ／プライバシー

ナースコール　Vタイプには、トイレとベッド横にナースコールがある。

音感センサー　全室に設置。看護師がスイッチを入れれば、双方向で会話可能。

モニターカメラ　全室に設置。

建築上の配慮と課題

配慮　壁をやわらかくし、角も丸くしている。床は出っ張りをなくし、すべてフラットにした。

課題　ベッド周りが硬い。角は削ってあるが、スタッフの動線上、配膳車をぶつけたり、汚物車をぶつけたりすることがある。窓枠が金属製で尖っていたので、後で木枠を付けた。

その他

保護室エリアのスペース活用　開放観察前に行動を観察する場所として、保護室専用デイルームを活用している。

医師の指示のもと、その日の患者さんの状態を看護師が判断し、隔離中でも、モーニングケアの際に30分ほど過ごしたり、入浴の後に看護師が付き添って過ごすこともある。ただ、人手が不足しており、このエリアを十分活用できていない面もある。

27 刈谷病院 急性期治療病棟

愛知県

1963年に開設された当初の病床数は75床。その後次第に増床し、1989年に医療法人となった。
入院医療中心ではなく、外来や地域医療を重視している。1999年に病棟を改築した際、病床数を少し減らし、
調査時は5病棟、248床。すべての病棟に保護室が2床ずつあった。

［場所: 愛知県刈谷市／正式名称: 医療法人成精会 刈谷病院／調査日: 2007年11月5日］

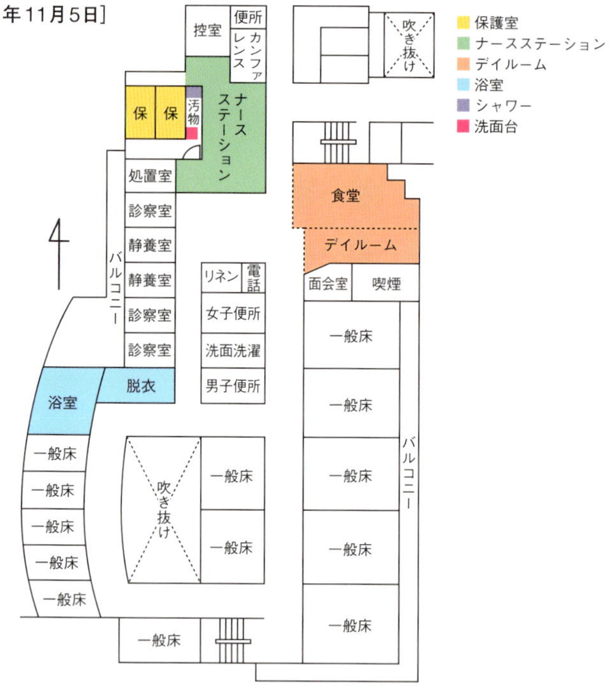

［病棟および保護室の概要］

急性期治療病棟は定床46床、看護基準は13:1。勤務は2交代制で、日勤帯はリーダーを含め8～9名、夜勤は2名。早出勤務（看護助手）は7時から15時。遅出は必要時のみだが、10時30分から18時30分。

保護室はナースステーションにつながっていて近い。保護室エリアには観察廊下、シャワースペース、洗面台、汚物処理槽がある。

1999年の改築にあたり、1996年から建築企画委員会を設立して検討をはじめた。基本設計は1993年に建てた旧来の病棟と同じだが、新しく変えたところは、保護室横のスペースに洗面台を設置したこと、格子の幅が狭くて食器が入れられなかったので広げたこと、食器などを入れる小窓や配膳口をなくしたこと、トイレコーナーに手洗いを付けたこと、格子と床が接地する部分の高さを低くしたこと（縊首のリスクを減らすため）である。

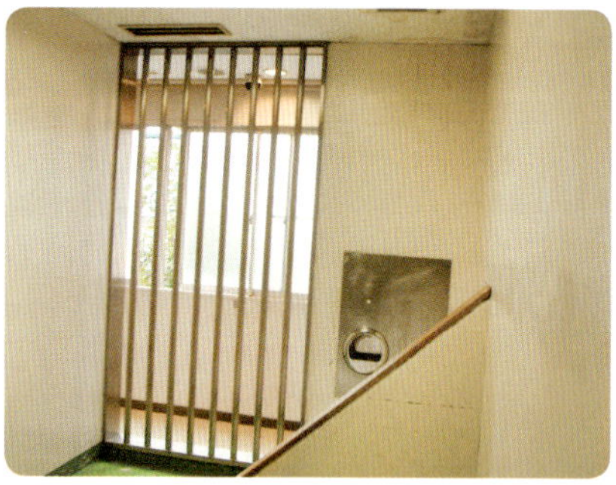

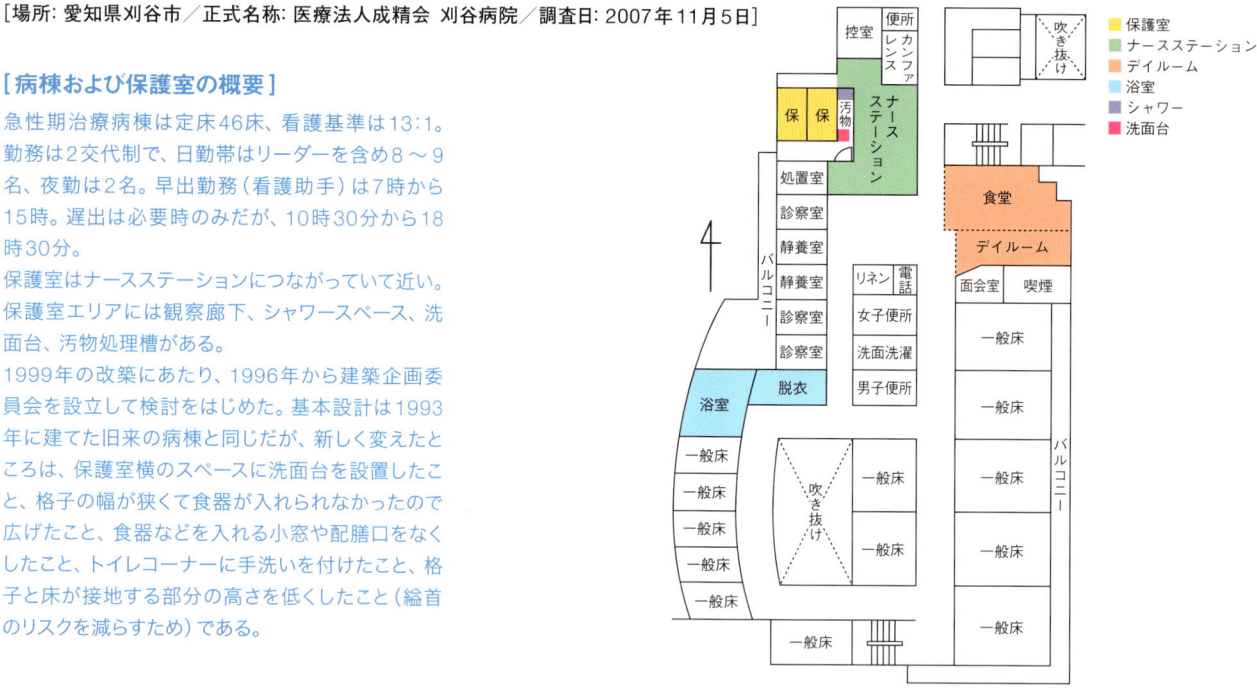

保護室の内部。

［天井高250cm、奥行き383cm、幅271cm］

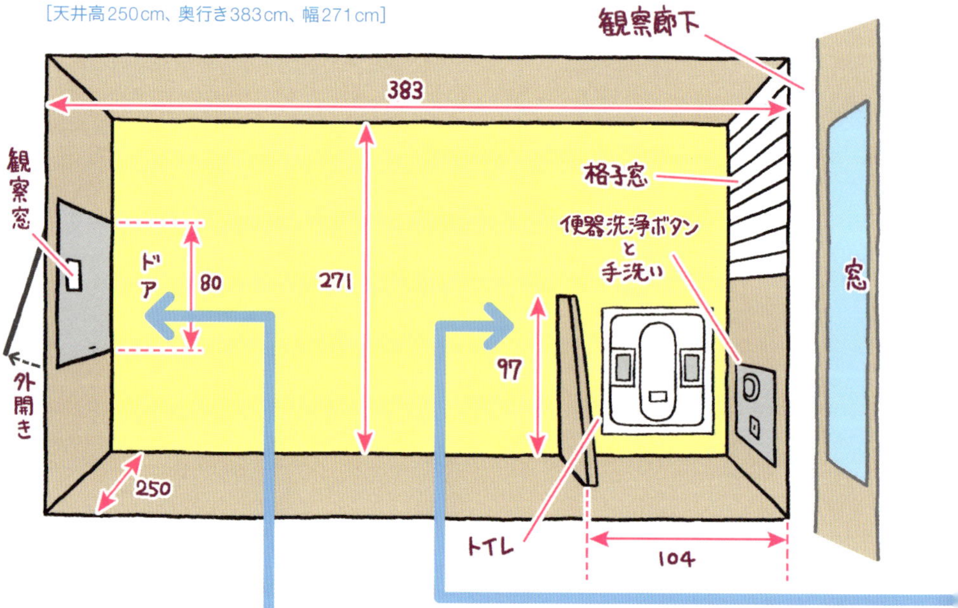

ドアと鍵

必ず3点ロック。設計士は2つのレバーをロックすれば絶対に開かないと言っていたが、ドアを叩き続ける、あるいは蹴り続けると振動でロックが外れてしまうことがあるので、鍵を掛ける必要がある。音を立てずに施錠するよう心掛けている。

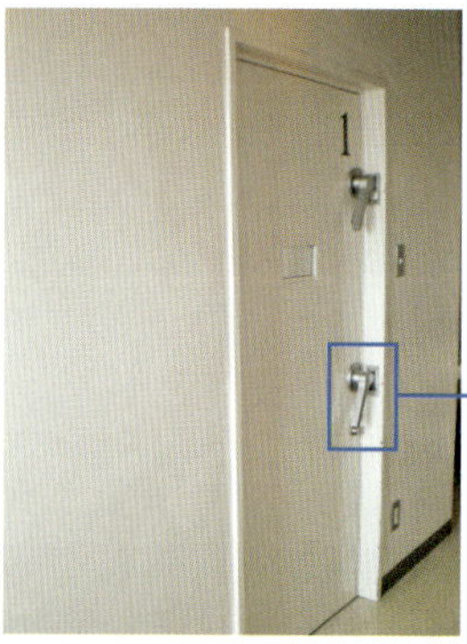

通路から見た保護室のドア。上下2つのレバーと鍵。

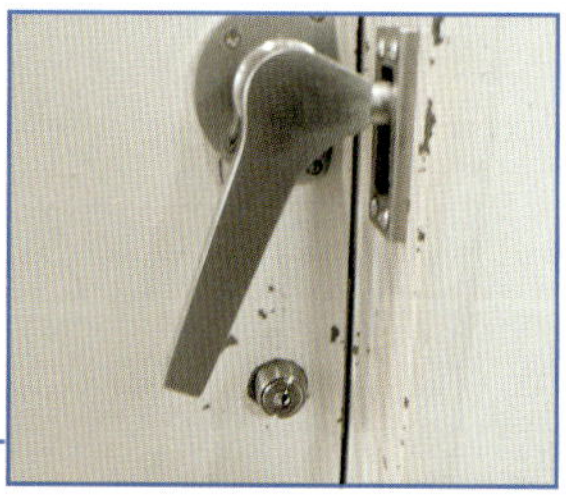

レバーと鍵。

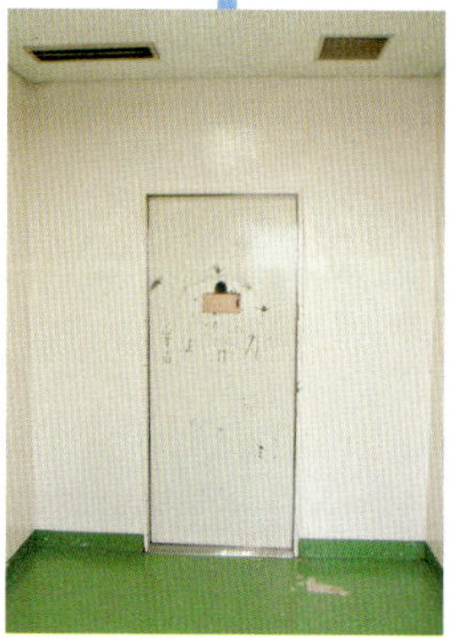

保護室内からドアを見る。

排泄

トイレコーナーに目隠しがある。便器は和式の一体型。足を乗せるところにちゃんと乗れば周りを汚さない。しかし欠点は、つかまるところがない点。

排泄物の確認は可能。しかし、確認が遅れると自分で片付けようとする患者さんがいる。また、前後が判別しにくく、どっち向きで排泄すればよいかわからないようだ。特に男性は便器から離れたところに立って排泄（小用）する人がいて、汚れる。

観察廊下から見られると思うと心理的な抵抗が強く、ストレスになったり排泄を我慢することを引き起こすと考えられる。モニターカメラで観察していると、身体の向きを変えて、壁側

でなく格子のほうに顔を向けて排泄している患者さんが多いように感じる。狭いところで身体の向きを変えるのは、混乱している人やふらつきのある人にとっては大変だと思う。
トイレスペースに寝具を持ち込んで寝る患者さんもいる。便器が床面と同じ高さであることが患者さんの混乱を招き、目隠しと壁で区切られた空間であることが安心感をもたらして、そこで寝たいと思わせるのではないか。
認知症の場合、トイレと認識できない場合がある。一目で便器と認識できる形状のほうが望ましいのではないかと思う。
凹凸があるので、汚れが落ちにくいところがある。ごみを捨てる患者さんがいる。トイレ用のスリッパを希望する患者さんもいる。
手洗いと便器洗浄が室内および室外の両方で可能（室内だけ止水することもできる）。トイレットペーパーは芯のないものをロールで渡す。ロールは床に直接置く。
下肢（膝など）の障害でしゃがめない場合は、ポータブルトイレを使用する。

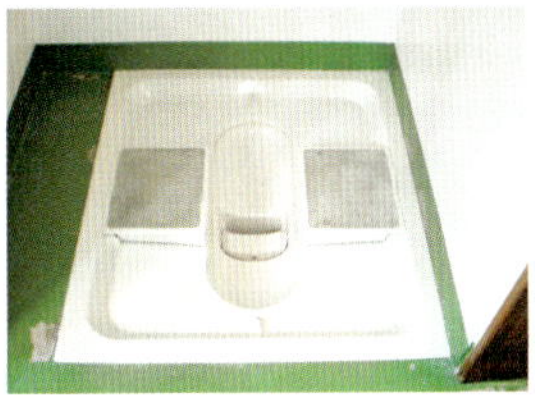
特徴ある形態の一体型便器。

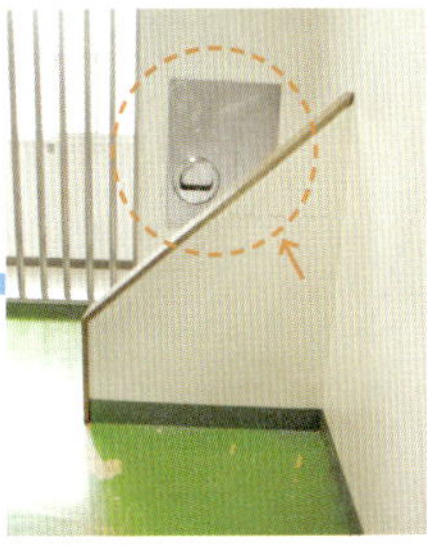
便器洗浄ボタンと手洗いが一体になったものが壁に設置されている。

窓、光、空気

採光　窓は北向き。屋外に面した窓はすりガラスになっている。外に光を遮るようなものがないので、暗すぎたり、明るすぎたりはしない。暗い場合や患者さんの希望がある場合は、照明をつける。照明は段階的に調節できる。窓にカーテンやブラインドは付いていない。
換気　エアコンおよび換気扇を使用。換気扇は24時間回しているが、音が妄想を刺激するような場合は切る。屋外に面した観察廊下の窓は、鍵がないと開かない。開ければ窓は大きく開く。
温度調整　床暖房とエアコン。床暖房は低温やけどを起さないよう注意している。

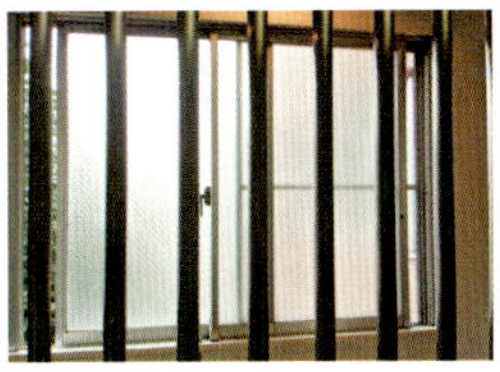
保護室内から窓方向を見る。

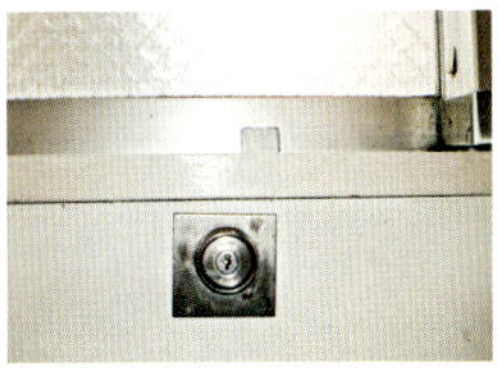
屋外に面した観察廊下の窓は、鍵がないと開かないようになっている。

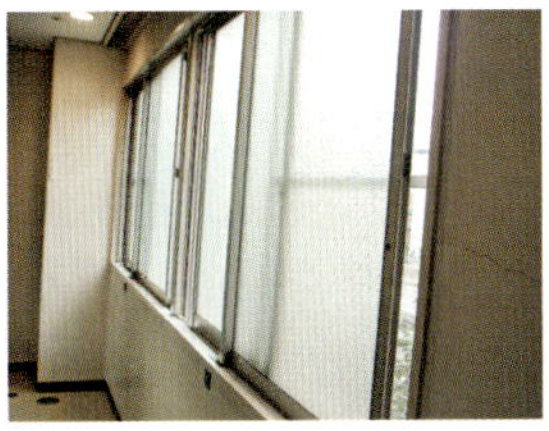
屋外に面した観察廊下の窓。

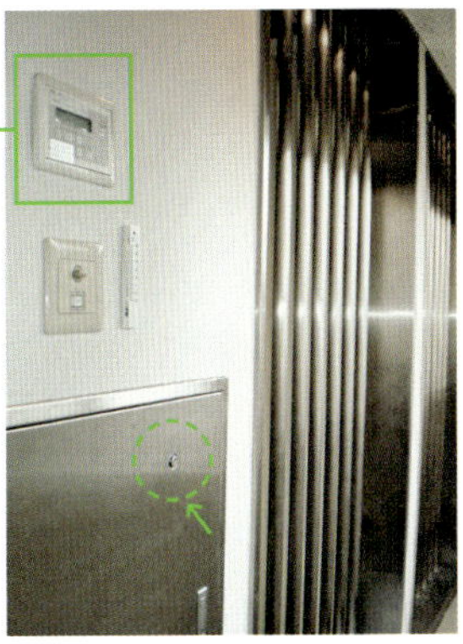
調整パネル類は観察廊下にある。いちばん上が、床暖房の調整パネル。真ん中が、照明の調整パネルと温度計。下の矢印が、便器洗浄ボタン。

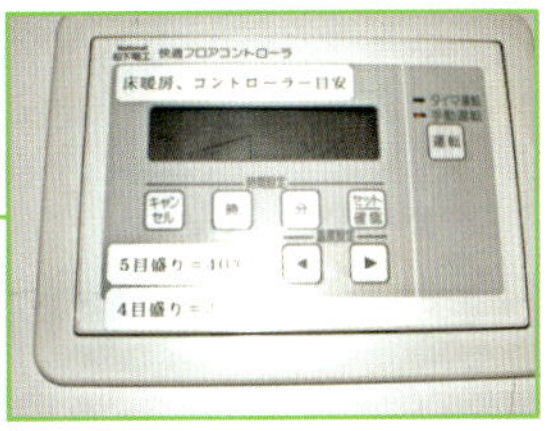
床暖房の調整パネル。

食事と水分補給

食事　テーブルは入れず、お盆を床に置く。原則的にドアを開けてお盆ごと配膳しているが、リスクがある場合は格子越しに渡している。食器は原則的に病院全体と同じものを使用。食事時間も同じ。破損などのリスクがある場合はディスポーザブル食器を使用。
水分補給　毎食時コップ（プラスティック製）でお茶を入れる。希望時にペットボトル（500mL）を入れる。多飲症であったり意思表示ができない患者さんの場合は、看護師が確認しながら水分補給を行う。トイレスペースにある手洗いから、水をくんで飲む人もいる。

寝具

ベッド、リネン類は原則的に使用しない。自傷行為があったり、点滴の必要性により身体拘束をする場合はギャッジベッドを入れる。

清潔

洗面、歯磨き　保護室を出てすぐ横にシャワースペース、汚物処理用の流し、洗面台が設置されているのでそこを利用する。患者さんの希望に沿って行っており、看護師から促して行ってはいない。希望があれば、できるだけ対応する。洗面、歯磨きは夜勤帯（朝食後、夕食後など）で行うことが多い。
入浴　土日、祝日も含め毎日午後入浴できる（病棟全体と同様）。できるだけ浴槽で入浴してもらいたいが、どうしても無理な場合は保護室横のシャワーを使用する。

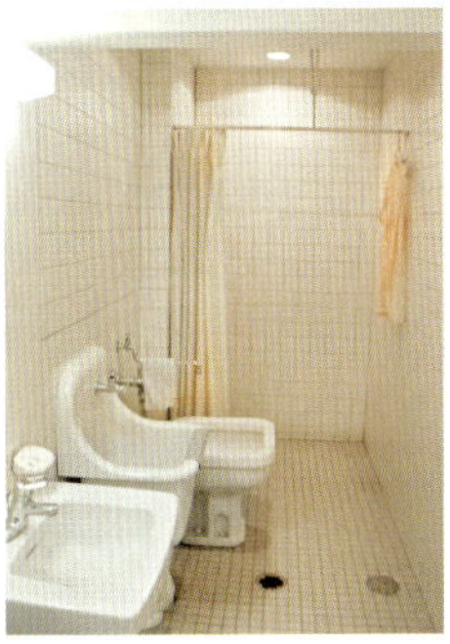
シャワースペース、汚物処理用の流し、洗面台が保護室に隣接している。

防音

ドア叩きの音がうるさく感じる。ペットボトルでドアや格子、観察廊下の壁の鉄板など、金属製のところを叩くと響く。保護室が隣り合っているため、1人が騒ぎ出すと隣の患者さんに波及することがある。また、観察廊下越しに患者さん同士がもののやり取りができてしまうので危険。そういう場合はほかの病棟の保護室への移動で対処する。

観察のしやすさ／プライバシー

ナースコール　なし。
スピーカー　患者さんの声は聞けるが、室内へ話し掛けることはできない。ナースステーションとの距離が近いので声が直接聞こえる。
モニターカメラ　各部屋に設置。

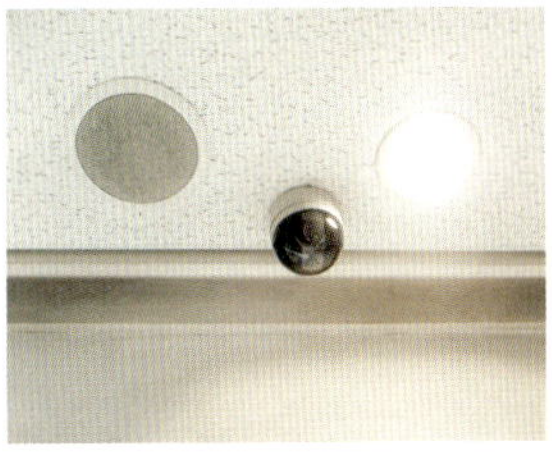
観察廊下の天井に設置されたモニターカメラ。

プライバシーへの配慮　モニターカメラによる監視について、入院時に患者さんもしくは家族に説明し、了解を得る。不要な時は切る。ナースステーションのモニターはほかの人から見えづらいよう下部に収納し、カーテンで隠している。排泄中は訪室しない。観察廊下のドアや保護室のドアを開ける時は必ずノックしたり、声を掛けてからにしている。モニターカメラは、排泄時（便器にしゃがんでいる体勢）には、頭しか映らないように設置してある。保護室にネームプレートはない。

その他

患者さんから見えるもの　本人の時計を観察廊下の窓の桟に置くことが多い。医師の許可があれば腕時計の持ち込みもあり。カレンダーは張っていないが、要望あれば観察廊下の壁に張る。
内と外の区別　保護室は患者さんにとって生活の場であり、床に直接寝具を敷き、また食事も床の上で取るので、靴のまま入室しない。床が汚染して、掃除をする場合のみ靴を履く。正確な経緯は不明だが、10年以上前、患者さんから「自分たちは裸足なのに、看護婦は靴のまま入るのか」という訴えがあり、それに応える形で靴を脱いで入るようになったと聞いている。

28 京ケ峰岡田病院 男子閉鎖病棟

愛知県

1968年に開設(精神科、神経科、内科、歯科を併設)。1万6000坪という広大な敷地に、ソーシャルセンター、デイナイトケアセンター、グラウンドなどの施設を持つ。
調査時は9病棟、515床。2003年に病院機能評価の認定を受けた。
2005年に、精神科急性期治療病棟(1病棟、40床)を新設した。

[場所: 愛知県額田郡/調査日: 2007年10月30日]

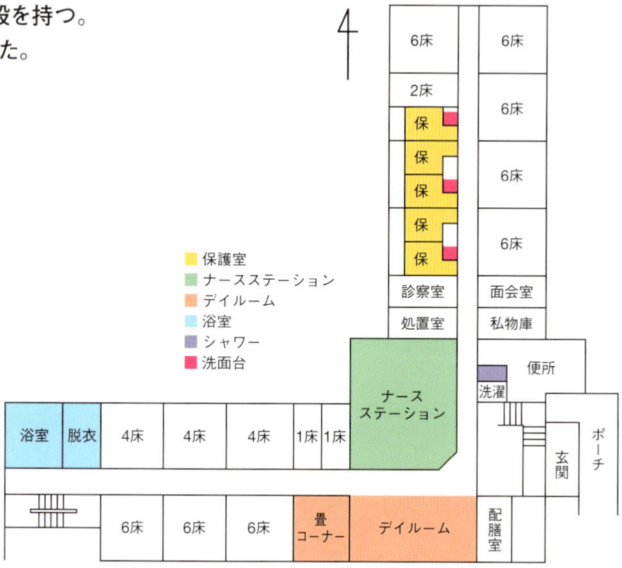

[病棟および保護室の概要]

男子閉鎖病棟は、定床70床。看護基準は15:1。3交代制で、準夜、深夜とも3人体制。夜勤は男女職員混合で配置している。遅出は18時30分まで。早出は7時から。病棟はL字型で、保護室のあるエリアはナースステーションと物理的には近いが、施錠されたドアが多く、また処置室などをはさんでいるので、心理的には距離を感じるという。

保護室は5床だが、さらに「ソフト隔離」と呼ばれる病室が2床ある。1968年建築時、保護室は患者さんの居住性を考慮して床に畳を敷き、格子を木製とした。1997年、病院全面改修時に保護室の位置と数を変更し、保護室内の畳を撤去したが、現在もベッドには畳を用いている。保護室2床で共用する前室があり、そこに洗面台が設置されている。

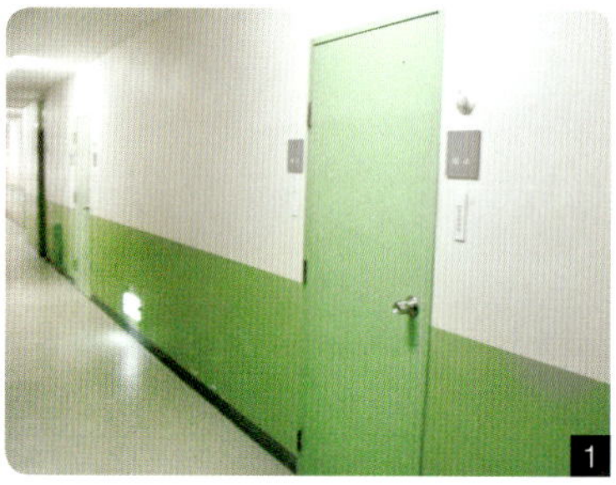

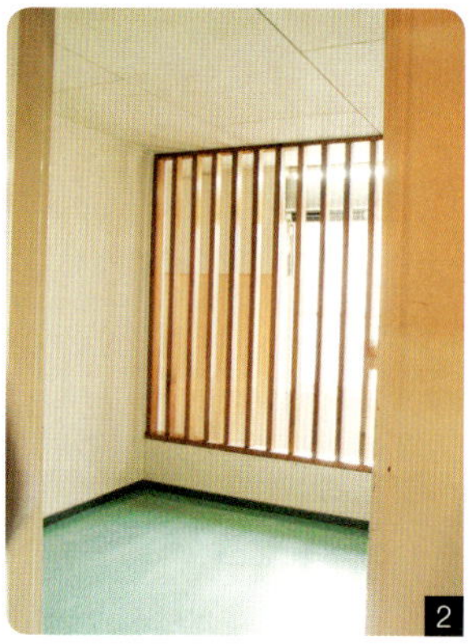

1. 通路に面した外ドア。
2. 保護室の内部。

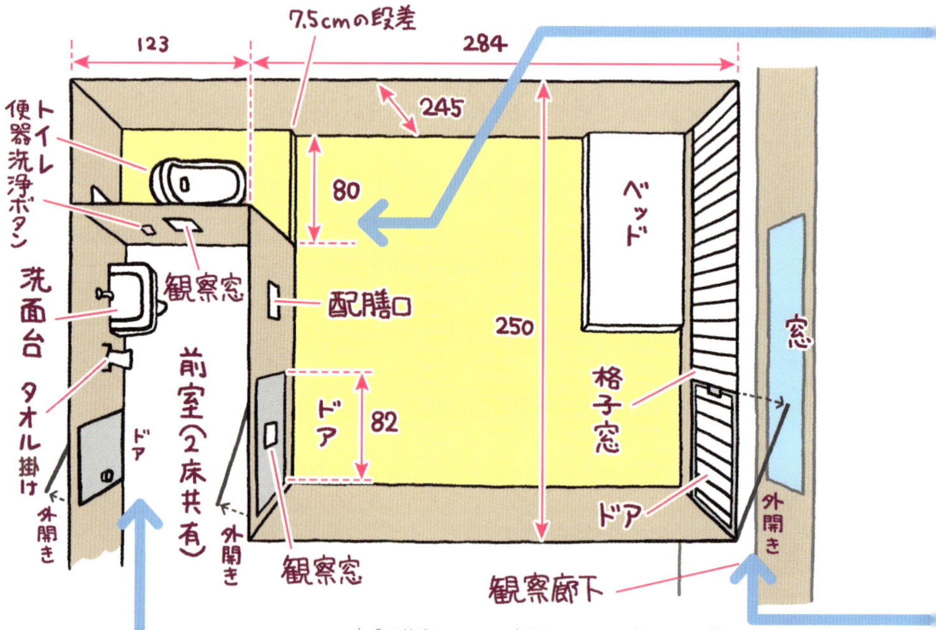

[天井高245cm、奥行き284cm、幅250cm]

ドアと鍵

1点ロック。外ドアも内ドアもドアノブ内に鍵が付いている。

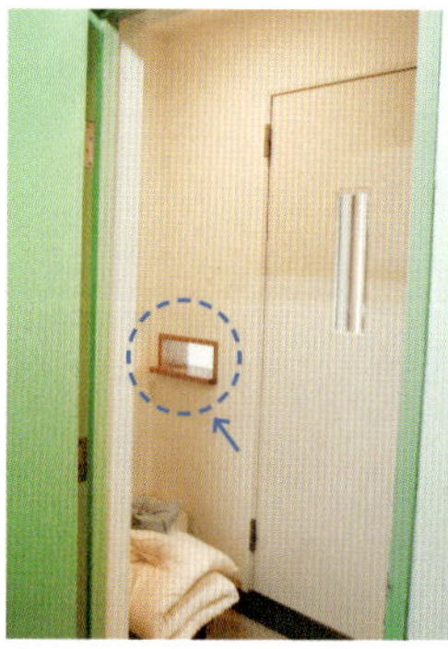

外ドアを開けると前室、内ドアはこのように見える。矢印で示す部分が配膳口。

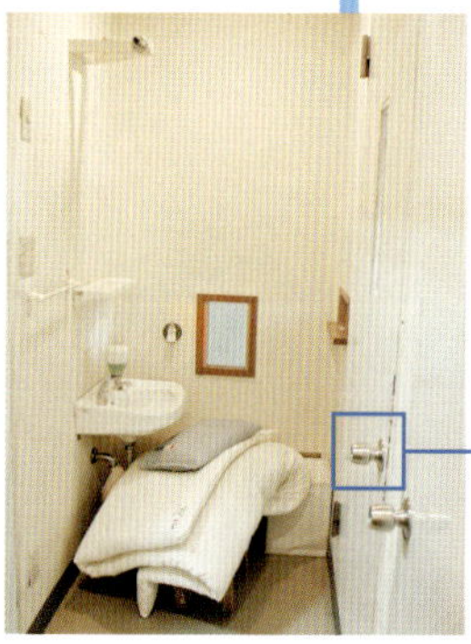

前室の様子。真正面に開いているのはトイレの観察窓。

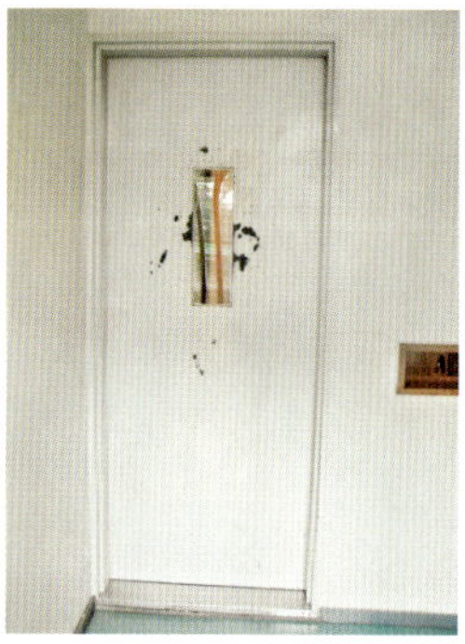

保護室内から内ドアを見る。右は配膳口。

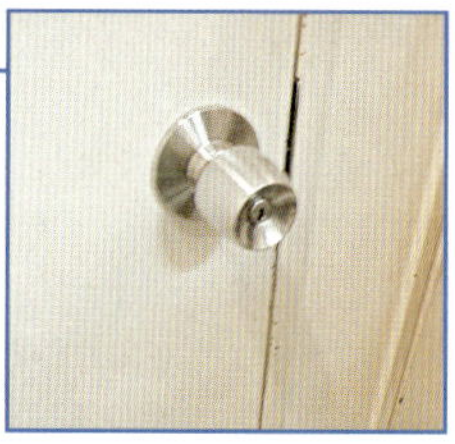

ドアノブ内に鍵が付いている。

排泄

トイレスペースはブースタイプ。便器は陶製の和式。身体的には洋式のほうが望ましいと思う。膝が曲がらない患者さんなどの場合はポータブルトイレを使用する。便器洗浄が室内からはできないので、患者さんが自分で流せないという不便がある。トイレのスペースが狭いので、介助がしづらい。室内に手洗い設備がないが、排泄後におしぼりなどを渡したり、前室まで出られる患者さんは前室で手を洗っている。前室使用の判断は看護師が行っている。
トイレットペーパーはちり紙を配膳口のところに数回分ずつ置いている。ちり紙は患者さんが床に直接置いたり、布団の上に置いたりしている(女子閉鎖病棟では、患者さんの状態によってはケースを置き、その中に紙を入れている)。

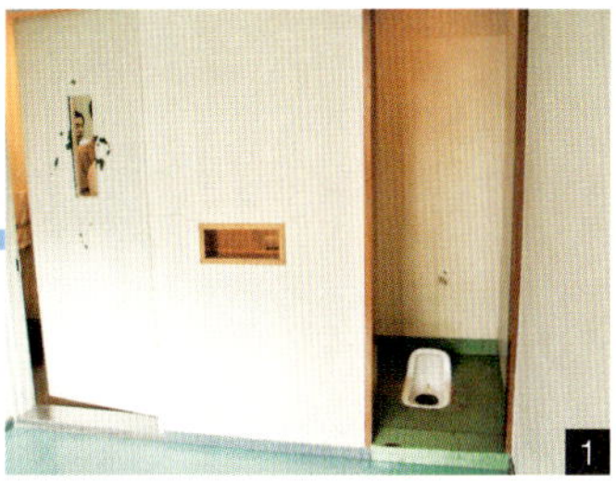

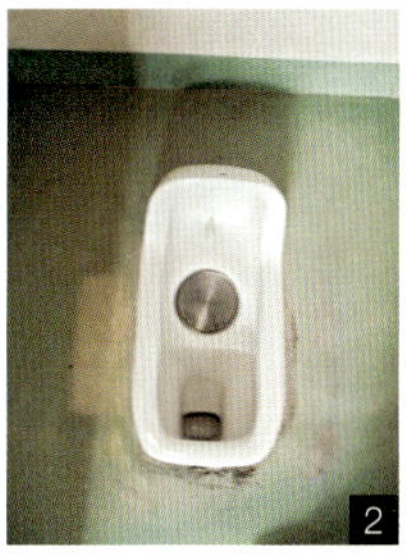

1. トイレスペース。壁に手と足を突っ張って天井までのぼってしまう患者さんがいた。
2. 陶製の和式便器。

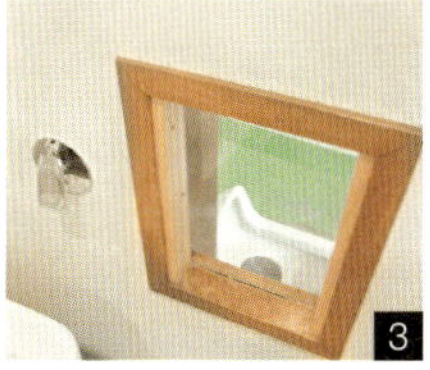

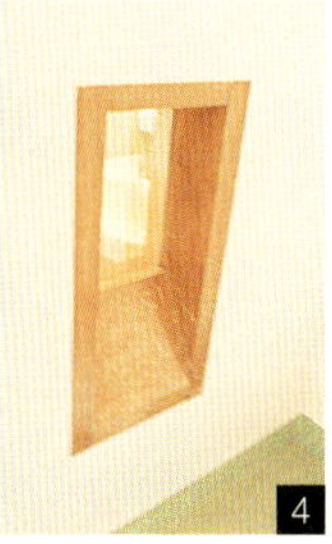

3. 前室の観察窓からトイレをのぞくとこのように見える。左が便器洗浄ボタン。
4. 逆にトイレ側からのぞくと前室がこのように見える。

窓、光、空気

採光　保護室は西向き。西日が入りまぶしいことがある。夏季など光が入りすぎる場合は格子の外にすだれを下げている。

換気　屋外に面した窓とエアコンと各部屋の換気扇によって調整する。臭気が発生することが多いので、窓を30分に1回、巡回のたびに開放し、換気に努めている。気候（寒暖）に合わせ、窓を開ける時間を変えている。

温度調整　エアコンが各室の観察廊下の窓上部に設置されている。

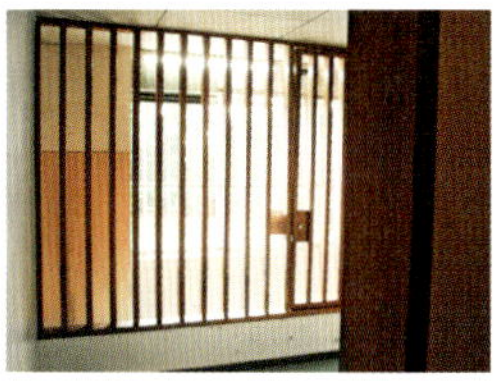

格子は木製。格子の下部に高さがあるので、縊首の危険には常に気を付けている。

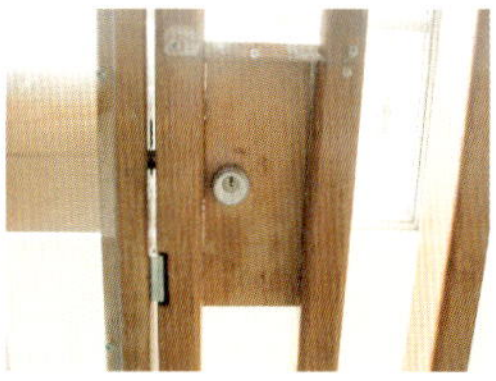

保護室内から見た格子ドアの鍵。

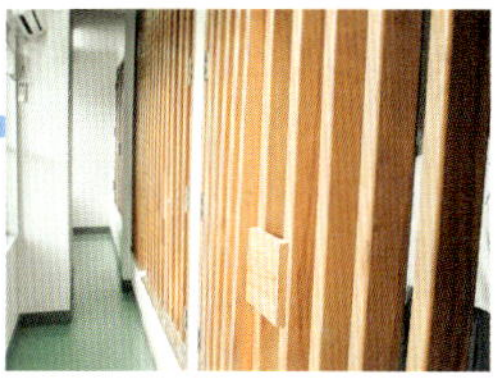

観察廊下の様子。格子が木製であるため、力を加えると変形する。

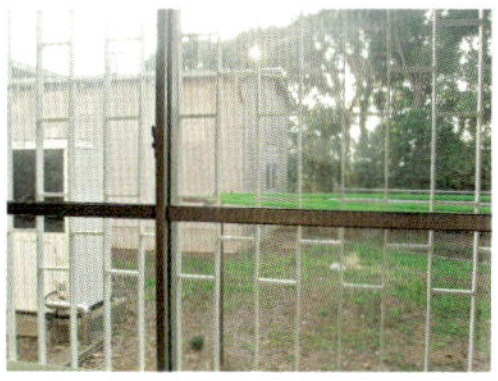

屋外に面した観察廊下の窓。

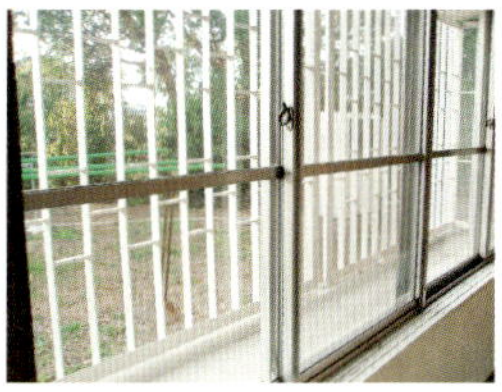

外側に格子があり、窓を全開できる。

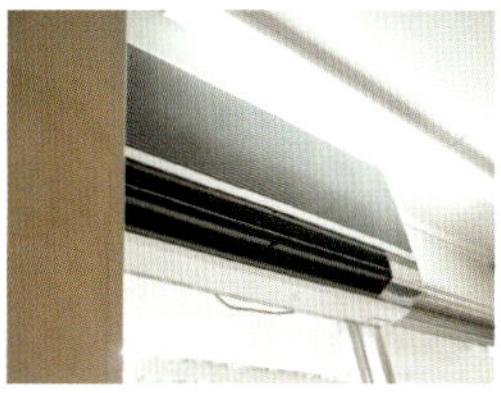

エアコンが観察廊下の窓上部に設置されている。

食事と水分補給

食事　配膳口に高さがあり、小さなカウンター状になっているため、そこから食事や水を入れても床に直置きにならない。
食器は一般床と同じプラスティック製のものを用いている。破損のリスクがある場合はディスポーザブル（発泡スチロール製）の食器を用いている（女子閉鎖病棟では、破損のリスクがある患者さんにはタッパーウェア製の割れにくい食器を用いることもある）。室内に入れるテーブルは病院独自の手作り品。テーブルに限らず、既製のものを使うより自分たちで作ることが多い。

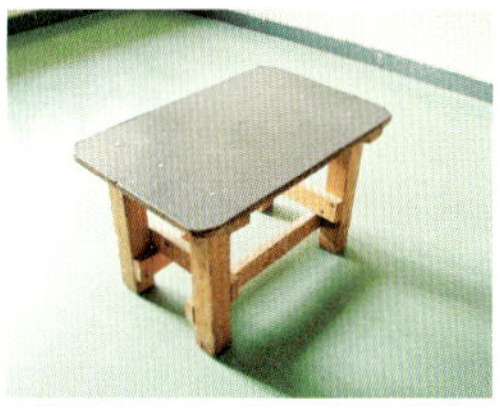

手作りの食事用テーブル。

水分補給　水分補給は1日をトータルで考えている。患者さんごとに判断しているが、一般的にはお茶をやかんに用意し、希望時にコップで渡している。多飲症の場合は医師の指示による。水の量を測ることができる容器（ペットボトルなど）を用いている。

寝具

原則的にベッドを使用（低床の、畳を用いたもの）。ベッドが入れられない場合は床に畳を敷く、畳も入れられない場合は床に直接布団を敷く、の3段階を患者さんの状態により使い分けている。寝具は敷き布団、掛け布団、毛布、枕など。リネン類は原則的に使わないが、医師の許可があれば使用することもある。

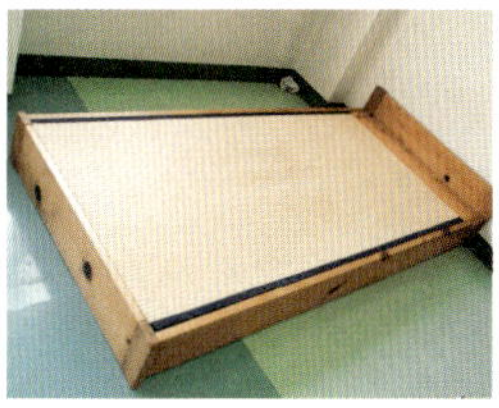

畳を敷いたベッド。移動は可能。

清潔

洗面、歯磨き　2床で共有する前室があり、洗面台が設置されている（鏡付き、給湯あり）。洗面、歯磨きは原則的に朝と寝る前。患者さんの希望や生活習慣がある場合は、昼も対応する。洗面台を使用できない状態の場合は、室内に歯磨きセットを入れて行う。

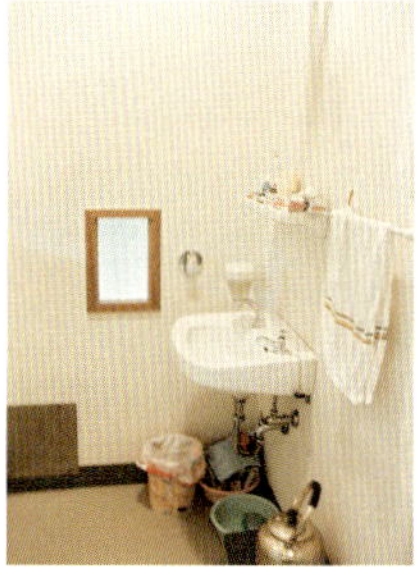

前室にある洗面台。

入浴　入浴は週2回（月・木）。これは病棟全体と同様。浴室が保護室から遠いが、特に支障はない。汚染したり、皮膚疾患などにより清潔を保つ必要がある場合はシャワーを使っている。シャワー室はナースステーションの前にある。

更衣　原則的に入浴時（週2回）と希望時。女性閉鎖病棟では下着は毎日換えている。着替えは私物庫に収納し、職員が準備する（患者さんが選ぶ場合もある）。

防音

防音はよくないと感じる。患者さんの大声とドアや格子をコップで叩く音の両方がうるさい。

観察のしやすさ／プライバシー

ナースコール　患者さん用はない。前室に職員用のコールが設置してある。ソフト隔離の部屋には付いている。

スピーカー　看護師がスイッチを入れれば、双方向で会話ができる。しかし、スピーカーを使うよりも訪室を心掛けている。

モニターカメラ　全室に設置されている。しかし設置位置が悪く、観察が十分できないことがある（ソフト隔離室には付いていない）。

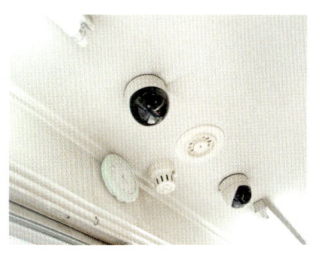

観察廊下の天井にあるモニターカメラ。時計も近くにある。

建築上の配慮と課題

課題　壁がコンクリート製で硬い。前室から保護室に入るところに段差がある（以前畳を敷いていたため）。保護室同士が隣接し、遮るものがないので、隣室の患者さんの声が聞こえ、不穏の原因となることがある。また観察廊下側の格子を通して、隣室の患者さんとものやり取りができてしまう。場合によっては生命の危険があるので、観察廊下が1床ずつ区切れたほうがよいと考え、現在検討中。

その他

患者さんから見えるもの　観察廊下の壁上部に設置された時計。

29 南知多病院 男女混合療養病棟

愛知県

1931年、結核患者のためのコロニーとして南知多療養所を開設。1957年に精神科併設により、南知多病院に改称。
「共生(君も生きよ 我も生きん)」の精神にのっとり、結核や精神病患者の治療に取り組んできた。
調査時は5病棟、298床。付帯施設にデイケアセンター、併設施設に生活訓練施設がある。
愛知県の南端に位置し、周辺には山や田園があり、国定公園である美しい三河湾が一望できる。

[場所: 愛知県知多郡／正式名称: 特定医療法人共生会 南知多病院／調査日: 2007年11月28日]

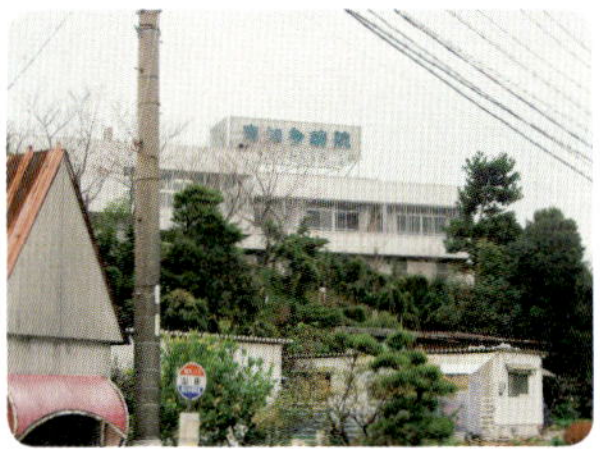

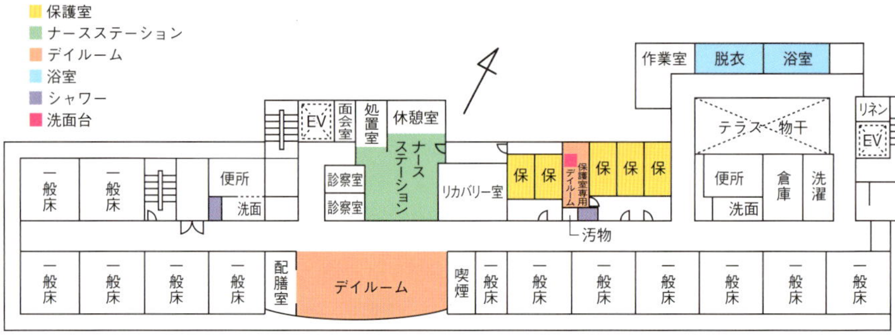

[病棟および保護室の概要]

男女混合療養病棟は開放病棟。定床60床、うち保護室は5床。看護基準は18:1、看護補助10:1。病棟は2004年3月に建てられている。

勤務体制は2交代で、日勤は5〜6名、夜勤は2名。夜勤はなるべく男女で配置する。男性職員が夜勤にいない場合は、ほかの病棟に応援を頼むか、日勤帯にできる処置などは済ませておく。早出勤務は7時から。遅出勤務はない。病棟は一文字の構造で、中央にナースステーションとデイルームがある。

5床の保護室のうち、ナースステーションに近い2床に観察廊下が設置されている。ナースステーションと保護室の距離は、観察廊下のある2室は近く、患者さんの呼ぶ声も聞こえる。しかし奥の3室は遠く、また、ドアを何回も開けるので、経路が複雑だと感じるとのこと。保護室2床と3床の間に保護室専用デイルームがあり、シャワーコーナー、洗面台、テーブル、テレビなどが備わっている。

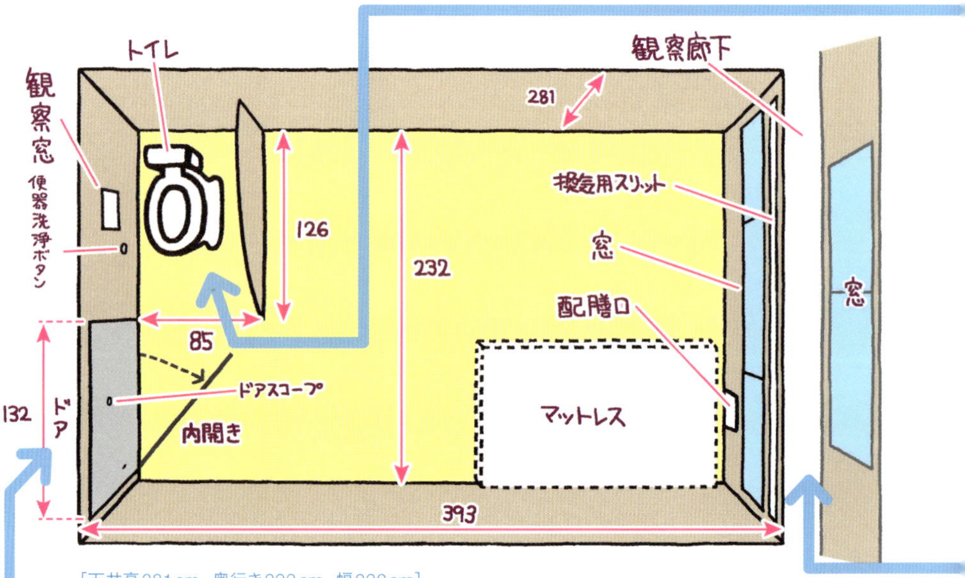

[天井高281cm、奥行き393cm、幅232cm]

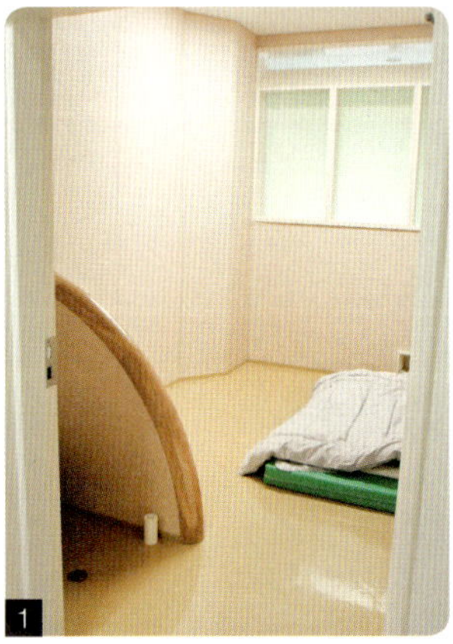

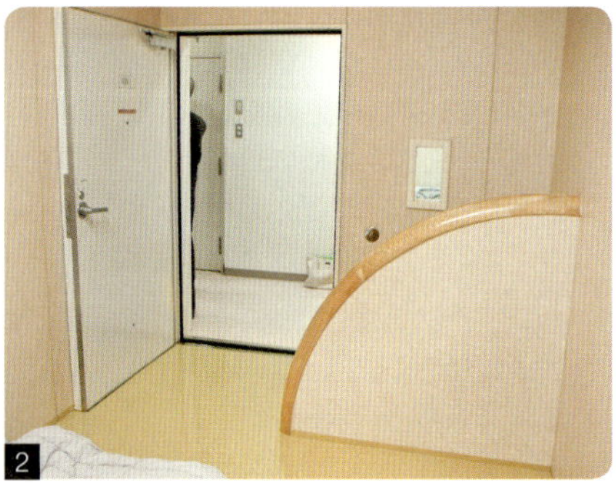

1. 保護室の内部。
2. 保護室の内部から入口方向を見る。トイレの目隠しは扇形。

ドアと鍵

観察廊下のある手前2床は、鍵とレバーで施錠している。奥の3床は上記のほかに、室内から患者さんが施錠できる(職員は開錠可能)。これは開放観察中の患者さんが、個室的に使用する場合に自分で部屋を施錠できるようにしているため。

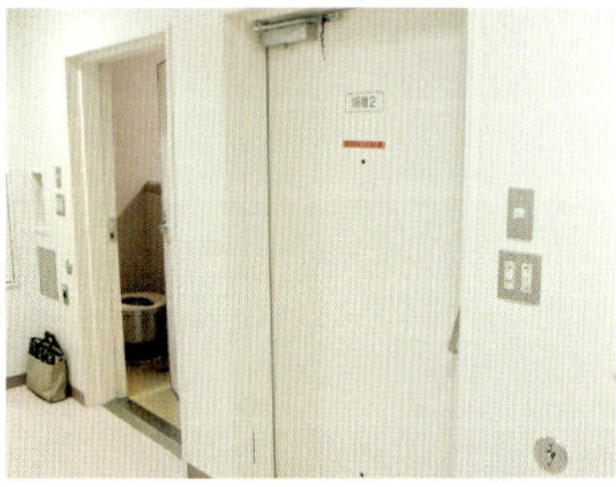

通路から見たドア。

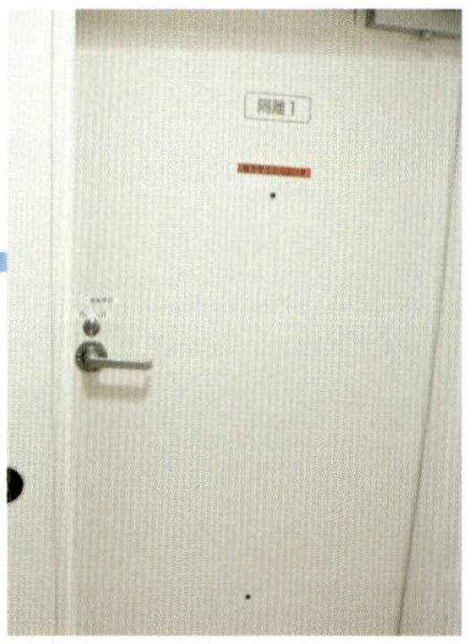

ドアには「履き替えて入室の事」という注意書きが張ってある。ドアスコープが付いている。

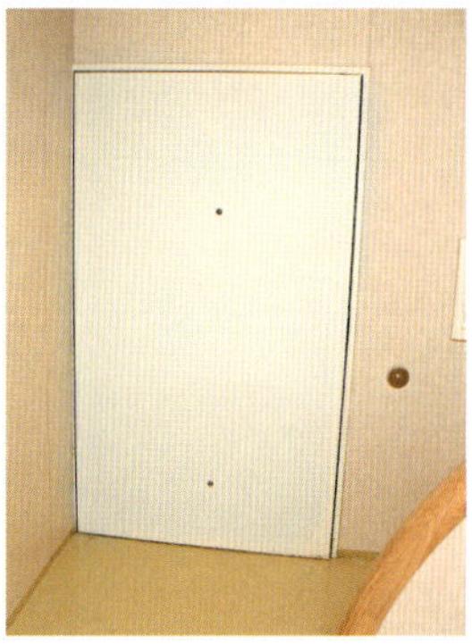

保護室内から見たドア。

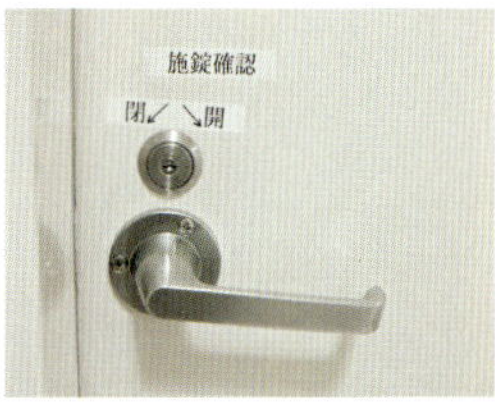

施錠は鍵とレバーのダブルロック。

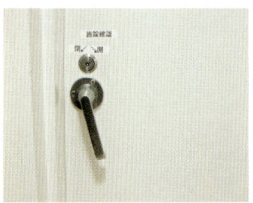

施錠したところ。

排泄

トイレスペースに扇形の目隠しがある。便器は洋式のステンレス製で、便座はプラスチック製（固定）。患者さん自身で便器洗浄が可能。トラップを付けたので、排泄物が確認でき、詰め込みがあっても取り出せる。洋式便器は身体的な障害（下肢や膝の障害）がある患者さんにもよい。トイレットペーパーは芯のないタイプのものをロールごと入れている（床に直置き）。詰め込みのある患者さんの場合は1～2回分をそのつど手渡ししている。手洗いの設備はない。

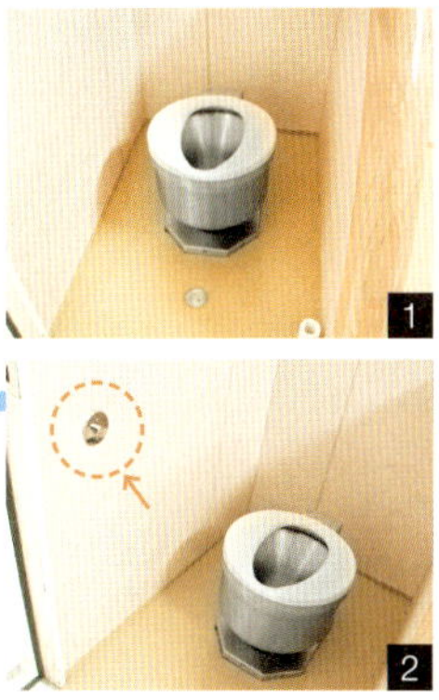

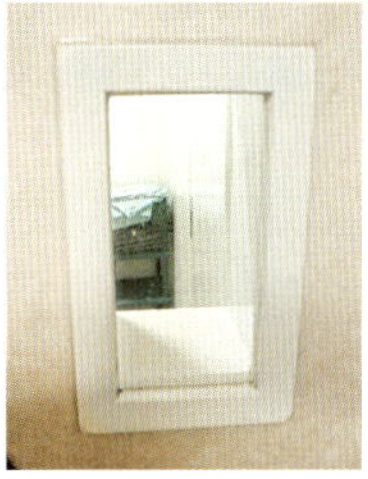

観察窓は便器に座ると右側にある。保護室内から観察窓をのぞくと、通路がこのように見える。

1. トイレコーナー。
2. 便器洗浄ボタンが付いている。

窓、光、空気

採光　窓は北西向き。西日が入る。屋外に面した窓にはカーテン、観察廊下に面した窓にはロールカーテンが設置されている。照明は蛍光灯と夜間用の照明。夜間用の照明は段階的に調節可能。

換気　観察廊下に面した窓の上には常時開いた換気口があり、屋外に面した窓を開けると空気が流れる。特に決まった時間に窓を開けているわけではないが、午前中の掃除の時には開けるようにしている。強制換気システムがあるので、臭気は気にならない。

温度調整　エアコン。

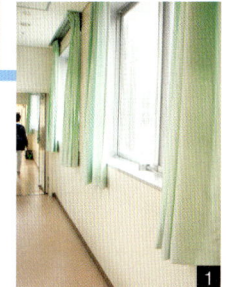

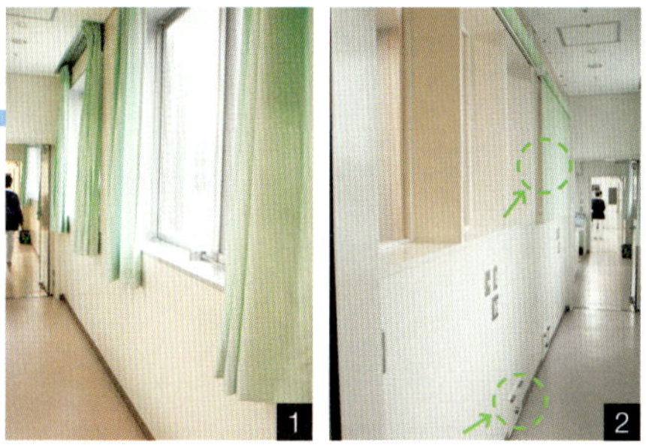

1. 屋外に面した観察廊下の窓。
2. 観察廊下から保護室側を見る。下部の小扉は配膳口。奥の保護室はロールカーテンを下げている。突き当たりに見えるのはナースステーション。

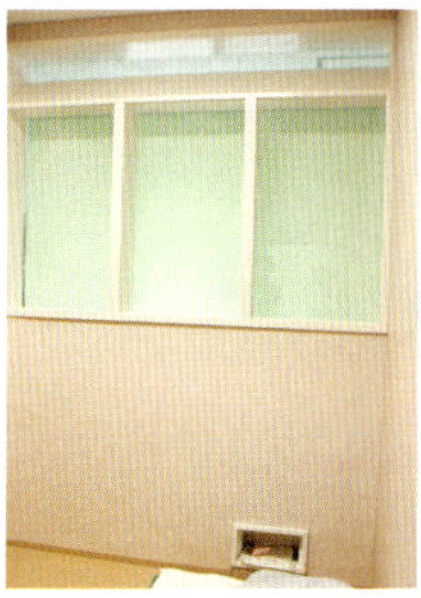

保護室内から窓を見る（外付けのロールカーテンを下げたところ）。上部に換気口があり、下部に配膳口がある。

食事と水分補給

食事　興奮状態の患者さんを受け入れることが多い病棟のため、テーブルは入れない（ほかの病棟の保護室ではテーブルを入れる場合もある）。食器は一般床と同様のものを使用。破損の可能性がある場合は、当院独自の「保護食」という食事のスタイルにする。保護食の内容は、おにぎり。発泡スチロールの器と、割り箸、紙コップで供する。配膳時と下膳時に保護室に残されているものがないか、確認を行う。

水分補給　お茶を1.5Lの冷水筒ポットに準備し、朝に渡している。なくなれば追加する。

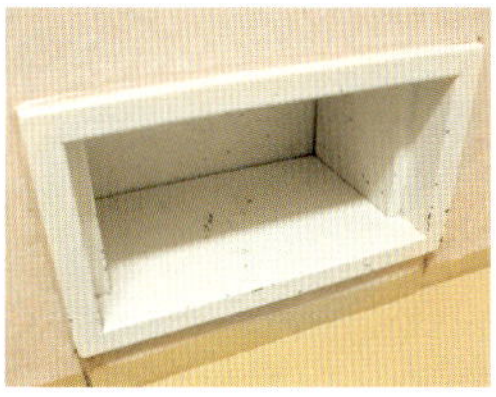

窓の下部に配膳口がある。これは観察廊下側の小扉を閉めたところ。

寝具

ベッド、リネン類は原則的に使用しない。身体拘束時はベッドを使用するが、その場合は観察廊下のない奥の3床（ベッドを入れるために、廊下やドアの幅を広くした）を使用する。

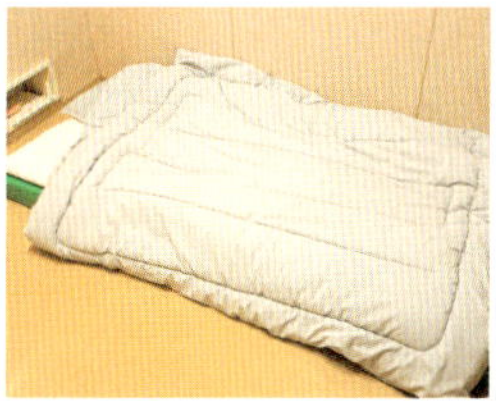

マットレスの上に布団を敷いている。リネン類は使わない。

清潔

洗面、歯磨き　起床時と希望時に保護室専用デイルームの洗面台で行っている。5床あるので、順番に部屋から誘導する。開放観察可の場合は病棟の洗面所を使用することもある。身体拘束時は顔を清拭し、口腔内はガーゼで拭く。

入浴　入浴は週2回（病棟と同様）、7～9月は週3回。それ以外の希望時もシャワー浴は可能。保護室エリアにはシャワーが設置されているが、あまり活用されていない。理由は浴室が近いので誘導できること、シャワーコーナーの出口に段差がないので汚水が流れ出してしまうこと、介助するには狭いこと。隣の汚物用の流しは掃除の時に使用している。

更衣　入浴時、汚染時、希望時に更衣する。保護室前のスペースに小さなケースを置き、着替えなどを入れている。

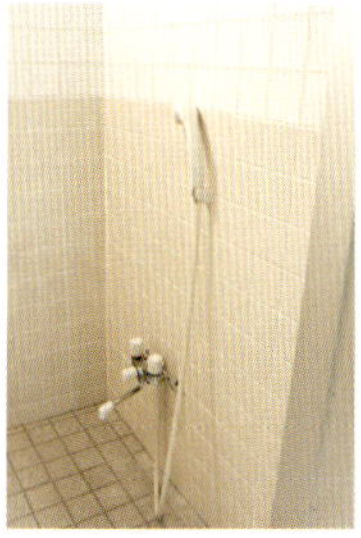

シャワーの活用頻度は高くない。

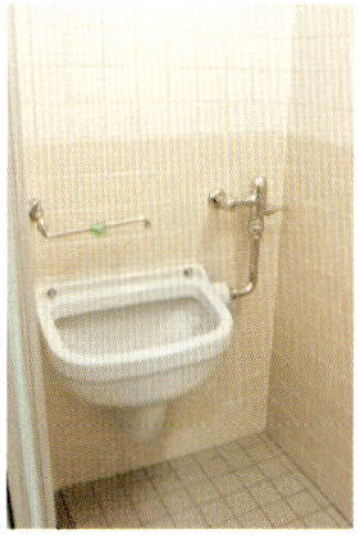

汚物用の流しは活用している。

防音

ドア内部に砂が入っており、防音の効果がある。しかし、ドアを叩くとドスンドスンという音（振動）が隣の部屋に響く。またコップで窓をコンコン叩く音や患者さんの声が聞こえる。隣室の患者さんから騒音の苦情がある場合は、部屋替えなどで対処している。

観察のしやすさ／プライバシー

ナースコール　保護室内にはなく、室外に1つある。このコールはスタッフの応援要請用、あるいは開放観察された患者さん用のナースコールとなる。

スピーカー　保護室内の音はナースステーション内で聞くことができ、ナースステーションから話し掛けることもできる（双方向の会話が可能）。

モニターカメラ　全室に設置されている。

プライバシーへの配慮　ほかの患者さんの家族や業者が通行する時は、観察廊下側の窓のロールカーテンを引き、室内を見えないようにする。

建築上の配慮と課題

配慮　保護室専用デイルームは柱の角などをやわらかい素材で覆っている。保護室内の床や壁もやわらかい。トイレの目隠しに丸みを持たせ、角をなくした（しかし、目隠しを滑り台にする患者さんがいて、危険なこともある）。

課題　保護室のドアが内開きなのは危険だと思う。患者さんがドアの前に立っていてドアを開けづらいことがある。また、トイレの目隠しとドアで脚を突っ張ってドアを開けられないようにする患者さんもいた。

その他

保護室エリアのスペース活用　保護室専用デイルームがあり、シャワー、洗面台、テレビ、エアコンが設置されている。換気扇があり喫煙もできる。喫煙時間は起床時間、毎食後、10時、15時、寝る前。ここで食事を取る場合もあるし、洗面もできる。この場所の使用については看護師の判断が尊重されており、医師に指示書を書いてもらう。使用時には看護師が付き添う。隔離の時間を短縮し、拘禁反応を防ぐという意味がある。

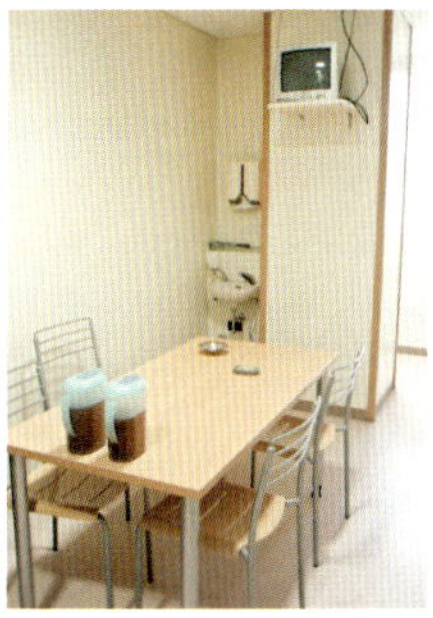

保護室専用デイルーム。

内と外の区別　保護室には専用サンダルがあり、入室時、看護師がサンダルに履き替える。患者さんは素足で入室しているのに、汚れた履物で入室するのはイメージがよくなかったため、履き替えるようになった。

30 三重県立こころの医療センター 急性期治療病棟

三重県

1950年、三重県立医科大学付属病院として開設。1998年に全面改築し、三重県立こころの医療センターに改称。調査時は8病棟、400床。病院の役割として、措置入院や鑑定入院を受け入れている。

［場所: 三重県津市／調査日: 2007年9月4日］

［病棟および保護室の概要］

急性期治療病棟は、定床46床、定床外で保護室7床を有している。看護基準は13:1。勤務体制は3交代。夜勤は2名で、プラス当直が1名。早出はなく、遅出は18時30分まで。夜勤は男女ペアが基本。ただし土日、祭日、年末年始などの夜勤帯は男性2名となるようにしている。統合失調症が半数、摂食障害、うつ、パーソナリティ障害の患者さんが残りの半数を占める。疾患ごとのクリニカルパスを用いている。

病棟はナースステーションを中心にして、中庭、デイルーム、小ホール、病室などが配置されている。フェンスで囲われた中庭もあり、患者はそこに出ることができる。ナースステーションと保護室との距離はあるが支障は感じていない（ナースステーションの近くには観察室や静養室を置き、身体的な観察や処置を重視する選択をした）。

旧保護室（1998年改築）と、新保護室（2005年増床）があり、さまざまな種類がある。旧保護室4床には共通して観察廊下があるが、1床ずつ設備に違いがある（中央配管あり、トイレの手洗いあり、ベッドが入るドア、ブースタイプのトイレ）。新保護室3床のうち2床には観察廊下がなく、壁が木目調（板を張っている）。1床には観察廊下があり、壁が木目調ではない。

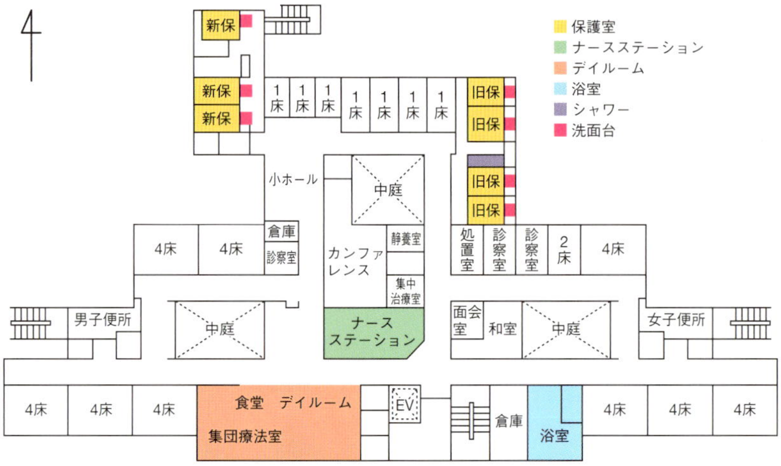

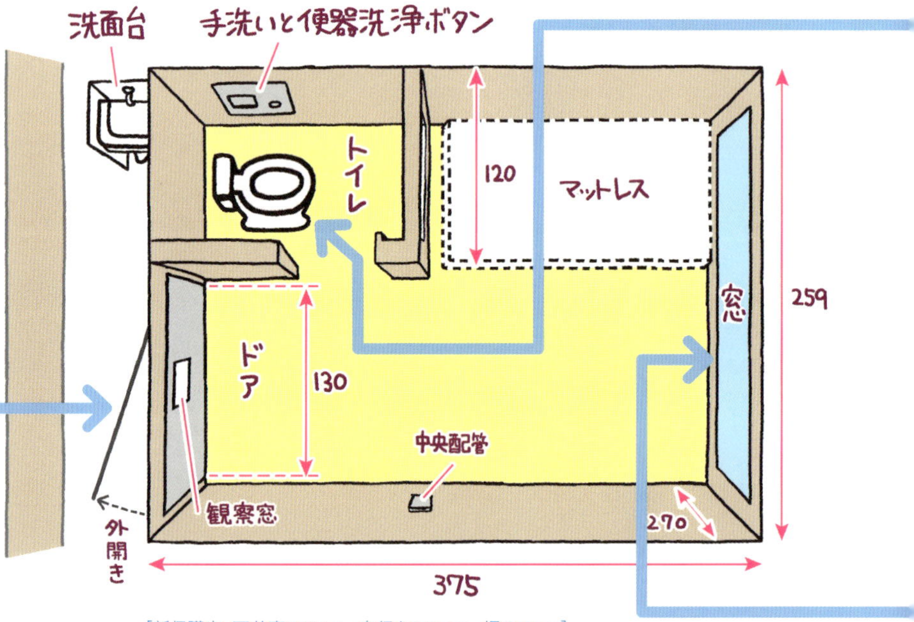

［新保護室 天井高270cm、奥行き375cm、幅259cm］

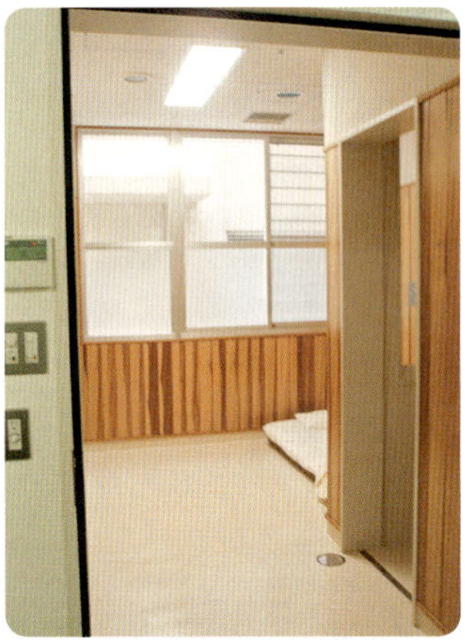

新保護室の内部。

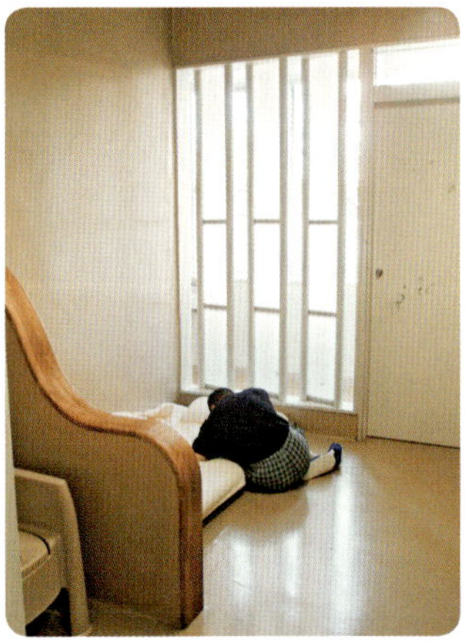

旧保護室の内部。

ドアと鍵

鍵のみのモノロック。

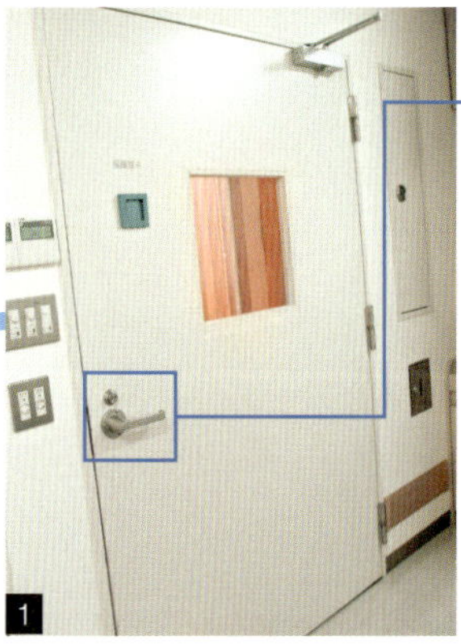

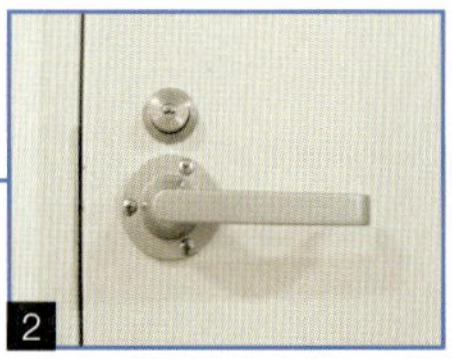

1. 前室から見た新保護室のドア。基本的にドアを開けて配膳することを考え、配膳口はあえて付けなかったという。
2. 鍵部分拡大。

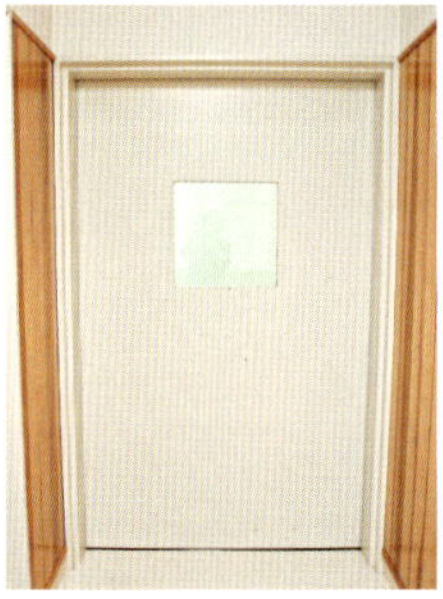

保護室内から見たドア。

排泄

新保護室のトイレスペースはブースタイプ。全体が見えなくても、カメラで監視したり、患者さんが便座に座っていることが確認できればよいと考え、ブースタイプに間仕切りを追加して、開口部を狭くしている。壁に手洗いと便器洗浄ボタンが設置されている。ペーパーホルダーはなく、ロールを床に直接置いている。

旧保護室のトイレには特徴のあるカーブを描いた目隠しがある。

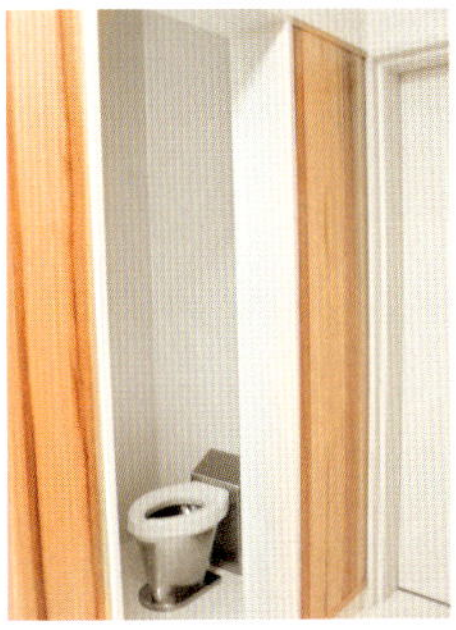

新保護室のトイレコーナーはブースタイプ。

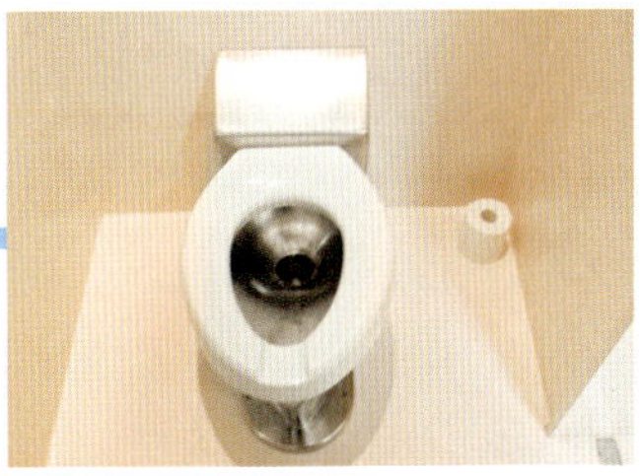

新保護室の洋式便器。台座はステンレス製で、便座がほうろう製。トイレットペーパーはロールを直接床に置いている。

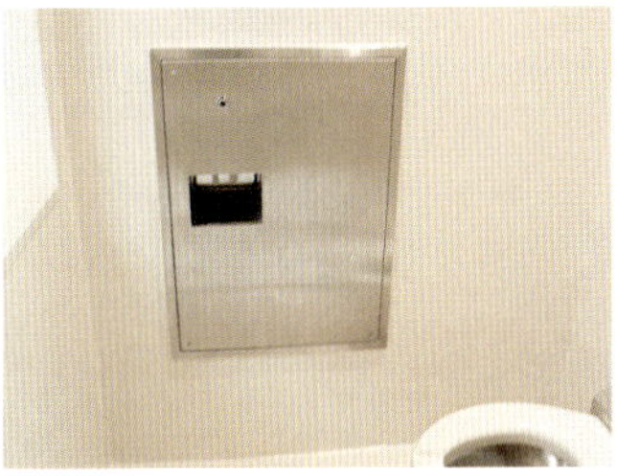

便器洗浄ボタンと手洗いが一体になったものが設置されている。

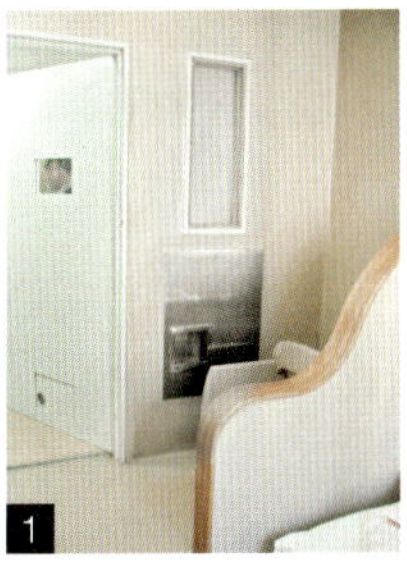

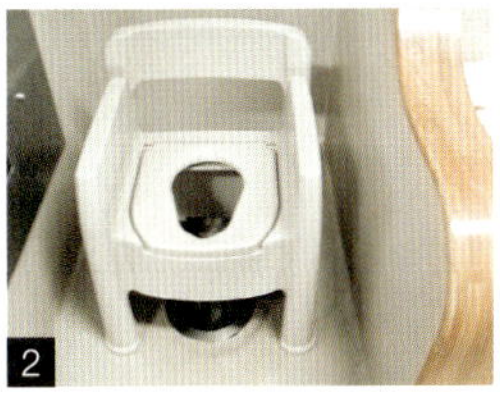

1. 旧保護室のトイレスペース。特徴のあるカーブを描いた目隠しがある。
2. 旧保護室では、和式便器が使えない場合に、ポータブルトイレを和式の上に設置して洋式として使用している。

窓、光、空気

採光 新保護室は西向き。日当たりはよい。旧保護室は東向き。
換気 すべての部屋に強制換気システムがある。窓の外面に格子が付いており、その部分は窓を全開できる。
温度調整 エアコン。部屋ごとに温度調節可。

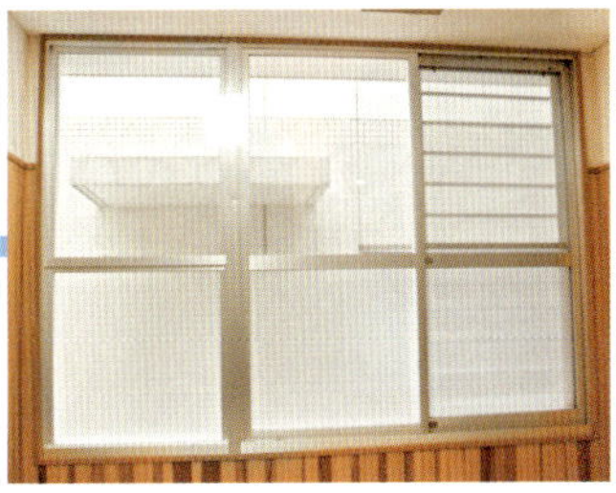

新保護室の窓は西向き。

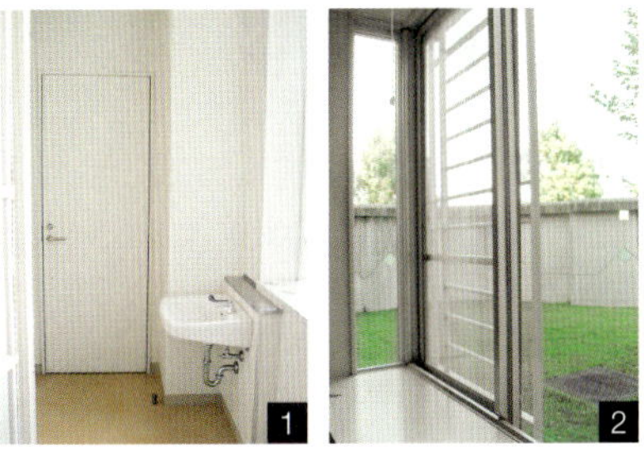

1. 旧保護室には観察廊下があり、各部屋ごとにドアで区切られている。1床ずつに洗面台が設置されているので、ここで洗面、歯磨きを行うことができる。
2. 旧保護室は東向き。屋外に面した窓は出窓になっている。格子があり、その部分は窓を全開できる。出窓に寝そべってくつろぐ患者さんもいる。

食事と水分補給

食事 食器は病棟全体と同じものを使用している。破損のリスクがある場合はディスポーザブルの食器（発泡スチロール製および紙製）を用いる。食事時には小さなテーブルを入れる。
水分補給 希望時にコップで水分補給する。

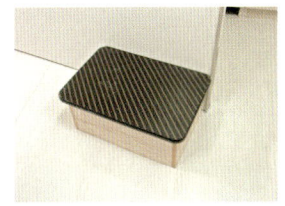

食事時に使用しているテーブル。脚部は板で覆ってある。

寝具

マットレスの上に布団を敷いて使用。ベッドは原則的に使用しない。ベッドは身体拘束、処置、点滴が必要な時、あるいは本人からの強い希望時のみに使用する。

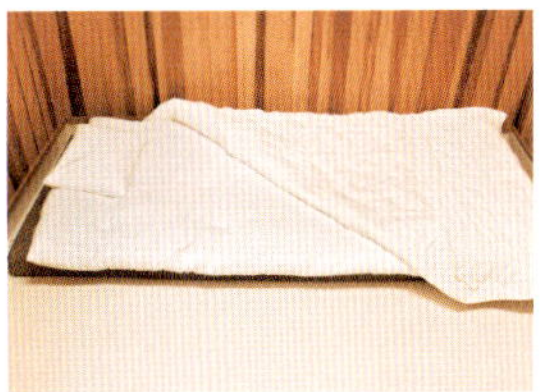

マットレスの上に布団を敷く。

清潔

洗面、歯磨き 起床時と消灯時に声を掛けて行う。別の時間帯も、希望や生活習慣にはなるべく応じている（昼食後の歯磨きに関しては、促す看護師とそうでない看護師がいる。看護師自身の生活習慣によるのではないかと思う）。開放度や患者さんの能力、意思の疎通程度によっては、看護師が多い日勤帯で行う。

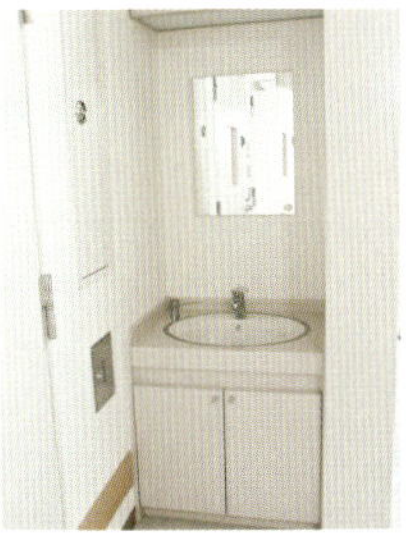

新保護室の洗面台。

入浴 入浴は週3回。希望時はシャワー浴可。保護室エリアにシャワー室がある。
更衣 更衣は入浴時、シャワー浴時、汚染時。患者さんの衣類はバックベッドの衣装ケースに保管している。自分で管理できない場合は保護室エリアの衣類庫に保管する。

防音

新保護室は、隣同士の音は聞こえないようになっているが、一番の欠点は、上階の音が筒抜けであること。上階も同じ構造なので、保護室の上は保護室。上階でコンコン叩くと非常に響き、苦情がたくさん出る。壁叩きなどの騒音に対しては、患者さんに注意をしたり、沈静や睡眠ができるよう医師の指示をもらい与薬することなどで対処している。

観察のしやすさ／プライバシー

ナースコール 付いていない。
スピーカー 双方向で話せるスピーカーは付いているが、患者さんの声は聞こえても誰の声かは判別できない。基本的には訪室を心掛けている。
モニターカメラ 全室に設置。
プライバシーへの配慮 ナースステーションのモニターを、ほかの人から見えにくくしている。モニタリングについては必ず患者さんへ説明している。

建築上の配慮と課題

配慮 壁、床などがクッション性の素材である。新保護室は引っ掛けるところやのぼれるところがない。ただ、新保護室の2床には観察廊下がないので、飛び出し行為のある患者さんには使用しないようにしている。

その他

保護室エリアのスペース活用 新保護室の前の空間にソファセットを置いている。開放観察でテレビのある場所で過ごしてもらう前の段階の患者さん用に、この空間を活用している。ただし、患者さんの同時使用は避けている。

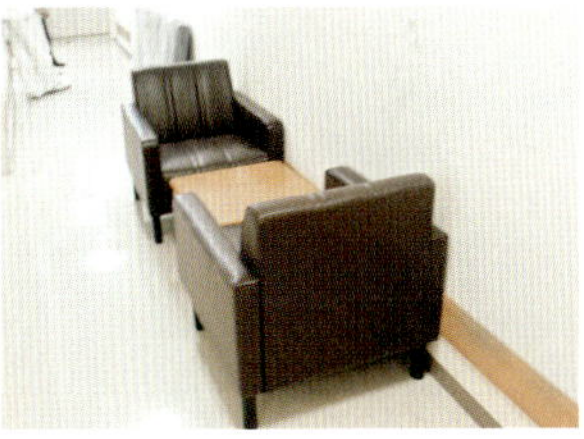

新保護室の通路に置かれているソファセット。

保護室の表示について 入院してくる患者さんに「ここに保護室がある。何か悪いことをした時に入る罰則的な部屋ではなく、自傷他害から患者さんを守るための部屋です」という説明をするために、保護室エリアの入口に「保護室」と明示している。保護室は冷暖房が効き、1人部屋で落ち着けて、環境もいいので、逆に出たくないという人がたくさんいる。

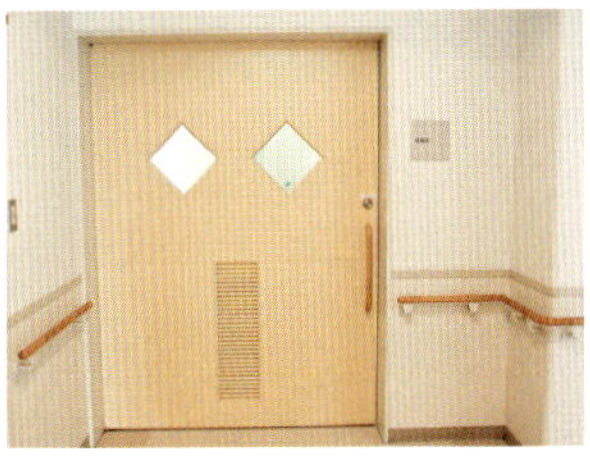

保護室エリアの入口に「保護室」と明示してある。

中央配管 あり。

31 丹比荘病院 急性期治療病棟

大阪府

1957年に開設された単科の民間精神科病院である。調査時は5病棟、310床。
グループホーム、授産施設、支援センターなど、医療と福祉を一体化させた活動を展開。
職場のメンタルヘルス専門外来、パニック障害専門外来、女性専門外来などの外来治療も行っている。

[場所: 大阪府羽曳野市／
正式名称: 医療法人丹比荘 丹比荘病院／
調査日: 2011年9月4日]

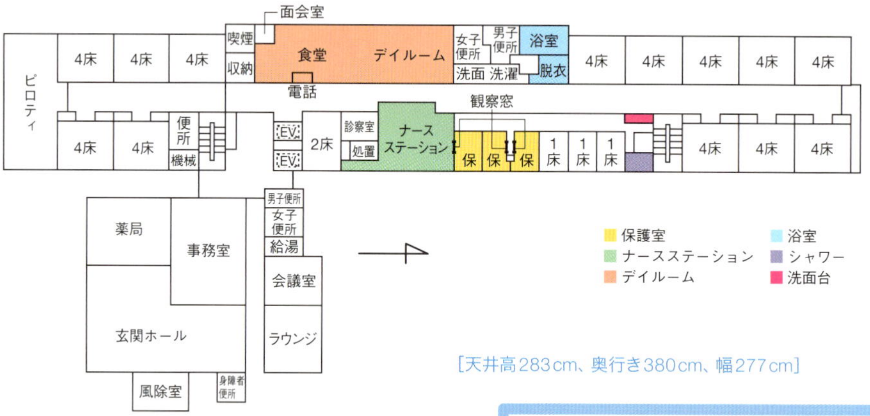

[天井高283cm、奥行き380cm、幅277cm]

[病棟および保護室の概要]

5病棟中3病棟に計7床の保護室がある。急性期治療病棟は定床60床。うち保護室は3床。看護基準は15:1である。勤務体制は2交代。夜勤は3名。必ず男女を組み合わせる。早出（8時から16時30分）は1～2名、遅出は（10時から18時30分）1～2名。早出、遅出は資格者あるいは看護補助者。朝食、夕食時には4～5名が勤務している。

ナースステーションは中央に配置され、保護室は隣接している。病棟は1994年築。2007年、療養病棟から急性期治療病棟に機能変更するため、観察部屋と多床室を保護室3床と個室3床に改築した。それ以降、壁などの補修はしているが、改築はなし。

観察窓が入口ドア、トイレスペース以外に、壁にもあるのが特徴。観察窓には瞬間調光ガラス（商品名:ウム）を使用。鍵で作動し、瞬時にクリアとスモークを切り替えられる。

壁と床に、感染予防に配慮した床材（商品名:アートオプティマ）を用いている。

中央配管、2口のコンセント、ナースコールの接続口が天井に設置されているのも特徴的。必要時は脚立を使ってつなぐ。

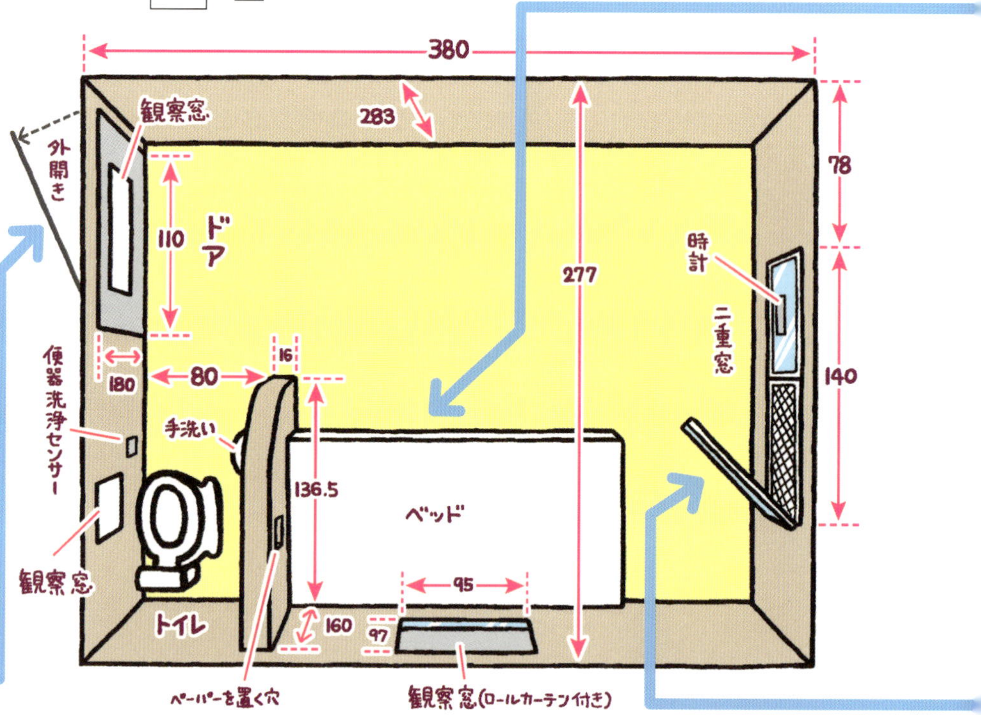

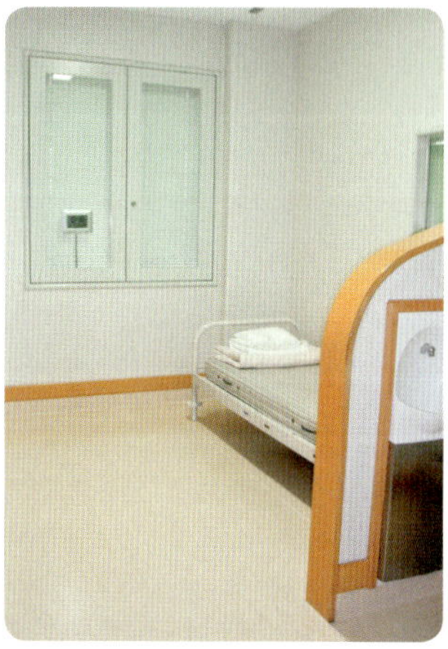

保護室の内部。

ドアと鍵

鍵とレバーのダブルロック。両方とも使用している。保護室エリアから一般床エリアに行く際に、1か所のみカードキーでも開錠可能なドアがあり、開放観察中と個室使用中の患者さんにはカードキーを渡して通行に使ってもらっている。

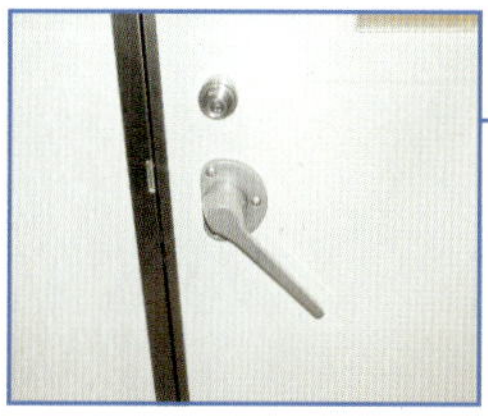

鍵とレバーのダブルロック。

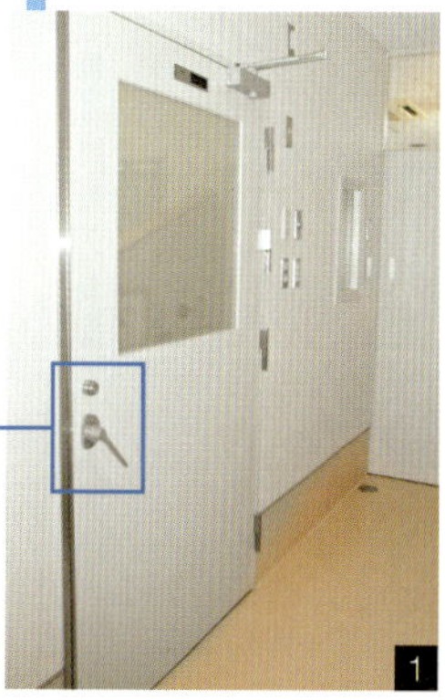

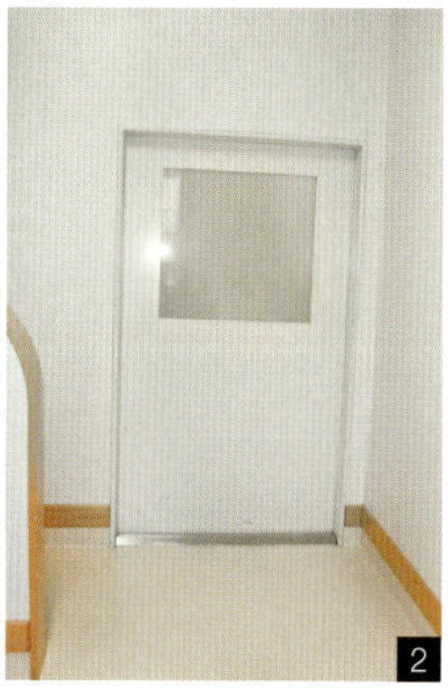

1. 通路から見たドア。観察窓に瞬間調光ガラスを使用しており、クリアとスモークを切り替えることができる。
2. 室内から見たドア。観察窓は通常はスモークにしてある。

排泄

トイレスペースに目隠しがある。便器は陶製の洋式便器。便座は上げ下げでき、ふたはない。便座を壊されたりすることはあるが、直せばよいと考えている。便器を割られたことはない。トイレスペースには手洗いがあるが、少し小さいため床が濡れてしまう。ペーパーは壁の穴にロールのまま置いている。それでも支障はないが、通常のホルダーのほうが使い勝手がよいし、普段の生活に近いもののほうが望ましいと思っている。便器洗浄はセンサー式。便座を立つと流れる。排泄物を確認する必要がある場合は便器洗浄センサーを切り、確認ののち室外のボタンで流す。目隠しにのぼる患者さんはいない。

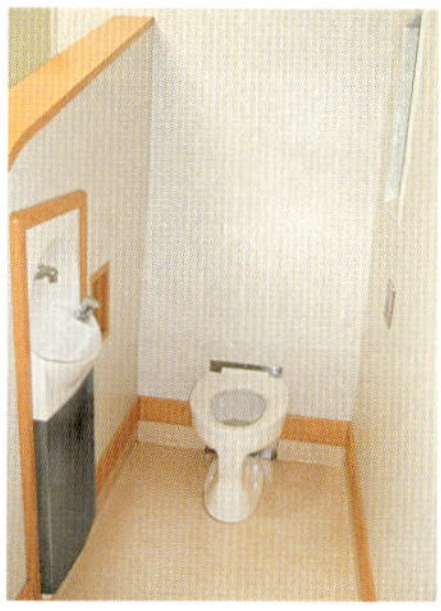

便器は洋式で陶製。

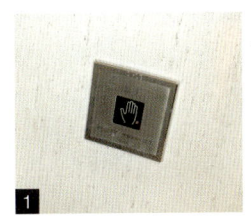

1. 便器洗浄はセンサー式。動くものに反応して流れる。
2. トイレスペースの手洗い。
3. 目隠しにペーパーを置く穴がある。

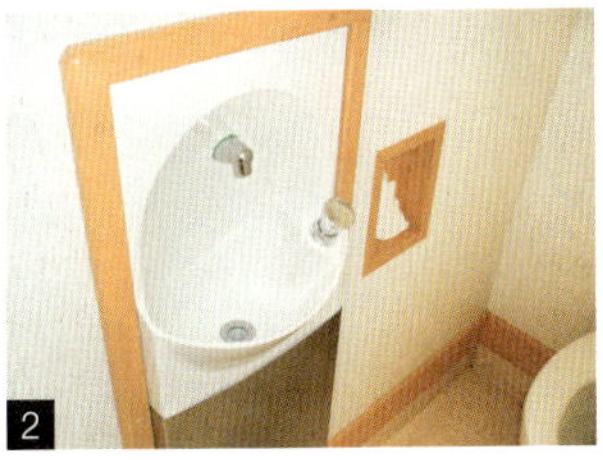

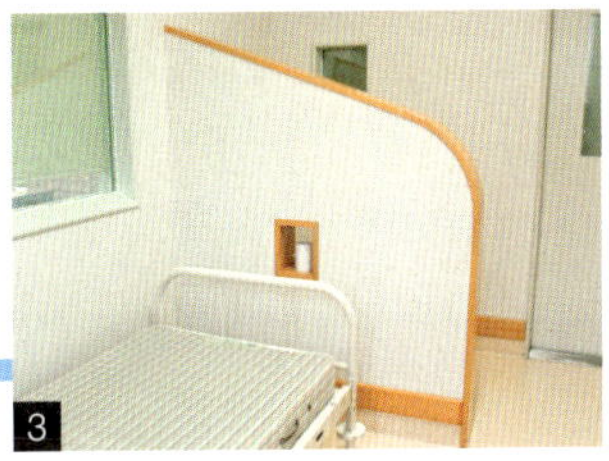

窓、光、空気

採光　窓は東向きで中庭に面している。午前中は日差しが入る。ほかの患者さんが中庭を利用するため、プライバシーを考慮し、窓にはブラインドを設置している（電動）。患者さんが希望すればブラインドを下げるが、できるだけ太陽光を入れるようにしている。照明は蛍光灯と常夜灯。段階的な調整はできない。

換気　強制換気システム（商品名：ロスナイ）とエアコンを24時間稼働させている。換気扇も設置しているが、長時間作動させると、強制換気システムと相まって室内が陰圧になってしまうため、掃除と排泄の時だけつける。窓は二重窓。屋外に向かって右側にだけ格子がはまっており、右の窓だけ全開できる。内開きに開けた窓が固定できないため、掃除の時と、患者さんが「外の空気が吸いたい」と希望する時に、職員が付き添って開けている。

温度調整　エアコン。調節は部屋ごとに可能。

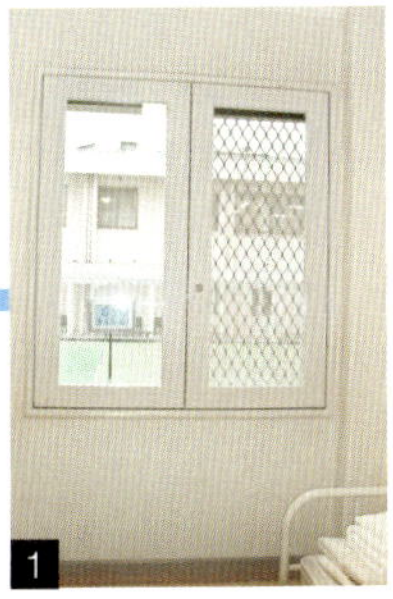

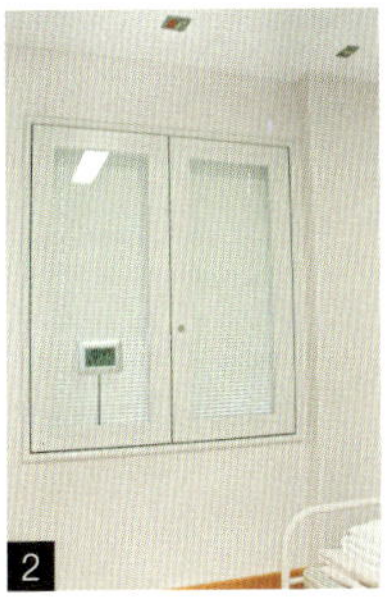

1. 保護室の窓は、中庭に面している。右側のみに格子がはまっている。
2. ブラインドを下げたところ。左側の二重窓の間に見える、棒状の金属の先にあるのは、日付表示付きのデジタル時計。

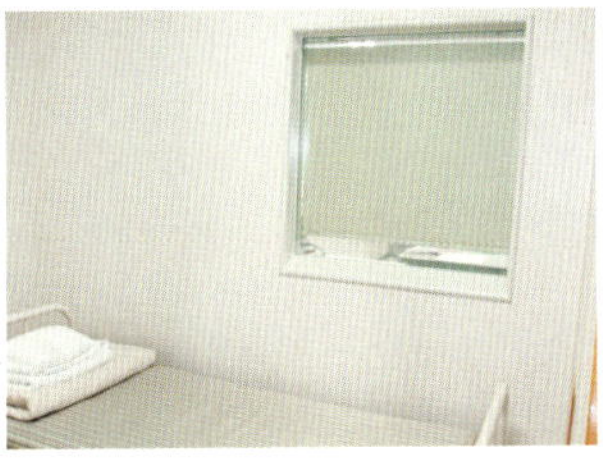

ベッド近くの壁にも観察窓（ブラインド付き）がある。

食事と水分補給

食事　食事の時はオーバーテーブルを使用する。食器は一般床と同じもの。箸やスプーンは本人のもので、看護師が洗浄する（ハイター使用）。ない場合は割り箸や病院のものを貸す。食事時は必ず付き添うか、壁の観察窓越しに観察する。（3床は無理だが、同時に2床観察できる位置がある）。もしくは時間をずらして食事を取ってもらい、付き添うこともある。リスクがある場合も食器は替えない。トイレスペースに手洗いがあり、さらに食事にはおしぼりを添える。おしぼりは患者さんのもの、あるいは病院のものを貸す。

水分補給　室内に手洗いが設置してあり、紙コップを室内に入れている。それ以外に、食事の際にお茶、10時、15時にジュース（ペットボトル可）や冷水を入れる。

寝具

ベッドを使用している。固定していないため、壁にベッドを立て掛けてしまう患者さんがいる。拘束の際は、拘束帯がきちんと固定されているかを確認しなければならない。ベッドを壁にきっちり寄せてしまうと確認ができなくなってしまうため、ベッドの脚にリングをはめておき、壁との間に隙間を確保するようにした。寝具はマットレス、マットレスパッド、掛け布団、枕。リネン類は使用しない。マットレスはまれに破損されることがある。褥瘡のリスクがある時は体圧分散マットレスを使用する。エアマットを使用しなければならないような状況であれば、観察室を用いる。

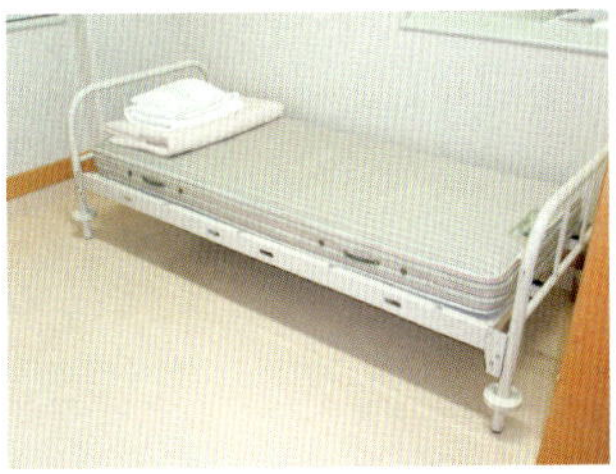

保護室で使用しているベッド。

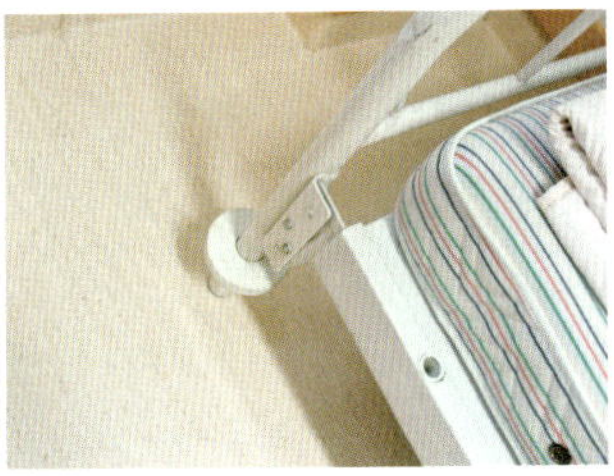

ベッド脚部のリングは、壁との間に隙間を確保するための工夫。

清潔

洗面、歯磨き　朝（6時から7時の覚醒時）と夕（夕食後から消灯前）と希望時。保護室エリアの洗面台を使用する。使用できない場合は室内に歯磨きセットを入れる。必ず付き添うので、タオルの大きさに制限はない。

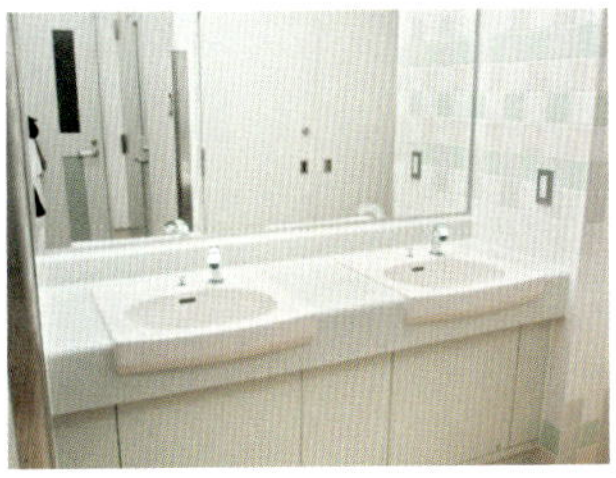

保護室エリアの洗面台。

入浴　入浴は週3回（一般床エリアと同じ）。保護室エリアの向かいにある一般床エリアの浴室を使用する。保護室エリアのシャワー室は、入浴できない時や汚染時に使用する。少し狭いので、見守りや介助がしづらい。保護室と個室の計6床が並んだ先に、洗面台とシャワーがあるが、そこまでの通路が狭く、人がすれ違うことができない。

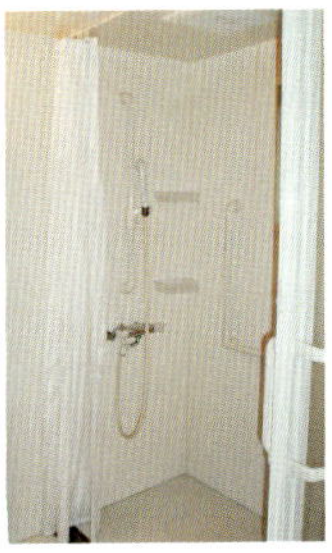

保護室エリアのシャワー室。

更衣　入浴時、希望時。声掛けは毎日行っている。就寝時、パジャマへの更衣も促す。

防音

ドア内部をハニカム構造（正六角形を隙間なく並べた構造）にし、鉛板ではさむことでドア自体の振動をなくし、さらに建具周りにはゴムを装着し、密閉できるようにした。また、天井を高くし、換気口ダクトにも防音の設備を施し、天井裏までコンクリートを使用し、遮音している。

観察のしやすさ／プライバシー

ナースコール　天井に接続口を設けた。拘束時だけ設置する（ナースコール設置時はベッドを届く位置に移動する）。

スピーカー　看護師がスイッチを入れれば、双方向に会話が可能。隔離時は常時稼働し、保護室内の音を拾っている。夜間は、保護室3床を5秒ずつ切り替える設定にしている。

モニターカメラ　「まめに足を運ぶように」との院長の考えで、意図的に設置していない。

建築上の配慮と課題

配慮　すべての角を丸めている。壁と床に感染予防に配慮した素材を用いている。天井が比較的高い。中央配管、コンセント、ナースコールの接続口を天井に設置している。

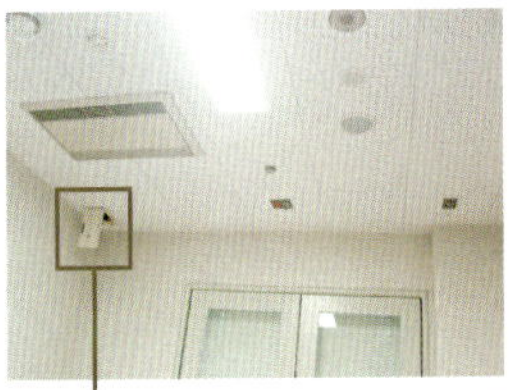

中央配管、ナースコール、コンセントはあえて天井に設置した。必要時だけ脚立を使ってつなぐ。

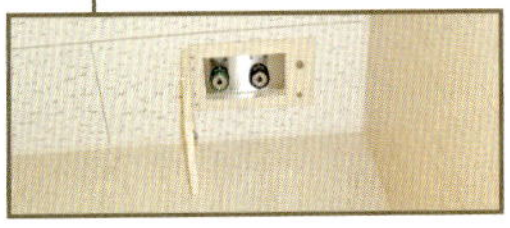

中央配管を下から見たところ。

課題　外来から保護室へのアクセスはほかの患者さんや家族も通るルートを使用する。病棟内でも一般床エリアの廊下を使用するため、誘導最中の姿がほかの患者さんの目に触れることがある。

その他

患者さんから見えるもの　窓にあるカレンダー付きデジタル時計。中庭。

中央配管、コンセント　全床の天井にあり。

32 浅香山病院 精神科救急病棟

大阪府

1922年に開設された90年の歴史を持つ民間病院。
一般科5病棟（248床）、精神科17病棟（948床）の計22病棟、
1196床という大きな規模が特徴。24時間救急、
リハビリテーション病棟、2つの精神科救急病棟などの
専門機能病棟を持つ。

［場所: 大阪府堺市／
正式名称: 公益財団法人 浅香山病院／
調査日: 2011年10月29日］

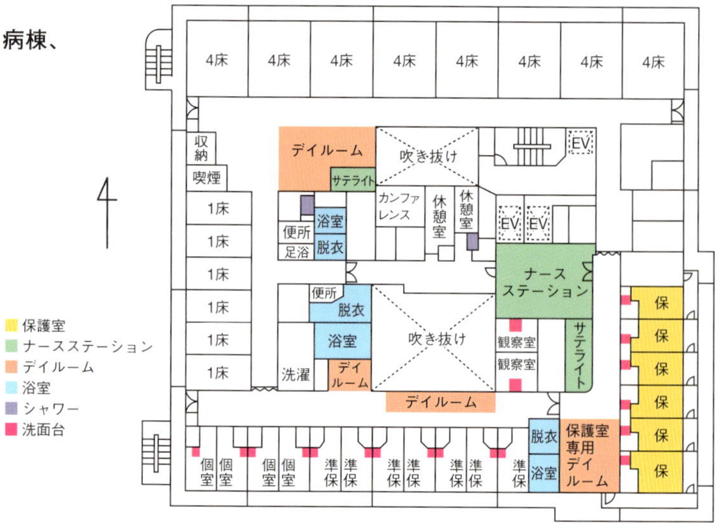

［病棟および保護室の概要］

精神科救急病棟は2病棟あり、それぞれに6床ずつ、計12床の保護室が設けられている。今回紹介するのは1999年に開棟した52床で運用している精神科救急病棟。看護基準は10:1。PPC（Progressive Patient Care）方式を取っており、患者さんの症状や状態に合わせてケアを提供し、回復過程に沿った病室移動が行われる。
勤務体制は2交代。夜勤は看護師3名で、そのうち2名が保護室エリアを担当する。どの時間帯も保護室エリアの担当には必ず男性1名を配置している。早出（8時から16時30分）と遅出（10時から18時30分）は2名で、この時間は保護室エリアと一般床エリアを1名ずつで担当する。
病棟はほぼ正方形で、中央にナースステーション、吹き抜けなどを配し、周囲を病室が取り巻く構造である。超急性期を担当するエリアと一般床エリアの2ユニットで構成され、施錠されたドアで区切られている。それぞれにサテライトステーションが配置されている。超急性期エリアには保護室のほか、隔離可能な個室（準保護室7床）、隔離可能な個室（4床）および観察室（2床）がある。中央のナースステーションと保護室の距離は近い。
すべての病棟にいす、テーブルを配置したこだわりのデイルームが複数箇所ある。

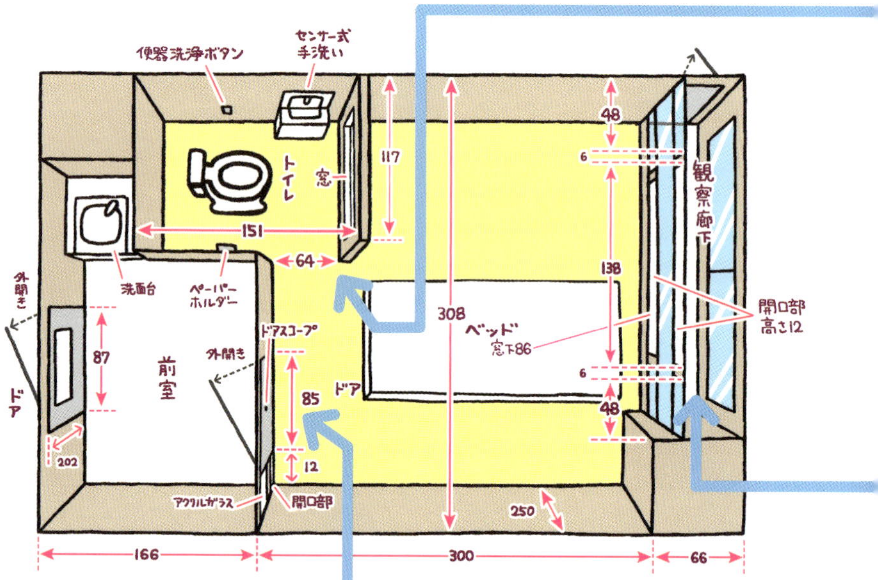

［天井高250cm、奥行き300cm、幅308cm］

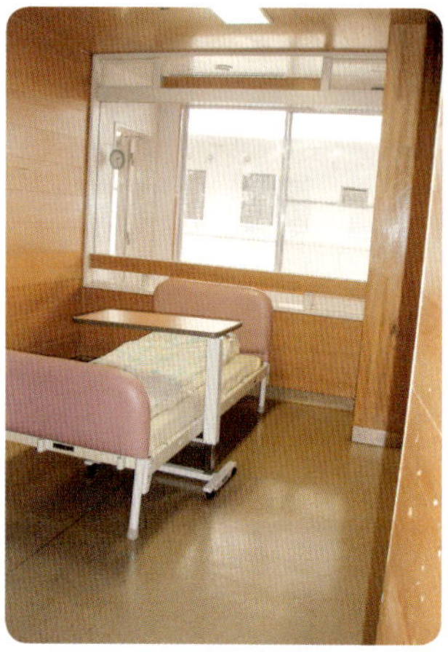

保護室の内部。床にクッション性のある素材を使用している。

ドアと鍵

外ドアは鍵とレバーのダブルロック。内ドアはレバーのみ。

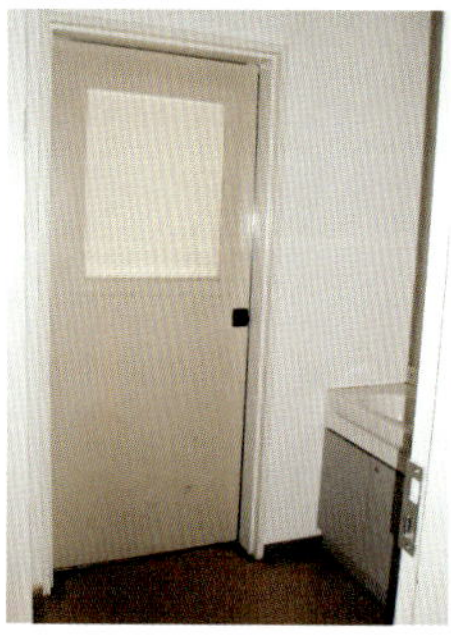

前室から見た外ドア。

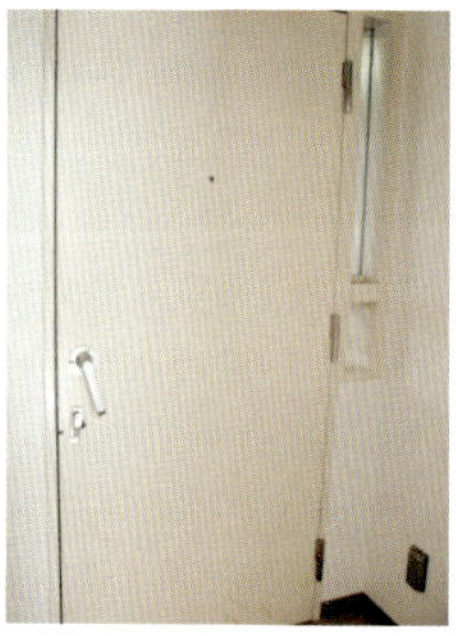

前室から見た内ドア。
レバーのみで施錠。

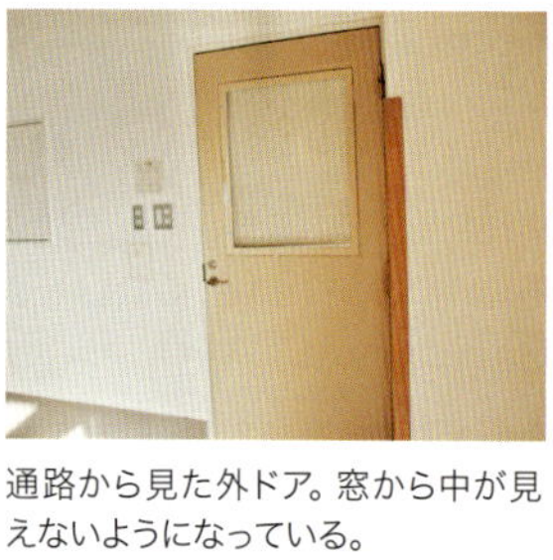

通路から見た外ドア。窓から中が見えないようになっている。

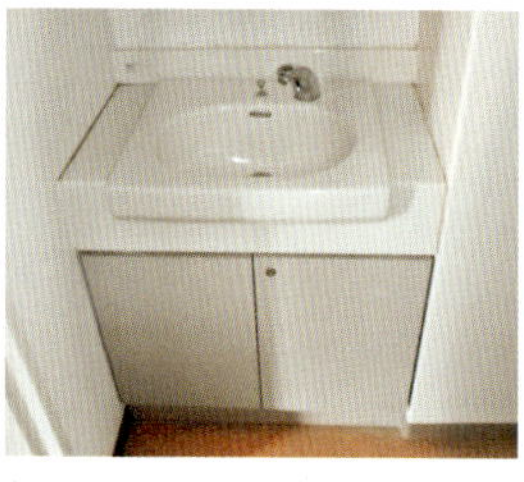

前室にある洗面台。

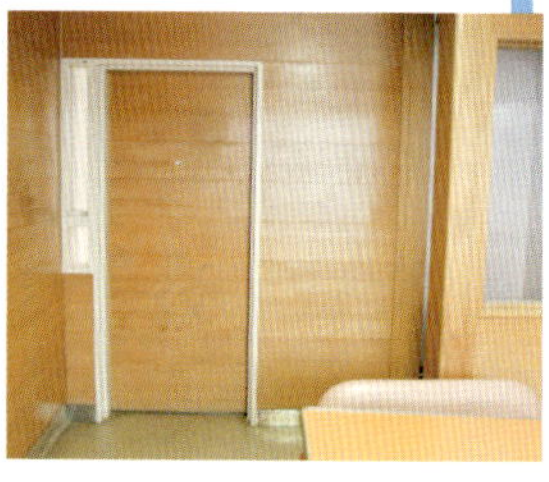

保護室内から見た内ドア。

排泄

トイレスペースはブースタイプ。便器は洋式で強化プラスティック製。便座は固定されている。洋式なので使い勝手はよいが、ふたがないので洗浄後も臭気が残る。便器を外したり、ものを詰めて水浸しにされたことがある。スイングドアが付いていたが、壊されたのでいまは付けていない。センサー式の手洗いと便器洗浄ボタン、ペーパーホルダーが設置されている。ペーパーホルダーは室外からロールペーパーをセットできるようになっていたが、壊されたので現在室外からの穴はふさいでいる。手を拭くためにハンドタオルを室内に入れ、毎日交換している。訪室時に看護師の視界に入らなければ、トイレスペースにいる（排泄中）と考えられるため、「また後で来ます」と説明して退室し、排泄時のプライバシーを守るようにしている。声を掛けて患者さんから返答がない場合は、同性の看護師が確認する。
トイレの水があふれることを防ぐためにトイレの床が低くなるように段差をつけた

が、つまずいて転倒のリスクがあるため、5年後に開棟したもう1つの精神科救急病棟の保護室では床に勾配をつけ、排水溝を設けた。

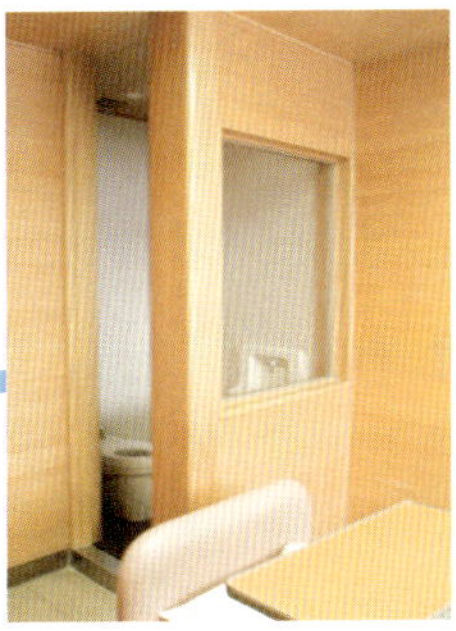
トイレはブースタイプ。

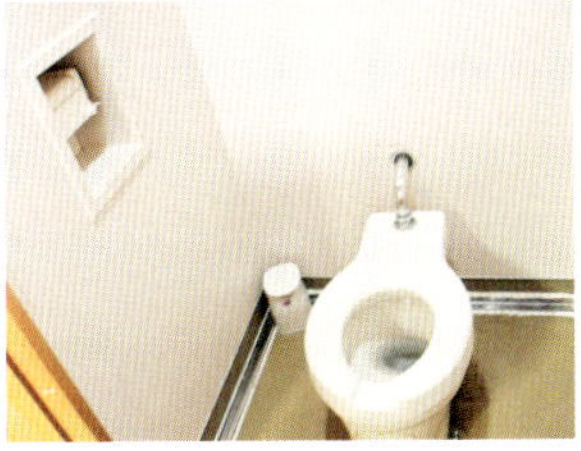
ペーパーホルダーを設置。汚物入れもある。

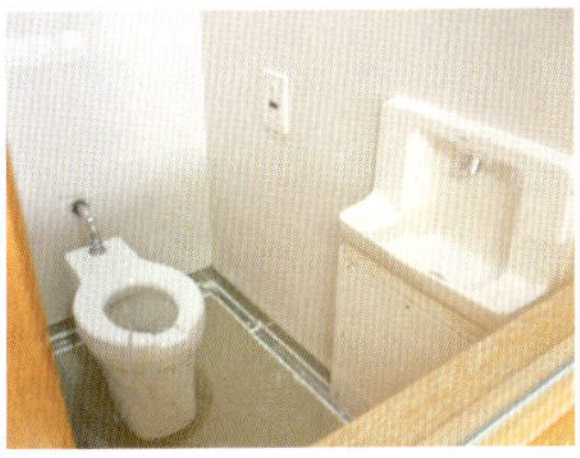
便器洗浄ボタンと手洗い。

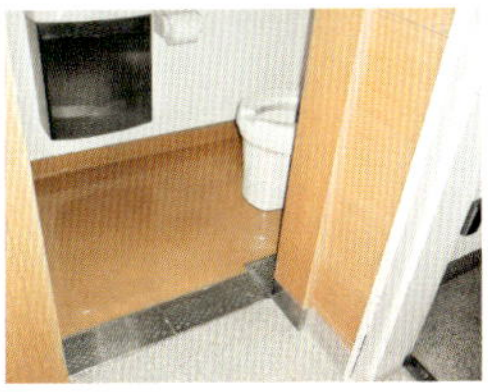
後に開棟した精神科救急病棟の保護室のトイレの床には、勾配をつけ、排水溝を設けた。

窓、光、空気

採光　窓は東向き。午前中は日が入るが、午後は、別の病棟により日が遮られてしまうため照明が必要。照明は蛍光灯と常夜灯。常夜灯は段階的な調節が可能。屋外に面した観察廊下の窓にはブラインドかカーテンが設置されている（ブラインドは下ろす時に音がするので、5年後に開棟した精神科救急病棟の保護室の窓にはカーテンレールを付けた）。

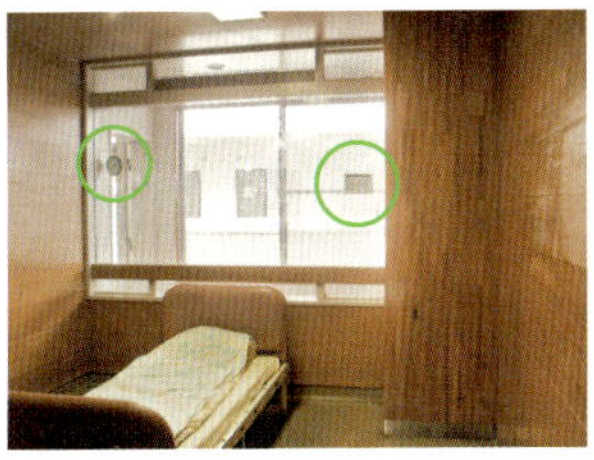
保護室内から窓を見る。窓の上と下に開口部がある。上の開口部から患者さんが抜け出たことがあったため、狭くした。丸で囲んだ部分は時計（左）とカレンダー（右）。

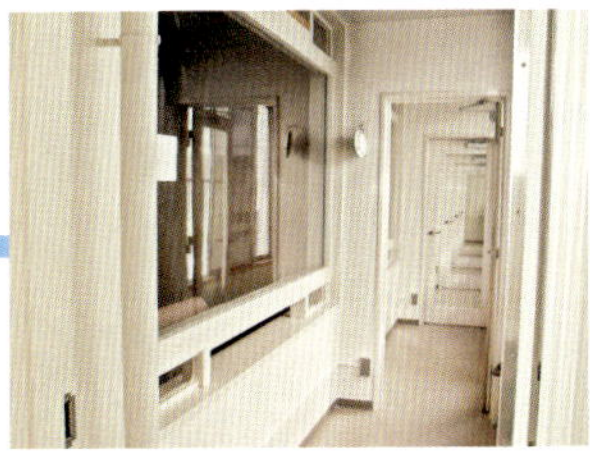
観察廊下は1床ずつドアで区切ることができる。

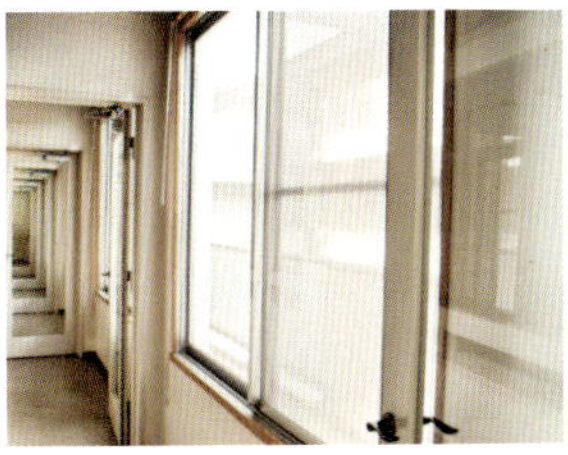
屋外に面した窓。全開できる。

換気　換気扇が設置されており、24時間稼働させている。換気扇の音が気になると訴える患者さんはいるが、中央制御なので切れない。換気扇にほこりがたまると音がするため、掃除や移室で対処している。

観察廊下に面した窓の上下と、内ドアの横側に開口部がある。屋外に面した窓は全開できる。観察廊下は職員しか入らないことが前提。起床時、朝の環境整備の時、希望時、そして臭気が気になる時に窓を開けて換気する。また空調よりも外の風を入れたほうが快適な時期は、患者さんの意向を聞いてから開けている。日中は保護室専用デイルームで過ごす患者さんが多いため、内ドア、外ドアの両方を開けての換気が可能。

温度調整　エアコン。中央制御で個別の調節はできない。部屋により温度差がある。

食事と水分補給

食事　原則的に三食とも保護室専用デイルームで取ってもらうが、室内で食事をする時はオーバーテーブルを使用する。テーブルはサテライトステーションで管理している。食器は一般床と同様のものを使用している。リスクがある時は看護師が付き添うので食器は替えない。食事の際の手洗いは前室の洗面台で行う。拘束をしている時はおしぼりを使用する。

水分補給　特に時間は定めず、30分ごとの訪室の際に様子を見て水分を渡す。給茶器があるので、コップに冷水あるいはお茶を入れて渡している。しかし前室を使用できない、あるいはデイルームに出ることができない患者さんは少ないので、上記の方法はまれ。

寝具

保護室ではベッドを使用する。持ち上げたり移動したりできないよう100kgの重りを付けている。しかしそれでもドアにベッドを立て掛けた患者さんがいた。ベッド柵に当たってもけがをしないようにベッド柵にスポンジが入ったカバーを掛けている。2床にはギャッジベッドを入れ、拘束が必要な患者さんに使用している。寝具はマットレス、掛け布団、枕。リネン類も使用する。

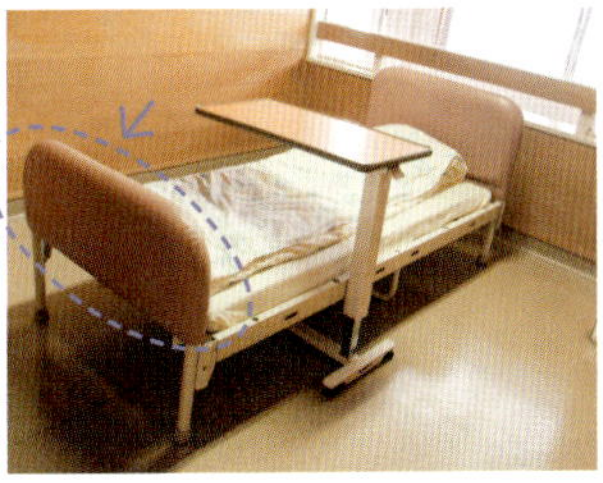
2床で使用しているギャッジベッド。矢印で示したのが、ベッド柵用のスポンジカバー。

清潔

洗面、歯磨き　前室に洗面台がある。陰性症状などで自ら洗面や歯磨きをしない患者さんには、起床時、食後3回、就寝時の計5回促している。そのほかの患者さんは本人の習慣や希望に合わせる。希望する場合は状態を見て、起床時から就寝時まで洗面用具を室内に入れることもある。準保護室、個室、観察室にも、洗面台は1人に1台設置されている。

入浴　一般床と同様、夏季は週3回、冬季は週2回だが、希望すれば毎日入浴可。入浴は日勤帯のみ。保護室エリアの浴室（1人用）を使用する。

更衣　入浴時、起床時、汚染時、希望時。夜間はパジャマあるいは病衣に更衣してもらう。病衣はリースで、何回洗濯しても1日当たりの費用は105円。

防音

観察廊下は1床ずつドアで区切られており、閉めれば静か。また壁を木で覆っているので防音効果がある。窓はアクリルガラスで、叩いてもあまり反響しない。ドア内部は充填されていない。

観察のしやすさ／プライバシー

ナースコール　なし。

スピーカー、モニターカメラ　全床にあるが、現在は使用していない。

プライバシーへの配慮　モニターカメラによる観察を行っていない。訪室時はノックして、患者さんの許可を得て入る。観察廊下は換気時と夜間の巡回時のみ使用する。観察廊下の使用について、患者さんに説明する。

その他

患者さんから見えるもの　観察廊下に設置された時計と、窓に張ったカレンダー。

保護室エリアの活用法　保護室専用デイルームにはテーブル、いす、ソファ、流し台、洗面台、テレビがある。ここでは週2回作業療法を行っている。お茶を飲みながらスタッフと自然とかかわれるので、それが心理教育、レクリエーションなどの役割を果たしている。患者さん同士の情報交換にも活用できている。

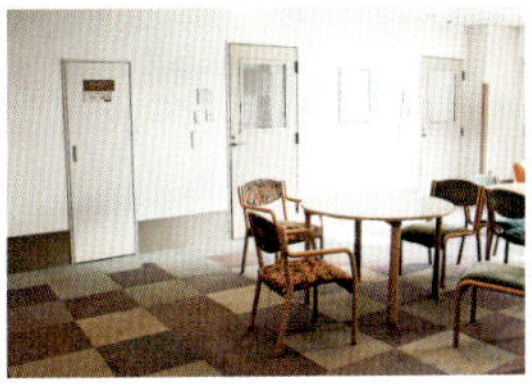
保護室専用デイルーム。食事、くつろぎ、コミュニケーションの場として活用している。

保護室へのアクセス　外来から、ほかの患者さんの使用頻度が低いエリアを通って、エレベーターでダイレクトにナースステーションにアクセスできるルートがある。興奮が著しかったり拒否的な患者さんの誘導の際に用いる。

身体拘束と免許制　身体拘束をする看護師を院内で検定試験を受けた者のみ（免許制）にしたことが、行動制限最小化につながった。

33 土佐病院 精神科救急病棟

高知県

1933年に設立された単科の民間精神病院。調査時は4病棟、201床（実働181床）。県の代用病院を務めた歴史を持つ。救急システムに対しても早期から取り組むなど、高知県の精神科医療の中心的役割を果たしてきた。

［場所: 高知県高知市／正式名称: 医療法人須藤会 土佐病院／調査日: 2011年7月19日］

［病棟および保護室の概要］

精神科救急病棟は、定床36床。保護室は4床。看護基準は10：1。夜勤体制は3交代。原則男女を組み合わせている。

病棟は1972年築。デイルームは、建物に囲まれた中庭に面している。階段で中庭に降りることができ、棟外への外出許可が出ていない患者も、開放時間にはここに出ることができる。

ナースステーションが病棟中央にあり、保護室は4床で、病棟の端に配置されている。ナースステーションとの距離は、一番近くて8m50cm、一番遠いところは13m70cm。少し遠いと感じる。

保護室は「作り付けベッド」「通常のベッドを加工したもの」「マットレス」という寝具の違いで3種類に分かれ、患者さんの状態により使い分けている。

この病棟の保護室は2001年に全面改修されている。改修の際、ワーキンググループを作り、看護師が中心となって保護室の設計にかかわった。看護の意見は全面的に取り入れられた。改築以降、こまめな補修はしているが、改築はしていない。

患者さんの療養生活を整える目的で掃除を徹底し、月に1回掃除の日を設け、院長も含め、職員全員で院内を掃除する。補修も迅速に行う。

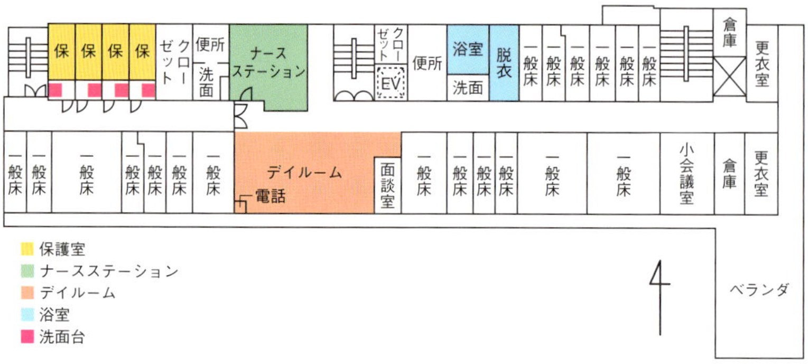

［天井高270cm、奥行き387cm、幅190.5cm］

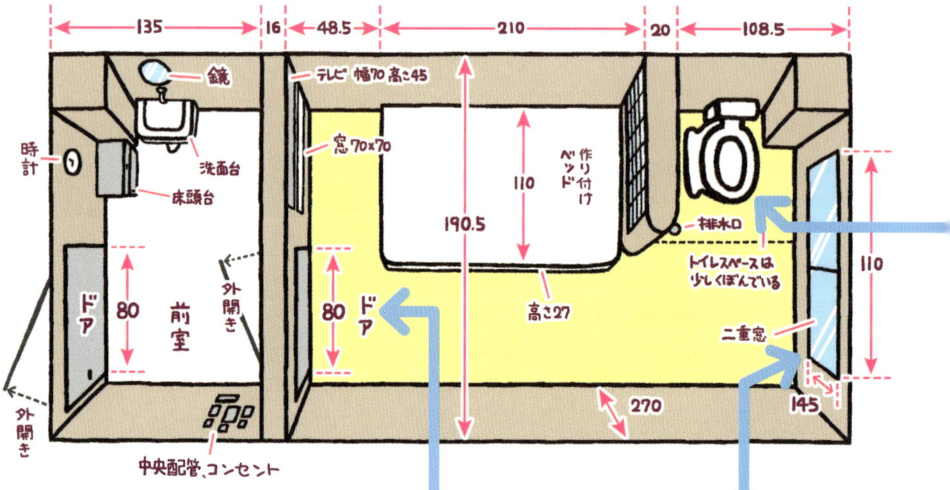

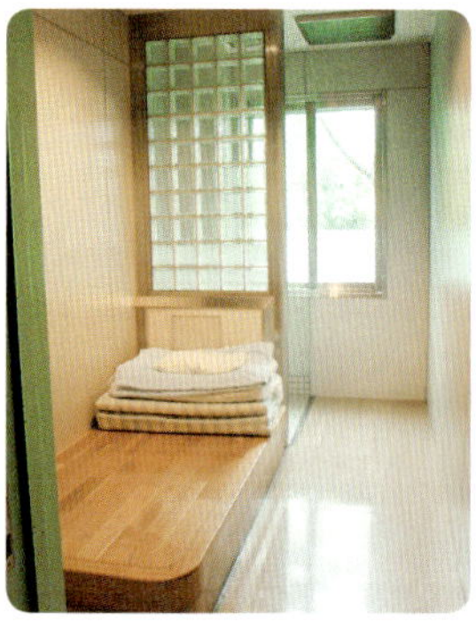

保護室の内部。

ドアと鍵

内ドアと外ドアは同じシステムの施錠で、鍵とレバー。レバーを下げるとドアの側面の2か所が固定され、計3点でロックされる。内ドア、外ドアとも外開き。外ドアは横開きにしたかったが、横にドアを収納するスペースがとれず、実現できなかった。

内ドアの横に窓があり、約10cm開く。飛び出し行為のある患者さんにはこの隙間から徒手抑制して対応するが、窓の隙間がドアに近い側のため、患者さんが脚を伸ばすとドアに届いてしまい、ドアを閉められないことがある。

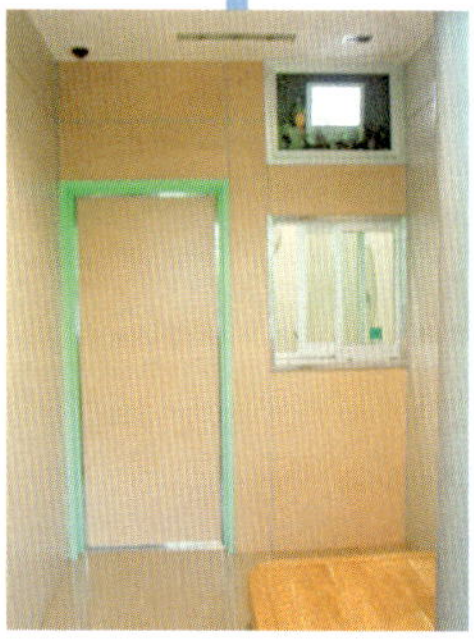

室内から見た内ドア。ドア横の窓は10cm開く。右上にあるのはテレビ。

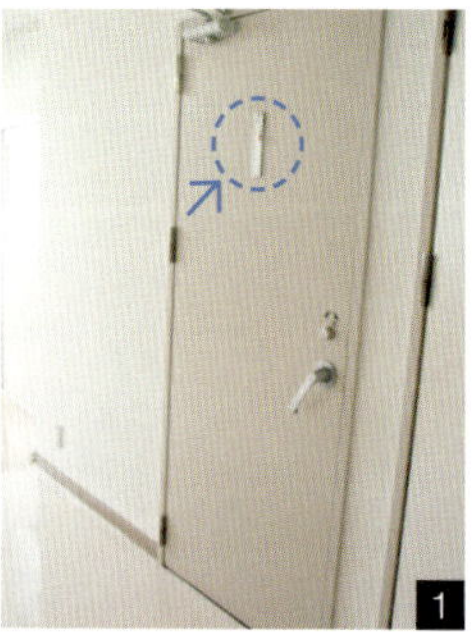

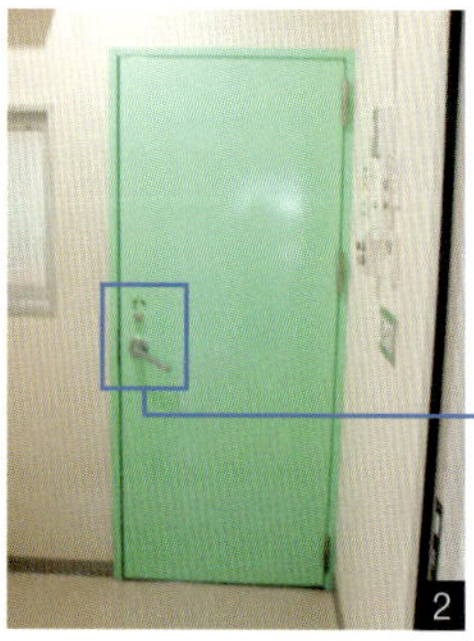

1. 通路から見た外ドア。名札は文字を小さくして読みづらくしている。
2. 前室から見た内ドア。

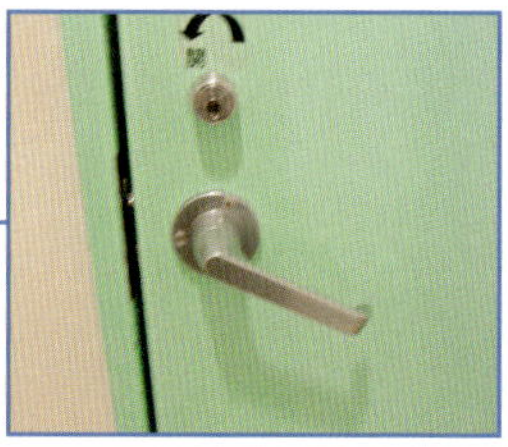

鍵部分拡大。

排泄

4床ある保護室のうち、1床が和式でほかは洋式。トイレスペースはブースタイプ。3段階の透明度のガラスブロックを使用し、下段はシルエットが見える程度。上段にいくにしたがって透明度を上げている。ガラスブロック越しにカメラで観察する。トイレブースにはセンサー式手洗い、便器洗浄ボタン、ペーパーホルダー、漏水センサー、排水口が設置されている。トイレスペースの床は少し低くなっている。

ペーパーホルダーは、紐を掛けられないよう芯棒を縦にし、その長さにも工夫をこらした。漏水センサーは患者さんが便器にものを詰めてあふれさせることに備えての設備。漏水を感知すると知らせる仕組み。掃除の時には水を使うのでセンサーのスイッチを切るが、スイッチの入れ忘れを防ぐため、20分後には自動的にスイッチが入るようになっている。

さらに、トイレスペースには人感センサーがあり、設定した時間（12分間）を超えて対象物が動かなければ、保護室エリアおよびナースステーションでアラームが鳴るようになっている。

これらは2001年に全面改修をした際に、看護師の意見を入れて設けられた設備。患者さんが倒れた場合や自殺企図の場合に早期発見できるので大変安心できる（ただし、患者さんがスリッパなどを履き忘れた場合もアラームが鳴ってしまうが）。いずれにしても「すべての設備が大変役に立っていると思う」とのこと。
トイレスペースでの過去のトラブルは、便器の奥の壁とブースの間のスペースに患者さんが頭を突っ込み抜けなくなったことと、便器や両サイドの壁に足を掛けて天井までのぼり、空調のカバーを外されたこと。

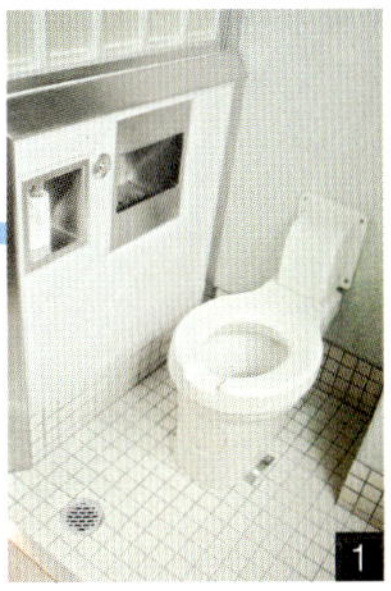
1

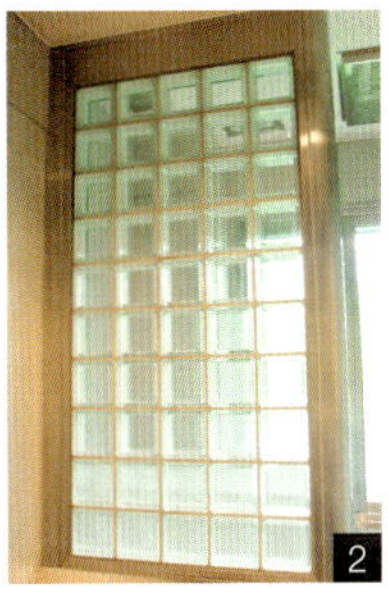
2

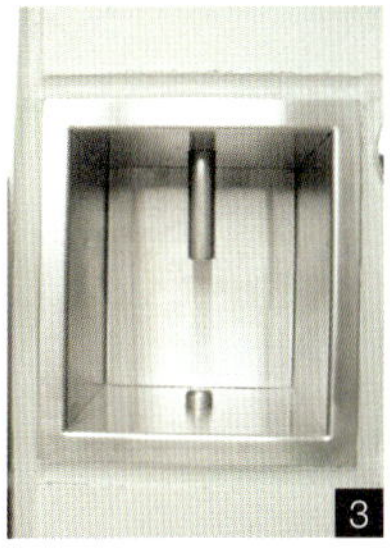
3

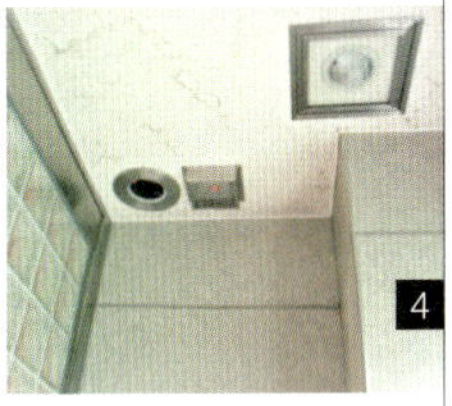
4

1. 便器は繊維強化プラスティック製。便座は固定。センサー式手洗いがある。
2. ブースには、3段階の透明度のガラスブロックを使用。
3. ペーパーホルダーは紐を掛けられないよう、上だけが長い縦の棒にした。
4. トイレスペースの天井にセンサー類がある。

窓、光、空気

採光 窓は北向き。日当たりはあまりよくない。日中でも照明をつける。照明は蛍光灯。段階的な調節はできない。常夜灯は調節可能。屋外に面した保護室の窓は、強化プラスティックだと叩いた時に反響するので強化ガラスにした。二重窓の中に電動ブラインドがある。
換気 窓は二重窓で、約10cm開く。部屋を使用していない時、入浴の時、開放観察の時などに必ず開けて換気する。患者さんが部屋にいる場合は、看護師が付き添って窓を開ける。臭気は少し気になる。前室に消臭剤を置いている。
温度調整 エアコン。部屋ごとに調節可能。

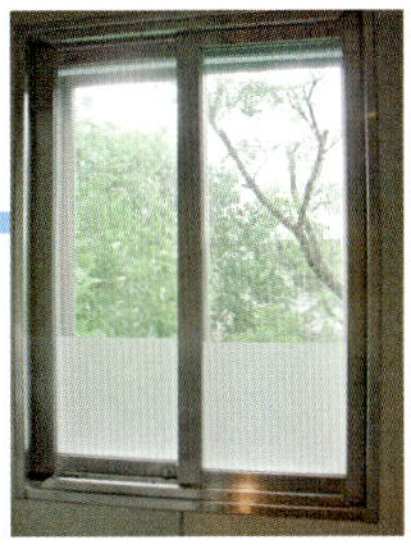
窓の下部をすりガラスにし、外から見られないように配慮した。

食事と水分補給

食事 ①見守りながらデイルームで三食とも取る、②前室で取る、③保護室内に小さなテーブル（既製のものと病院で自作したもの）を入れて取る、の3段階がある。看護師が状態をアセスメントし、医師と相談して決める。食器は一般床と同じものを使っている。箸やスプーンも同じ。リスクがある場合は紙製の食器にする。割り箸を使用することもある。トイレスペースに手洗いがあるが、食事の際の手洗いには前室に出て洗面台を使うことが比較的多い。食事の前に促す。
水分補給 紙コップで水分を渡す。トイレスペースに手洗いがあるので、患者さんが自分で水をくむことができる。また、頻回に訪室するので、そのつど状態を見計らって水分補給をしている。医師の許可がある場合はペットボトルを室内に入れることもある。

寝具

3種類ある。1つ目は、作り付けベッド（1床）。高さは30cm。看護師で話し合い、患者さんにとって安全で安楽な高さを探した。
2つ目は、通常のベッドを加工し、床に固定できるようにしたもの（2床）。ベッドの高さは27cm。拘束が必要な患者さんはこの部屋を使う。寝具は敷き布団、掛け布団、肌掛け布団、タオルケット、枕。
3つ目は、ドア叩きや暴力行為のある患者さん用に設けたベッドを使用しない部屋（1床）。そこでは3つ折りに畳める家庭用マットレスを敷き、その上に寝具を敷いている。
布団はすべてラバーで覆い、ファスナーの付いた包布を掛けている。ファスナーは開けられないよう縫って固定し、洗濯のたびに外し、縫い直す。保護室では汚れやすいので、リネン交換は週2回。褥創のリスクがある場合は体圧分散機能があるマットレスを使用する。

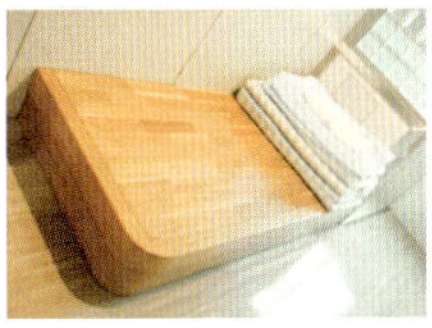
作り付けベッド。ベッド柵がないので、転倒のリスクが高い患者さんには使用を避ける。

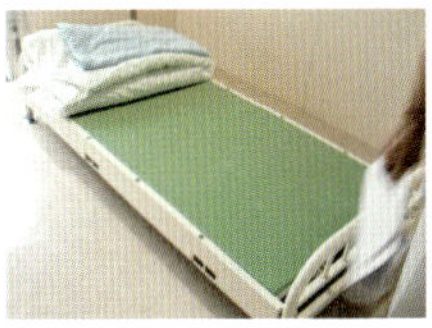
加工したベッド。床に固定できる。底面が畳になっている。

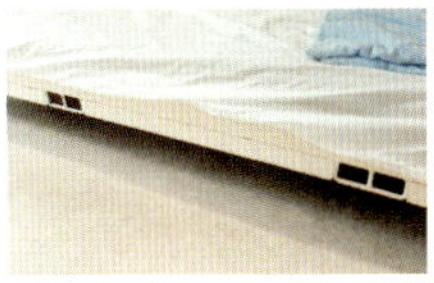
加工したベッドの側面には拘束帯を固定するための穴がある。

清潔

洗面、歯磨き 朝（7時か朝食前）と夜（就寝前か患者さんの習慣に合わせた時間）の1日2回。前室の洗面台を使用する。前室使用時は必ず付き添うので、洗面台の使用は看護師の判断で可能。鏡は強化プラスティック製で、割れても危険がないようにした。洗面用具やタオルは前室で管理している。

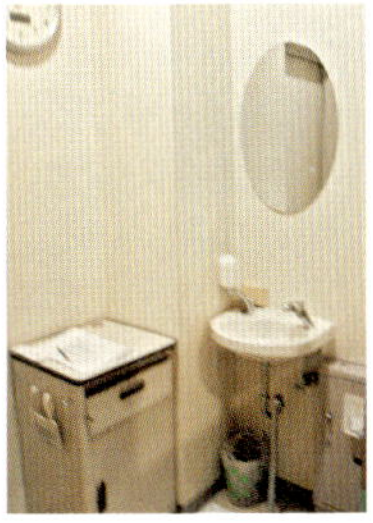
前室に洗面台、鏡、時計、床頭台がある。

入浴 入浴は日曜以外の毎日。一般床エリアの浴室を使用。看護師が付き添い、一般床の患者さんとは時間をずらしている。
更衣 入浴時と希望時、必要時。

防音

保護室同士が隣接しているので壁を叩く音や大声が聞こえることがあるが、壁とドアと窓が防音素材のため、ほかの病院と比較して騒音は少ないと感じる。また外ドアと内ドアがあるため通路にあまり響かない。松山記念病院（92ページ）の保護室を参考にし、船で使われているというドアを導入した。騒音のことを考えて観察廊下は設置しなかった。

観察のしやすさ／プライバシー

ナースコール なし。
スピーカー 双方向のスピーカーが設置されており、患者さんの声を拾うことができる。
モニターカメラ 各床に設置されている。

建築上の配慮と課題

配慮 壁はなるべく一枚板を使用し、つなぎ目部分は樹脂で埋めている（つなぎ目に指を入れ、爪をはぐケースがあるため）。
課題 入院時に保護室に誘導する際は、デイルームも含めほかの患者さんがいるところを通らなければならないのが課題。また、保護室エリアは一般床の患者さんも使用する通路に面しているので、看護師が出入りする時に内部が見えてしまうのも気になる。

その他

患者さんから見えるもの 前室にあるカレンダー付きの時計。外の景色（窓が庭に面しており、緑が見える）。テレビを見ることができる。テレビモニターにナースステーションの映像を映し、スタッフの姿を見せることで、患者さんに安心感を与えるという前院長の考えで、1991年から設置している（ナースステーションの映像に音声は流れない）。2001年の改修の際に、地上波も放映できるようにした（地上波の音声は流れる）。前室にあるリモコンもしくはナースステーションから操作し、患者さんはチャンネルを操作できない。ナースステーションの映像を見せることは、急性期で見当識が障害された患者さんに「病院にいるんだ」という意識を持ってもらう（場所のオリエンテーション）という効果もあると思う。

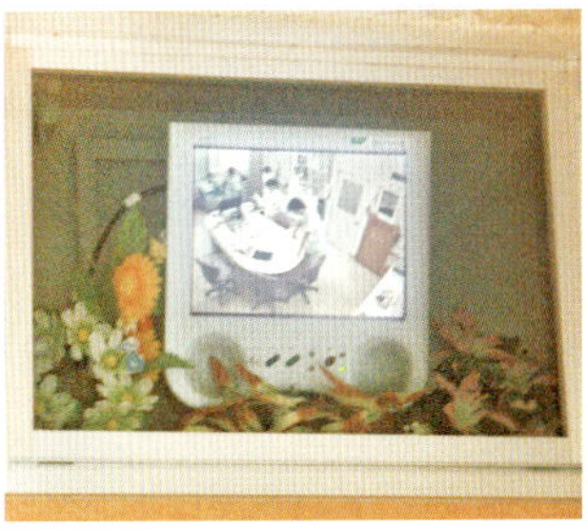
ドア側の天井角にテレビモニターがあり、ナースステーションの様子やテレビ番組を映すことができる。

中央配管、コンセント 前室に設置されている。

34 松山記念病院 精神科救急病棟

1932年、松山脳病院として創設された単科の精神科病院。調査時は15病棟、743床。愛媛県の基幹病院として機能し、救急指定を受けている。1997年に全面改築している。

［場所: 愛媛県松山市／正式名称: 財団法人創精会 松山記念病院／調査日: 2008年2月28日］

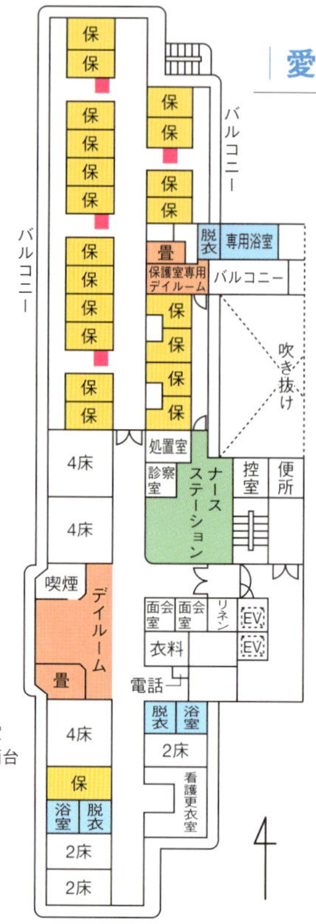

［病棟および保護室の概要］

精神科救急病棟は定床39床、看護基準は10:1である。半数以上の21床が保護室であるのが特徴。病棟面積の約半分を保護室エリアが占めている。ナースステーションが病棟の中央にあり、斜め前にデイルーム、北に保護室エリア、南に一般床エリアがある。保護室21床のうち、1床が一般床エリアにあるのは結核病棟だった時のなごり。ここは、静かな環境が必要な患者さん用に個室的に使うことが多い。

保護室エリアの20床は状態や回復過程によって使い分け、患者さんを移室させている。管理は主任がしており、データを残しているので、患者さんがどのように移動したのかわかる。

ナースステーションに近い4床は自傷、自殺などのリスクの高い患者さん用。ここだけに前室（2床共有）があり、便器が和式で、モニターが設置されている。ここで紹介するのはその4床以外の保護室である。

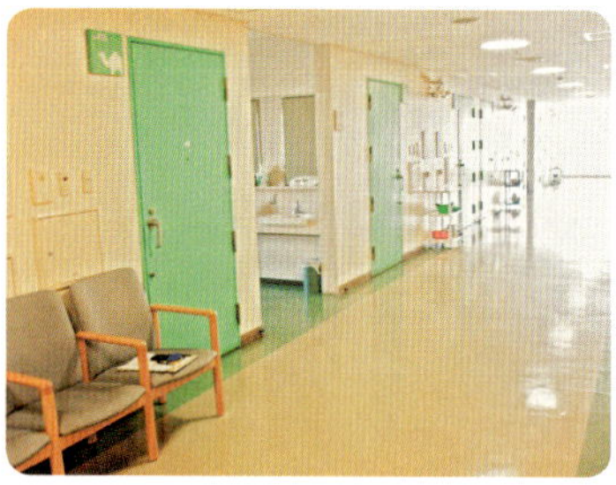

通路から見た保護室エリア。

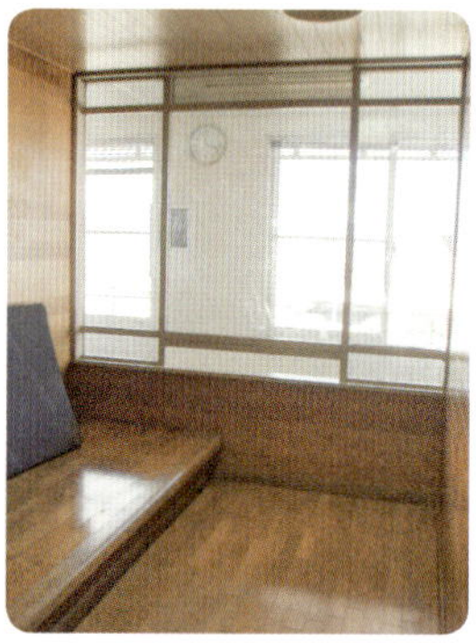

保護室の内部。

［天井高234cm、奥行き419cm、幅236cm］

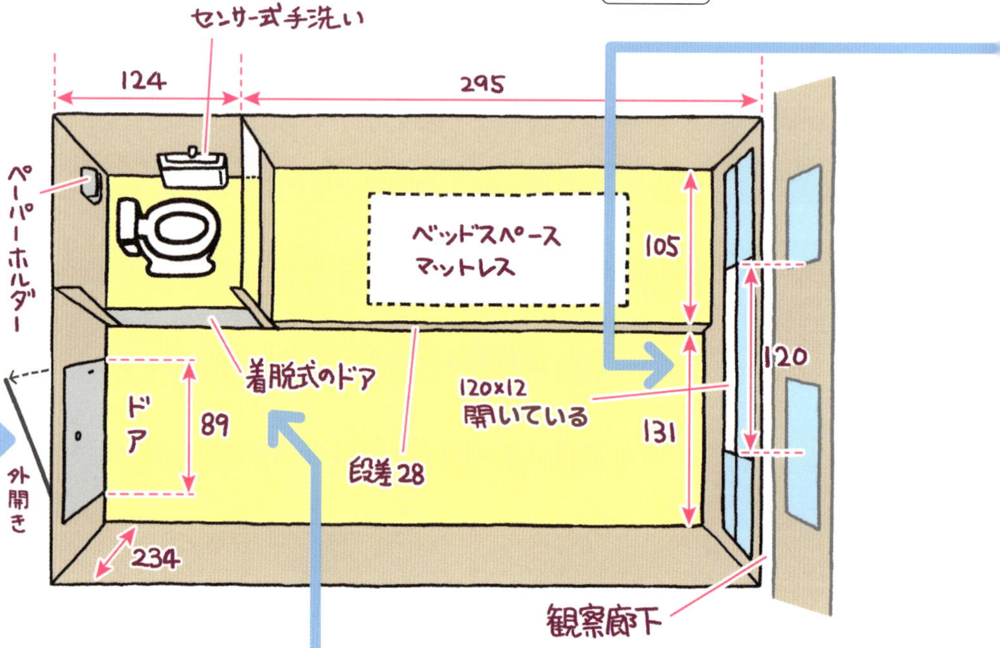

ドアと鍵

鍵、レバー、サムターンのトリプルロックが可能だが、通常はレバーのみで施錠。

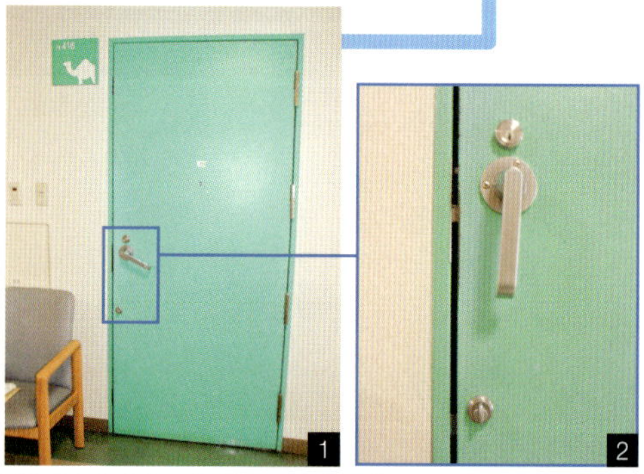

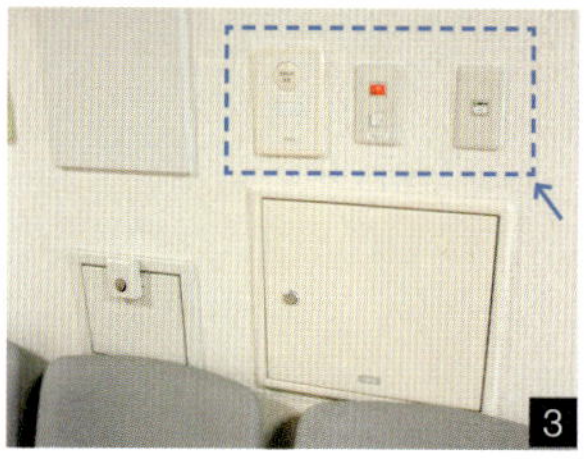

1. 通路から見た保護室のドア。
2. 鍵部分拡大。レバーのロックをした状態。
3. ドア横にある照明スイッチや便器洗浄ボタン。

排泄

トイレスペースはブースタイプ。便器は21床中5床が洋式、残り16床は和式。高齢で膝が悪い人、体重が重い人などは洋式を希望する。和式便器の適応は離脱症状出現時やせん妄がある場合。洋式では便器の上から飛んだり、ふたや便器を外したり破損したりすることがあるため。しかし基本的には破損されても修理すればよいと考えている。便器洗浄および手洗いは、自動センサーで水が流れる。排泄物の確認をしたい場合は、その旨を患者さんに説明し、センサーをオフにする。確認後、室外から看護師が便器洗浄ボタンを押す。排泄後の手洗い用に小さなタオルを入れている。患者さんの状態によっては通常の長いタオルを入れることもある。

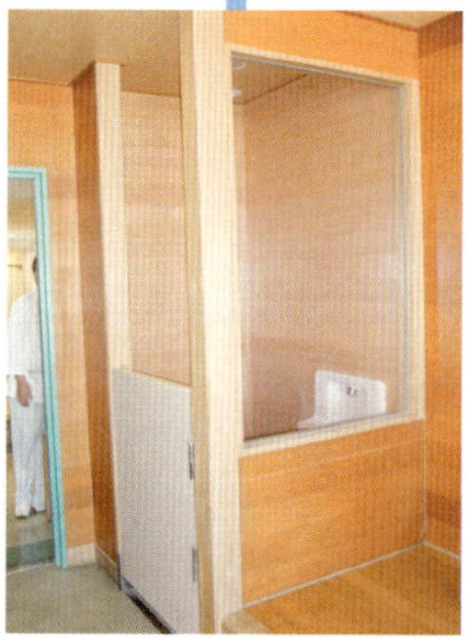

ブースタイプ。壁面が半分クリアガラス。入口は腰の高さほどのスイングドアで、着脱可能。興奮状態であったり自殺のリスクがある場合はスイングドアを外す。

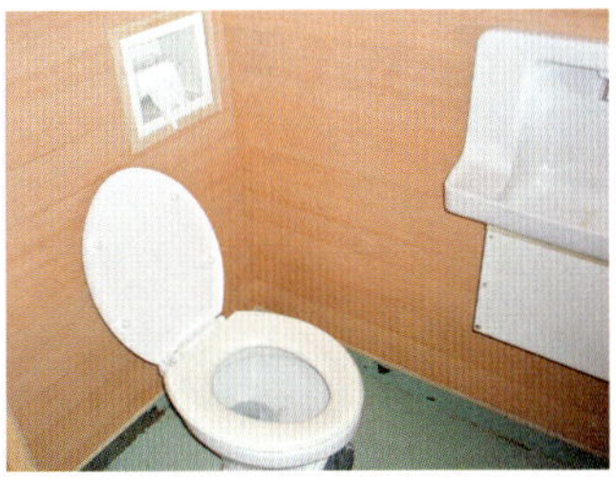

人が離れると自動センサーにより水が流れる。ロールペーパーをセットするようになっている。

窓、光、空気

採光　北側の部屋は建物の外に遮るものがないので日当たりがよい。南側の部屋は、隣にほかの病棟があるため、やや暗い。採光の調節は観察廊下にあるブラインドで行う。

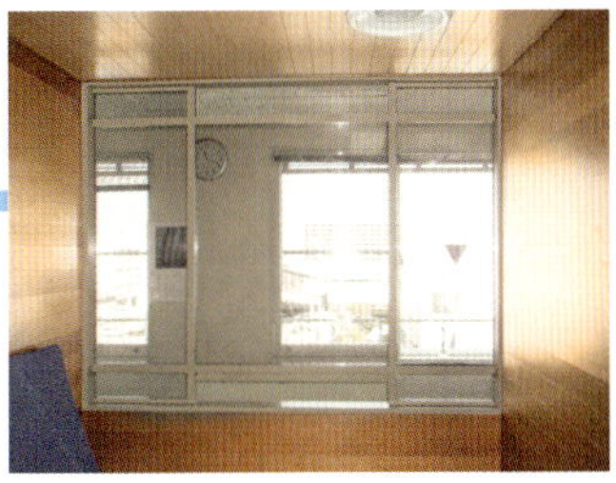

観察廊下に面した保護室の窓。

換気　全館に強制換気の設備がある。数種類の花の香りの付いた空気を流すこともある。臭気対策として消臭剤（スプレータイプ、置き型タイプ）を用いたり、竹炭を観察廊下に置いたりしている。朝の申し送りが済んだ後に、全室に入って環境整備を行う時に観察廊下の窓を開ける。観察廊下に面した窓は中央下部が120cm×12cm開いている。屋外に面した観察廊下の窓も左右に10cmだけ開く。臭気は気にならない。

温度調整　エアコン。

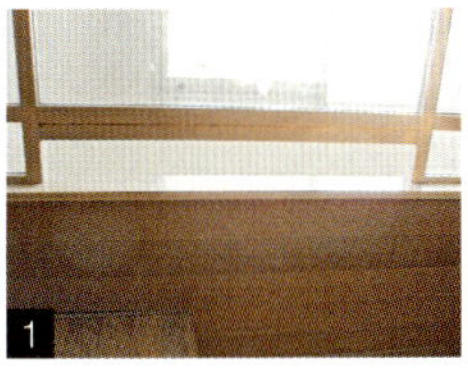

1．保護室の窓中央下部の開口部。
2．観察廊下。エアコンの温度調整パネルがある。

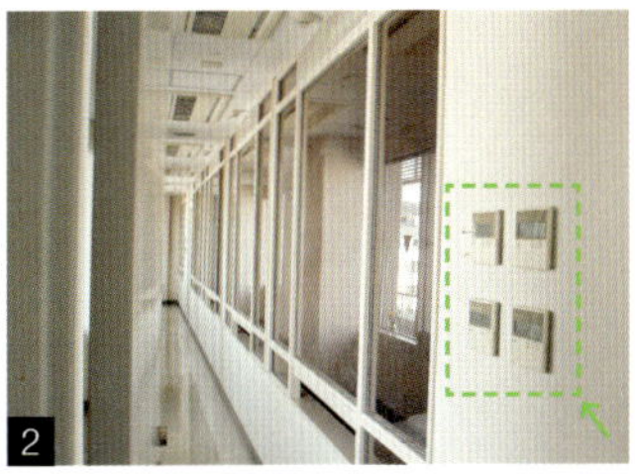

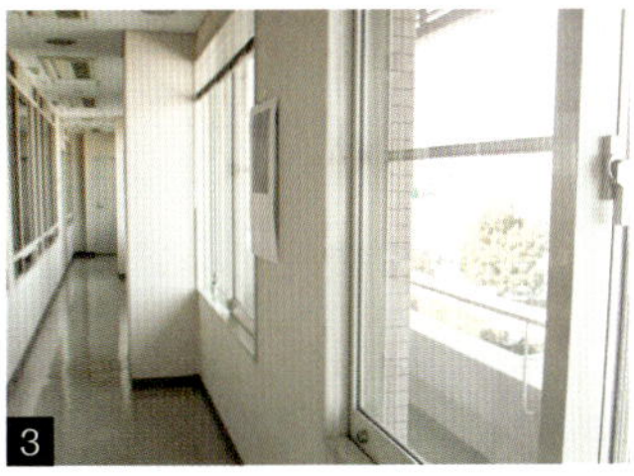

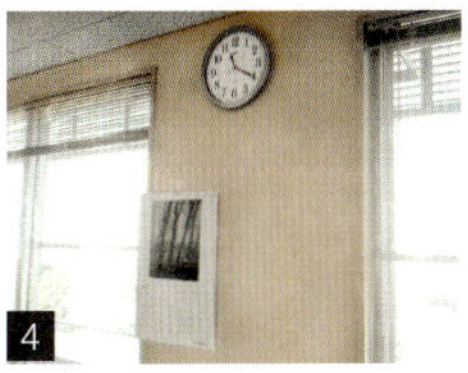

3．屋外に面した窓は、左右に10cm開く。
4．保護室から観察廊下の時計とカレンダーを見ることができる。

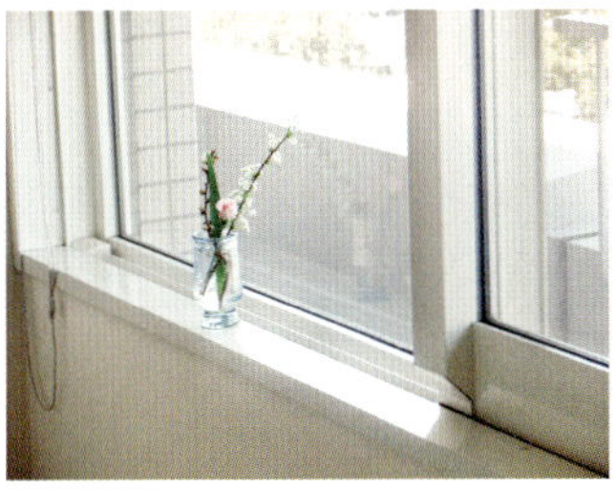

観察廊下の窓枠に、部屋ごとに置かれた一輪挿し。

食事と水分補給

食事　室内もしくは保護室エリアのデイルームで取る。室内にテーブルの導入を検討中。食器は一般床と同様のもの（温冷配膳車用の食器）を使用している。破損のリスクがある場合は発泡スチロール製のディスポーザブル食器を使用。

水分補給　やかんにお茶を作って常備している。本人のコップ（プラスティック製）に入れて、希望時に渡す。時間は決めていない。

寝具

保護室の床の半分が一段高くなっており、そこを臥床スペースにしているため、ベッドは入れない。寝具はマットレス、ベッドパッド、シーツ、布団、枕。自傷や自殺のリスクがある場合を除き、リネン類も使用する。

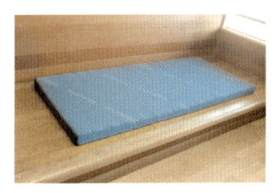

床の高いところを臥床スペースにしている。

清潔

洗面、歯磨き　清潔に関するケアは保護室エリアですべてが充足できるようになっている。洗面は保護室エリアの洗面台を使って行う。朝、すべての保護室を開放し、洗面、歯磨きを行う。洗面用具は部屋の前のワゴンに常時置いてあるので、自由に使うことができる。歯磨きは1日3回食事の後。朝、夕は夜勤帯で対応している。

入浴　入浴は週2回で、保護室エリアの浴室を使用。シャワー浴は土日も含め毎日可能。浴室は1人で使用する場合もあるし、最大で3人。患者さんの状態に合わせて考えている。看護師は、浴室の中に1名と、更衣所に介助担当として1名が付く。以前は浴槽に常時お湯を張っていたが、院内で事故があり、使用する時だけお湯を張るようになった。

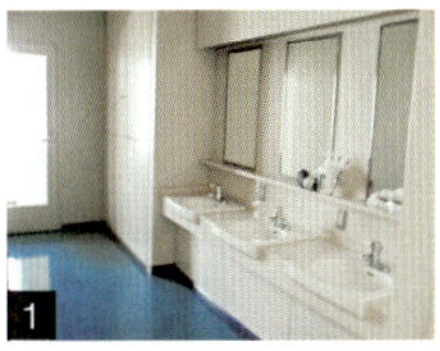

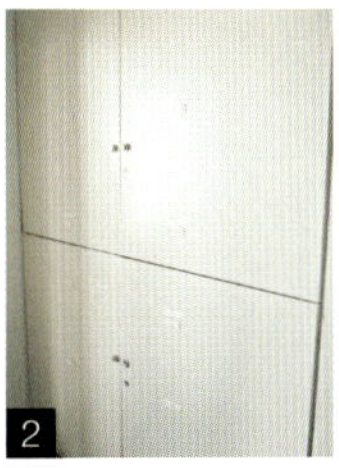

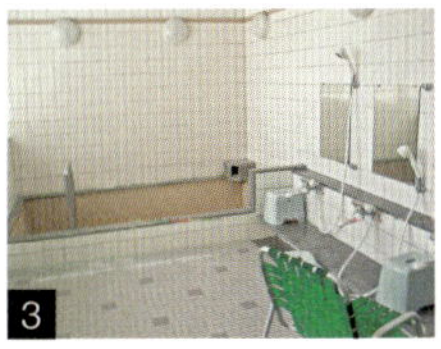

1．保護室エリアの洗面台。
2．洗面台の隣は作り付けの収納棚。
3．保護室エリアの浴室。

防音

一番気になる音は患者さんの叫び声。次に窓をドンドン叩く音。対処方法としては部屋の移動。騒音を立てる患者さんは保護室エリアの北側の端に移動してもらう。

観察のしやすさ／プライバシー

ナースコール　なし。

スピーカー　全室に設置されているが、使用せず、直接訪室するようにしている。

モニターカメラ　ナースステーション近くの4床（自傷や自殺のおそれがある患者さん用）のみに設置。

建築上の配慮と課題

配慮　改築で床や壁を木（フローリング）にした。患者さんの居住性を考えると木は温かみがあってよいが、傷を付けられやすい。張り替えは費用が掛かるのが難点。あまりにひどい箇所はフローリングではなく、タイルのような素材の床に替えた。床は木製だと水を含んで腐ってくる。

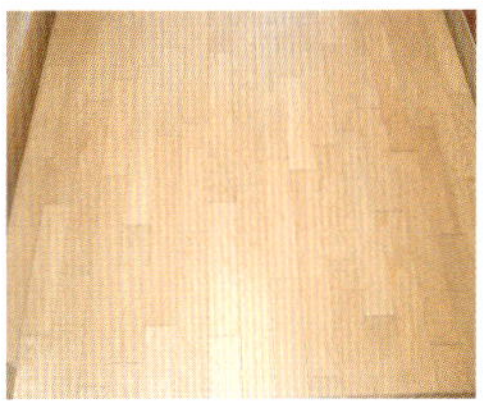

床は木製。

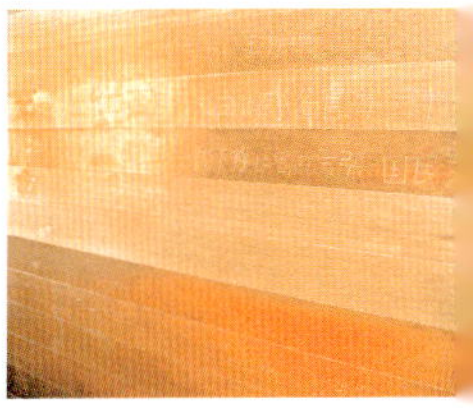

壁も木製。傷付けられやすいのが難点。

課題　患者さんの開放時、あるいは家族の面会時に、ほかの保護室のネームプレートが見えてしまう。個人情報の観点からいえば問題があると思うが、治療上ネームプレートは必要なのでジレンマがある。家族の面会はなるべく病棟の面会室を使用してもらうようにしているが、実際に保護室を見て確認したいという家族の思いも尊重したいので、難しいところである。

その他

患者さんから見えるもの　観察廊下に掛けられた時計とカレンダー、観察廊下に各部屋ごとに置かれた一輪挿しを見ることができる。

保護室エリアのスペース活用　保護室エリアには浴室、洗面台、保護室専用デイルーム、収納などがあり、生活に必要なものを揃えている。開放観察時間中に患者さんの状態に応じて開放し、ニードを満たすことを目指している。

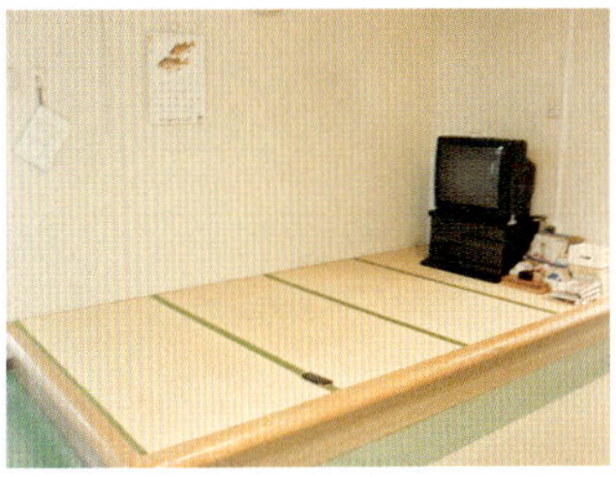

デイルームには畳敷きの部分を設けた。

35 肥前精神医療センター 精神科救急病棟

1945年に創設された単科の国立精神科病院。調査時は11病棟、557床。患者の治療だけでなく、精神科医療に関する教育活動も盛んで、全国から医療者が研修に集まる。近年では特にCVPPP（包括的暴力防止プログラム）の研修で名高い。

[場所: 佐賀県神埼郡／正式名称: 独立行政法人国立病院機構 肥前精神医療センター／調査日: 2011年9月21日]

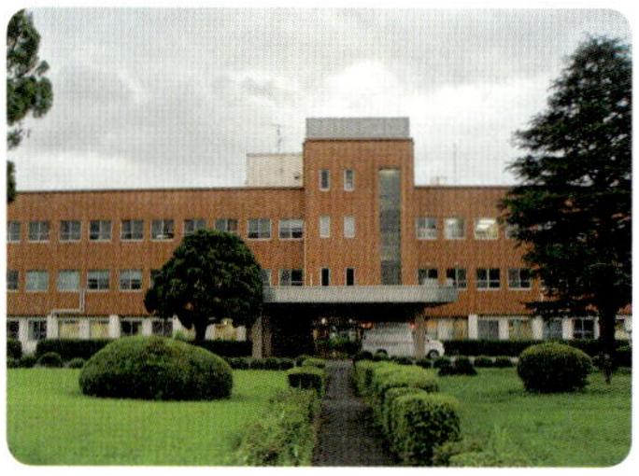

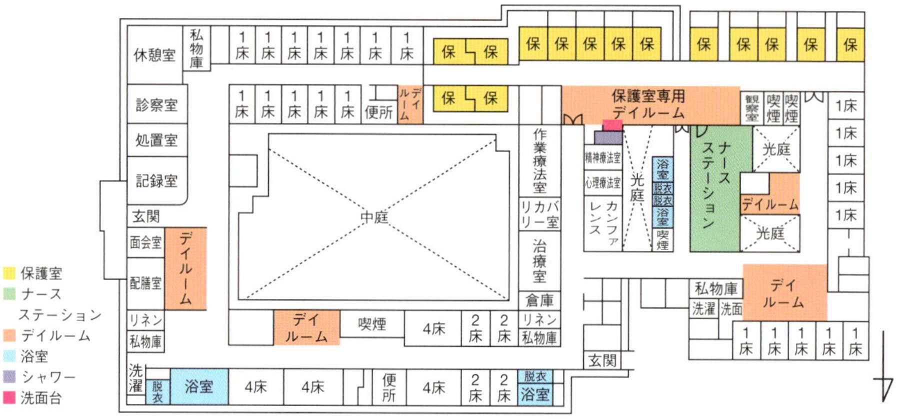

[病棟および保護室の概要]

精神科救急病棟は定床60床。うち保護室は14床。看護基準は10：1。勤務体制は3交代。準夜、深夜とも4名ずつで、すべて（正）看護師。必ず男女混合で配置している。早出は7時30分から16時15分で1名。朝食とモーニングケアを補佐する。遅出は12時15分から21時で1名。準夜勤者を補佐する。

国立病院の役割として、鑑定入院や措置入院を受け入れている。また佐賀県だけでなく、福岡県の処遇困難事例も受け入れている。

病棟は1965年築。1998年、2003年、2010年に改修している。

病棟は複数のゾーンに分かれており、回復過程に沿って患者は移室する。

保護室が14床あるため、ナースステーションから近い保護室と遠い保護室がある。状態が悪かったり拘束が必要な状況の場合はナースステーションに近い保護室を使用する。

保護室は建築された年により違いがあるが、2010年改築の5床から便器が洋式になり、観察廊下が1床ごとにドアで区切られるようになり、天井が高くなった。今回は2010年改築で、一番状態が落ち着いている場合に使用する保護室を紹介する。

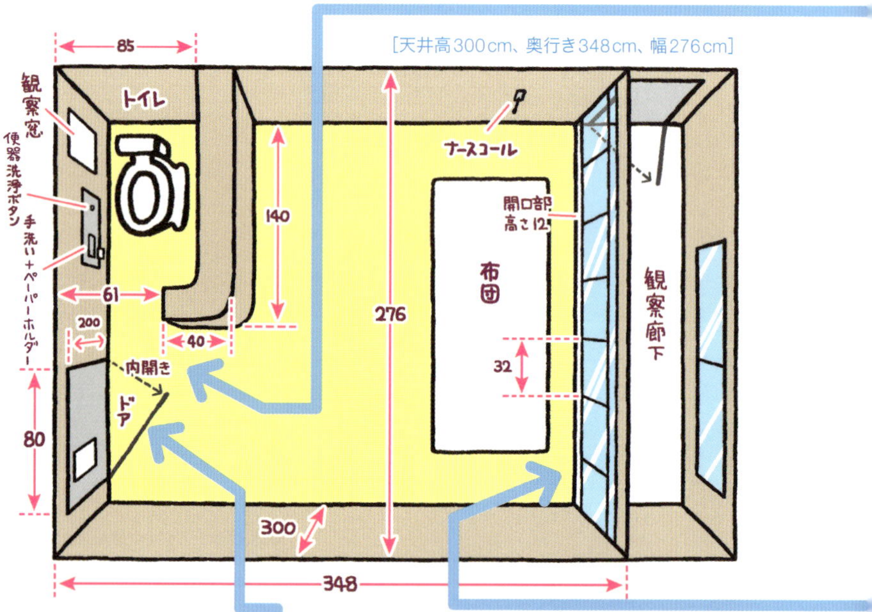

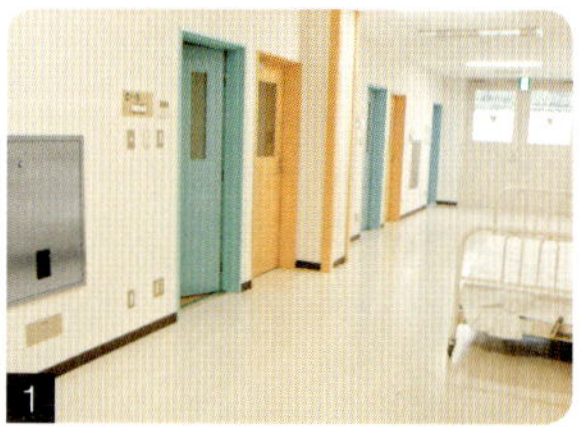

1

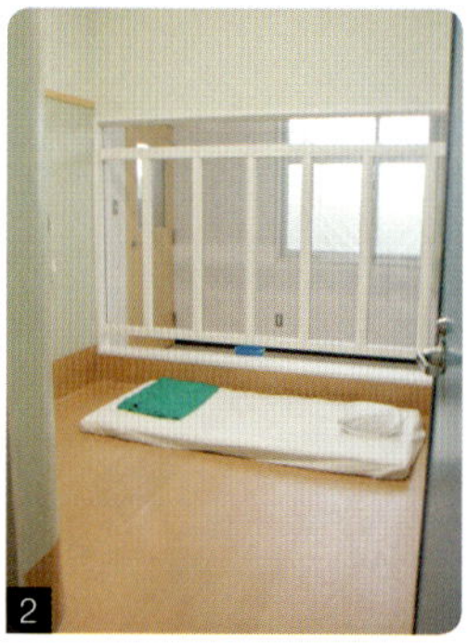

2

1. 保護室前の通路。
2. 保護室の内部。壁にも床材を用いており、少しやわらかい。

ドアと鍵

鍵とレバーのダブルロック。両方使用している。保護室のドア幅が狭く、ベッドを入れる際には傾ける必要がある。

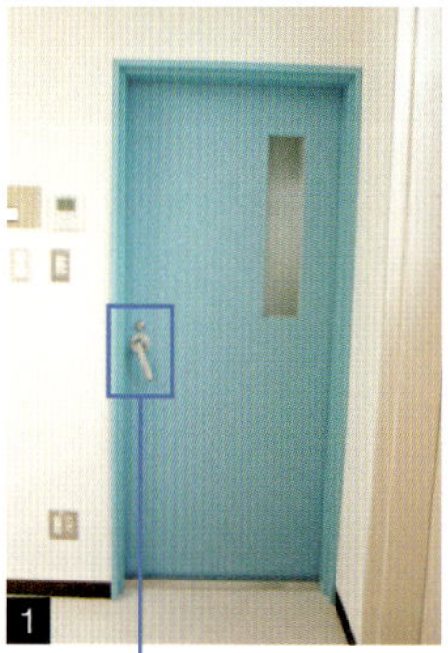

1

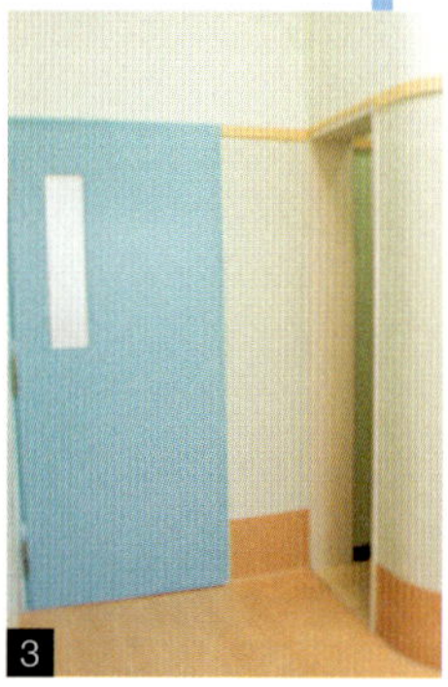

3

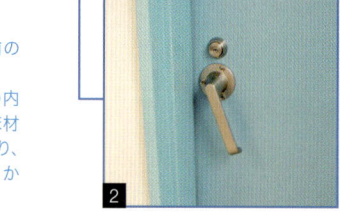

2

1. 通路から見た保護室のドア。
2. 鍵部分拡大。
3. 保護室内から見たドア。

排泄

トイレスペースはブースタイプ。他の病院と比較してブースの面積が広く、入口に向けてカーブしており、開口部が狭い。モニターカメラもない保護室なので、トイレに入っている間は、観察窓からのぞかれない限りは視線にさらされない。便器洗浄は14床中5床は室内でも可能。水は、必要時は外から止めることができる。便器はステンレス製の洋式便器。便座は固定されている。和式便器と洋式便器のリスクの差は感じない。すべてが洋式便器でもよいと思う。陶製便器は壊されたことがあるので、ステンレス製がよいと思う。手洗いは5床にある。手洗いがない保護室では、排泄後に患者さんからナースコールがあるので、おしぼりを渡すか、デイルームの手洗いに誘導している。

観察窓は、便器内の排泄物の確認のためのもので、排泄後に患者さんからコールがあった後に確認するが、角度が適切でなく、見づらい。

ポータブルトイレは、和式便器の部屋で、高齢者や下半身に障害がある患者さんに使用する。排泄のたびに出し入れする。

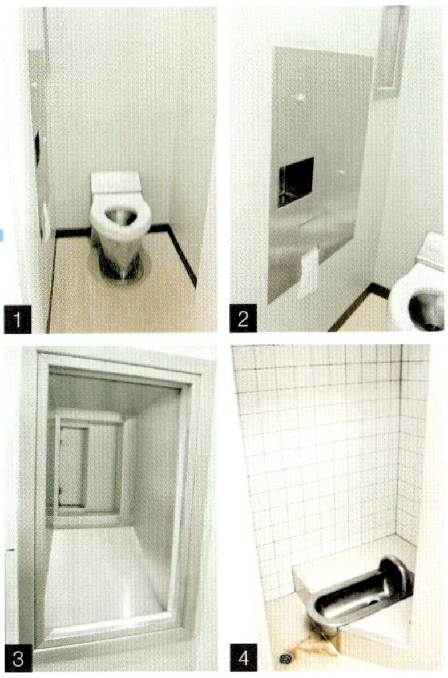

1. 便器はステンレス製で洋式。
2. 便器洗浄ボタン、手洗い、ペーパーホルダーが一体になったものが設置されている。
3. 保護室内から見たトイレの観察窓。
4. ステンレス製の和式便器の保護室もある。ペーパーホルダーのふたが壊されることがある。このタイプの便器洗浄は室外からのみ。

窓、光、空気

採光　12床は南向き、2床は北向き。南向きの保護室の日当たりはよい。窓の外は医療観察法病棟への通路だが、木立で遮られているため、ほかの患者さんから見られることはほとんどない。北向きの保護室の窓は中庭に面しているため、ほかの患者さんの目に触れることがある。日当たりはいまいち。照明は蛍光灯と常夜灯。両方とも段階的な調節は可能。どちらも観察廊下の窓にはカーテンを掛けている。
換気　換気扇が設置されており、常時稼働させている。たまに「音が気になる」という訴えがある。屋外に面した観察廊下の外には鉄格子があり、窓を全開できる。朝の掃除の時と午後1回、そして患者さんの希望時に窓を開ける。臭気に効果があるEM菌を流しており、においはあまり気にならない。
温度調整　エアコン。部屋ごとの調節は可能。

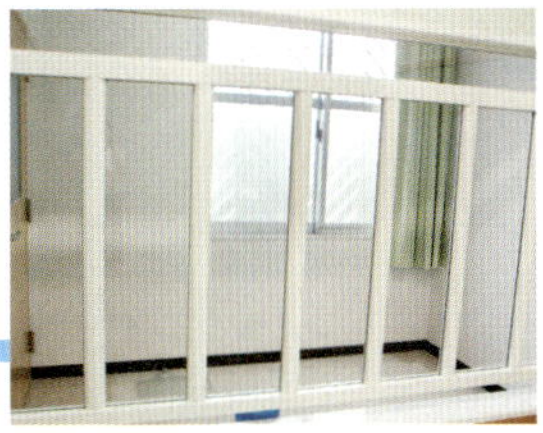

透明なのでわかりにくいが、観察廊下に面して1枚の大きなクリアガラスがはまっており、格子は観察廊下側にある。

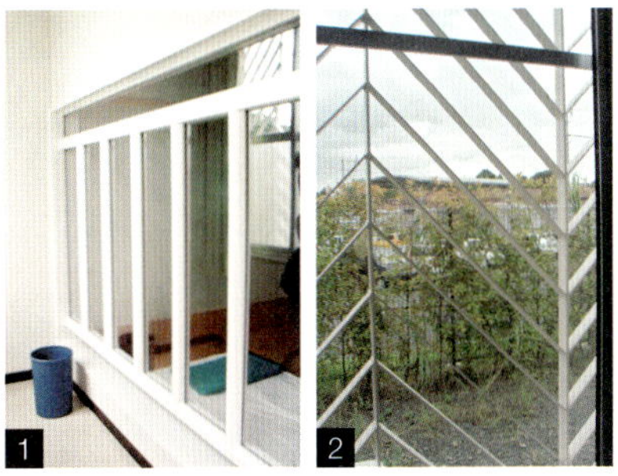

1. 観察廊下から保護室を見る。格子下部に縦12cm幅の隙間があり、そこから手を伸ばせばごみ箱に手が届く。
2. 屋外に面した窓には格子があり、窓を全開できる。

食事と水分補給

食事　食事時に小さなテーブルを入れる。壊されることがあるが、「壊すとテーブルを使うことができなくなる」と説明すると、患者さん自身がテーブルがないと困るので、次から壊さなくなる。テーブルを使っての自傷行為のリスクが高い時は、ダンボール箱でテーブルを作って入れるが、まれ。他害の危険がある時は複数対応をすればよいと考えている。食器は一般床と同じものを使用。カトラリー（箸、スプーンなど）も同じ。看護師の入室を狙って食器を投げる時などは、タッパーに入れて観察廊下の格子下部の隙間からお盆を添えて渡すが、非常にまれ。複数で対応できる場合は通常の食器を使用する。院長の方針で、なるべくドアを開けて配膳するようにしている。

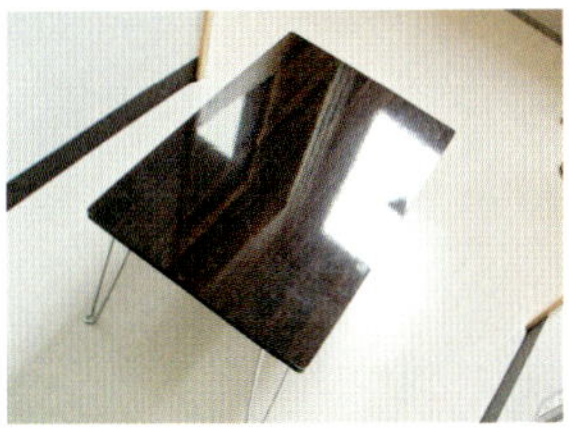

食事時に入れる小さなテーブル。

水分補給　プラスティック製のコップを室内に入れており、食事時と希望時に水やお茶、ジュースなどを補給する。ペットボトルを渡すこともある（缶は不可）。

寝具

床にマットレスを敷き、マットレスパッド、シーツ、掛け布団、毛布、枕を使用する。夏季はタオルケットを使用。マットレスは通常のものだが、昏迷などで褥瘡のリスクがある時は除圧マットを使う。リネン類は使用する。

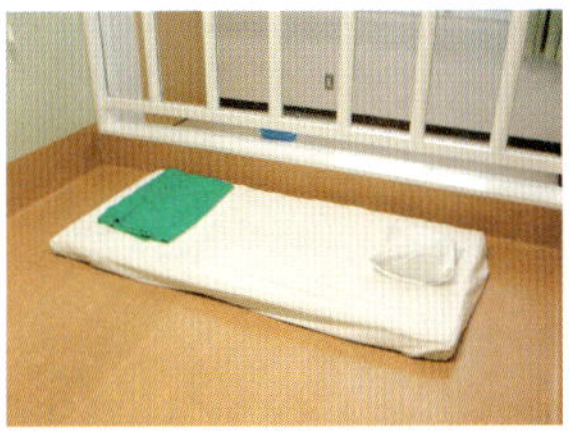

リネン類も使用する。

清潔

洗面、歯磨き　朝食前（7時30分から8時）の1回は必ず行う。ほかは患者さんの習慣に合わせて、昼食後や夕食後（準夜帯）に行う。保護室専用デイルームにある洗面台を使用する。室外に出られない場合は、必要物品を入れて行う。おしぼりは病院のハンドタオルサイズのもの。清拭車に乗せて運ぶ。

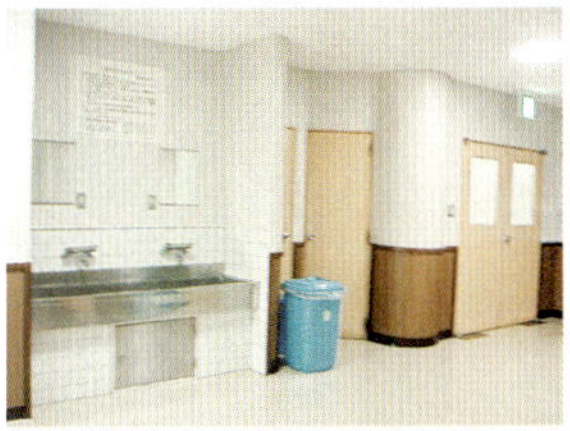

保護室専用デイルームにある洗面コーナー。

入浴　週3回（一般床の患者さんと同じ）。保護室の近くに1人用の浴室が2か所ある。保護室エリアのシャワー室は狭くて介助ができないため、活用できない。保護室以外の患者さんは、入浴日以外にもシャワー浴が可能だが、保護室の患者さんには介助、あるいは見守りが必要なので、手が回らず、週3回の入浴のみになってしまう。ただし、若い女性の患者さんにはシャワー浴ができるよう努めている。
更衣　入浴時。希望時。晩にパジャマへの更衣を促している。

防音

ドアを蹴ったり叩いたりする音や叫び声が聞こえる。ドアを叩くのは手やコップ。カンカンという音がする。ドアや壁に防音処理をしていないので響く。観察廊下が部屋ごとに区切られており、隣接した保護室の壁は厚くなっているので、防音に多少効果があると思う。
精神症状による大声やドア叩き、患者さんが「なぜだか自分でもわからないが騒がずにいられない」という場合はすぐに対処するのではなく、しばらく騒いでもらい、落ち着いたのちに、話を聞いたり、薬を勧めたりする。部屋に余裕がある時は移室することもある。

観察のしやすさ／プライバシー

ナースコール　全床に設置されている。

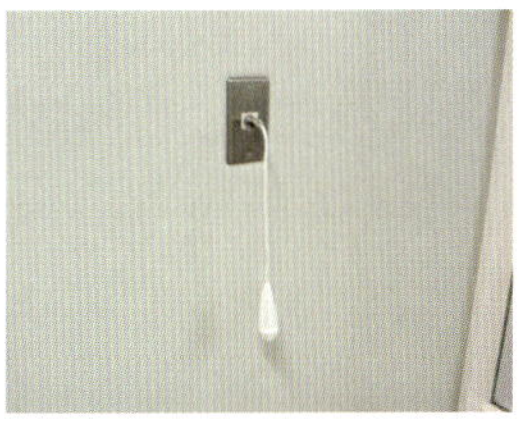

窓の近くの壁から下がっている紐状のナースコール。

スピーカー　看護師がスイッチを入れれば、双方向に会話が可能。全床に設置されている。
モニターカメラ　4つの保護室にはモニターカメラが設置されているが、使用していない。

その他

患者さんから見えるもの　観察廊下に掛かる時計。希望があれば室内の壁にカレンダーを張る。窓を開ければ外の景色（垣根、あるいは中庭）が見える。
保護室エリアの活用法　保護室エリアには、保護室専用デイルーム、洗面所（2名用）、喫煙室、専用シャワー、観察室がある。保護室専用デイルームは非常に広い。テレビは設置されていない。

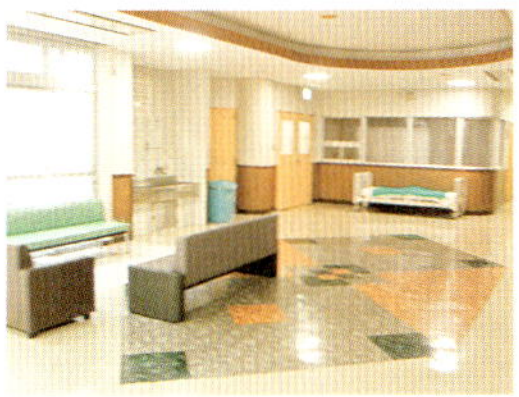

広い保護室専用デイルーム。

保護室へのアクセス　外来から救急病棟のアクセスは300mの渡り廊下。

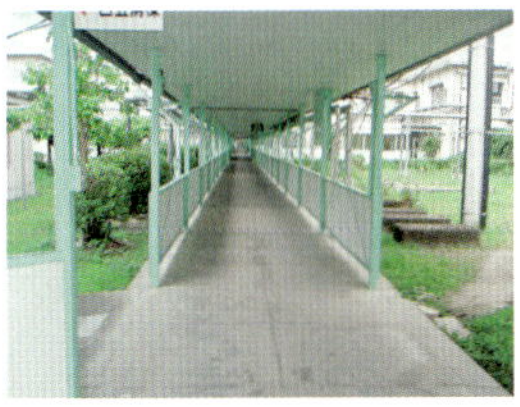

外来から救急病棟へは、この渡り廊下を通ってくる。

II

病院印象記＋
各病院の看護師さんが持っている意見

　訪問した35病院それぞれの印象や、記憶に残ったことを述べていきます。また、I章の各病院の保護室紹介ページにはスペースの関係で載せ切れなかった情報として、「各病院の看護師さんが持っている意見」をここに掲載します。I章とつき合わせながら読んでいただけたらと思います。

16ページ掲載

01 一陽会病院 (福島県福島市)

『精神看護』(2009年7月号)に保護室特集が掲載された時に、「うちにも来てください」と名乗りをあげてくださった病院です。しかし、2011年3月11日に東日本大震災があり、その後も大変な状況が続いたため、訪問調査のお願いをするのもかなり躊躇しました。訪問が実現したのは震災から5か月後の2011年8月でした。

この病院の保護室の最大の特徴は、保護室内にトイレがないことです。トイレをなぜ室外(観察廊下)に作ったのでしょう。そして排泄の場をその他の生活の場と分けることで、どのような苦労があり、メリットがあるのでしょう。そのあたりを聞いてみたいと思いました。

精神科の看護が目指すべきものを熱く語ってくださった看護部長さんと、現実を踏まえながら課題を提示してくださった師長さん、ありがとうございました。

[看護師さんからの聞き取り]

優れている点、工夫している点　トイレが室内にないという環境から、おのずとかかわる機会を多く持てるようになっている／モニターカメラや配膳口もないので、訪室して患者さんを直に見てかかわるようにしている／外部研修で学んだコミュニケーションスキルやほかの病院から転職してきた看護師が知っているスキルを個別に伝え合い、共有している(例:コーチング、アサーション、コンコーダンス、SSTの技法など)／保護室内にトイレがないので臭気がなく、食事をする環境としてもよい。この環境を50年以上守れてきたことが誇りである／壁が木材なので見た目に温かみがある／保護室でもあり、個室でもあるととらえている。通路やトイレスペースを含めた空間(保護室エリア)にいることが隔離という認識なので、この部分は看護師の裁量で使用することができる。洗面は看護師の裁量で一般床エリアの洗面所を使用することができる／保護室専用デイルームはあえて設けず、一般床エリアの共有部分で状態を観察していくほうがより治療的ではないかと考えている。

使いづらい点、変えたい点　ベッドが可動式なため、壁に立て掛けたり、のぼったり、天井をはがされたことがある／防音。振動が響く／壁が硬い。蹴ったり叩いたりするとけがをするおそれがある／夜勤帯のマンパワーが十分でなく、夜勤帯はすぐにトイレ、洗面ができるとは限らない／トイレスペースの仕切りがカーテンで、プライバシーが保てない。

新しく保護室を作るとしたらどのような点を重視しますか　やはり保護室内にトイレを設けないことは踏襲したい／においがしないようにしたい／防音やプライバシーへの対策がなされた作りにしたい／採光がよい環境にしたい／保護室をなくし、多機能の個室を増やしたい。不穏な患者さんにも対応できるような、素材がソフトで安全に配慮した個室も備えたい／プライベートな環境でありながら、看護師がノックをして躊躇なく訪ねていけるような個室が理想。

開放観察の方法　当院では「試験開放」と呼んでいる。段階的に拡大する。医師より指示(「○時間」)が出た後、看護師の勤務状況を考慮しつつ、患者さんと開放の時刻をいつにするか話し合って決める。時刻が決まり次第医師に報告し、カルテに記載してもらう。担当外の看護師への情報伝達は口頭、申し送り。最長時間は9時から17時。開放中は基本的に看護師が付き添う／バックベッドは設けない／行動拡大に慎重な医師に対しては、看護師が積極的に提案するよう心掛けている／隔離、拘束の原因となった行動の改善の程度を評価して判断している／開放観察後、患者さんの感想を聞くこともある。

看護師の安全への配慮　複数対応(しかし夜勤帯はマンパワーが十分でなく、患者さんの状態をアセスメントしつつ、1名で対応することもある)。必要な場合はほかの病棟の看護師あるいは医師に応援を依頼する／最初の入室時(入院時あるいは隔離開始時)に攻撃性が強い場合は、5名以上(看護補助者を含む)で対応する。

18ページ掲載

02 北深谷病院 (埼玉県深谷市)

建て替え直前という貴重な保護室を見せていただきました。印象を一言で言うと、"変幻自在"。区切り方で、売店やホールにある理容コーナーが病棟の内になったり外になったりするのです。こじんまりとしているので病棟同士の物理的・心理的距離が近く、職員間の情報交換が自然な形で行われている職場風土が見て取れました。

[看護師さんからの聞き取り]

優れている点、工夫している点　安全、保護という視点から見ると、現在の保護室は作りがシンプルでよいと思う／シンプルなので、掃除がしやすい。

使いづらい点、変えたい点　便器周囲のスペースが狭い／目隠しが患者さんがのぼれる高さなので、飛び降りたり、頭をぶつけたりする危険があるので改善したい／出入口の床に出っ張りがあり、つまずきやすいので解消したい／壁が硬く、頭などをぶつけると危険なので、やわらかい素材にしたい。

新しく保護室を作るとしたらどのような点を重視しますか　個人の荷物を保管できる場所があるとよい／洗面台の数を増やしたい／観察されている、隔離されているという意識を患者さんが持たないような保護室にしたい／患者さんの年齢や使用目的に合わせ、複数のタイプの保護室があるとよいと思う。

開放観察の方法　医師の指示による／決まったパターンはないが、高齢の患者さんの場合は見守りが多くできるデイルームで食事を取ってもらうことが多い／バックベッドは状況に応じて設ける／開放観察中、患者さんはデイルームかベッドで過ごす。巡回時間に所在を確認する。

看護師の安全への配慮　複数対応が徹底できている／リスクがある場合は、観察廊下の格子越しに対応することもある。

20ページ掲載

03 埼玉県立精神医療センター

（埼玉県北足立郡）

埼玉で働いていた時に実習でお世話になった病院です。久しぶりに訪れてみたら、思春期病棟や救急病棟が稼働し、医療観察法病棟が開設準備中で、国や県のニーズに合わせて変化し続けていることを感じました。

印象的だったのは、「保護室の看護にアロマを導入したい」とおっしゃった看護師さんの言葉です。安全を守り、刺激を避けるために作られた保護室というシンプルな治療環境に、患者さんの状態に合わせて選択的に付け加えるものとして、私はそれまで保護室から見える時計やカレンダーや花などの“もの”を想定していたのですが、においや音など、人間の五感に訴えるものにも、着目してよいのかもしれないなと思ったのでした。

［看護師さんからの聞き取り］

優れている点、工夫している点　保護室エリアの設備（保護室専用デイルーム、浴室など）が充実していること／広めの保護室があること／腕時計型の緊急警報装置を必ず携帯し、安全に配慮している点。

使いづらい点、変えたい点　患者さんの重症度と、保護室エリアの部屋の配置や構造とを一致させることが困難。

新しく保護室を作るとしたらどのような点を重視しますか　室内から便器洗浄が操作できる保護室がよい／処置がしやすいように、広い保護室がよい／見た目がやわらかく家庭的な雰囲気、保護室らしくない保護室がよいと思う／現在のベッドは蹴って壊されることがあるので、もっと頑丈なほうがよい／防音。隣室の音が聞こえないようにしたい／頭を壁に打ち付けてしまう患者さんが時々いるため、やわらかく、クッション性のある壁材を使用した保護室が1床あるとよい。

開放観察の方法　開放観察は“オープン”と呼んでおり、2種類ある。「保護室オープン」は、保護室エリア（保護室専用デイルームと喫煙所）での開放。15分→30分→1時間というように段階的に拡大する。最大は午前、午後1時間ずつ。これを超えると「個室オープン」になり、一般床エリアへの開放となる。午前、午後2時間ずつ。開放時、患者さんはデイルームで過ごす／まれに「通しオープン」という、昼食もデイルームで取るパターンがある／状態が落ち着かず、休息が必要な患者さんの場合には、一般床エリアに休息部屋を設ける／保護室エリアへの出入りは看護師を介するが、開放時間内ならば何度でも出入りできる／行動制限の解除については、医師、看護師、ソーシャルワーカー、臨床心理士で毎日カンファレンスを行っている。また週3回（月、火、水）、行動制限の評価を行う。評価のポイントは、隔離、拘束になった原因（不穏、自傷他害、迷惑行為など）が改善しているか。

看護師の安全への配慮　腕時計型の緊急警報装置を必ず携帯して入室する。ボタンを押すと、全部署から応援が来る。ポータブル受信機が病棟に4つあり、日勤帯では担当看護師が携帯し、夜勤帯では全員が携帯することになっている。

22ページ掲載

04 初石病院（千葉県柏市）

「千葉県にいて初石病院を知らないのはもぐり」と言われる初石病院。……すみません、無知でした。

実際に出向いてみてその広さに驚きました。敷地のなかにふんだんに緑があり、立派な木が生い茂り、まるで森のよう。その中を患者さんたちがゆったりと散歩していました。救急病棟の廊下や観察廊下、もちろん保護室も余裕をもった作りでした。

［看護師さんからの聞き取り］

優れている点、工夫している点　2003年築なので、新しくてきれいなところ／前室は使い勝手がよい／洗面台の使用を患者さんの状態に合わせて変えられる／行動制限に関して、長引く傾向にある時は、看護師側から医師にはたらきかけるようにしている／朝の申し送りは、入院患者が多いこともあり、徹底的にしている／急性期病棟から救急病棟に変わり、病棟医が日中常に病棟にいるようになり、迅速な対応が可能になった／ナースステーション内にホワイトボードがあり、処遇についてはそこに書き込んだり、マグネットで表示する。看護師が持ち場を20分以上離れたら、処遇の変更がないか、保護室入室確認票で確認するようにしている。

使いづらい点、変えたい点　防音がいまひとつ／構造上硬いところがある。

新しく保護室を作るとしたらどのような点を重視しますか　防音設備／ナースステーションに隣接させたい／すべてのドアをベッドがそのまま入れる幅にしたい。

開放観察の方法　決まったパターンはなく、患者さんによって異なる。食事からはじめる場合もあるし、食事を避けてはじめる場合もある。1〜2時間程度から、10時から12時→10時から14時→10時から16時と段階的に拡大していく。最長は6時30分から21時。バックベッドは設置しない／行動拡大については、医師から指示があることもあるし、看護師から医師に提案することもある。看護師の判断は尊重されていると思う／夜間の情報は大事なので、朝の引き継ぎを受けて、看護師のみで、行動拡大の可否についてカンファレンスで話し合う。その結果をチームリーダーが医師に報告する／多職種（医師、ソーシャルワーカー、作業療法士、看護師）が出席するカンファレンスを週1回月曜日に行い開放観察の可否を話し合う／以前は隔離の判断基準を設けていた。現在も行動拡大については、その基準が判断のもとになっていると思う／保護室エリアと一般床エリアの間にはドアがあるが、常時開放されているため自由に行き来できる。

看護師の安全への配慮　複数対応／勤務帯に男性看護師を配置している／楯と刺叉（さすまた）をナースステーションに置いている／観察廊下にスタッフ用のコールが設置されている。

24ページ掲載

05 秋元病院（千葉県鎌ヶ谷市）

秋元病院で看護師さんに話をうかがっている時、「保護室の床に直接布団を敷いているので、患者さんが寒そう。なんとかしたいと思っている」と言われました。それに対し、私が「これまで訪問した病院ではマットレスを使っているところも多く、特に危険なことも起きていないそうですよ」と伝えたところ、即座に看護部長さんに電話し、目の前でマットレスの採用が決定。その実行力、決断力に感動しました。調査データを取りまとめ、確認いただくために郵送したところ、「おかげさまで患者さんが“温かい”と言ってくれています」とのお便りをいただきました。こちらこそ、ありがとうございました。

［看護師さんからの聞き取り］

優れている点、工夫している点　拘禁反応に気を付けている／安全に気を付けている。たとえば、非常ベルが鳴った時、保護室を真っ先に解除する。患者さんにも真っ先に救助することを説明している。

使いづらい点、変えたい点　前室にある流しを洗面台にしたい／トイレが室内にあり、ふたがないため、虫（蚊、蝿）が入る。虫除けのライトを取り付けている。

新しく保護室を作るとしたらどのような点を重視しますか　ベッドを入れたい。現在は床に敷き布団のみなので、マットレスを入れるなど改善したい（上記の通り、調査訪問後、マットレス使用をはじめたとのこと）。

開放観察の方法　一般的には、昼食（約30分）→11時30分から12時30分→10時から12時、14時30分から15時30分→4時間開放（10時から14時）→一般床、というように、日中段階的に開放していく方法に、夜間の開放を組み合わせている。／開放病棟なので、離院の可能性を考慮しながら、スタッフが話し合いの上、集中観察できる時間を設定し、決定していく。病棟の入口が施錠される夜間から開放観察をはじめることもある。最長は19時から7時（夜間、病棟が閉鎖されている時間）。日中最長は10時から14時／バックベッドは、夜間開放あるいは10時から12時、14時30分から15時30分の開放の時点で設置する。

看護師の安全への配慮　複数対応（3名）をしている。また、入院、開放観察時など、入室の際のボディチェックを徹底している／夜勤帯は、医師の指示のもとに、必要時のみ対応する以外は、原則的に保護室内には入らないようにしている。

26ページ掲載

06 海上寮療養所（千葉県旭市）

広い敷地に低層の建物が並び、渡り廊下の間に中庭が点在する病院です。マリア像があったり、噴水があったり、猫が寝ていたり、建物こそ古いですが、遠くに海を臨むまさしく療養するにはうってつけの場所でした。海上寮療養所の治療共同体としての営みを描いた『レトリートとしての精神病院』[1)]にもあるように、案内してくださった看護課長さんのお話から、独自の治療理念を強く感じました。ここは全病棟が開放で、そのうちの「海の星病棟」に保護室があります。施錠がレバーだけなので、違う部屋の患者さんがドアを開けてしまうこともあるそうですが、鷹揚な対応をされている様子がとても印象的でした。

［看護師さんからの聞き取り］

優れている点、工夫している点　作り付けのベッドの設置は、建築当時は安全などを考えてのことだと思う／部屋の明るさや温度はよいと思う。

使いづらい点、変えたい点　ベッドが観察しづらい／ベッドが汚染しやすい。

新しく保護室を作るとしたらどのような点を重視しますか　床をクッション性のある素材にしたい／壁は現状のようなじゅうたん張りがよいと思う。

開放観察の方法　通常は午後の1時間から。業務の都合があり、午後のほうが職員の目が届くため。

看護師の安全への配慮　男性の応援。病棟にいない場合はほかの部署へ応援を頼む／複数対応を原則とし、無理をしないで手を借りるようにしている／保護室のドアスコープからでは室内が十分見えないので、観察廊下から見て、声を掛けてから入室する／飛び出しの可能性がある時は複数対応。

28ページ掲載

07 千葉病院（千葉県船橋市）

学生の時、サークル活動で1週間泊まり込んだ思い出の千葉病院。布団を被って出てこない患者さんの傍らに座り続け、爪を切らせてもらった記憶があります。数十年ぶりに訪れたところ、周囲にマンションが立ち並んでいて環境の変化にびっくりしました。病院の建物もすっかり建て替えられていましたが、病院長の仙波恒雄先生の変わらないエネルギッシュなご様子に触れ感動しました。仙波先生といえば精神科病院の開放化を推し進めたことで有名ですが、保護室についても一家言お持ちでした。さすがでした。

［看護師さんからの聞き取り］

優れている点、工夫している点　前室があるので、段階的に開放して観察することができる／前室にカレンダー、時計が設置されている／前室に個々の患者さんの処遇が書かれたものを必ず張っている／食事のメニューが張ってあり、一般床と同様に選択できる／壁がやわらかい素材である。

使いづらい点、変えたい点　トイレの床に染みができ、汚い／においがこもる／保護室にも中央配管が設置してあるとよい／ドアが狭く、ストレッチャーでぎりぎりの幅なので、ベッドごと移動できない。／入院時、病棟出入口から保護室へ、一般の人もいるホールを通らないと行けないので、プライバシーなどの点で課題がある／外ドア、内ドアの下部にレールがあり、つまずく危険がある。

新しく保護室を作るとしたらどのような点を重視しますか　換気／外が見え、日々の様子が見えるようにしたい／室内の色使い。モスグリーンや淡色が好ましいと思う／トイレットペーパーを床に置かないようにしたい。

開放観察の方法　一般的な開放の仕方は「前室オープン（内ドアを開けて前室までは自由に使えるようにすること）」の後、「時間オープン（時間を限定して開放する）」という方法。時間オープンは、患者さんに合わせ、「1時間」や「日中」のように決める／ナースステーションを通らなくてもホールに出られる保護室は、「24時間オープン」も可能／バックベッドは原則的に設置しない。

看護師の安全への配慮　複数対応を原則とし、訪室時はドアを開けておく。

30ページ掲載

08 船橋北病院（千葉県船橋市）

1984年に建てられたB棟と、1996年に建てられたD棟の保護室を見せていただきました。洗面台の数、便器、ドアなど、保護室エリアの作りの違いから、この病院における13年間での急性期の治療、看護についての考え方の変化が見て取れた、貴重な体験でした。

[看護師さんからの聞き取り]

優れている点、工夫している点　特になし。

使いづらい点、変えたい点　床や壁をやわらかい素材にしたい／D棟では屋外に面した観察廊下の窓が、職員や業者が使用する通路に面しているためプライバシーが保てない／D棟ではトイレの壁の間が狭く、天井までのぼれてしまう。

新しく保護室を作るとしたらどのような点を重視しますか　患者さんが暴れてもけがをしない素材／建物の外に散歩に行けるようにしたい。中庭があるとよい／いまのドアが鉄製なので、見た感じがもう少し重々しくないほうがよい／天窓があるとよい。

開放観察の方法　開放観察は医師の指示。10時から12時の2時間の開放から開始。その後、10時から12時、13時から16時に拡大し、隔離解除となるのが一般的なパターン／食事摂取や嚥下に問題がある患者さんの場合は密に観察するため、三食とも一般床エリアの食堂で取ってもらう／バックベッドは設けない。

看護師の安全への配慮　複数対応が原則だが、徹底できていない。患者さんの状態をアセスメントし、不穏状態にある場合は必ず複数対応している／通常はドアを開けて配膳するが、夜勤帯など、複数対応ができない場合は食事を配膳口から入れることもある。

34ページ掲載

09 木村病院（千葉県千葉市）

木村病院で印象に残っているのは、洗面、歯磨きについて質問した時に、少し考えてから「正直言って徹底できていません」と答えていただいたことです。調査面接の場面で、できていないことを認めるのはとても難しいことです。その率直さに感銘を受けました。

[看護師さんからの聞き取り]

優れている点、工夫している点　便器に水が溜まらない構造なのでいたずらができない。その半面排泄物の確認ができない、ものを詰められるという欠点がある／換気がよい。屋外に面したガラスブロックの窓横にある換気窓、保護室の窓側の壁上部にある換気窓、保護室のドアの下部にある配膳口、この3か所の開放により、空気が流れる。

使いづらい点、変えたい点　ドアの幅が狭くてベッドごと搬送できない／この病棟は開放病棟であり、しかも病棟の出入口がナースステーションから観察できないので、保護室の患者さんが時間開放になった時、病棟の外に出ていってしまう可能性がある。そのため、時間開放の段階で転棟になる時もあり、ケアが継続できないという課題がある。

新しく保護室を作るとしたらどのような点を重視しますか　前室を作り、洗面台を付けたい／トイレの水を患者さんが流せるようにしたい／コンセントを設置したい／廊下に戸棚があるとよい／ドアが大きく開くようにしたい。

開放観察の方法　患者さんによって異なるが、パターンとしては食事時から開始し、時間を拡大していく／洗面と歯磨きがスムーズにできるかを開放観察開始の目安にしている。

看護師の安全への配慮　ナースステーションと保護室がつながっているので安心感がある。しかしナースステーションにはさまざまな物品があるため、患者さんが飛び出してきた時は逆に危険になる。

36ページ掲載

10 千葉市立青葉病院（千葉県千葉市）

市立病院であり、こちらの成人精神科病棟では、千葉市内のみならず県内全域から身体合併症を持つ精神疾患患者さんを受け入れています。印象的だったのは、清潔ケアに関する意識の高さです。「清拭は週何回ですか」と尋ねた時に、当然のことのように「毎日やっています」と答えた師長さんの口調が記憶に残っています。これは総合病院ゆえなのでしょうか。今後、総合病院の精神科病棟を訪問する機会を増やし、比較したいものです。

[看護師さんからの聞き取り]

優れている点、工夫している点　電動のギャッジベッドを入れた点。使い勝手がよい／清潔の援助が充実している／二重窓の窓と窓の間に、時計や患者さんが望むものや、季節感のあるものなどが置ける点。

使いづらい点、変えたい点　中央配管を入れてほしい／ナースコールを押すと、患者さんからナースステーションへ話し掛けることはできるが、ナースステーションからの声を届ける機能がないので、よくない／入口が狭くて入るベッドが限られている／保護室へ向かう際、ドアを何回も開けなければいけないのが不便。

新しく保護室を作るとしたらどのような点を重視しますか　制限が少ないようにしたい／人としての権利が守られ、心地よく過ごせるようにしたい。

開放観察の方法　午前か午後の1時間ずつからはじめて、バックベッドもしくはデイルームで過ごす／バックベッドは必ず確保する。

看護師の安全への配慮　入室は2名を基本としたいが、患者さんの状態をアセスメントして判断している／看護師同士はPHSで連絡を取り合っている／危険な時は医師も協力する体制。

38ページ掲載

11 浅井病院（千葉県東金市）

ここでも印象的なことがたくさんありました。まずは観察廊下に置かれた大きな時計とカレンダーです。でも何より心に残ったのは、看護が自立していることでした。室内ではなく保護室エリアで過ごすことも「隔離」であるとし、保護室エリアへの開放は看護の判断で実行できる、と言い切った看護スタッフの自信が見事でした。

個人的には、病院の敷地の入口にいた孔雀に驚きました。なぜ病院に孔雀が!?

［看護師さんからの聞き取り］

優れている点、工夫している点　外来および救急処置室と直結しているところ。患者さんの誘導がスムーズにできる／トイレ。患者さんが自分で水を流せ、手が洗えて、トイレットペーパーがセットされている点／もの（布）を掛けるところがなく、縊首のリスクが少ない点。

使いづらい点、変えたい点　天井が低い／自分の荷物のことを気にする患者さんがいるので、各部屋の向かいに患者さんの私物がすべて収納できるような作り付けのロッカーがほしい。壁面に納まる出っ張りのないロッカーがよい／換気がいまひとつ／水圧が弱いためか、トイレが詰まりやすい。トイレットペーパーを多めに流しても詰まる／トイレの仕切りの後ろ側に寝床を作ることが多いので、観察廊下から遠くなり、観察しづらい。

新しく保護室を作るとしたらどのような点を重視しますか　作り付けのロッカー／防音／シンプルさ（凝りすぎている保護室はどうかと思う）。

開放観察の方法　基本的に9時30分から11時30分、13時30分から16時30分は保護室エリアの中で開放し、問題があれば制限するという考え／保護室用デイルームも含めた保護室エリアにいることが「隔離」という考え。

看護師の安全への配慮　日中1名で訪室する時はナースステーションとの間のドアを開放しておく。保護室のドアが以前はオートロックだったので、スタッフの閉じ込めがあった／夜勤帯に部屋に入る時は必ず複数対応／観察廊下側のドアをレバーのみで施錠していたが、窓のスリットから手を伸ばして患者さんに開けられてしまうことがあったため、鍵も使って施錠するようになった。

40ページ掲載

12 袖ケ浦さつき台病院（千葉県袖ヶ浦市）

はじめてのスーパー救急への訪問でした。保護室とは思えないアメニティの高さで、保護室内に洗面台があるのをはじめて見ました。とっさに「危険では?」と頭に浮かびましたが、安全を守りつつアメニティを高めていくことは可能なのだということを語っていただきました。

病棟のデイルームの窓からの風景も印象的でした。窓下に牛の群れがいました。案内してくださった副看護部長さんは全面ガラス張りの窓の説明をしてくださいました。危険だという反対を押し切ってガラス張りにしたそうです。明るいデイルームでした。

［看護師さんからの聞き取り］

優れている点、工夫している点　保護室から、建物ではなく、緑が見える。あかりも入る。空も見える／床がクッション素材でやわらかい／「保護室」としての安全面にこだわりを持ちすぎると患者さんにとってのアメニティが高まらないし、「閉じ込められている」という感じが強くなる。そこで保護室らしさにこだわらずアメニティを大事にした／身体疾患、精神疾患、双方に対応する病院なので、看護師も両方の科を経験した人が多く、どちらの必要性にも対応できる点／訪室が頻回である／隔離、拘束の時間をできるだけ少なくしている。

使いづらい点、変えたい点　外ドアに大型の取っ手が付いており、布類を掛けることができる点が心配（縊首のリスク）／患者さんの気配がわかるように、内ドアに音が聞こえる窓があったらよかった／病棟にロッカーがあるが、作り付けの出っ張りのないものが望ましかった。

新しく保護室を作るとしたらどのような点を重視しますか　部屋の彩り／もう少し心がやすらぐようなものや音楽を加えたい／患者さんの安全や人権への配慮。

開放観察の方法　医師の指示により、開放は1時間単位。午前10時くらいからお昼までデイルームで過ごすことが多い（昼食時のザワザワのなかには入れない）。

看護師の安全への配慮　前室にコールがあり、押すとナースステーションで聞こえる。保護室前通路の壁にもコールがあり、ほかの部署（新棟の各病棟、事務、医局）に知らせることができる／暴力対策委員会があり、勉強会を行っている。

42ページ掲載

13 木更津病院（千葉県木更津市）

ここは私の元職場です。急性期病棟にも勤務したことがあるので、構造も看護についても知っていました。面接した看護スタッフも元上司です。

保護室の看護で変えたい点について尋ねると、「患者さんが横になる床に土足で入ることに抵抗がある」と言われました。私には全く思い至らない視点だったので、こんなことを考えていたのかと目が開かれる思いでした。一緒に働いていた時に、業務について話をしたことはありましたが、改めて看護についての考えを聞くよい機会になりました。

［看護師さんからの聞き取り］

優れている点、工夫している点　ドアの工夫。特に内ドアに開放されたスリットが入っている。退室時に患者さんが一緒に出ようとする場合、ドアのスリット越しに患者さんを徒手拘束し、トイレにあるもう1つのドアを使って退室することができる／保護室エリアに浴室があること。不潔になりやすいので、その場で活用できる。

使いづらい点、変えたい点　ドアが鉄で中空になっているため、叩くと音が響き渡る／奥の部屋はやや遠いと感じる／前室に便器洗浄のためのパイプがあり、縊首に用いられるリスクがある／洗面台の下の棚が死角になる／部屋の隅々が尖っている。もっと丸いほうがよい／出入口の床に出っ張りがあるので、つまずきやすい／ダブルロックは面倒／ロックした時に「ガチャッ」という嫌な音がして印象が悪い。

新しく保護室を作るとしたらどのような点を重視しますか　壁や床をクッション性を持たせたやわらかい素材にしたい／防音重視／床にマットレスを敷いているが、職員が靴を履いたまま入室するのが気になる。気分もよくないし不潔なので、履き替えるようにしたい／患者さんによってはナースコールが使えるように設置したい／呼吸を感知できるセンサーがあるとよい。監視モニターは照明がついていないと見えないし、死角になる箇所があるので。

開放観察の方法　ホールでの1時間開放から（指示表あり）。

看護師の安全への配慮　重症度が高い人はナースステーションに近い保護室にする／不穏状態の場合は複数で対応する／夜勤帯では、ほかの職員の所在を必ず把握できるように声を掛け合う／ペンなどは持ち込まない。

44ページ掲載

14 成仁病院（東京都足立区）

この病院はホームページから革新的な院長先生の考えがあふれてくるようで、行くのがとても楽しみでした。

実際に訪問してみると、非常にシステマティックな病院でした。例として、入院時の保護室へのアクセスがあげられます。面会の方が通るルートと、落ち着いた状態で外来受診し入院するルート、そして救急車やパトカーからダイレクトに保護室に誘導できるルートと3パターンを使い分けることができるのです。

［看護師さんからの聞き取り］

優れている点、工夫している点　保護室内から患者さんがテレビを見ることができる／患者さんがナースコールを使用できる。

使いづらい点、変えたい点　患者さんの状態によって、ナースコールのオン、オフを切り替えられるようにしたい／手洗い、あるいは洗面可能な保護室があるとよい。

新しく保護室を作るとしたらどのような点を重視しますか　余裕のある広さの確保。現在の保護室は面積は十分だが、縦に長い。ベッドとストレッチャーを入れると、周りに職員が入れない／保護室エリアとICUエリアを分ける境のドアが二重だとよい。保護室エリア側からは飛び出し行為があったり、ICU側からは出口やトイレと勘違いして入ろうとする患者さんがいるため／床は防水加工になっているが、排水溝があるとよかった／複数のタイプの保護室があるとよいと思う。手洗い、洗面可能な保護室、ベッドを入れない保護室など。

開放観察の方法　ICUエリアの通路にテーブル、いす、ソファがあるので、そこで過ごしてもらい状態を観察する。／最初は食事を含む1時間、昼食および夕食から。その後、昼食から夕食までに拡大する。開放観察の最長時間は8時から18時。随時帰室し、時間内であれば再度出ることができる／開放の目安は自傷他害のおそれがないこと、集団での対人関係に問題がないこと。開放観察の目的は対人関係的刺激に慣れること。

看護師の安全への配慮　保護室のドアが2か所にあり、2つの動線を持つことで、職員の安全を確保している／モニターカメラが設置してある／入院時にすべての着衣を着替えるため、ボディチェックが確実にできる／救急外来の対応用に防刃チョッキ、防刃手袋、ペッパーガス、金属探知機を準備している（ただし、調査時まで金属探知機以外は使用したことがない）。

46ページ掲載

15 井之頭病院（東京都三鷹市）

保護室エリアの構造とその使い方がとても特徴的でした。保護室エリア（保護室前の通路のあたり）にテーブルといすが置かれ、食事やゲームなどをするちょっとしたデイコーナーになっています。ナースステーションにいる看護師の視野に自然と入る場所にあります。そこから病棟のデイルームに出るドアはふだんは施錠されていないので、開放観察中の患者さんは看護師に頼まなくても自分のペースで出入りできます。お話をうかがっていて、開放的な構造が看護師の認識にも影響し、病棟風土をかたちづくっていることを感じました。

［看護師さんからの聞き取り］

優れている点、工夫している点　保護室担当以外の看護師も含めて、昼の休憩後に15分くらいのカンファレンスを毎日行っている。朝の申し送りで得た情報、午前中担当看護師が得た情報を総合し、開放度について検討し、その結果を医師に伝えている。看護師の判断は尊重されていて、医師と意思疎通は取れている／行動制限最小化のマニュアルを忠実に守っている／洗面台や浴室が、保護室のドアを開けてすぐの位置にあるところ。4床中2床に中央配管があるところ／トイレスペースは入口からも監視カメラからも見えづらい。観察、安全よりも、プライバシーを重視する判断をした思い切った作りだと思う。

使いづらい点、変えたい点　壁や床が硬いこと／部屋同士が観察廊下でつながっていて音が漏れること。

新しく保護室を作るとしたらどのような点を重視しますか　堅牢な構造の保護室は少数にして、さまざまな目的（対人刺激を減らす、ほかの患者さんから距離を保つ、身体ケアの充実など）に柔軟に対応し、使い分けられる汎用性の高い個室を多く設けたい。

開放観察の方法　「一時開放」は、保護室エリアへの開放を指し、そこで洗面、入浴、食事、面会などを行うこと（一般床エリアの浴室の使用は看護師の判断で可能）。「開放観察」は、指定医の指示で開放時間を決めることである。開放観察の例としては、1時間からはじめ、午前中→夕方と拡大していく。食事時間から出す場合もある。開放時、患者さんはデイルームで過ごす。開放観察の最長時間は10時から16時／バックベッドは設けない。

看護師の安全への配慮　リスクのある患者さんには複数対応。リスクがあるかどうかは、日勤帯はカンファレンスで決め、急に状態が変わった場合はそのつど決める／保護室エリアがナースステーションと隣接しており、保護室の状態が把握しやすく、すぐに訪室できる／保護室で対応する時は、必ずドアにストッパーを掛け、開けておくことになっている。

48ページ掲載

16 長谷川病院（東京都三鷹市）

『セルフケア概念と看護実践――Dr.P.R.Underwoodの視点から』[2]を読んでから、いつかは訪ねてみたかった長谷川病院。最新の施設、最新の看護……と勝手にイメージを作っていました。

実際訪問してみると、改築を重ねたであろう建物で、保護室も2004年に病室を改築したものだそうです。こういう、手を入れながら使うというあり方が私は大好きです。改築するたびに、その当時の看護師を含め医療者の思いが込められる気がします。驚いたことに、2004年以前、長谷川病院には保護室というものはなく、「クワイエットルーム」と呼ばれる静養室があったそうです。看護や医療はさすがに質が高いと感じました。医師を交えたカンファレンスが密に行われていました。

［看護師さんからの聞き取り］

優れている点、工夫している点　モニターカメラによる観察だけでなく、なるべく部屋に足を運ぶようにしている。

使いづらい点、変えたい点　観察廊下がないので、飛び出してくる患者さんを想定すると、対応しづらい／壁をやわらかい素材にしたい。

新しく保護室を作るとしたらどのような点を重視しますか　患者さんと職員の安全／床や壁の材質の見直しと観察廊下の設置／天井は高いほうがよい（理由は不明だが、当院は病棟によって天井の高さが異なる）／保護室の患者さんが活用できるようなスペースがあるとよい。

開放観察の方法　開放観察は最初は職員配置が多い昼食時から。少人数で食事が取れる保護室近くのスペースを利用してだんだん開放度を上げていく／毎朝、看護スタッフが行動拡大ができないかを検討し、その結果を病棟医に相談している。医師と看護の判断は一致していることが多い／主治医以外にも、病棟の患者さんのことを把握している病棟医がほぼ毎日いるので、相談がしやすく、タイミングをつかんだ早めの行動制限解除、行動拡大がしやすい。

看護師の安全への配慮　朝のカンファレンスで訪室の人数（複数対応か1名でもよいか）について話し合っている。CVPPP（包括的暴力防止プログラム）の研修を受けたトレーナーが院内に8名いる。看護部で年に3回ほど研修を行ったり、トレーナーが病棟に来て個別に指導したりしている。

50ページ掲載

17 日向台病院（神奈川県横浜市）

病院の建築には病院長の治療哲学が如実に表れていると感じることがあります。ここ日向台病院もそうでした。病院の将来を見越してナースステーション用の空間をあらかじめ2つ確保してあったり、保護室から必ず緑（中庭）が見えるようにしてあるのです。タコ糸を使ったナースコールははじめて見ました。タコ糸を壁の穴に通し、それを引っ張る仕組みでした。いろいろな工夫があるものです。

［看護師さんからの聞き取り］

優れている点、工夫している点　ナースステーションから近いので頻回に観察できる／手洗いが設置されているトイレがあるのはよい。

使いづらい点、変えたい点　ナースコールを工夫し、壊されにくいものにしたい。

新しく保護室を作るとしたらどのような点を重視しますか　洋式便器を増やしたい。

開放観察の方法　昼食からはじめるのが一般的。しかし、患者さんによっては食事を避け、午前、午後の1時間からはじめる場合もある。開始した時点で一般床にバックベッドを設けるため、開放中はバックベッドで過ごすことが多い／1時間→2時間というように広げていき、最長で7時から21時（朝食から消灯まで）／開放観察については、医師と看護師がカンファレンスで話し合って決める。看護の意見は尊重されていると思う。

看護師の安全への配慮　入院時は複数で対応し、患者さんのボディチェックを行う／1名で訪室する際は、ほかの看護師に声を掛けてから行き、訪室時はドアを開放しておく。また、夜勤の際は1名では室内に入らない。

52ページ掲載

18 相州病院（神奈川県厚木市）

3月だというのに雪がちらつく日に訪問。しかし、迎えてくださった看護師さんの熱意に寒さも吹っ飛びました。保護室内の壁が薄いピンクで床が黄色という、明るい大胆な色使いにも目を引かれたのですが、この病院で感じたのは「保護室を患者さんが生活をする環境として整える」ことへのこだわりです。特に臭気対策。人間はにおいに慣れてしまうので、自分の病院のにおいには鈍感になりがちですが、何度も検討し、臭気を軽減するよう努めている姿勢に脱帽しました。「床の幅木に尿が染み込んでにおいのもとになるので、なんとかしたい」という看護師さんの言葉が記憶に残っています。

［看護師さんからの聞き取り］

優れている点、工夫している点　明るい／清潔感がある／部屋の色彩がきれい／不快臭除去のために掃除を心掛けている／外光を入れ、サーカディアンリズム（約24時間を周期とする内因性のリズム）を整えることを意識している／防音がよいと思う／室内に入らなくても観察廊下の窓の隙間から頓服に対応できる／モニターカメラがあるので、定時巡回以外での様子を見ることができる／患者さんの訴えがスピーカーによって直接聞ける。

使いづらい点、変えたい点　換気を強化したい／トイレの床に排水口を設けるなどして、水洗いできるようにしたい。あるいはマットを張り替えるなどして、トイレの床を清潔に保ちたい／ドアの幅が狭く、ストレッチャーは通れるが、ベッドが通れない／保護室が2床ずつ向かい合っており、観察窓の位置も同じであるため、ほかの患者さんが見えてしまい、プライバシーが守れない／観察窓にカーテンを付けたい／ナースコールを付けたい／壁、床に防臭機能が必要／ほかの患者さんの声が響く／カメラに死角があり、危険／ものを置くところがないので、精神症状が激しい時は水分摂取用の水筒とコップを床に置かなければならない／便器が小さい／手を洗う場所が室内にない。ドアの外にある洗面台は遠い／寒い。底冷えがする／非常用のボタンがない。

新しく保護室を作るとしたらどのような点を重視しますか　生理用ナプキンなどを安全に処理できる設備があるとよいと思う（壁にダストシュートを設置するなど）／不要時は壁に収納されていて、必要時のみ使用できる手洗いや、水筒やコップを置くところがあるとよいと思う／完全防音の部屋が1つか2つあるとよい。観察のためにも、さまざまな対応を行った後、服薬させずに思い切り騒げる部屋があるとよいと思う／床や壁を木目調にしたい／プライバシーの保護（ドアの観察窓が小扉で閉じられるなど）／ナースステーションに近いほうがよい／モニターカメラに死角がないほうがよい／モニターカメラの電波が十分届かない部屋があるので届くようにしたい。

開放観察の方法　一般的には昼食、服薬を含んだ1時間からはじめるが、医師の判断で病状に合わせて、午前から、昼食から、日中など、さまざまである。三食ともホールで取る場合も多い／処遇を書いた紙を保護室の窓に張っている（観察廊下側から張るため、患者さんからは見えるが、手は届かない）／バックベッドは設けない／開放観察中はデイルームで過ごすことが多い。保護室への出入りは施錠されたドアを通るため、職員を介する必要がある。

看護師の安全への配慮　措置入院、鑑定入院、不穏状態の場合は、複数対応（2名以上）を徹底している／感染症に対する職員への教育と指導を充実させている／CVPPP（包括的暴力防止プログラム）の研修を実施している。

54ページ掲載

19 のぞみの丘ホスピタル（岐阜県美濃加茂市）

のぞみの丘ホスピタルは私が勤めていた大学の実習病院でした。急性期病棟がある南棟は2002年の建築で、過ごしやすさを目指した工夫に満ちた設計になっていました。特筆すべきは救急外来から保護室へのアクセスです。専用通路、専用エレベーターがあり、ほかの患者さんの目に触れずにダイレクトに保護室に誘導できるのです。私は2007年4月に訪問した際にこれを見て、「外来から保護室へどのようにアクセスしているか」はまだ未着手の研究分野だと気づきました。

この病院は療養病棟（閉鎖、開放）にも保護室があります。最新の保護室と、旧来からある保護室を、1つの建物の中で見ることができ貴重な体験となりました。

［看護師さんからの聞き取り］

急性期治療病棟

優れている点、工夫している点　専用通路、専用エレベーターで外来から保護室エリアに直接アクセスできるので、ほかの患者さんの目に触れずに入院できる／新しくてきれい。清潔／実際よりも広く見える正方形に近い保護室の形／観察廊下に面した窓も屋外に面した窓も、透明部分が広いので、そこから太陽光を採り入れることができ、明るい／ADL援助。積極的に声掛けし、特に清潔のケアを充実させている。

使いづらい点、変えたい点　防音対策。深夜帯に騒ぐ患者さんがいると、隣室の患者さんは睡眠が取れない／トイレと寝るスペースとが一緒の空間である点／トイレのちり紙が床に直に置いてある点／排泄後のにおいが気になる。換気扇では完全には除去できない／面会時、ほかの部屋の患者さんが面会者に見えてしまう／作り付けの出っ張りの少ない鍵付きロッカーがあるとよい／喫煙室が保護室エリアにもあるとよい。

新しく保護室を作るとしたらどのような点を重視しますか　固定式ベッドがほしい／床暖房／防音や安全を強化したい。床、壁、天井をじゅうたん張りに。

開放観察の方法　医師の指示により、30分ないし1時間単位ではじめる／半日以上開放する場合はバックベッドを設けることが多い。

療養病棟（開放）

優れている点、工夫している点　保護室が広いところ／色調がよいところ／看護が開放処遇を心掛けているところ。

使いづらい点、変えたい点　ナースステーションと保護室の距離が遠い／強度は現状でよいが、部屋の雰囲気がもっとソフトだとよい。雰囲気は個室で、強度は保護室という部屋があるとよい。

新しく保護室を作るとしたらどのような点を重視しますか　天井の高さや部屋に種類があるのがよいと思う／状態に応じて活用できる設備がほしい／看護の安全を重視したい／清潔、不潔の区別を明確に／保護室専用のデイルームは必要／観察廊下側にもドアを付け、患者さんが状態に応じて観察廊下を使用できるとよいと思う。

開放病棟における保護室の意味について　環境を変えないほうが患者さんにはメリットになるのではないか。調子のよい時には開放処遇ができる。閉鎖病棟や急性期病棟への転棟は、ベッド数の関係で困難だったり、いったん転棟するとなかなか帰ってこられなくなったりすることがある。

開放観察の方法　午前は検温後（10時）、午後は13時30分から開放観察を行う。時間の指示は医師から／たいていの患者さんにすでにバックベッドがある。ない場合は開放指示が2時間を超えた時点でバックベッドを設けている。

看護師の安全への配慮　複数対応を原則としているが、徹底しているとはいえない／慢性期病棟という特質上、患者さんの状態は把握しているので、状態に合わせた対応ができる。そのことが、看護師の安全に寄与していると思う／構造的に壊れにくいところも看護師の安全につながっていると思う。

58ページ掲載

20 静岡県立こころの医療センター

（静岡県静岡市）

保護室の患者さんはすべてハイリスクとして、必ず水分出納と睡眠状態をチェックしていました。お話をうかがっていて感じたのは「緻密な看護がなされている」ということです。それは、看護師が患者さんの身体、精神について「イメージする」ことから導かれているように思いました。

たとえば、スピーカーの使い方ひとつにも考察がなされています。精神症状（幻聴）があるので、空中から声がして、それと会話するというのは病状にもよくないという考えから、スピーカーではなく、現実の看護師の姿を見せて会話するよう心掛けているというのです。そのようなことに思いを馳せたこともなかった私は、感銘を受けました。

また、「保護室においても生活の質を保つ」ことへ、並々ならぬ努力を払っている点も興味深かったです。

［看護師さんからの聞き取り］

優れている点、工夫している点　目の前にナースステーションがあるので、位置関係がよい／委託業者が1日2回清掃するため、部屋が清潔。必要時はスタッフが掃除する／患者さんは、いずれ社会へ帰っていくので、いくら症状が激しくても、生活の基盤を崩さないようにしている。特に精神科の場合、患者さんが清潔行動を取らなくなってしまう傾向があるが、食事、睡眠、排泄、清潔のすべてにおいて、人として最低限の生活の質を保つことを心掛けている。特に口腔内ケアは、誤嚥性肺炎の防止のために必要と考える。薬物治療により唾液が減ったり、細菌が溜まりやすくなったり、むせ、嚥下困難も出てくるからだ。特に高齢の患者さんには注意が必要と考える。

使いづらい点、変えたい点　排泄に関するプライバシー。トイレスペースの観察窓が大きすぎる／洗面台が大きすぎる。上に乗ることができるので危険／ハイケア室の洗面台が小さすぎる。洗面すると周りがびしょびしょになる／ハイケア室前の通路が病棟の出入口にあたるため、患者さんのために活用できず、またほかの患者さん、家族、職員などが通る頻度も高いため、静かな環境を維持できない／ドアの観察窓はもう少し大きくてもよいと思う／トイレットペーパーのセットに不具合がある。

新しく保護室を作るとしたらどのような点を重視しますか　保護室前、ハイケア室前の通路にテーブルやいすを置き、デイコーナーや面会コーナーにしたい。病棟のデイルームでは開放観察の際に人への刺激が多すぎるので、保護室専用デイルームがあるとよい／もし保護室専用デイルームを作ったら、患者さんも看護師の姿が見えると安心できると思うので、必要な場合はスクリーンを下ろすなどの工夫をしつつ、ナースステーションから見えるようにしたい／防音／現状のように、患者さんの部屋同士が見えないようにしたい。

開放観察の方法　毎週1回、定例で事例検討会議があり、処遇を検討する。会議のメンバーは病棟医長、主治医、師長あるいは副師長、看護スタッフ／行動制限最小化は常に意識しており、看護計画は3日に1回必ず見直し、それ以外の日も処遇については日々検討している。処遇の基準はなく、病状との兼ね合いで決めている。ただし、看護の質も数も整った環境で患者さんの処遇を変えたいため、看護スタッフが手薄になる夕方から、あるいは朝一番に処遇を変えることはやめてほしいと医師に伝えてある／開放の判断として、睡眠の状態を重視している。救急病棟ではすべての入院患者さんに睡眠チェック表を使用し、指標にしている／開放観察の際、患者さんはデイルームで過ごす。保護室エリアとデイルームの間には施錠されたドアがあるため、出入りには必ず看護師を介する。休憩を取りたい時は、看護師が付き添って帰室する／バックベッドは開放観察がはじまった時点で設置する。

看護師の安全への配慮　保護室とハイケア室前の通路、ナースステーションに非常ブザーがあり、各病棟、医局、事務など全館に応援を要請できる／CVPPP（包括的暴力防止プログラム）のトレーナーが病院全体で20名以上いる／院内研修を年2回実施している。救急病棟なので、外来から応援に呼ばれた場合や夜勤体制の場合など、場面を設定して実際に動いてみる形の研修も実施している／暴力への対処以前に、患者さんが暴力を起こすような状況にならないように、アセスメントして適切な対応を選択できることが必要と考えている。

60ページ掲載

21 犬山病院（愛知県犬山市）

改築したての新しい病棟でした。どちらかというと安全に重きをおいて看護を行っているという印象でした。布などが掛けられないように手すりやドアのハンドルが工夫されているなど、細かなところまで配慮が行き届いていました。

［看護師さんからの聞き取り］

優れている点、工夫している点　改築に際して会議に病棟師長や主任が参加したので、看護の意見が取り入れられている／ナースステーションに近く、観察が密にできる／壁がやわらかい素材なので自傷行為があってもけがをしない。

使いづらい点、変えたい点　ドアが重たい／稼働してすぐ、ドアが自然に閉まってしまうことに気づき、閉まらないように改修した。

新しく保護室を作るとしたらどのような点を重視しますか　モニターが1つしかなく、死角ができてしまうので改善したい。

開放観察の方法　ケースによって異なるが、最初に開放するのは、入浴等で隔離室外に出た際（入浴後）、そのままデイルームで過ごすという方法。多いのは午前9時のモーニングケアの後で開放し、16時30分の夕方の薬を飲んで17時までに帰室するという形／30分、1時間のように区切って開放するのではなく、いったん出たら開放終了時間（17時）まで開放する。言い換えれば、3～4時間程度デイルームで過ごせる状態にまで落ち着かなければ、開放はしない／入院時点で一般床にベッドを確保するので、バックベッドは必ずある。

看護師の安全への配慮　観察廊下の窓の隙間を利用して徒手抑制ができ、患者さんの飛び出し行為に対処できる／鍵を患者さんに見せないようにしている。

62ページ掲載

22 愛知医科大学病院（愛知県愛知郡）

はじめて訪問した大学病院の保護室。調査対象として貴重な総合病院の保護室だということ以外に、私は個人的にこの病院には思い入れがありました。私が看護師になってはじめて働いたのがこの病院の内科病棟だったからです。将来精神科で働くことを考えていた私にとって、扉に閉ざされて踏み込むことのできなかった精神科病棟は、ある意味あこがれの場所でした。

現在精神科病棟は建て替えを構想中だそうです。調査結果をまとめたものを送ったところ、新しい病棟作りに役立てていただけるということで、とてもうれしく思っています。

［看護師さんからの聞き取り］

優れている点、工夫している点　精度のよいモニターカメラ。2台あるうちの1台はズームがきいてピントも合うので、訪室しなくても食事摂取量がわかる。顔の表情も確認できる／ドアに配膳口があり、入室しなくても対応ができる／配膳口の高さが床面ではない高い位置にある。患者さんの立場で言えば、床面でないところで受け渡しできるので感じはいいと思う。しかし、患者さんの協力がないと、食事も与薬も不可能／マットレス（除圧効果があり、表面は抗菌加工で、水拭き可能なもの）を使用していること／配膳口をのぞけば見える位置に時計が設置されていること。

使いづらい点、変えたい点　木の壁。色が茶色で、窓も高く、外が全く見えないので、暗くて圧迫感があると思う／落書きされやすい

新しく保護室を作るとしたらどのような点を重視しますか　壁、床ともに倒れたり当たったりした時にけがをしない程度のやわらかい素材がよい／便器を洋式に／必要時は入室したまま手洗いができる設備／出っ張りがない構造／窓をもっと大きくしたい／ドアと反対側に観察廊下がほしい。そして、観察廊下側にもドアを設置したい／保護室利用者専用の浴室／入口をベッドの出し入れがスムーズにできる幅にしたい／防音構造（周りに音が漏れないもの。ナースステーションにはスピーカーで聞こえるようにする）／患者さんの状態によって、構造を変化させることができるような保護室。または数種類のパターンの部屋。たとえば便器が和式から洋式、ベッドがありとなしなど。

開放観察の方法　医師が毎日診察する。その日の状態などを看護スタッフとカンファレンスした結果、最終的に医師が指示を出す。看護師の判断や観察の結果は生かされていると思う／医師との意思疎通も良好で、最初に開放観察する時に医師に病棟にいてもらうよう頼むこともある。一番最初に出すのは入浴時が多い／バックベッドは入院時に必ず設ける。私物はバックベッドに置く／保護室は2床しかないので、保護室利用は長くても1か月未満。長期にわたる場合は関連病院に転院もある／病院にパス委員会があり、パスの使用を試みたことはあるがうまくいかず、現在は電気けいれん療法を行う場合のパスのみ用いている。

看護師の安全への配慮　訪室する際にはほかの職員に告げてから行く／白衣のポケットに鍵以外のものを入れない／行動に予測がつかない患者さんのところに行く場合は、複数で訪室するか、配膳口から対応する。

64ページ掲載

23 東尾張病院（愛知県名古屋市）

東尾張病院では、急性期と開放の2つの病棟を見させていただきました。両病棟とも広くて明るく、ゆとりを感じさせる構造でした。開放病棟で話をしていただいたのは、年季を感じさせるベテラン看護師さんで、保護室の話以外にも、看護師の安全管理について含蓄のあるエピソードを聞かせてくださいました。一番印象的だったのは、開放病棟の保護室にはトイレスペースに目隠しがなかった点です。ガラス張りの観察廊下から素通しで便器が見えました。保護室の改築の際にもなぜか目隠しが設置されなかったそうですが、私にとってはトイレスペースについて再考するきっかけとなりました。

[看護師さんからの聞き取り]

急性期病棟

優れている点、工夫している点　光が入りやすい。明るい保護室である／ナースステーションの裏側なので、すぐに対応できる／ドアが多く、空間が区切られているので、看護師が安心して確実に洗面台に誘導できる。

使いづらい点、変えたい点　ドアロックの音が大きい。確実に、かつ静かに開け閉めができればどんなにいいか、夜どんなに巡回しやすいだろうかと常々思う／配膳口から食事を入れるには心理的な抵抗がある。夜勤帯で興奮している場合などは配膳口対応になるが、そのような入れ方をしないでほしいという患者さんも多く、倫理的ジレンマを感じながら行っている。

新しく保護室を作るとしたらどのような点を重視しますか　いまよりも広い保護室。3時間くらい入った経験があるが、圧迫感があった／ドアを静かに開閉できる保護室／通気性の改善。安全な形で通気性を確保したい。エアコンはあるがやはり自然の風がよいと思う／現状のように、いっぱい光が採れる明るい保護室がよい。

開放観察の方法　15分、30分、1時間、2時間、10時から16時、6時30分から20時と段階的に開放度を上げていく。15分、30分は患者さんの状態を慎重に見たい場合に用いるが、ほとんどのケースが1時間の時間開放からはじめる。状態を見ながら、医師と看護師が相談して行っている／バックベッドは設けていない。

看護師の安全への配慮　CVPPP（包括的暴力防止プログラム）の研修をほとんどの職員が受けている。看護以外の職員でもブレイクアウェイ（1対1の場面で、その場を離れる技術）は知っている／エマージェンシーコールがナースステーションにあり、表示盤が点灯するので、どこで鳴らしたかがわかり、押しただけで集合がかかる／職員の心の安全管理のため、メンタルヘルスに関して調査し、問題がありそうなら院長に報告するシステムがある。

開放病棟

優れている点、工夫している点　ナースステーションに近い／モニター観察ができ、ビデオ録画しているので、その瞬間を見ていなくても再生して確認できる。しかしプライバシーの点からは改善の必要があると思う／患者さんを待たせることがないように、要求にすぐに応えるよう努力している。待ってもらう時は「5分待ってください」など具体的に伝えるようにしている。

使いづらい点、変えたい点　騒音やプライバシーの点を改善したい。

新しく保護室を作るとしたらどのような点を重視しますか　トイレを別の部屋にして、人感センサーで照明がつく、消えるなどの設備を付けたい／便器を洋式と和式両方そろえ、かつ高さを調節できるようにしたい。目隠しを設置するのが構造上困難であれば、使用に合わせて上下するカーテンなどを付けたい／騒音を改善したい／高齢の患者さんが転倒してもけがをしないような素材の床にしたい／床面の高さにある配膳口を改良したい。いまよりもう少し高い位置にあると外部から見たイメージもいいし、受け取る患者さんにとってもよいだろう／観察されていることが患者さんに気づかれないような工夫。

開放病棟における保護室の意味について　隔離を希望する患者さんに対応できる。保護室が急性期病棟などにしかなければ、病棟を行き来しなければならない。夜間などの送り迎えに要する看護人員の面から考えても、開放病棟に1～2床保護室があったほうがスムーズに対応できると思う。保護室に収容してすぐ落ち着きを取り戻す場合は、わざわざ急性期病棟に移して看護師が替わるようなことはしないほうがよい。

開放観察の方法　バックベッドはあるほうが望ましいが、必ず確保できるわけではない／病棟の性質上、開放観察中の患者さんが病棟の外に出て行くことができる。外出時には職員に声を掛けるように説明するなど、患者さんの自由な活動を尊重するようにしている。保護室使用中の患者さんの外出範囲は原則的に売店や作業棟など院内のみ。無断離院や転倒などのリスクがある場合は目的地まで付き添うようにしている／看護師と本人が話し合い、1日の日課表を作って過ごすよう工夫している場合もある／人のものを黙って盗って食べる、誤嚥や窒息のリスクがある、といった患者さんでもできるだけ開放したいと思っているが、日中のスタッフの多い時間帯に少しでもデイルームへ出し、開放時間を長くするぐらいしか対応できていない。長期間の隔離、拘束が望ましくないことは言うまでもないが、病棟の人員の配置（50床に対し看護師17名）、夜勤体制（2名）の都合上、限られた対応しかできないのが現状。

看護師の安全への配慮　暴力などのリスクがある時は、原則的に複数対応／開放病棟特有のリスク、たとえばナースステーションに患者さんを入れる場合の注意点などについて、看護師に指導をしている。

68ページ掲載

24 愛知県立城山病院（愛知県名古屋市）

愛知県の精神科看護のリーダーシップをとる城山病院。建物こそ古いですが、プライドを持って看護の質を向上し続けている姿勢を強く感じました。印象に残ったことは2つ。1つはダンボール箱に布を張ったテーブルです。それまで私は、保護室に入れるテーブルは小さなちゃぶ台か、テーブルは入れずにお盆を床に直に置くものだと思っていました。ダンボールは、その中間に位置する方法としてとてもよいアイディアだと感じました。布を張り、食事の時間を少しでも豊かにしようという心遣いが感じられて、これこそ看護の視点だと思いました。もう1つ印象に残ったのは、開発によって病院の周りに住宅が増え、高層マンションから保護室の内部が見えてしまうため、近隣から苦情が来ているという話でした。

[看護師さんからの聞き取り]

急性期病棟

優れている点、工夫している点　クリニカルパス、睡眠シートを使用することで、記録に漏れがなくなった／朝、昼にカンファレンスを開き、さらに中間カンファレンスを開いて情報交換を密に行っている。カンファレンスには必ず医師が参加する／スタッフへの新患紹介を徹底している。遅出業務の人にも新患の情報が入るようにしている／「患者表」を色分けしたことで、入院してからの期間が一目でわかる／臭気に対して掃除を徹底／アメニティに気を配っている。建物は古いが入口に花を飾ったりしている。

使いづらい点、変えたい点　保護室前の通路が狭く、ものも置きづらい／家族の面会時に保護室で面会することがあるが、保護室専用の面会室や談話室があればよいと思う。

新しく保護室を作るとしたらどのような点を重視しますか　観察廊下がなく、入口が1つしかないのが不便。飛び出し行為のある患者さんともかかわることができるように、観察廊下を設置したい／自然光が入る環境が望ましい／保護室から中庭に出られるようにしたい／隣接したところにシャワー室と専用面会室が必要。

開放観察の方法　集団のなかで落ち着いて行動できるかを観察するため、食事時間からデイルームで開始する／朝のカンファレンスで病棟医と話し合って決める。その日の勤務状態なども加味した柔軟な体制を取る／保護室内は禁煙で、開放観察時は喫煙可。

看護師の安全への配慮　複数（2名以上）で訪室する／日中は男性2名、女性1名が保護室を担当する／患者さんの暴力に対しての取り組みとして、CVPPP（包括的暴力防止プログラム）に力を入れている。トレーナーの資格を持つ看護師が9名いて、全職員が受講できるように院内講習会を実施している／緊急時の応援要請は、守衛室（24時間常駐）に依頼すれば、全館に緊急コールが放送され、その病棟に応援が駆け付けてくる。

閉鎖病棟

優れている点、工夫している点　頑丈に作られているところ／観察廊下から巡回できるので死角がないところ／直接入らなくても観察廊下の格子越しに対応できるところ。

使いづらい点、変えたい点　ドアを叩いた時の騒音／トイレが部屋にそのままあるという雰囲気。仕切り、目隠しが途中まででではなくて天井まであったほうがよかった／壁に弾力性、クッション性がない／もっと廊下を広くしてほしい。ストレッチャーも通れない／廊下を含めた共有スペースがあるとよい（保護室利用者のためのデイスペースなど）。

新しく保護室を作るとしたらどのような点を重視しますか　どのゾーンに来たらどういった状態なのかがわかる、といったように、入院から退院までが1つの動線として見える流れのなかに保護室を位置づけたい。

開放観察の方法　医師の指示が原則。ナースステーション内のホワイトボードに患者さんごとの自由度を書いている／開放時はデイルームに出てもらう／長時間の開放観察時はバックベッドを確保。

看護師の安全への配慮　原則複数対応／ナースステーションのホワイトボードを活用し、統一した対応を取るようにしている／看護者の勤務体制のなかで男女の組み合わせを調整している。夜間の急な入院などで男性が足りない場合には、ほかの病棟へ応援を求める／朝の洗面では6室同時に開けず、1室ずつ別々に対応している。

開放病棟

優れている点、工夫している点　隔離に関するスタッフ教育を、法律に基づいて作成した看護マニュアルに沿って行っている。本人の希望で保護室を使う際は、患者さんに「特室使用願」を記入してもらう。激しい精神症状が出現していても、隔離が必要な状況や理由を患者さんにきちんと説明するようにしている。

使いづらい点、変えたい点　入口が狭く、ベッド搬入時に支障がある／前室スペースの洗面台も狭い／一般廊下を通らないと浴室へ行けない／音の漏れ。

新しく保護室を作るとしたらどのような点を重視しますか　換気と採光（外気や外の光が採り入れられるような構造）／プライバシーが守られること／洋式トイレがよい（清潔感がある）／防音設備（中の音が漏れないだけでなく、外の音により安静が妨げられることがないように）／室内が広く感じられるような色合い、天井の高さ、窓の位置と大きさ。

開放病棟に保護室がある意味について　開放病棟に保護室があるのは一見矛盾しているようだが、一時的な不穏やパニック時に転棟すると不安を助長し病状が悪化する可能性がある。治療環境が変わらないのはよい。

開放観察の方法　一般的には、職員が観察できる時間の午前もしくは午後30分ずつから開始し、漸次増やしていき、半日を超えたら保護室より転出するために大部屋にベッドを確保する。最大9時30分から18時30分（夕食後まで）／毎週火曜日午後の病棟会議でケース検討を行うほか、状態の変化に合わせて、朝の申し送り後のミーティングで検討している。

看護師の安全への配慮　2名対応が原則。興奮が強い場合は前室から対応する。患者さんの状態によっては1名で訪室することがあるが、ほかの看護師に必ず声を掛けてから行く／メガネ、名札、ボールペンなどは保護室に持ち込まないことが原則

74ページ掲載

25 北林病院（愛知県名古屋市）

改築工事が進むなか、昭和30年代後半に作られた1つの病棟と、昭和50年代に作られた2つの病棟の保護室を見ることができました。丁寧に補修され少しずつ改築されていった痕跡が見られました。昭和30年代築の病棟では石作りの洗面台もあり、歴史を感じました。保護室で使う収納やテーブルなどは、看護師がリクエストするとその通りに作ってくれる職員がいるとのこと。精神科にはよくそうした“職人さん”がいて、病棟を支える重要な役割を果たしてくれています。

［看護師さんからの聞き取り］

優れている点、工夫している点　保護室専用デイルームがあること。多床室に出る前段階として有効な空間だと思う／看護として心掛けていることは、常にかかわりを持つこと。格子越しではなく、できるだけドアを開けて、室内で向かい合い、直に顔を見て話をするよう

に、医師にも看護師にも依頼している／改築の際に、看護から観察廊下と保護室専用デイルーム設置の提案を出し、採用された。

使いづらい点、変えたい点　観察廊下がつながっていること。会話が筒抜けでプライバシーが守れない。

新しく保護室を作るとしたらどのような点を重視しますか　用途や患者さんの症状に合わせて、洗面、トイレなどの空間を仕切り、変化させることができる保護室。

開放観察の方法　保護室には担当看護師を最低2名配置している。できる限り保護室専用デイルームに出し、洗面をしてもらったり、かかわりを持つ。専用デイルームの使用により拘禁反応や幻聴、妄想などの精神症状が把握しやすい。使用時間は9時30分から16時（スタッフの昼休み中は除く）と夕食時間／専用デイルームへの開放は、以前は看護師の判断で行っていたが、いまは医師の指示のもとで行っている。専用デイルームの使用も含め、処遇については医師がカルテに記載する／喫煙は専用デイルーム内のみ。喫煙を希望する患者さんには、「保護室内では喫煙できない」と説明し、許可が出ている患者さんについては時間を区切って専用デイルームに出している。患者さんには、「約束を守れるならば喫煙ができる。守ってくれないと出せない」と説明したり、帰室を嫌がる場合には「そういうことがあると次が出せなくなる」と説明したりしている／この病棟では、保護室専用デイルームではなく、一般床エリアに出すことを開放観察と呼んでいる／バックベッドはなるべく入院時に確保するようにしている。

看護師の安全への配慮　保護室内、専用デイルームでは複数対応／専用デイルームにはインターホンがあり、応援要請が可能になっている。全館放送も可能。暴力行為と身体的な救急の場合で、全館放送の文言を使い分けており、暴力行為の場合は男子職員が応援に来ることになっている。

76ページ掲載

26 桶狭間病院 藤田こころケアセンター

（愛知県豊明市）

訪問した2007年当時、この病院は新築したばかりでした。階ごとにテーマカラーが決められ、急性期治療病棟は青。保護室のドアも鮮やかな青で塗られていました。とりわけ一階はおしゃれで、黒と赤で統一された外来はレストランのようでした。写真を撮り忘れたのがつくづく残念です。建物だけでなく、看護も脱皮を目指しているという話をうかがいました。「どんなに興奮した患者さんでも洗面台に連れていく。そうすることで看護師の思いを伝えている」という言葉が印象的でした。

［看護師さんからの聞き取り］

優れている点、工夫している点　Hタイプ（ハードタイプ＝一般的な保護室）とVタイプ（バリアブルタイプ＝保護室と個室の2タイプに使用できる病室）に分けたことで、Hタイプの保護室に収容する患者さんが減少した。つまり、より患者さんに合わせた環境が提供できるようになった。Vタイプに洗面台を設置した（トイレをドアで仕切れるようにしたが、予想と違い、患者さんから「開けておいてほしい」と言われることのほうが多い。ドアが閉まっていないほうがトイレに行くのに楽なようだ）／洗面所や鏡について、当初スタッフからリスクを指摘する意見があったが、いまのところ本来的でない使い方をする患者さんはいない。スタッフも、洗面台や鏡があったほうがよいというふうに気持ちが変わってきた。従来は洗面をするのに保護室から患者さんを出して付き添う必要があったが、室内に洗面台が設置してあれば患者さんが自分ででき、看護師が呼ばれることがなくなった。使用方法については水栓を調節するなど患者さんの状態によりそのつど判断すればよい／Hタイプのベッドは低いので興奮状態の患者さんでも職員が訪室しやすい。

使いづらい点、変えたい点　Vタイプのデメリットは、室内の狭さとベッドの高さの関係で、興奮のある患者さんには使いづらいこと。／Hタイプはギャッジベッドではないので、身体拘束時に座位が保持できない。そのため、食事の時はいったん拘束を解除するか、緩めなければならない。

開放観察の方法　最初は9時（朝の検温後）から16時くらいまでの間に、2～3時間を1～2日。その後は消灯の22時までに拡大する／開放観察時はデイルームで過ごし、スタッフが観察する。

看護師の安全への配慮　トイレの目隠し下部に隙間を設けて、目隠し裏に患者さんがいても確認できるように工夫した／ナースステーションから外に出る場合、鍵を使用しなくてもよいので、すぐに出ることができる。ちなみにナースステーションのカウンターの高さと厚みを計算し、患者さんが手を出しても届かず、飛び越えられないものにした／各勤務帯に、必ず男性職員を配置している／保護室には複数で入室する。必要な場合はほかの病棟に応援を要請する。

78ページ掲載

27 刈谷病院 （愛知県刈谷市）

全体的にとても雰囲気のよい病院でした。ゆったりした構えで患者さんの生活のニードに応えているという印象です。たとえば、入浴は土日も含め1年365日できるそうです。保護室で職員は靴を脱ぐのですが、「いつからですか」と質問したところ、スタッフも師長さんも「病棟に配属された時にはすでにそうなっていた」とおっしゃっていました。看護部長さんに聞いて、やっと、10年以上前に患者さんに指摘されたことがきっかけだったという経緯を知ることができました。

［看護師さんからの聞き取り］

優れている点、工夫している点　保護室とナースステーションが近い／観察廊下があり観察しやすい／入浴、洗面などの希望をなるべくかなえるようにしている。希望があれば毎日でも入浴する／保護室使用が長期にならないように、毎朝病棟で検討している。患者さんの状態をアセスメントし、医師に報告し、部分的にでも開放できるよう努めている／日中開放するタイミングは早いほうだと思う。

なるべく早く食事だけでもデイルームで取れるように心掛けている。

使いづらい点、変えたい点　洋式便器があるとよい／トイレが観察廊下から丸見えであること／格子は見た目がよくない／天井が低い／ドアの観察窓が小さいので、いかにものぞいている、監視しているという印象を与える／壁や床の材質が硬い／保護室同士が近い。声や音が聞こえたり、患者さん同士でもののやりとりができてしまう／ナースステーションに近いため、患者さんの声は届きすぐに対応できるが、逆に「守られている」という感じが強く、患者さんの依存性を強めている可能性がある。

新しく保護室を作るとしたらどのような点を重視しますか　保護室同士の距離、防音、便器、トイレ、天井の高さなど／保護室2床は急性期病棟としては少ないと感じる／部屋にバラエティを持たせて、対象や状態に合わせて使い分けられるようにしたい。

開放観察の方法　開放観察は積極的に行っている。その判断は看護師が主体性を持てている。医師は看護師の判断を尊重する傾向にある／入院時（転棟時）に一般床にベッドを割り当てるので、バックベッドが必ずある／開放観察時は、患者さんにナースステーションから見える範囲（デイルーム）で過ごしてもらうようにしているので、スタッフ全員で見守っているという感じ。

看護師の安全への配慮　不穏状態などでリスクのある人へは、観察廊下の格子越しに対応する。観察廊下の窓際に寄れば、保護室内部から看護師の身体や衣服をつかむことはできないし、逃げる余裕もある／ナースステーションに近いので、スタッフを呼べば聞こえる／隔離について、入職時の1年間で基礎教育を行っている。内容は、法律、感染、倫理、疾患、看護など／マニュアルがあり、暴力や衝動行為への対応について、講習を行っている／CVPPP（包括的暴力防止プログラム）についての勉強会を実施予定。

80ページ掲載

28 京ケ峰岡田病院（愛知県額田郡）

これぞ「和風の保護室」。木でできた格子をはじめて見ました。木の格子は印象がやわらかくてよかったです。ただ実際もやわらかくて、患者さんが無理やり頭を入れて、抜けなくなったことがあるそうです。この病院では特製の木のテーブルを使っていました。看護の工夫が見える“もの”が私は好きです。

［看護師さんからの聞き取り］

優れている点、工夫している点　観察廊下があること／40年の歴史を持つ構造であるが、当時のものとしては採光や木の感触など、少しでも和らいだ雰囲気を作っている点が評価できる。居心地がよい感じがある／訪室時、なるべく室内に入って患者さんとコミュニケーションをはかる／患者さんの希望はなるべくかなえる。たとえば、清潔にこだわりがあり頻回に手洗い希望があるが、前室の洗面台が使用できない状態の患者さんの場合、おしぼりを数枚入れる。私物の枕を入れたり、パジャマに更衣したりする、ぬいぐるみや写真を室内に持ち込むなど／できるだけ隔離しなくてすむように、看護の質を高めようと努力している。理想の保護室は「保護室がないこと」（以前は保護室2床でやっていた。保護室があればそれに頼ってしまう部分がある）。

使いづらい点、変えたい点　前室および観察廊下のスペースが狭い／私物を置く場所が狭い／患者さんの様子が把握しづらいところにモニターカメラが設置されている／保護室がナースステーションから遠く、また行く途中に施錠されたドアが多い／格子が木製で変形しやすい／保護室内の音がナースステーションから聞こえない／トイレスペースが狭く、介助しづらい。患者さんがトイレスペースの壁をよじのぼってしまう危険がある／隣室の患者さんの声が聞こえ、不穏状態の原因となることがある／観察廊下側の格子を通して、隣室の患者さんとものやりとりができてしまう。場合によっては生命の危険がある／ドア横の配膳口は常に開いており、患者さんがそこから手を伸ばすと便器洗浄ボタンに届いてしまう場合があり、便の確認が必要な時に困る。

新しく保護室を作るとしたらどのような点を重視しますか　配膳口の高さと位置／トイレの位置／観察廊下を1部屋ずつ区切る／隣室の音が聞こえない構造／モニターカメラを患者さんの目に触れないようにしたい／ナースステーションの近くに保護室を配置する／観察廊下をもっと広く／前室に患者さんの私物を置くスペースがほしい。患者さんの目の前に私物があれば安心感を与えられる／前室を広くすることでデイルームとして使用できる／転倒時の外傷や打撲に対処するため、床や壁の素材をやわらかいものに。

開放観察の方法　医師の指示による。一般的な方法としては昼食時（マンツーマン）→午前→午前＋午後→9時から16時30分と拡大していく。最長は7時から21時。最短はタバコ1本を吸う間／開放観察は、医師と看護師とのカンファレンスで決めている。カンファレンスの頻度は特に決まっていないが、隔離をしている患者さんについては1週間に1回程度。

看護師の安全への配慮　看護基準および看護手順を用いて教育しているが、対応の仕方についてのDVDを次年度から活用予定／カーデックス、ホワイトボードに開放度や持ち込み品を記載し、申し送り、カンファレンスなどで情報共有をはかっている／日勤帯は保護室担当を決めている／持ち込み品を最小限にすることや、行動制限最小化委員会で保護室についてのルールを決めることなどで、事故防止をはかっている。

82ページ掲載

29 南知多病院（愛知県知多郡）

愛知県の知多半島の端にある、海岸沿いの病院です。訪問してから聞いたのですが、調査依頼を受け取った当初は断るつもりだったそうです。でも病棟師長が「ぜひ来てもらいましょう」と進言してくださり、訪問が実現しました。

療養病棟という少ない人員のなかで、保護室の患者さんに質の高いケアを提供している病棟でした。開放観察ができない場合でも、隔離し続けるのではなく、拘禁反応を防ぐ意味で保護室専用デイルームを有効に使っていました。患者さんがジュースや食事を保護室専用デイルームで取りたいといえば、ほかの患者さんと時間をずらして取ってもらうような使い方をしていました。保護室専用デイルームでテレビを見ることもあり、柔軟に対応しているとのことです。看護師にとっては、開放した時の患者さんの行動や反応を見ることができる上に、患者さんに対して開放への動機付けにもしていると話していました。

［看護師さんからの聞き取り］

優れている点、工夫している点　隔離の患者さんでも、保護室専用デイルームで開放観察できる／できるだけ開放観察を早めにするようにしている。

使いづらい点、変えたい点　構造が原因でシャワー室が活用できていない／患者さんの私物を置く場所がほしい。保護室前にスペースがあるが、記名した私物（コップなど）がそのまま置いてあるので、誰が保護室を使用しているかがわかってしまう。一時ロッカーを設置したが、ベッドの出し入れに支障をきたすため撤去した。

新しく保護室を作るとしたらどのような点を重視しますか　保護室としても、個室としても使える部屋があるとよいと思う。

開放病棟における保護室の意味について　開放病棟の患者さんが一時的に不穏になった時に使用するが、ケアするスタッフが同じであれば、ケアに継続性があって患者さんも安心できるのではないか。開放病棟の保護室は個室のような感じで使えると思う。

開放観察の方法　開放観察の妥当性については、朝の申し送りの時に、前日の日勤帯および夜勤帯の状況を見て話し合う。最初はデイルームで昼食を取ることから。それで支障がなければ、夕食、その次が朝食／行動拡大に関しては看護師の観察、判断の結果を医師に提案し、医師の指示を受ける。開放観察の間は、職員が患者さんの所在を確認する／開放観察中は、保護室のドアおよび通路に面したドアは開放されているので、患者さんは適宜帰室して休憩することができる／開放観察中に出入りが頻回で、ほかの保護室の患者さんの安静を妨げる場合はバックベッドを設ける場合もある。

看護師の安全への配慮　入院初期の興奮状態などの時は、なるべく複数対応／医師の対応時に状態をモニタリングし、対応方法を判断する／ナースコールで病棟スタッフの応援を要請できる。

84ページ掲載

30 三重県立こころの医療センター

（三重県津市）

夏の終わりに訪れた三重県立こころの医療センター。夏の疲れもあり、正直いって保護室の調査もなかだるみしていた頃でした。でもここを訪問して頬をひっぱたかれたようなショックを受けました。多様なタイプの7つの保護室、デイルームの前に堂々と表示された「保護室」のプレート。案内してくださった副部長（兼病棟師長）さんの説明は、建築材料のことから保護室の構造、患者さんへの接し方、病棟の機能まで幅広い知識に支えられた内容でした。「弟子入りしたい！」と思うほどでした。

［看護師さんからの聞き取り］

優れている点、工夫している点　木目を含めた壁や床の材質／安全で安心で明るい環境を作ること。スタッフが明るいので、患者さんからも「親近感がわくのでよい」と言われる／労を惜しまないこと。患者さんに何か言われた時はすぐ対応できるように、耳を傾けること。そして動くこと／患者さんに率直に謝ること。興奮して怒っている人でも、看護師に謝られたら自分を振り返る余裕ができ、コミュニケーションが２～３倍よくなる。

使いづらい点、変えたい点　音が響くのが一番のネック／看護師の人数が少なくなる夜勤帯での保護室の対応は、患者さんに日勤帯まで待ってもらわなければならない場合がある。

新しく保護室を作るとしたらどのような点を重視しますか　新しく作ったとしても観察廊下を付けたい／いろいろなパターンの保護室と個室（堅牢なものとソフトなもの）を患者さんの状態に合わせて使い分けることができれば理想的。

開放病棟における保護室について　開放病棟でも保護室はなければならないと考えている。病棟移動はそう簡単にはできない。ただし、各病棟の機能や役割を明確にすることが必要。保護室があるからといって、（職員配置の少ない）開放病棟に手の掛かる患者さん（認知症の方も含めて）を入れておくのは、病棟の運用方法に問題がある。保護室があるからみられるだろうと考えるのではなく、基本的には開放病棟は、開放処遇ができる患者さんにまずいてもらい、その患者さんが急性期症状を呈して行動制限をかけなければいけない状況になった時に、一時的に保護室を利用し、症状が安定したら開放するという形で利用したい。

開放観察の方法　入院時、ある程度自分の状況がわかるまでは保護室に入室してもらい、そこから少しでも約束が守れたり、ある程度の疎通性が取れたら、開放を進めていく／患者さんの要求には柔軟に対応したいので、複数の看護師（担当看護師を含む）で判断しながら、患者さんとの間で約束事の「誓約書」を作る。そして患者さんと看護師双方がサインをし、それにもとづいて対応することが多い。当病棟の治療方針の原則は睡眠を取ることなので、約束時はそこに立ち戻って考えるようにしている／当病棟は看護スタッフの数は多いが経験年数５年未満のスタッフがほとんどで、観察や判断の力量にばらつきがある。そのため、スタッフ間の情報共有とコミュニケーションをはかることを心掛けている／日勤帯は新保護室の横の小ホールに必ず２名のスタッフ（男女１名ずつ）を配置している。

看護師の安全への配慮　複数で訪室する／暴力や衝動行為に対しては、基本的に多人数で対応する／ CVPPP（包括的暴力防止プログラム）の研修を受けている／１日保護室を担当する看護師は、コールに連動したカード型の緊急コールを携帯する。

86ページ掲載

31 丹比荘病院（大阪府羽曳野市）

病院をいくつも訪問しても、そのたびに新しい発見があります。丹比荘病院では、瞬時にクリアとスモークが切り替えられるようになっている観察窓のガラスや、安全への配慮により、天井に設置された中央配管、コンセント、ナースコールなど、工夫を凝らした保護室の設備に驚きました。ほかの病院では一面壁である部分にも観察窓を設けて、観察のしやすさを追求した工夫には、なるほどと思いました。

［看護師さんからの聞き取り］

優れている点、工夫している点　壁と床に、感染に配慮した素材を使用していること。消毒がしやすい／床がクッション素材／モニターカメラがないこともあり、看護師が保護室にまめに足を運んでいる／保護室内に手洗いが設置してある／便器洗浄は室内外からの操作を切り替えられる／中庭側を二重窓にしており、間のブラインドが電動で開閉できる／観察窓がトイレ、ドア、壁の3か所にある／瞬間調光ガラスを使用しているために、患者さんに訪室していることを気づかれずに様子を正確に観察できる／個室が保護室の横に設置されているので、個室で様子を見ることができ、早く隔離解除できていると思う。

使いづらい点、変えたい点　観察廊下がないので、看護師の後を追って部屋から出ようとする患者さんに対して、徒手抑制ができない／保護室のドアが2か所にあるとよかった／ドアが大きく、閉めるのに時間がかかるのも、対応に苦慮する要因となっている／ベッドを移動させる患者さんがいるので、固定も移動もできるベッドであるとよいと思う／60床に対して保護室3床は少なく、ベッドコントロールに困難を感じている。さらに2床（計5床）保護室があるとよいと思う。救急対応をしているので、夜間はどうしても保護室が足りなくなり、入院を受け入れることができない状況が生じてしまう。夜間の入院に備えて、保護室を1床空けるようにしているが、2件同時に連絡が入ることもあり、先着順にならざるを得ない。

新しく保護室を作るとしたらどのような点を重視しますか　ベッドを可動も固定もできるようにしたい／保護室の入退室時に患者さんと職員の安全が確保できるような工夫。

開放観察の方法　医師により異なるが、9時から12時（半日開放）→9時から13時（昼食を含む）→9時から15時（16時）のように段階的に拡大する。ほかの患者さんとのトラブルや不眠などの可能性がある場合は、隔離解除ではなく、「終日開放観察（24時間）」という形を取ることがある。「終日開放観察」で様子を見る期間は1～2日程度。患者さんには、「まだあなたは隔離中で、状態が落ち着かなければ隔離継続になります」と医師から説明する／開放観察中は、患者さんは一般床エリアで自由に過ごす。保護室エリアと一般床エリアとの境のドアは、1か所だけカードキーで開錠できる。開放観察中の患者さんと、個室を使用中の患者さんにはカードキーを渡して通行に使ってもらっている。そのため看護師を介さず出入りできる／バックベッドは設けない／隔離や拘束の解除に関しては、朝と昼にカンファレンスを行っている。これには患者さんの主治医とソーシャルワーカーも参加する／隔離解除のポイントは理解度。開放観察をする時に必ず約束事をし、これを理解して守れるかを見る。

看護師の安全への配慮　複数で対応するのが原則だが、男性看護師は1名で訪室することがあり、徹底できていない。不穏状態の場合は複数対応を徹底できている。1名はベッドサイド、1名は通路にいるということもある／看護師が入室する前に必ず観察窓から患者さんの所在を確認し、それから開けるようにしている。それは患者さんのプライバシーへの配慮もあるが、ドアが外開きなので飛び出してくるおそれがあるため。

88ページ掲載

32 浅香山病院（大阪府堺市）

大阪の看護師さんに「どこかいい病院はないですか?」と尋ねたところ、口をそろえて「浅香山病院」という答えが返ってきました。

事前にホームページで概要は把握していきましたが、訪問してみて、改めて規模の大きさ、そして歴史の厚みに驚きました。救急病棟で印象的だったのは、保護室エリアの使い方に関する看護の判断力です。保護室、準保護室、個室の計17床の病室が区切りなくつながり、広いデイルームがある空間を、看護師の裁量で使いこなしていたのです。もう1つ印象に残ったのは清潔の援助が充実していることです。浴室や洗面台もさることながら、一般床エリアに足浴スペースがありました。足の清潔って、精神科では大切ですよね。

［看護師さんからの聞き取り］

優れている点、工夫している点　患者さんの処遇が画一的でないところ／保護室エリア内で開放することで、保護室内での隔離を減らしている／清潔に関する設備が充実している。毎日入浴でき、洗面台も多い。清潔の援助のなかで患者さんの皮膚に触れることがコミュニケーションであり、そこで患者さんが何かを感じ取ってくれる。人とのかかわりが一番大切なのは急性期だと思う。陰性症状は人が触れることで改善するという事例もたくさんある。足浴だけでも効果がある／実際に保護室に足を運び、自分の目で見る。反応がないことも含め、それも患者さんをアセスメントする材料になる。そういう意味で、構造的に保護室に行きやすければ当然行動制限は少なくなっていくと思う。保護室を「陸の孤島」にすれば隔離が長期化する／病院のハード、アメニティの質が看護師の活動、モチベーションを上げる。たとえば洗面台などの保清の設備が充実していれば、ケアができるようになり、その援助を通して患者さんの健康な部分や回復を看護師が実感できる。それが行動制限最小化につながると思う。

使いづらい点、変えたい点　保護室が暗い／便器洗浄ボタンが外れてしまうことがある／保護室エリアに死角が多いという意見もある

／精神症状のアセスメント力に看護師間で差がある。そのため隔離が長期化することがある。査定できているのに開放に向けての行動に至らない場合もある。

新しく保護室を作るとしたらどのような点を重視しますか　いまの2倍の面積がほしい。保護室内に洗面とトイレだけでなく、シャワーを付けたい／ベッドを広くしたい／明るくしたい。太陽光が入るとよい／時計やカレンダーを置きたい／テレビを見れるようにするのもよいと思う。

開放観察の方法　入院時（終日隔離）から半日程度経過した時点で、観察した結果を、医師と看護師がカンファレンスで話し合い、処遇を決める。開放観察を決めるポイントを明文化したものはないが、隔離になった要件が改善されているか、保護室エリアの状況に患者さんが影響されないか（ほかの患者さんとの兼ね合い）、の2点を見ている／看護師は毎日処遇についてカンファレンスをしている／セルフケア（食事、入浴、洗面）に関する処遇については看護の裁量で判断可能／開放観察の方法は患者さんによって異なるが、病棟日課に沿って決めている。たとえば、10時から12時30分（昼食後）、13時30分から16時など。最長は6時30分から21時30分／一般床エリアへの開放観察もある。一般床エリアに移室する前に、半日程度患者さんに一般床の見学をしてもらう。人が多いことへストレスを感じる人はさらに数日保護室エリアで様子を見る／処遇に関する情報共有は朝のカンファレンスで伝える。勤務帯の途中で処遇を変更した場合は勤務者全員に口頭で伝え、患者さんについての情報をまとめたワークシートにそのつど書き込む。

看護師の安全への配慮　訪室時は必ずドアを開けておく／男性患者さんに対して、女性職員1名での訪室は原則的に行わない／リスク査定やディエスカレーションの勉強会をもう1つの救急病棟と合同で行っている。

90ページ掲載

33 土佐病院（高知県高知市）

この病院で驚かされたのは建物がピカピカなこと。とても1972年に建てられたとは思えません。院長先生も含め職員全員で磨きまくるそうです。保護室は看護師さんがリーダーとなって設計をしたそうで、いろいろな工夫がぎっしりと詰まっていました。「患者さんのためならお金は惜しみません」「看護の意見は全部取り入れてもらいました」という言葉も印象的でしたが、「そのぶん責任は伴います」という言葉が忘れられません。四国の精神科病院はすごいです。

［看護師さんからの聞き取り］

優れている点、工夫している点　観察廊下がないので、窓の外の庭が保護室内からよく見える／飛び出し行為に対し、入口ドア横の窓越しに徒手抑制ができる／保護室の患者さんは放置しがちになるので、まめに接触し、少しの時間でいいので寄り添って一緒に出室する。そういう時間が積み重なっていけば開放（隔離解除）が早いのではないかと感じる。保護室だけの担当を設けたことで、観察が細かくなり、変化を見極められるようになった／原則を守って看護することを心掛けている。たとえば複数対応の原則を破ってトラブルがあった場合、看護師もつらいが患者さんはもっとつらい。それにより回復が遅れてしまうので、原則を破ることは患者さんに迷惑が掛かる可能性があることを教育している。。

使いづらい点、変えたい点　保護室の幅が狭い／テレビの位置が高すぎる。テレビを入れているケースを丈夫にして、もう少し低い位置にしたい／外来から保護室へのアクセスは今後の課題だと思う。患者さんのプライバシーを守りつつ、安全に誘導できるようなルートが必要。

新しく保護室を作るとしたらどのような点を重視しますか　太陽が当たる保護室にしたい。ただし西日ではないほうがよい／広さに余裕を持たせたい／部屋の広さ、ベッド、便器のサイズなど、大柄な人に対応できるような保護室があるとよい／全体的にやわらかく、クッション性があり、しかも破れない（むしられない）素材の床や壁にしたい／臭気対策。人工的なものやほかの香りでごまかすのではなく、臭気を取り除きたい／保護室エリアを設けて、保護室専用デイルームを作りたい／保護室エリアにシャワーを付けたい。

開放観察の方法　毎朝の申し送り後、保護室担当者が主となり、スタッフ間でアセスメントしたものを医師に報告し、指示を受け、毎日数回処遇について検討している／開放観察時、患者さんはデイルームで過ごす。開放観察は「付き添い出室」と「遠目観察」に分かれている。「付き添い出室」は看護師がマンツーマンで付き添うこと。「遠目観察」は保護室担当だけでなく、看護師全員で観察すること／情報共有の方法は、保護室担当看護師がリーダーに報告。指示を受けた者がナースステーションのホワイトボードに書く。またナースステーションの患者さんの名札に、現在の処遇を示す札を下げることになっている／保護室への出入りは看護師の手を介し、患者さんは自由に出入りできない／バックベッドは空床がある時に設ける／開放観察の最長時間は7時30分から21時。

看護師の安全への配慮　複数対応が徹底できている／訪室時、外ドアは開放しておく／室内に双方向スピーカーがあるので、緊急時に応援を呼ぶことができる。

92ページ掲載

34 松山記念病院（愛媛県松山市）

松山記念病院はスーパー救急を持っています。39床の病棟に21床の保護室があります。ここで印象的だったのは、観察廊下に置かれた竹炭と一輪挿しです。どの保護室からも花瓶に生けられた小さなお花を見ることができます。

短時間でも必ず保護室エリアのなかで開放観察をするそうで、そのために「保護リーダー」という役割の看護師がいて、20名余りの患者さんのアレンジメントをするそうです。その人の状態、ほかの患者さんとの兼ね合いや職員配置を考えて、短くて5分、長くて数時間の開放観察をアレンジするのは並々ならぬ看護の力量が必要だと思います。

[看護師さんからの聞き取り]

優れている点、工夫している点　見学に来て、すばらしいと言ってくれる人もいるが、基本的に保護室はないほうがよいと考えている。治療で必要だから使用しているだけのこと。

使いづらい点、変えたい点　床や壁に木を使うことにより温かみのある空間になっているが、補修に費用が掛かる。

新しく保護室を作るとしたらどのような点を重視しますか　防音のため、保護室と保護室の間を広げたい／トイレのドア（現在はスイングドア）を上から下まで隠れるようにしたらどうかと思う。

開放観察の方法　9時30分から11時45分および14時から17時が基本の開放観察時間。開放観察は以下の3パターン。①時間対応（保護リーダーの判断＋医師の指示。具体的な方法は看護師が判断）、②個別対応（保護リーダーの判断＋医師の指示。具体的な方法は看護師が判断）、③開放観察（医師の指示。一般床エリアで過ごす）／日勤帯の最初に患者さんの状態や患者さん同士の兼ね合いをアセスメントし、開放の方法を決め、保護リーダーの指示のもと、20名の患者さんを交代で開放する。5分ほどの場合もあるし、1名で出したり2名、3名を組み合わせて出したりもする。保護リーダーが20名の患者さんの状態をすべて把握して、時間開放の方法をアレンジし、指示を出している。

94ページ掲載

35 肥前精神医療センター

（佐賀県神埼郡）

肥前精神医療センターのスタッフによる『精神科保護室の看護とチーム医療』[3)]は、精神科急性期のハードとソフトのシステム、そして年単位で保護室を使用し続けるような処遇困難事例の援助について書かれた、保護室を語る上で欠かせない1冊です。これを読んで、いつかは同センターへ行ってみたいと願っていましたので、その夢がかないました。

師長さんからお話をうかがっていて感じたことは、精神科看護技術としての繊細さと大胆さです。「精神症状に影響されていても“テーブルを壊したら自分の損になる”と判断できる」「大声で騒いだ後に自分を振り返る瞬間がある」と常に患者さんの健康な面を見据えている視点です。言葉を換えると、アセスメントと介入の技術。これらの技術は先輩看護師から後輩看護師に受け継がれているもののようです。

[看護師さんからの聞き取り]

優れている点、工夫している点　保護室専用デイルームが大変広い点。多様な症状の患者さんが複数出ていても、患者さん同士の距離が取れる／保護室の患者さんに限らず、いろいろな機会をとらえて反応を見ながら、きっちりと相手に返してみるという対応をしている／看護の方針としてナイチンゲールの看護理論を取り入れ、患者さんの持てる力を活用するようにしている／カンファレンスで、医師やほかのスタッフから「患者さんが暴れる理由は何か」「この人は本当に混乱期にあるのか」などと質問される体験を通して、看護師は患者さんをとらえる力を身に付けている／入院時、2週間後、4週間後、2か月後、3か月後と、定期的にケースカンファレンスをしている／以前は保護室から直接一般床に移室していたが、刺激が多くて再燃し、保護室に戻るケースがあった。しかし、現在はゾーンに分かれている。保護室の次は5床の個室ゾーンに移動するので、刺激が少ない環境を提供できる／亜急性ゾーンでは夜間のみの隔離、といったように間をさらに短くして様子を見ることができる／個室ゾーンでは、5名くらいの小集団のなかで患者さん同士の情報交換ができる。たとえば、入院の経験のある患者さんから「次はあっち（個室ゾーン）に移るんだよ」と、回復過程の見通しを教えてもらえることもある。当事者同士で情報を共有、交換することは有効だと考える。

使いづらい点、変えたい点　各室に前室を設けてそこに洗面台があるとよい／すべての保護室に洋式便器を設置したい／行動制限最小化を常に念頭に置いている看護師とそうでない看護師がいる。アセスメント力を高める教育が必要／看護師が不足している。保護室14床に対して、看護師3名では少ない。あと1～2名いるとよい。看護基準が7:1にならないかと思う／研修医が多く、短期間（1年間）で交代してしまう。病院のやり方に慣れ、医師と看護師の関係性ができたころにいなくなってしまうのは、行動制限最小化の観点からはデメリットだと思う。また、研修医が指導医に相談する場合はタイムラグが生じる／保護室エリアが横に長い形なので、看護師の動線が長く、またナースステーションからすべての保護室に目が届かない。

新しく保護室を作るとしたらどのような点を重視しますか　防音に対処した保護室がよい。大声で歌いたい人が歌える保護室を作りたい。つまり、騒ぎたい人と静かにしたい人の両方に対応できる保護室がほしい／クッション性のある壁や床がよい／窓を開けて換気ができる面では格子があるとよいが、できることなら格子をなくしたい。

開放観察の方法　「部分開放」と呼んでいる。決まったパターンはないが1時間→2時間→3時間のように段階的に拡大する。最長は午前（9時から12時）、午後（14時から17時）の合計6時間。昼食時の開放は人員不足もあり、まれ／入浴、洗面と喫煙は、看護師の裁量で可能／バックベッドは設けない／開放観察の際、患者さんは保護室専用デイルームで過ごす。刺激によって影響を受ける患者さんは、テレビのある亜急性ゾーンのデイルームに出して様子を見ることもある。

看護師の安全への配慮　夜勤帯（21時から翌日の7時30分）に、ナースコールが鳴った時は、原則格子越しに対応する／CVPPP（包括的暴力防止プログラム）を採用しているが、手技を全員が習得しているとはいえない。研修を繰り返すことが必要だと思う。アセスメントはかなりできるようになったと思う。

[引用文献]
1) 武井麻子，鈴木純一編：レトリートとしての精神病院，ゆみる出版，2006年.
2) 粕田孝行編：セルフケア概念と看護実践——Dr.P.R.Underwoodの視点から，へるす出版，1987年.
3) 内村英幸，吉住昭編：精神科保護室の看護とチーム医療——困難事例への対応と援助，金剛出版，2002年.

[参考文献]
●三宅薫，伊藤文ほか：治療的環境としての保護室使用について，日本精神保健看護学会誌，Vol.2，No.1，p47-55，1993年.
●井手敬昭，三宅薫：生活環境としての保護室について，日本精神科看護学会誌，Vol.50，No.2，p172-176，2007年.
●三宅薫，井手敬昭：保護室における清潔ケアの実態——16施設を対象にした調査より，日本精神科看護学会誌，Vol.51，No.2，p401-405，2008年.
●三宅薫，井手敬昭：保護室における排泄に関わる設備と援助の実態——18施設を対象にした調査より，日本精神科看護学会誌，Vol.52，2009年.
●坂牧一哉，三宅薫，浅田澄子，前野清美，野田智子，伊藤文：保護室Uターン患者さんの保護室再使用の有意性を探る，日本精神保健看護学会，1992年7月5日.
●三宅薫，井手敬昭：看護の視点から捉えた保護室の構造とセルフケアへの援助，日本精神保健看護学会，2007年6月9日.
●三宅薫，井手敬昭：保護室周辺の設備と生活への援助，日本精神保健看護学会，2008年6月22日.

Ⅲ

保護室における生活の援助とは

保護室を訪問する際、重点的に話を聞いたのは、「生活の援助」についてです。

生活の援助とは、いうまでもなく看護そのものですが、保護室では、症状コントロール、休息、自傷他害の防止が焦点となりがちです。保護室関係の論文も、患者-看護者関係に関するもの、行動制限最小化に向けた看護、現状に対する看護師の意識調査、そして、保護室への持ち込み品を取り上げたものがほとんどで、具体的な生活の援助に関する論文はなかなかみつけることができません。また、看護師養成教育で使われている教科書には、処遇としての隔離、拘束が取り上げられていますが、隔離中の看護については具体的な記載はありません。

私が保護室の作りや保護室エリアの設備、病棟の構造について調べてきたのは、それらが生活の援助と密接に関係しているからです。

ここではそのようにして収集した、臨床現場で行われている保護室での生活の援助を、「清潔」「排泄」「食事」「開放観察」「寝る環境」「患者さんから見えるもの」「換気」という7つの項目に沿って紹介しようと思います。

【注】I章に掲載したのは35病院40病棟ですが、この章における集計は、訪問調査したすべての病棟(35病院43病棟)をもとに行いました。

1　清潔

最初のテーマは、清潔への援助です。しかし、一口に清潔ケアといっても、入浴、シャワー浴、清拭、洗面、口腔ケア、さらに排泄や食事の前後の手洗い、もしくはおしぼりの提供があります。設備として、浴室、シャワー、洗面台などが必要な場合があります。保護室における清潔への援助は、ケアも設備も、訪問した病院によって非常にばらつきがありました。

私自身は清潔ケアが好きです。患者さんがきれいになっていいにおいがする。最後に「さっぱりしましたか?」と声を掛けることができる清潔ケアが好きなのです。

入浴は毎日あり、拒否的な患者さんには複数の看護師で浴室へ誘導する、身体拘束している時は全身清拭、というように、努めて清潔への援助をしている病院と、「無理強いをしない」姿勢で、精神症状が落ち着くまで入浴はさせない病院がありました。この清潔ケアへのスタンスがどこで違ってくるのかとても不思議に感じていました。

洗面、歯磨き

洗面、歯磨きの時間と頻度は1日1回（朝のみ）、2回（朝と夕）、3回（朝、昼、夕）が、それぞれ3分の1ずつでした。これは原則的に、ということで1回のところでも患者さんの希望があれば追加するし、3回のところでも、患者さんのもともとの習慣が少なければ3回全部はしていないとのことでした。

洗面、歯磨きの時間と頻度

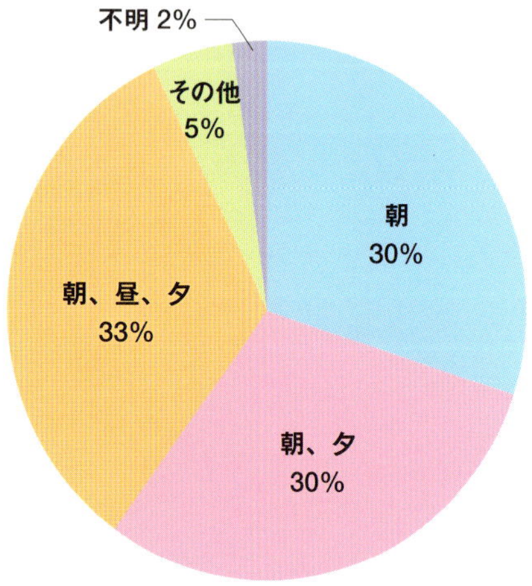

問題なのは「いつやっているか」ということです。朝の洗面、歯磨きを9時から10時の間に行っている病棟が見過ごせないほど多いのです。つまり、日勤帯の最初の業務に組み入れられているということです。普段私たちの生活のなかでは、歯磨きは食後に行うことがほとんどでしょう。でも保護室では、朝食を深夜帯の最後に提供するのに、歯磨きは日勤帯の最初なので、食事から1時間以上後になっています。訪問したなかには、3回の歯磨きをすべて日勤帯の8時30分から17時で行っているという病院もありました。それだとおそらく、食事とその後の歯磨きとの間にかなりの時間が空いてしまいそうです。

清潔に対する習慣や感覚には個人によって違いがあります。特に歯磨きは、患者さんはもちろん看護師も、「1日3回やるのが当然」と考えている人もいれば、「1回でいいよね」と思っている人もいるでしょう。精神科の患者さんのなかには、清潔習慣自体がなくなってしまっている人もいるので、入院前の習慣に合わせると、「歯磨きなんてしないし、風呂は1週間に1回で十分ですよ」ということになってしまうかもしれません。患者さんの習慣に合わせるのか、最低限のラインを決めてそこは守るようにするのか、それとも望ましい頻度を決めて促すのか、そこにも病院による差、個々の看護師の価値観などが絡むように思います。

洗面、歯磨きに要する設備といえば洗面台です。千葉県の袖ケ浦さつき台病院で保護室の中に洗面台があるのをはじめて見ました。その後いくつかの病院で室内に洗面台があるのを見ました。給水はセンサー式なので、出しっぱなしになることはなく、もちろん多飲症やいたずらに備えて給水を止めることができます。しかし、室内に洗面台があれば「いつでも」洗面、歯磨きができるかといえばそうではありません。タオル、せっけん、歯ブラシ、歯磨き粉、コップ、水が必要だからです。特にタオルは不用意に保護室内に入れることはできない危険なものでもあります。ですから室内に洗面台があることが、洗面、歯磨きの頻度の高さに直接つながっているわけではないのです。

前室に洗面台がある保護室では、患者さん1人（ないし数人）に洗面台が1台確保できますが、通路に洗面台を設けている場合は1人1台ではないことがほとんどで、共用の割合が最も高いところは患者さん9人に1台でした。そうなると、時間調整を考えなければなりません。保護室エリアに洗面台自体がなく、洗面、歯磨きは、毎回物品を保護室内に持ち込んで行っているところもありました。

また、患者さんの状態によっては、洗面台まで行くこと（保護室から出すこと）ができない場合もあります。その場合について尋ねると、やはり洗面、歯磨きに必要な物品を保護室内に入れて行うという答えでした。

入浴

シャワー浴も含めた入浴の頻度は、週3回が半数以上の56%でした。週2回が25%、週5日、6日、毎日入浴できる、が合わせて14%でした。保護室を使用している患者さんは介助や見守りを要することが多いので、一般床の自立した患者さんとは入浴できる回数が違うかと思っていましたが、ほとんどの病棟で同じ頻度だったことは意外でした。

入浴の頻度

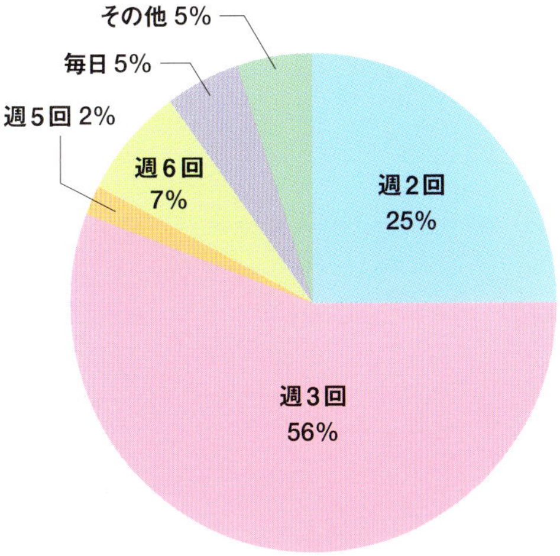

浴室は、一般床エリアのものを使用していることがほとんどです。病棟によっては設計の段階で配慮し、保護室エリアのすぐ近くに浴室がある場合もあります。保護室エリアに専用浴室や専用シャワー室が設置されている病棟もあり、43病棟中専用浴室は5病棟、専用シャワー室は16病棟にありました。けっこうたくさんありますね。

しかし訪問した時に、シャワー室を活用できていない、という話をよく聞きました。1人用のシャワー室は、患者さんと介助する看護師が2人で使用するには狭くて使い勝手が悪く、結局荷物置き場になってしまったり、汚染時にだけ使用するということになってしまうようです。今後、新たに病棟を建てる病院の方には、保護室専用シャワー室は、介助ができる十分な広さを確保することの必要性を強調しておきます。

食事前後や排泄後の手洗い

訪問をはじめた時は、食事前後や排泄後の手洗いのことをすっかり失念していました。自分の生活のなかでは当たり前に思い行っていることも、保護室で援助する側になると、当たり前の思考ができなくなってしまうという1つの例ですね。食事前後や排泄後の手洗いについては聞き落としたことも多いのですが、訪問した病院のなかでもばらつきがあり、実施されていない病棟も多いようです。

人間の排泄は、排便、排尿そのものだけではなく、最後に手を洗うまでが一連の行為でしょう（洗わない人もいますが）。食事も、ただ摂取するだけでなく、食事の前後に手を洗う、もしくはおしぼりを用いることまでを援助するのが食事のケアといえます。

ここで問題なのが、おしぼり（タオル）です。公立の病院に勤務している時は、病院にタオル、そして温タオルを作る器具（タオルウォーマーなど）があるのが当たり前でした。民間病院だとそういうわけにもいかないところもあります。千葉県の秋元病院の看護師さんは、「患者さんのタオルを濡らして、しぼって渡しています」とおっしゃっていました。ものがないからできない、ではなく、あるものでさっとニードを満たす姿勢が素敵でした。

食事の前、排泄の後に手を清潔にするのは、感染予防の面でも必要なことです。洗面台まで行くことができず（保護室から出すことができず）、流水での手洗いができない場合、消毒薬を使用している病棟もありました。いまは感染対策のため、看護師のポケットにスプレーやジェルが入っていることも多いので、それでささっと患者さんの手を消毒するのも1つの手ですね。

訪問した時には聞けませんでしたが、洗面台や手洗いのある保護室では、洗った手は何で拭いているのでしょう。危険でない大きさのハンドタオルを入れているのでしょうか。入れているとしたら、そのタオルはどこに置いているのでしょう。当然ながら保護室内にタオル掛けを作ることは、危険性があるためできません。タオルは布団の上に? 目隠しの上に? 床に置く?……、生活をするということは、手を洗うこと1つをとっても、手洗い、タオル、タオル掛け……、のように、じつにこまごまとしたものが必要になるものです。

保護室における清潔への援助とは

清潔ケアをまとめていて気づいたことは、保護室のケアを日勤帯のなかで収めようとする看護の傾向です。理由はもちろん、日勤はスタッフの数が多いからですが、昼間の入浴は入院中で活動していないから妥協するとしても、洗面、歯磨きが日勤帯、つまり8時30分から17時までの間にしか行えないというのは、私たちの通常の生活からかけ離れています。訪問して話をうかがって受けた印象としては、日勤帯以外で清潔のケアをする発想自体がないようなのです。言い換えれば、ケアを“業務”としてとらえているために、日勤帯の最初の業務に洗面、歯磨きを入れ、準夜帯に入っている夕食とその後の歯磨きのことは頭に浮かばないということです。患者さんは夕食後に歯磨きができないことになってしまいます。生活する人として患者さんをとらえ援助することと、看護師としての業務が乖離してしまっているために、このような、いわば「日勤帯の壁」が出現してしまうのではないでしょうか。

これと関連しますが、清潔ケアは洗面台や浴室などの設備や、おしぼり、歯磨きセットなどの物品を必要とするため、ニードを満たすのに看護師を介さなければならない、という特徴があります。精神科では、自分で清潔を保てない方が多く、急性期においては特にそうです。また、隔離されることにより、患者さん自身に由来しない理由（病院側の理由）で清潔へのニードが満たせないという現状も生じているように思います。また、洗面、入浴に関しても、医師の指示が必要だとすれば、患者さんの状態に即したケアができなくなってしまいます。

保護室における看護は、安全、症状管理、生命維持が優先され、清潔ケアは優先順位が低くなる傾向がありますが、もっと見直される必要があると思っています。看護における清潔ケアには生理的意義、社会的意義、心理的意義がある[1)]とされています。学会発表で私は、「清潔ケアには、上記の3つに加えて治療、援助に関係する意義がある」[2)]と述べたことがあります。患者さんにとって身体をきれいにすることは、爽快感のある快い経験です。看護師が“快”の経験を提供することで援助関係を構築することも、治療的に大きな意味を持ちます。「スタッフは味方だというメッセージを伝えたいので、どんなに興奮している方でも、多人数で対応し、洗面台に誘導して洗面を行っている」と語った、桶狭間病院藤田こころケアセンターの看護師さんは、このことを実践しているといえます。

洗面や入浴は、改めて考えてみると、準備から片付けまでたくさんの手順が必要です。洗面、入浴を通して、患者さんは目的を持った現実的な動作をすることになります。治療、看護の面からいえば、洗面、入浴を援助することで、現実感を提供し、同時に患者さんの行動が合目的的なまとまりのあるものであるかどうかを自然な形で観察することができます。毎日同じ活動の繰り返しだからこそ、回復の度合いもはっきりと知ることができます。さらには、朝、昼、晩に洗面や歯磨きをすることで生活にメリハリをつけるという意義もあります。

このように、精神科急性期における清潔への援助は非常に大切なケアだと思っています。

1) 坪井良子, 松田たみ子編：考える基礎看護技術Ⅱ, ヌーヴェルヒロカワ, p172, 2005年.
2) 三宅薫, 井手敬昭：保護室における清潔ケアの実態, 日本精神科看護学会誌, Vol.51, No.2, p401-405, 2008年 .

2　排泄

私は精神科に就職する前、排便の管理がこれほど重要だとは思っていませんでした。

排泄は、出なくても困るし、出すぎても困るものです。薬の副作用で便秘やイレウスになることもあるので、精神科の看護師さんは「出たか、出ないか」を確実に確認したい、でも排泄物を他者に見られるのが苦痛だという患者さんの思いも尊重したい、というジレンマをかかえています。そのあたりを、各病院ではどのように考え、工夫しているのでしょうか。各病院の保護室ではほんとうにさまざまな種類の便器や目隠しを見ましたので、それらについてもぜひまとめてみたいと思いました。

便器の種類

学会や研修会で保護室の話をすると、必ずといっていいほど便器について質問を受けますし、自施設の便器について語りはじめる人に出会います。保護室の便器って注目の的ですね。その理由は、保護室内のめぼしい設備は便器ぐらいしかないこと、そして多くの人が便器にまつわる逸話を持っているからだと思います。

保護室を訪問するようになってから、便器について改めて考えるようになりました。人間の、いや日本人の排泄習慣の変遷や、急性期の患者さんへの排泄の援助の意味など、考えることがたくさんありました。

訪問した保護室の便器の21%が和式、63%が洋式、残り16%は和式と洋式の両方を設けていました。便器を壊されたことや改築をきっかけに和式から洋式に替えたというお話もうかがいました。また「建築当初は和式（あるいは和式と洋式の両方）だったが、洋式のほうがいい」という意見も複数聞かれました。つまり、保護室の便器は和式から洋式にとって代わられる傾向があります。これは日本の一般的な便器事情と同じです。

洋式便器のよいところは、なんといっても足腰に負担が掛からないこと。これは高齢の患者さんが数多く入院する現在では重要なことです。和式しかない病院では、高齢の患者さんにポータブルトイレを使用している例もありました。

和式便器の素材は陶製のもの、ステンレス製のものなどがありました。形もさまざまです。通常の、家庭にあるのと同じものもありましたが、金隠しがないもの（例：北林病院＝74ページ）、くぼみだけがあるもの（例：のぞみの丘ホスピタルの療養病棟＝56ページ）、床と一体成型になっているもの（例：刈谷病院＝78ページ）などがありました。

日本のトイレ事情は急激に変化しているので、そのうち和式便器を使ったことがないという人が出てくるかもしれません。また、温水洗浄便座がないと排泄したくないなど、排泄に関する潔癖さもいちじるしくなっているようです。そのうち和式便器を見て、これは便器ではないから排泄できない、という訴えが出てくるかもしれません。

| 便器の種類 |

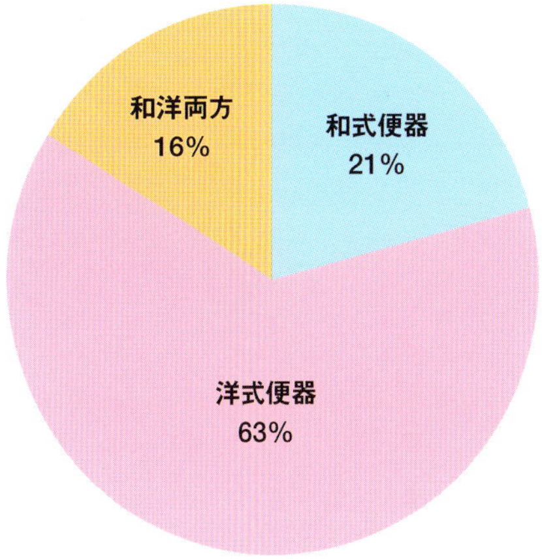

保護室に特殊な形態の便器が設置されていることがあるのは、保護室で想定される事故に対処するためでしょう。先述した、床と便器が一体成型で、凹凸の少ないフラットな便器、これは和式なのかと悩みましたが、排泄の時にしゃがむものを和式、腰掛けるものを洋式と考えて、和式便器に含まれるという結論にしました。これは、昔は電車の中や公園、高速道路のパーキングエリアで見掛けたものです。壊されにくく掃除しやすいという点が、不特定多数が利用する公共のトイレには適切だったのでしょう。同じように、形は普通の和式便器でも、金隠しだけはないというものもありました。これも、なるべく出っ張りをなくそうという考えによるものでしょう。

避けようもない出っ張り、それが洋式便器です。一般家庭で使用する洋式便器は、便器本体と便座、ふたから構成されています。でも保護室の洋式便器はふたがないものがほとんどでした。また、便座が固定されていて動かないものもありました。女性は、便座が固定されていても全く支障はありませんが、多くの男性は、便座を上げて小用をするわけで、それはつまり狙う空間を広くするためだと思います。便座が固定されていると、当然的が小さくなるわけで、さらに抗精神病薬の副作用でふらつきがある場合、的を外す場合もあるのではないかと気になります。便座を上げるのが習慣になっている男性が、はじめて便座が固定された便器を使った時に、「便座が上がらない。壊れている」と戸惑うこともあるのではないでしょうか。そのような疑問を持ったので、身近にいる男性看護師に聞いてみたところ、1人は「入院を機会に、座って排泄する習慣に変えればいいんですよ」とこともなげに言いました。もう1人は「入院して保護室に入れられて、ただでさえへこんでいるのに、用を足そうとして便座が上がらないと、“なんでだよ”とさらに落ち込む」と言いました。この2人はだいたい同じ世代（30代）ですが、何が言いたいかというと、排泄に関するとらえ方には個人差があるということです。排泄がアイデンティティにかかわる男性もいるのではないかと思うのです。

もう1つ、ずっと疑問に思っていたのは、時々見掛けた小さめの便器です。これをはじめて見たのは海上寮療養所（26ページ）の保護室でした。「子ども用?」とびっくりするくらい小さな洋式便器。形も角張っていて、見たことがないものでした。看護師さんに尋ねても、「はじめからこうだった。理由はわからない」と言われましたが、その後訪問先で、同じように小さな洋式便器を見掛けるたびに、その便器を選んだ理由を尋ねたところ、「患者さんの頭やお尻がはまらないように」とのことでした。

そういえば以前、「自分は価値のない人間だから、トイレに流してください」と訴え続け、便器（そこは和式便器でしたが）に身体を入れようとする患者さんの話を聞いたことがあります。その方は希死念慮が改善せず、拘束を外すとトイレに行って流されようとするため、ずっと拘束されていました。カンファレンスをしていったん外してみたところ、患者さんはトイレに突進し、数時間便器にはまっていましたが、（身体が）流れないのであきらめたそうです。看護師が「どうでしたか?」と尋ねたところ、「足がしびれました」と答えたとのこと。いくら自分を卑下したとしても、トイレに流されなくてはいけないとまでは考えないと思うとせつなくなるとともに、精神疾患のすごさを感じます。でもやっぱり人間の身体はトイレに流すには大きすぎます。

洋式便器の材質は、一般家庭と同様の陶製、そして特殊な素材としてはステンレス製や強化プラスティック製がありました。陶製の便器でもほとんど壊されることはないようですが、措置入院や処遇困難ケースを受け入れている公立の病院では、「壊されるのでステンレス製がよい」とおっしゃっていました。病院、病棟に課された役割の違いによって、素材や形の選択は異なってくるのかもしれません。

排泄のプライバシーを守る設備

排泄する空間としては、便器の周り三方を壁で囲んだブースタイプが6割、目隠しを設置しているタイプが3割でした。

ブースタイプは排泄のプライバシーが守れるという利点がありますが、それと表裏一体で、死角が多いという欠点もあります。もう1つの欠点は、壁と壁の間隔が狭い場合、手足を突っ張って忍者のようにのぼることができてしまうことです。実際、洋式便器の上に乗り、観察窓のくぼみを足掛かりにして、天井を壊したり天井裏にまで入った患者さんがいたそうです。

ブースタイプのなかには、三重県立こころの医療センター（84ページ）や肥前精神医療センター（94ページ）のように、間仕切りが追加され、開口部が非常に狭いものもあります。また、秋元病院（24ページ）や北深谷病院（18ページ）のトイレスペースは、ブースタイプにさらに目隠しが設置されていました。観察、つまり安全という点から考えると支障があるこの作りは、患者さんのプライバシーを守るための思い切った決断といえます。

目隠しの形もさまざまで、完全には隠れないものもあります。目隠しは、上にのぼったり、腰掛けたり、滑り台にしたりといろんなことができてしまいます。私は子どもの頃、高いところにのぼるのが大好きだったので、手頃な形の目隠しがあるとのぼりたくなる患者さんの気持ちがすごくよくわかります。

トイレスペースがドア側にあるのか、反対側にあるのか、そして、ブースや目隠しの位置がどこを向いているのかにも違いがありました。トイレの目隠しは、視線を遮る役割のほかに、食事や就床をする空間と、排泄をする空間とを隔てる役割もあります。便器が視界に入る環境で食事をするのははばかられますからね。

ドアからは視線が遮られていても、観察廊下からはトイレスペースがよく見える保護室もあります。刈谷病院を訪問した時は、自分がそのトイレを使用することを想像してしまいました。ここの便器は、フラットなタイプの和式。壁に顔を向けてしゃがむのが想定された排泄のスタイルだと思いますが、いつ看護師が観察廊下に入ってくるかわからないので、もし私が患者さんだったら、観察廊下側への警戒が解けないだろうと思います。そのように伝えたところ、確かに向きを変えて、壁にお尻を向けて便器を使っている方がいらっしゃるとのことでした。抗精神病薬の副作用でふらつきがあるのに、狭くて足場が不安定ななかで身体の向きを変えるのは大変だろうと思いました。

ブースあるいは目隠しの有無

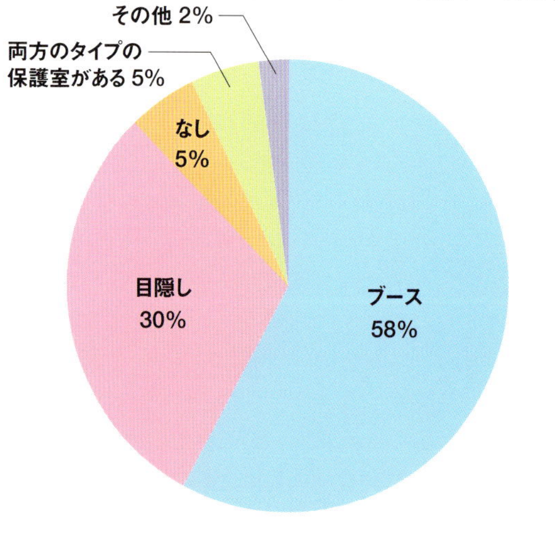

トイレスペースを遮るものが全くない保護室も2つありました。部屋の隅にポツンと便器だけがある光景は、何度見てもドキリとさせられます。そんな保護室を訪問した際に、デイケアか外来の患者さん同士の会話が耳に入ってきました。「ここの保護室すごいんだよ。トイレしかないんだよ」という言葉に、相手の方は、「トイレしかないってどういうこと? 寝る場所もないの?」と不思議そうに聞き返していました。

そもそも、排泄の姿を他人に見られないことを「プライバシー」と呼ぶことすら私には違和感があります。それはプライバシー以前の人間の尊厳だと思うからです。保護室を利用した患者さん3人にインタビューした研究では、3人に共通した困りごととして、「排泄」が挙がっていました[1)]。つまり、排泄する姿を見られてしまうかもしれないと不安を覚えたり、面会者が来ている時の排泄に困ったりしたというのです。それは、ブースや目隠しがあっても同じです。

少数ながら、トイレにドアの付いた保護室もありました。使用しない時は、壁にドアをはめ込み固定できるタイプなのですが、残念なことに、設計ミスのため使用不能だった病院が1つと、ドアが重くて足もとが不安定な高齢の患者さんがはさまってしまうというリスクがあるため、あまり使っていないという病院が1つでした。松山記念病院（92ページ）の保護室のトイレには、西部劇に出てくる酒場のスイングドアのようなものが、着脱可能な形で付いていました。観察のための視界を確保しつつ、見えてはいけないものは見えなくする工夫でした。

トイレスペースの目隠しやブースは、本来、排泄を他者（医療従事者）の目から遮るために設置してあるわけです。また、居住スペースから便器が見えないようにする意味もあるかもしれません。しかし、それ以外に、排泄の場とそれ以外の場を分ける意味もあるのではないかと思います。

いうまでもなく患者さんは、保護室にいる間、ほとんどすべての生活行為をその中で完結させます。具体的には、食事と睡眠（休息）と排泄です。この3つの活動の場は、普段の生活ではおのずと分けられているものです。つまり一番きれいな場が食の場、不浄な場が排泄の場、中間が睡眠の場です。保護室という場は、これらを1つの空間で行うことを強いるわけです。統合失調症は、物事の意味を見失ってしまう病なので、ついたて1つにせよ、空間の意味を付与するものがあることは大切だと思います。

トイレスペースの機器や備品

トイレスペースには、便器の洗浄器、手洗い器、トイレットペーパーホルダーなどの機器や備品もあります。

便器洗浄が保護室内でもできる、つまり患者さんが自分で水を流すことができる保護室は49%と、約半数ありました。便器洗浄の方法は、壁のボタンを押す、足踏み式、センサー式、とさまざまです。便器洗浄が室内でもできるというと、過飲水やいたずらを心配されますが、もちろん必要な時は外から止めることができます。

トイレスペースに手洗いが設置されていたり、保護室内に洗面台がある、つまり排泄の後で手が洗える保護室は26%。手洗いがある保護室と、ない保護室の両方がある病棟が9%です。手洗いの設備がない保護室では、保護室の外の洗面台に誘導する、といった援助が行われているところもありましたが、手洗いに無頓着な病棟だと、排泄の後で手を洗わないまま食事をすることもあるわけで、感染の面でも心配になります。

便器の洗浄

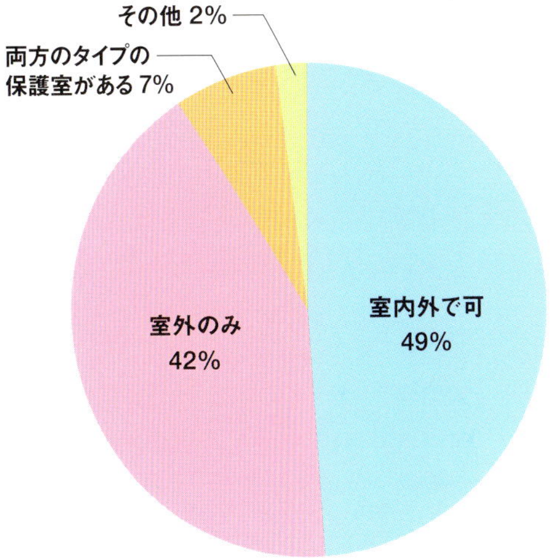

手洗いの設置

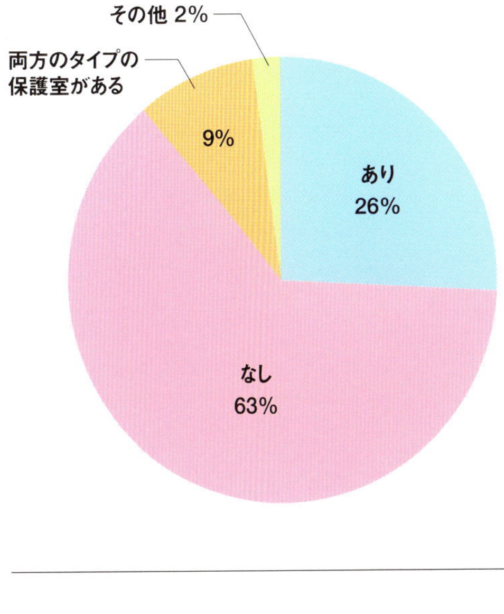

ペーパーホルダーの有無

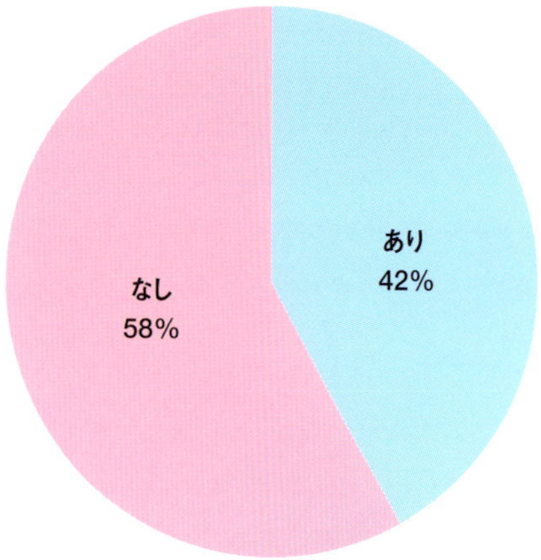

トイレットペーパーホルダーが設置されている保護室は42%でした。土佐病院のように（90ページ）、ロールをセットする棒を縦にして、紐を掛けられないような工夫がされているところもありました。室外からロールをセットし、室内からは細いスリットを通してペーパーだけを引っ張り出すようになっている病院もありました。これだと患者さんに便器にロールごと詰められる心配がありません。でも訪問した時に、せっかくセットした紙が、使用した後、はずみで奥に行ってしまい、患者さんが引っ張り出せなくなることがあるという話を聞きました。安全と患者さんのアメニティを考えた設備でも、思わぬ支障が起きるものですね。

ペーパーホルダーがない場合は、ペーパーを目隠しの上に載せたり、トレイの中に置いたり、あるいは直接床に置いているところもありました。トイレットペーパーといっても、ロールタイプのほかに、昔ながらの四角い“落とし紙”を使っているところもありました。トイレットペーパーは便器に詰められてしまう物品ナンバーワンなので、いろいろな苦心がみられます。

土佐病院のトイレスペースは、採光とプライバシーの両立を考慮して3種類のガラスブロックを使用した目隠しや、布が掛けられないよう工夫がされたペーパーホルダーや、患者さんが倒れたことを知らせてくれるセンサーなど、看護師の経験と知恵と想像力が詰まった工夫に満ちていました。「一番付けてよかったものは何ですか?」と尋ねると、「どれも、全部」という答えでした。

便器を室外に設けた保護室

訪問した保護室のなかで、1か所だけ、保護室内に便器のない病院がありました。福島市の一陽会病院（16ページ）です。この病院では排泄の際は、毎回看護師を介して観察廊下にあるトイレへ出る必要があります。食事をする場と排泄をする場を分けたい、という考えを実現するためには、看護師の多大な努力が必要なことを痛感しました。便器のある保護室しか経験してこなかった私は、「大変じゃないですか? 本当にできているのですか?」としつこいくらい質問を重ねました。信念を持って看護に当たっている看護部長さんと、できない部分があることを率直に語ってくださった師長さん、ありがとうございました。

文献2によると、2003年度の調査では、室内に便器を設置していない保護室が5%あるという結果が出たそうです。私が訪問した35病院のなかでは1か所のみ（2%）でしたので、地域によって偏りがあるのかもしれません。

食事と休息（睡眠）の場が排泄の場と一緒であることは、心理的に問題があるのは当然のことですが、臭気の問題もあります。一陽会病院のスタッフに、「たとえば保護室の中に、ドアで仕切った形でトイレを設置するならば妥協できますか?」と尋ねたところ、「臭気対策が完璧ならば」というお答えでした。

保護室における排泄の設備とは

排泄の援助をどうするかは、人間の尊厳にかかわる問題です。これは精神科のみならず、すべての看護の領域に普遍的なテーマだと思います。

精神科の場合は、身体面において急性期状態の時もありますし、精神症状が重篤な状態の時もありますので、その両面において患者さんの困難が避けられるような排泄の設備を考えていかなければなりません。さらに抗精神病薬により、便秘や尿閉などの問題も起こってきます[3]。

次ページに、保護室における排泄の設備に求められる要件を整理してみました[4]。

保護室における排泄の設備に求められる条件

1. 排泄の観察: 急性期では便秘や尿閉、失禁などの排泄機能の障害が生じるため、排泄の回数や性状の観察が必要である。**⇒和式便器のほうが排泄物が貯留するため、観察が容易である。**

2. 多飲症や弄便（便をもてあそぶこと）への対処: はなはだしい場合は便器内の水を飲むことがある。また弄便もある。**⇒便器内に内容物が貯留しないほうが望ましい。そして便器洗浄や給水設備は、室内外いずれからも操作可能なものにすることが必須である。**

3. ふらつきや下半身の障害への対処: 抗精神病薬の副作用によりふらつきがあったり、高齢患者では下半身の障害があることも多い。**⇒洋式便器のほうが腰掛ける姿勢となるため、身体的負担が少なく、転倒のリスクも少ない。**

4. 危険な行動への対処: 便器を破壊したり、便器や目隠しにのぼったり、ブースの壁をよじのぼって、そこから飛び降りるという危険な行為に及ぶこともある。**⇒破壊行為への対処としては、ステンレス製の堅牢な便器の設置や、室内に壊す道具となるものを持ち込まないことなどがある。のぼる行為に対しては、目隠しの形状をのぼれないものに工夫したり、壁の間隔を広くすることが必要である。**

5. 詰め込みへの対処: 患者が便器にものを詰め込む行為はしばしば見られる問題行動である。室内に穴があるという状況が、患者の不安を喚起したり、便器をゴミ箱と誤認しているのではないかと推測する。**⇒詰め込まれることが多いペーパーについては、ロールごと入れない、少量ずつ渡すなど、工夫をする必要がある。パイプに詰まる前に、異物だけが引っ掛かり流れていかないような形状になっている便器もある。**

6. プライバシーの確保: プライバシーに関しては、目隠し、ブースのほかに、観察窓やドアといった設備が関連してくる。**⇒患者が感じる「見られてしまう不安」を考慮する必要がある。**

7. 排泄の場として認識できること: 統合失調症や認知症では、物事の意味づけが失われ、便器を排泄の設備として認識できないことがある。**⇒患者が慣れ親しんだ便器の形状に近いものが提供される必要がある。**

保護室における排泄の設備に求められる条件を以上7つに整理してみましたが、じつは1と2、1と3は結論が逆ですし、4と6、4と7も、突き詰めて考えれば結論が逆方向になります。つまりすべてを満たすことは不可能なのです。ですので、自分の病棟の特徴や、めざす医療、看護を明確にして選択することが求められます。三重県立こころの医療センター（84ページ）のように、複数のタイプの保護室を設け、患者さんの状態に合わせて選択できれば、それが一番望ましいと思います。

日本のトイレの質の高さは世界に冠たるもののようです。TOTO や INAX などの著名な便器製造会社のホームページを見ると、トイレとは思えないその素敵さにうっとりします。日本の保護室のトイレも世界に誇れるものになるといいですね。

設備に限界があっても、たとえば、ペーパーホルダーがないところではトレイを置き、その中にペーパーを入れたり、手洗いがないところではおしぼりを渡したりというように、看護師が工夫して少しでも生活を整えようと努めているところもあります。看護ならではの心遣いが感じられました。

1) 畠山卓也：当事者にとっての保護室体験, 精神科看護, Vol.35, No.8, p20-26, 2008年.
2) 吉浜文洋：保護室の過去, 現在, 未来, 精神科看護, Vol.35, No.8, p12-19, 2008年.
3) 坂田三允編：生活領域から見た精神科看護, 医学書院, p72, 2001年.
4) 三宅薫, 井手敬昭：保護室における排泄にかかわる設備と援助の実態, 日本精神科看護学会誌, Vol.52, No.2, p18-22, 2009年.

3 食事

テーブル

保護室内での食事の際にテーブル、またはそれに類するものを使用している病棟は67%でした。どんなものかというと、1人暮らしの学生が使うような小さなテーブル、ダンボール製の既製のテーブル、ダンボール箱を利用したもの、オーバーテーブル、または床頭台です。

テーブルのタイプは、保護室の中にベッドを入れるか入れないかで二分されます。床に直接寝具を敷く場合は、低いテーブル（小さなテーブルやダンボール箱を使ったもの）、ベッドを使用する場合は、高いテーブル（オーバーテーブルや床頭台）です。そして、テーブルは食事の時だけ室内に入れる病棟がほとんどでした。

室内にテーブル代わりになるような適当な高さのスペースがなくても、テーブルを使用しないと明確に答えた病棟は28%でした。理由はもちろん、危険だから。小さなテーブルであっても、天板や脚は木や金属という硬いものでできています。患者さんが自分を傷つけたり看護師を攻撃するための凶器に十分なり得ます。オーバーテーブルについても、ドアに打ち当てたり、上にのぼったり、とリスキーな状況はいくらでも思い付きます。

にもかかわらず、46%の保護室で小さなテーブルやオーバーテーブル、床頭台が使われているのはなぜでしょうか。それは患者さんがテーブルをテーブルとして認識する限りは、バラバラにして人を傷つける道具としては使わないという考えにもとづいているようです。長谷川病院（48ページ）では、「テーブルにお盆を載せて、『ご飯ですよ』と声を掛けてから部屋に食事を入れています。だから壊されることはありません」と語ってくださった看護師さんがいました。このようなきめ細かな声掛けの技術が、患者さんに現実感を与え、治療的な環境に導いているのだと思います。

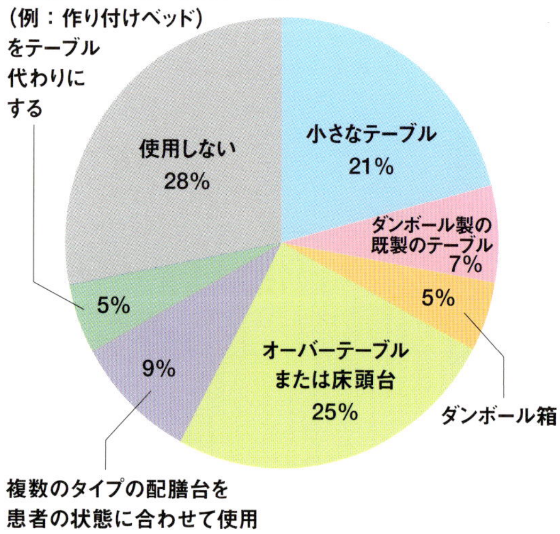

テーブルの種類

ダンボールを使用したテーブルは、壊されても危なくないものにするという知恵です。愛知県立城山病院（68ページ）で、布を張ったダンボール箱をはじめて見た時は感動しました。薬局からもらってきた薬品名などが書かれたむき出しのダンボール箱でごはんを供するのはわびしいですが、そこに布や紙を張って少しでも食卓に近づけようとする心遣い、これぞ看護の視点だと思います。

さらにこれを発展させたのが、商品化されたダンボール製のテーブルです。ある病院で、これを企業と共同開発したという話をうかがいました。このテーブルの情報が広まって、「危険だからテーブルは入れられない」という保護室が少しでも減るとよいと思います。

ダンボールを使ったテーブルの長所はたくさんあり、これを商品化した経緯には賛同するばかりですが、あえて導入する際に考慮すべき点を挙げるとすれば、解体できるので、バラバラにされたダンボールを便器に詰められてしまうおそれがあることでしょうか。それと清潔が保ちづらいこともありますが、そのためのディスポーザブルなので、交換すれば済むと考えればよいのかもしれません。また商品化されたものに関しては、多額ではないにしてもコストが掛かることを付け加えておきます。

患者さんの状態をアセスメントして、それに合わせたテーブルを使用している病棟もありました。たとえば初石病院（22ページ）では、リスクのない順に、①オーバーテーブルか床頭台、②小さなテーブル、③包装紙やビニールで覆ったダンボール箱、というふうに3段階に分けていました。袖ケ浦さつき台病院（40ページ）では、患者さんが、どうしてもテーブルが入れられないような状態の場合は、お盆を入れ、その下にシートを敷くとのことでした。1枚のシートですが、床に直に配膳されたものを食べているわけではないという、心理的な仕切りを作ってくれます。

心理面だけではなく、適切な高さのあるものの上に置くことで、摂食時の姿勢が違ってきます。最近は、誤嚥による肺炎のリスクが大きく取り上げられているので、正常な嚥下を可能にするためにも、テーブルを使用するほうが望ましいと思います。

少数ですが、保護室の中では食事を取らないと答えた病棟もありました。食事の場と排泄の場を同一にしないためです。保護室専用デイルームや前室で食事をするわけですが、その場合はもちろん、テーブルを使っていました。

食器

「保護室を利用している患者さんの食器は、一般床の患者さんと同じものですか？」と質問してみました。ほとんどすべてが「同じ」でした。食器は、割られたり、投げられたりすることがあります。そういう危険性がある場合だけは、別のものにしているそうです。使用しているのは、紙製の食器、発泡スチロール製の食器など。あるいは保温性のない薄いプラスティック製の食器を使用しているところもありました。「使い捨ての仕切りのある容器に移し替えています」「プラスティック製の入れ物に入れています」と答えたところもあります。それから、「保護室での食事の時には必ず付き添うので、食器は替えていません」と答えた病棟も少なからずありました。すごいですね。付き添える人員体制があることはうらやましいです。食器だけでなく、箸やスプーンも先が尖っているので、保護室に持ち込むには注意を要しますが、それらも自傷、自殺のリスクがない限り、一般床と同じものを使用しているケースがほとんどでした。

配膳口

保護室のドアといえば、足もとに配膳口があるイメージではないでしょうか。しかし、最近は意図的に配膳口を設けず、配膳口を使わないことを徹底する病院もあります。そうした病院では複数の看護師で対応することで、ドアを開けての配膳を可能にしていました。

先に述べたように、保護室内で食事をする際に、テーブル（および、それに類するもの）を入れる病棟は67%を占めています。この場合、当然ドアを開けないと、テーブル（と食事）は入れられないわけです。

北林病院にうかがった時に、昭和30年代に建てられた保護室を見せていただきました。保護室のドアの下部には配膳口をふさいだ跡があり、ドアの横、胸の高さに新たな配膳口が設けられていました。案内をしてくださった看護師さんにもその経緯はわからないとのことでしたが、この保護室が建てられてから50年の間のどこかで、「床に配膳するのは、患者さんにとってよくない」と考えた職員の存在があり、それがきちんと病院の上層部にまで届き、改築という形になったに違いないと想像できます。

水分補給

室内に洗面台などの給水設備がある場合を別にして、保護室にいる患者さんには水分を提供しなければなりません。その方法も聞いてみました。保護室での水分補給といえば、多飲症の患者さんのことを無視できませんが、ここでは多飲症の場合ではなく、一般的な水分補給の方法を述べます。

お聞きした内容は、水分を入れる容器と時間についてです。容器はプラスティックのコップや紙コップ、ペットボトルが大半です。ペットボトルは便利です。危険がないし、ふたがあるし、水筒代わりに使う際にもコストが掛からない。それと、量の目安が付けられるのも利点です。

水分補給の時間を決めているところもありましたが、訪室のつど、様子を見計らって補給するという病棟もありました。なかには観察廊下にやかんを置き、格子の隙間越しに患者さんがコップに水をくむというところもあります。北深谷病院（18ページ）では、患者さんから見えるところに巡回時間（水分を渡す時間）が掲示してありました。

日本精神科看護技術協会の学会で食事への援助について発表[1]した際に、私は水分補給のための容器（コップやペットボトル）の消毒について質問を受けました。感染予防への関心、必要性が高まっている現在ならではの質問ですね。調査の時にきちんと聞けてはいないのですが、ミルトンやハイターなどの次亜塩素酸ナトリウムで消毒しているところがありました。またペットボトルは短期間（1日）使用の後に使い捨てにしている病棟がありました。

保護室における食事の援助とは

ほかのすべての生活行動と同じく、食事も、人間にとっての身体的意義、心理的意義、社会的意義からとらえることができます。

保護室を利用するような状態、つまり精神科急性期の患者さんは、精神症状を原因とした摂食の問題や抗精神病薬の副作用による嚥下困難が生じていることがあります。高山は、「この時期の第一の目標は，栄養状態や水分バランスを細かくアセスメントしつつ，脱水や低栄養などによる生命危機から脱却をはかることである」[2]と述べています。

保護室における食事への援助において、身体的意義が優先されることはやむを得ないでしょう。しかし、食事を取るという視点から保護室を見ると、病院により違いはありますが、排泄の場と同一空間にあること、患者さんが自分の意思で手洗いができないこと、食事が床に直に置かれることがあるなど、人が食事をする環境としては非常に貧しいといわざるを得ません。対人関係的刺激を調整する必要がある場合を除き、1人きりで食事を取ることも、社会的側面からは問題があるといえます。

食事の援助は、清潔や排泄と違い、設備に依拠する部分が少ない援助です。視点を変えて考えれば、看護の発想や工夫が生かされやすい部分だと思います。訪問した病院でも、小さな工夫、看護実践の話をたくさん聞くことができました。たとえタオルを温める器具がなくても、お盆に添えるおしぼりとして、患者さんのタオルをしぼって渡している病院がありました。テーブル代わりにダンボール箱にきれいな包装紙やビニールクロスを張ったり、保護室の中ではなく、できるだけ病棟の食堂や保護室専用デイルームで食事が取れるよう努めている病院もありました。そのような配慮こそが看護なのだと思います。

1) 三宅薫：保護室における食事への援助の実態，日本精神科看護学会誌，Vol.53，No.2，p276-280，2010年．
2) 坂田三允編：生活領域から見た精神科看護，医学書院，p72，2001年．

4 開放観察

開放観察は生活の援助なのか、それとも治療なのか、あるいは行動制限最小化のための方法なのか。考え方はいろいろあると思います。そもそも「開放観察」とは何なのでしょうか。何のためにどのような方法で行われているのでしょうか。

文献1には、「開放観察とは行動制限開始時に比べて症状は改善してきたが行動制限を解除するほどの安定には至っていないと判断される患者に対して、指定医の治療計画に基づき1日のうち一定の時間隔離を中断して観察することをいう」とあります。これに沿えば、開放観察の主たる目的は観察ということになりますね。そこには「開放観察が適切に行われることが行動制限最小化につながる」とも書かれていますが、具体的な方法は書かれていません。

訪問した病院では、開放観察としてほんとうにさまざまな方法が取られていました。その現状を記すことによって、開放観察というものが未整理な分野であることをお伝えできると思います。

開放観察の一般的な方法

「開放観察の一般的な方法は?」の質問には、多くの病院で「患者さんによって異なりますが……」という前置きが付いてきました。そこをあえて尋ねたわけですが、開放を最初に試みる時間帯は「昼食時」と「それ以外」の時間に大別されます。患者さんにホールで食事をしてもらうのは、食事という合目的的な行動を取ることができるか、大勢の患者さんのなかで落ち着いていられるかを観察できるという意味があるのでしょう。さらに看護スタッフを確保しやすいメリットもあります。一方、昼食時間を避けるという場合は、対人関係的な刺激が少ない状態から開放観察をはじめるという意味があると考えられます。

開放観察の開始時間帯

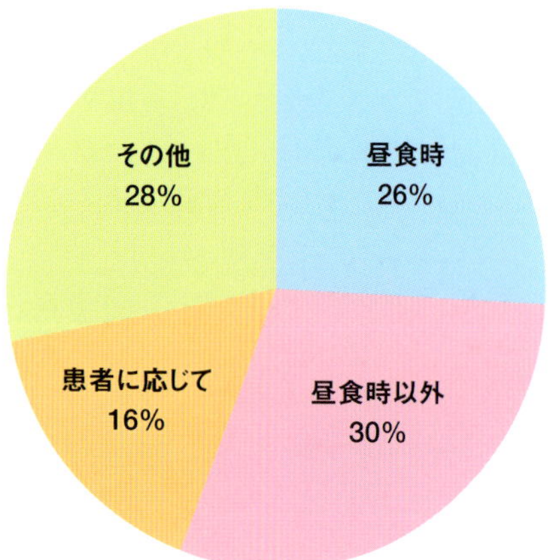

開放観察は短時間からはじめ、徐々に時間を延ばしていくのが一般的です。それでは最初に開放する時間の長さは、というと、短いところでは15分、長いところでは最初の開放でもいったん出したら日勤帯の終わりまで、と幅がありました。一番多い答えは1時間でした。昼食時に保護室から出す病棟も、昼食、服薬、歯磨きという一連の流れを考えると30分から1時間ほど開放していると思われます。患者さんが落ち着いて過ごせるかを観察する意味合いからも、行動制限最小化の観点からも、ある程度まとまった時間が必要とされるのではないかと思います。

開放観察を試みる際の時間の長さ

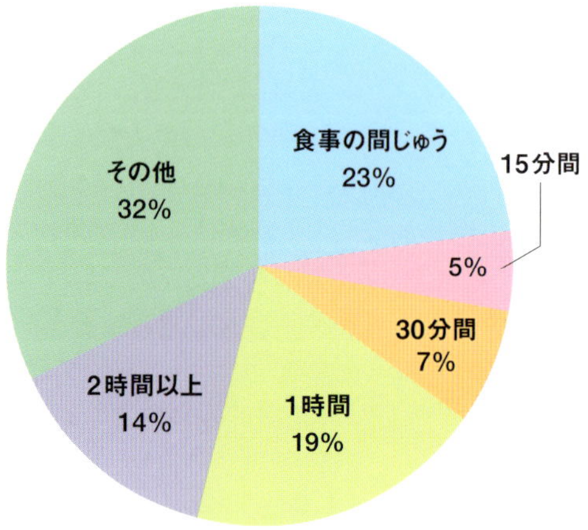

開放観察の判断基準

開放観察は、当然のことながら、医師(精神保健指定医)の指示のもとに行われます。その根拠となるのが看護師の観察であり、判断です。何をもって「この患者さんは開放しても大丈夫」と判断しているのかもお聞きしました。

1つは意思の疎通がはかれるか、です。医師や看護師と約束ができるか、と言い換えてもいいでしょう。もう1つは行動にまとまりがあるか、です。最後は精神症状が沈静化しているか、または隔離になった原因となる行動が改善しているか、でした。実際はこれらを複合した視点で開放観察を決めているのだと思います。判断基準が整理されることで行動制限最小化が促進されれば望ましいと思う半面、「この人、出してもいけるんじゃない?」といったような、言語化されない医師や看護師の経験的勘みたいなものも、生き延びてほしいなと私は思っています。

保護室専用デイルーム、デイコーナーの活用

保護室専用デイルームを見たことがない方もいらっしゃ

るかもしれません。浅井病院（38ページ）や北林病院（74ページ）、南知多病院（82ページ）の保護室専用デイルームは、テーブル、いす、テレビ、流しなどがあり、充実したスペースです。逆に井之頭病院（46ページ）や三重県立こころの医療センター（84ページ）では、通路のちょっとしたスペースにテーブルといすを置いて、デイコーナーにしていました。

しかし、せっかくデイルームを設けたのに、人員や場所の関係で活用しきれていない病棟もあったので、ただ作るだけでは活かされない場合もあるようでした。

バックベッド

バックベッド（後方ベッド）の設置についてもうかがいました。バックベッドとは、一般床にその患者さんのベッドを確保することです。つまり患者さんは保護室と一般床の2か所に自分のベッド（病室）を持つことになるわけです。ほとんどの病院において、保護室が病床数としてカウントされていますので、バックベッドを確保する方針にすると、保護室の患者さんの数の倍の数のベッドが埋まってしまうことになるため、部屋のやりくりに苦労されているようです。

バックベッド（後方ベッド）の設置

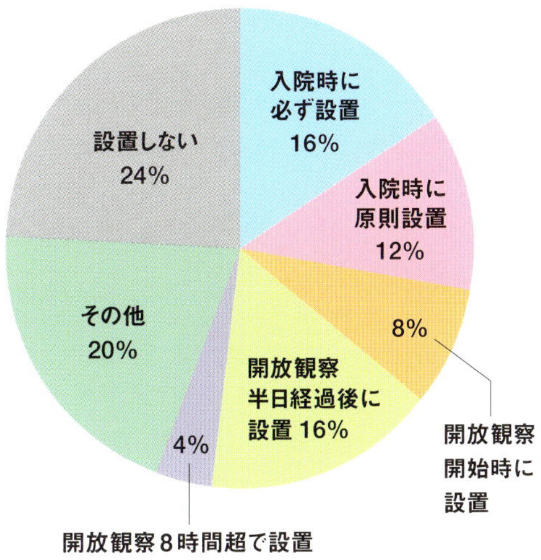

バックベッドで、患者さんは一般床に移室していく心の準備ができますし、開放観察の途中でちょっと休息を取りたいという時の居場所になります。保護室エリアは施錠されたドアで区切られていることが多いので、開放観察の間にいったん自分の部屋（保護室）に帰りたいという時でも、いちいち看護師の手を介さなくてはなりません。けれども井之頭病院のように保護室エリアのドアが原則的に施錠されていない病棟や、一陽会病院（16ページ）のように保護室のドアが2つあり、1つのドアの前の通路が一般床にも通じているような病棟では、出入りに看護師を介さなくてもよいため、患者さんは自分のペースで保護室に戻って休息し、また出て活動することができます。

病院によって異なる開放観察

開放観察についての実態調査を学会発表した経験[2]もありますが、やはり「一般的な方法」というのはないのだと改めて感じます。開放観察に関しては、いわゆるエビデンスに乏しく、それぞれの病院が独自の方法を取っているのが現状でしょう。そもそも開放観察に当たるものの呼び方も、「時間開放」「試験開放」「オープン」など、病院によってバラバラです。

また開放観察に含まれる行動にも差があります。入浴を含め保護室から出ることを開放観察としているところもありますし、保護室専用デイルームを含めた保護室エリアの使用までは隔離で、一般床エリアへの開放を開放観察と呼んでいるところもあります。

開放観察の定義は、ことほどさようにあいまいなのです。そこに開放と帰室の判断を看護師の裁量に任せる包括指示の問題が絡んできます。開放観察の問題には、たくさんの方が取り組んでいます。検討が重ねられ、整備されることを願っています。

1) 浅井邦彦（主任研究者）：平成11年度厚生科学研究補助金報告書，精神科における行動制限最小化に関する研究――精神障害者の行動制限と人権確保のあり方，2000年．
2) 三宅薫，大谷須美子：保護室における開放観察の実態，日本精神科看護学会誌，Vol.53，No.2，p92-96，2010年．

5 寝る環境

保護室の中で、患者さんが“身を横たえる”環境について考えてみたいと思います[1]。

看護学校で最初に学ぶ看護技術はたいていベッドメイキングですが、看護の仕事に対して漠然としたイメージしか持たずに入学してくる学生は、「シーツを敷くことが看護師の仕事なの?」とびっくりすると思います。学生は、ベッドメイキングを通して、生活の援助、患者さんの療養環境を整えることが看護の第一義であることを学びます。

就床環境

ベッドを使用している保護室は37%でした。54%の保護室では床に直接寝具を敷いていました。その多くはマットレスでした。

ベッドを使用しない理由は、いうまでもなく安全対策です。ベッドは、患者さんが解体したり、動かしてドアや壁にぶつけることができます。転落のリスクもありますし、上に立って飛び降りたり、職員を威嚇するケースもあるようです。天井や照明にも手が届きやすくなります。このようなリスクを回避するために、ベッドを作り付けにする、脚を切って低くする、荷重を掛ける、固定するといった工夫をしている病棟もありました。

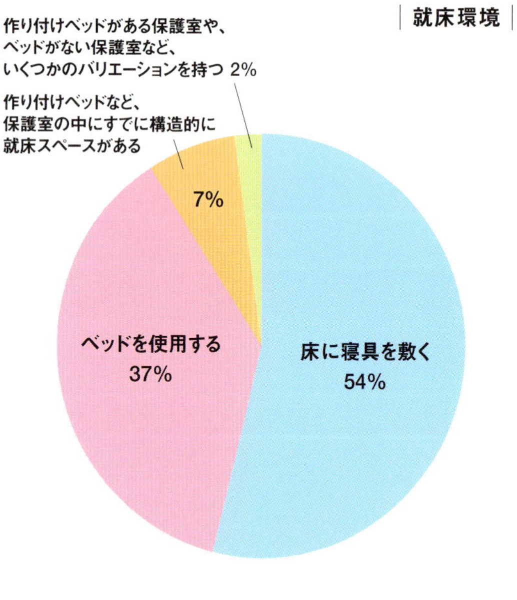

就床環境について考えるうち、床に直接寝具を敷くのは日本独特の方法なのか、それともベッドを日常的に使用する欧米でも、安全に配慮して保護室ではベッドを使用しないところもあるのか、気になってきました。いずれ海外の保護室を見るチャンスがあったら調べてみたいポイントです。日本には床に寝たり座ったりする文化があるので、床に直接寝かせることにも違和感がないのかもしれません。いまでは数少なくなりましたが、精神科病院には畳の病室もあります。その延長線上の感覚なのかもしれません。

しかし、病院自体は洋風建築です。そのため、床に直接寝具を敷く病室(保護室)に靴のまま出入りすることになってしまいます。和風建築では、靴を玄関で脱ぎ、床に寝具を敷きます。洋風建築では、靴は脱がないけれど、ベッドを使用することで、内と外を分けています。にもかかわらず、保護室という空間ではねじれが生じています。これはおかしなことです。患者さんの心理を慮ってみればわかります。

訪問した病院のなかでは、5つの病棟で、保護室に入る時に靴を脱いだり履き替えたりしていました。一部にじゅうたんを敷き、その上では靴を脱いでいるという保護室もありました。最初にこれを見た時は、なるほどなぁと思いました。自分の生活のなかでは絶対におかしいと思うことでも、病院になると、そして業務となると、疑問に思わなくなってしまいます。自分も含め、医療者はそうした心理に陥りがちであることを自覚すべきだと思いました。

原則的にはベッドを使用する病棟でも、興奮や攻撃性が強ければベッドを使わない。あるいは床に直接寝具を敷く病棟でも、身体的な処置や身体拘束が必要な場合はベッドを入れる。保護室では、患者さんの状態によって、ベッドを部屋から出したり入れたりすることが必要になってきます。

その際に重要になってくるのがドアの幅です。ドアの幅が狭くて困るという意見は、いくつもの病院で聞かれました。これから病棟を建てる場合は、保護室のドアを、最低でもベッドが通る幅にしたほうがよいことを強調しておきます。付け加えるならば、使用しない時にベッドを収納するスペースも確保しておいたほうがよいと思います。

リネン類の使用

シーツや布団カバー、ピローケースなどのリネン類も、ベッドと同様、保護室内で使用するにはリスクが伴います。シーツを裂いて縊首に使うというリスクは、患者さんの生命に直接関係します。にもかかわらず、「リネン類を原則的に使用する」病棟は47%もありました。「原則的に使用する」とは、「希死念慮を有する場合を除いて」という意味です。患者さんの療養環境を整えたいという気持ちをベースに、アセスメントと情報伝達がきちんと成立しているからこそ、リネン類を保護室内で使用することができているのだと強く感じます。

土佐病院(90ページ)では、布団はすべてラバーで覆い、さらにファスナーの付いた包布でくるみ、ファスナーは開けられないように縫って固定し、洗濯のたびに外して縫い直しているそうです。さらに保護室では汚れやすいので、それらの交換は週に2回行っているそうです。この話をうかがった時、思わず「手間暇掛かってますねぇ!」と感嘆してしまいました。患者さんの療養環境を整えることは手間暇が掛かり、しかも同じことの繰り返しが多いのです。

一陽会病院（16ページ）の看護部長さんは、「リネン類の使用には院内でもとらえ方に差がある。“破くから”“汚すから”とリネンカバーを使用しない看護師がいるが、それは違うと思っている。リネン類を使用しないとすれば、その理由は“生命を守るため”でなければならない。その考え方を職員に徹底させるのは大変だが、教育していきたい」とおっしゃっていました。

リネン類の使用

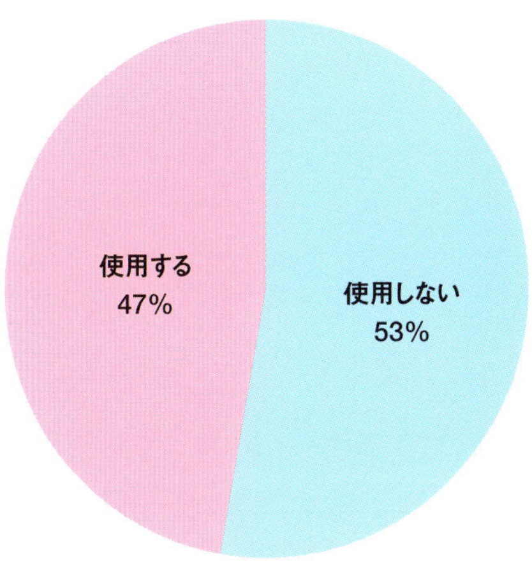

騒音

寝具さえあれば休息が取れる、眠れるわけではありません。質のよい休息と睡眠を取るためにはたくさんの課題があります。排泄物の臭気の問題もあるでしょうし、騒音や太陽光がどのくらい入るかも関連してくるでしょう。もっと直接的に、睡眠薬の使用方法を考える必要もあるでしょう。しかしそれらはいまの私には手に余る課題なので、ここでは訪問時にうかがった保護室での騒音と、その対策について紹介していきます。

どこの病院でも、解決したいけれど難しい課題、それが騒音です。ここで解決策を提示できればよいのですが、なかなか「これだ」という方法は示せません。

騒音は、同じ保護室エリアにいるほかの患者さんの休息や睡眠を妨げ、騒いでいる患者さん自身も疲弊します。そして看護師をいらだたせ、両者の関係を悪化させます。

保護室で起こりがちな騒音は、叫び声と叩く音です。叩く音は、叩く場所と材質、叩くものにより、カンカンと高く響く音と、ドスンドスンと響く振動に大別されます。構造的な対策としては、分離した保護室を作ったり、建材を選択したりということになりますが、費用や面積が必要です。また、完璧な防音を施すと、今度は保護室内の気配を感じ取れないという問題が起きてきます。看護師は、モニター監視や集音マイクだけではつかみとれない保護室の気配を、五感で感じ取り、危険をいち早く察知していると思うからです。

「騒音への対処として、どんなことをしていますか?」という私の問いに対して、多くの答えは、患者さんに説明する、叩くもの（コップなど）を引きあげる、エリア内の隅の保護室に移動してもらう、そして薬物療法（不穏時薬の与薬）でした。私もそう予測していました。ところが、訪問を続けていくうちに、私の予想を超えた返答をしてくださる看護師さんがいて、とても興味深く感じるようになりました。

1つは、「ニードを満たす」です。患者さんが大声で呼ぶのには理由があり、それをかなえるのが大前提だというスタンスです。もう1つは、「騒音のために迷惑しているほかの患者さんに謝る」です。そして、最後は、「何もしない」という答えでした。精神症状による大声やドア叩き、患者さんが「自分でもなぜだかわからないが騒いでしまう」という状況の場合は、すぐに対処するのではなく、しばらく騒いでもらって落ち着いた頃に話を聞くのだそうです。誤解を避けるために付記しますが、そうした保護室にもナースコールは付いていて、呼ばれればすぐ訪室して、ニードを満たすのが前提です。

意外な答えを聞いた時は、思わず「えっ!?」という表情をしてしまいます。これらの返答をしてくださった病棟では、もちろん、一般的な方法も行っているそうです。つまり、何が印象的だったかというと、「騒音への対処はどんなことをしていますか?」という問いに対する最初の答えが、その病棟の看護の姿勢を象徴するようなものになっているという点です。

このほか、大きな音ではないけれど、じつは患者さんの安静を妨げている音のなかに、換気扇の音がありました。ブーンとかキーンという小さな音ですが、患者さんの神経を刺激して耳鳴りや幻聴を喚起しているという話をいくつもの病院で聞きました。

1）三宅薫：保護室の寝る環境，日本精神保健看護学会プログラム抄録集，p88-89，2011年.

6　患者さんから見えるもの

訪問と発表を続けていくうちに、想定していなかったテーマを思い付きました。その1つが「患者さんから見えるもの」です。きっかけは、2007年の日本精神科看護学会・専門学会Iでした。

発表の後に受けた質疑の際に、「保護室からは時計が見えないので」という発言があったのです。そこで、時計やカレンダーが見える保護室がどのくらいあるかをまとめてみようと思いました。調べてみたら、保護室から見えるものは、時計やカレンダー以外にも個性的なものがあり、とても興味深いテーマになりました[1]。

時計とカレンダー

保護室から時計とカレンダーの両方が見える病棟は53%で、半数を超えています。時計だけに限っていえば81%です。精神科急性期の患者さんはそもそも時間の見当識の混乱がありますし、そこに加えて刺激を避けるためにあえて無機的にしている保護室という環境や、生活にメリハリがつけづらい隔離という環境が、追い打ちをかけているといえます。

時計やカレンダーが見えるか

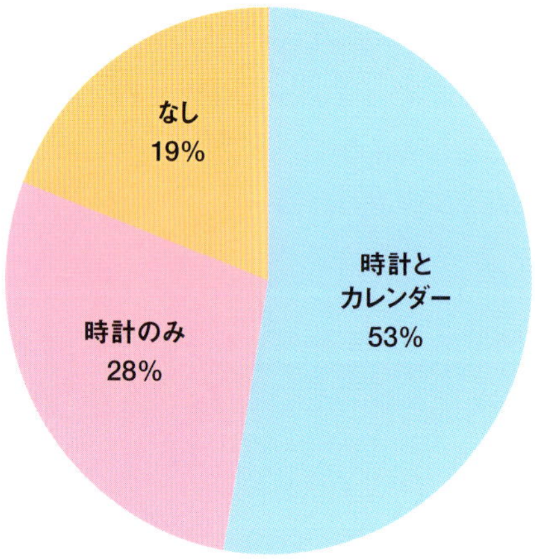

小松原は、「構造上、陽の光が入りにくく薄暗い場所であれば、患者は昼と夜の区別がつかなくなってしまうことがある。できれば患者の見えるところに時計やカレンダーを設置して、見当識を高める一助にしたい」[2]と述べ、さらに看護師が患者さんへ日付や時間を告げる援助の重要性を述べています。

隔離している時は、看護師が頻回に訪室します。訪室の頻度は、都道府県の指導により、隔離の時は30分ごと、拘束の時は15分ごとと決まっている病院がほとんどでした。看護師を呼ぶ患者さんに対し、「30分ごとに来ます」「10分後に来ます」などと説明することがありますが、そもそも時計が見えなければ意味がない説明です。閉じ込められている身、待たされている身には時間は長く感じられるものです。

先に示したように、時計は81%の保護室から見ることができ、観察廊下か保護室前の通路、あるいは前室に設置されていました。空いているスペースの関係上、天井近くに設置されていることが多々あり、意識して探さないとわからないことがありました。患者さんに保護室を案内する時に、時計の位置について説明していただけているとよいのですが……。

時計は、電池交換以外は手間が掛かりませんが、カレンダーは月に1回はがし、年に一度交換する必要があります。時計とカレンダーの両方を備えている病棟が53%にのぼりますが、時間や日付を患者さんに知らせることが大切だと考えている精神科医療者がそれだけいるということですね。

浅井病院（38ページ）では、保護室1床ごとに、観察廊下に大きくて見やすい時計とカレンダーを置いていました。時計とカレンダーが観察廊下にずらりと並ぶ光景は壮観でした。

外の景色

保護室の窓の外には何が見えるのでしょうか。79%の保護室から外を見ることができますが、そのうち、見えても景色はほんの一部分という病棟が12%あり、窓の外は別の病棟の壁だったりして、なかなか緑を見てなごむというようなわけにはいかないようです。

しかし逆に考えてみると、外が見えるということは、すなわち外から保護室内が見えてしまうことでもあり、プライバシー保護の点から考えると、一概に患者さんの利益に結び付くというものでもありません。特に保護室のある病棟

外の景色が見えるか

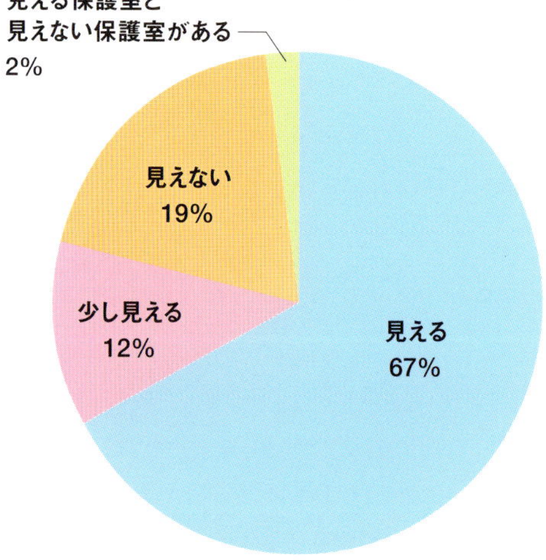

が1階の場合は、患者さんの姿や声が外を通る人たちに丸見え、丸聞こえになってしまうおそれがあります。

しかしなかには日向台病院（50ページ）のように、「保護室から緑が見えるように」という院長の考えで、中庭に面して保護室の窓を設けている病院もありました。船橋北病院（30ページ）の看護師さんは、「拘束する時には窓の外が見えるようにベッドを移動させています」と話してくれました。こういう細かい心遣いにはしびれます。

ほかに見えるものは？

ほかに見えるものとしては、処遇の説明書や病棟日課表がありました。窓の外側から張れば患者さんに破られることはありませんし、時計やカレンダーと併せて説明を重ねればいっそう効果的でしょう。

千葉病院（28ページ）では、食事のメニューを張っていました。選択食のためだそうですが、食事の話題は話を広げやすいですね。秋元病院（24ページ）や松山記念病院（92ページ）では観察廊下に花や鉢植えを飾っていました。

なるほど、と思ったのは東尾張病院（64ページ）、北林病院（74ページ）などで見た避難経路の掲示です。保護室を使うということはすなわち隔離されることであり、自分の意思で部屋の外に出られないということです。火事や地震の際にも自分で逃げることができないのです。患者さんがこのような現実的な心配をするかどうかは別として、避難経路の掲示は、この病棟の職員が患者さんの安全に配慮しているというメッセージなのだと感じます。

また、びっくりしたのは成仁病院（44ページ）のテレビです。保護室から観察廊下にあるテレビを見ることができるのです。この病院では、すべての病床にテレビが備え付けてあるのですが、「それなら保護室にも」ということで付けたそうです。観察廊下の天井からテレビモニターが下がり、患者さんは、状態が許せば初日からでもリモコンを操作し、窓越しにテレビを見ることができます。薄型テレビとリモコンが普及した現代ならではの設備だと思いました。

土佐病院（90ページ）の保護室でもテレビを見ることができます。土佐病院がテレビを設置した本来の目的は、番組を見せるためではなく、職員の姿をモニターして画面に映し、患者さんを安心させるためだったそうです。このことによって、自分がいるのは病院だという場所の見当識を提供することができると考えたとのこと。2011年の改修の際には、テレビ番組も映せるようにしたそうです。モニターは前室にあるリモコンかナースステーションから操作し、患者さんはチャンネルの操作ができないようになっていました。

生活に彩りを添えるだけでなく、安心が提供でき、治療の観点からも有効であるためには、保護室にいる患者さんには何が見えるとよいのでしょう。「患者さんから見えるもの」の意味を理解し、意図的に活用することは、いま以上に考えていく余地があると思います。

1) 三宅薫，大谷須美子：保護室から見えるもの，日本精神科看護学会誌，Vol.54，No.2，p101-105，2011年.
2) 坂田三允編：生活領域から見た精神科看護，医学書院，p96，2001年.

7 換気

保護室の換気はじつは隠れた一大テーマだと思っています。保護室では、窓などの開口部を患者さんが通り抜けられないよう狭く設計し、ドアの開閉回数も最小限です。また保護室周辺のエリア（保護室エリア）も密閉された空間となっていることが多いため、構造的に換気が困難になっている場合が多くあります。それに加えて、保護室内では排泄、食事など、臭気が発生する生活行動がなされるため、換気と臭気対策が必要です。

しかしこれまで、保護室における換気の重要性には、あまり注目が集まることがなかったように思います。その理由を考えてみると、医療者が自施設のにおいに慣れてしまい、換気の必要性を感じていないことがしばしばあるからではないでしょうか。

新鮮な空気を取り入れること、と聞いて、看護を学んだ人ならば、最初に連想するのはナイチンゲールでしょう。彼女が換気の重要性を強調していた[1]ことを覚えている人は多いと思います。新鮮な空気は看護の第一の要素なのです。病室は通常エアコンが完備されていることが多いので、窓を開けなくても換気はされますが、病室に入った時に「空気がこもっている」と感じて窓を開けるのは看護師らしい行動だと思いますし、そういう感性を持った看護師でありたいと思います。

窓を開けての換気

保護室の換気について整理する[2]うちに、換気の状態はいくつかの要素によって決まるということに気が付きました。

1つ目は構造です。換気といえば窓ですが、精神科病棟の窓は、離院防止のため通常は10～12 cmくらいしか開かないようにロックされています。保護室の窓も同様です。患者さんに窓ごと外される懸念があるため、全く開かないような構造になっている保護室もありました。

木村病院（34ページ）や井之頭病院（46ページ）では、患者さんの手が届かない天井近くの場所に開口部（換気口）を作っていました。

観察廊下があれば、そこに窓を設け、開けることができます。43病棟のうち、観察廊下がある保護室は30病棟でした。しかし、観察廊下の窓を全開できるのは一部の病棟だけで、多くは開放できる幅を10 cmくらいに制限していました。理由は、出入口の施錠を徹底しているつもりでも、観察廊下に患者さんが入ってくる可能性を否定できないからです。そのため慎重な対応を取らざるを得ないのでしょう。

観察廊下と保護室との境には、以前は鉄格子や木格子が多く使われていましたが、格子に見えないようなものにする工夫を複数見ました。のぞみの丘ホスピタル（56ページ）では、建てた時は格子だったけれど、改築して格子の数を減らしアクリル板をはめたという話をうかがいました。

観察廊下を設けていない保護室は13病棟にあり、そのうち8病棟の窓が二重窓になっていました。一重窓の保護室は5病棟なので、保護室においては二重窓のほうが多数です。

観察廊下を設けていない保護室では、窓を開けての換気は、入浴や開放観察などで患者さんが部屋を出た時や、看護師が付き添っている際に行われていました。しかし、せっかく窓を開けても、残念ながら反対側のドア側には開口部がない保護室がほとんどなので空気の流れが生まれません。ドア側に小窓や観察窓や配膳口が開いている保護室もいくつかはあるのですが、さらにその外は通路や前室などの密閉された構造になっているため、やはり空気の流れは生まれず、換気に関してはあまり期待できないといえます。愛知医科大学病院（62ページ）では、換気の必要性が高い場合は、窓とドアに付いている配膳口、さらに前室のドアも開けて空気の流れを作って換気をし、その間は、通路に職員が立つようにしているそうです。換気1つとっても、保護室での生活の援助は看護師の手を要するものですね。

設備による換気

2つ目の換気方法は設備によるものです。ほとんどすべての保護室には空調と換気扇が付いていました。が、それ以上のハイテクな換気システムを備えている病院をいくつか見せていただくことができました。

のぞみの丘ホスピタルでは、脱臭、殺菌、空気の快適化を目的に酸素クラスターというシステムを導入していましたし、松山記念病院（92ページ）は強制換気システムに乗せて数種類の花の香りを全館に流すことができるそうです。一陽会病院（16ページ）では保護室と観察廊下にオゾン発生装置があり、さらに一般床エリアのトイレは陰圧になっていて排泄のにおいが廊下に漏れ出さないようになっていました。設備による強制換気システムは、病院全体が換気についてどのように考えているかを示しています。費用が掛かることですが、病院のアメニティを考える上ではとても大切な部分だと思います。

静岡県立こころの医療センター（58ページ）の保護室前の通路では、空気清浄機がフル稼動していました。高齢者の多い病棟で使いはじめ、効果があったので導入したそうです。

消臭効果のあるものを使う方法

3つ目は換気というより消臭についてです。消臭効果を有するといわれるものがいくつか使われていました。訪問した際に観察廊下に家庭で使用するような消臭剤が置かれているのを時々見ました。においのない環境を提供したいという看護師の配慮の表れと感じます。松山記念病院では一般的な消臭剤に加え、観察廊下に竹炭も置いているそうです。肥前精神医療センター（94ページ）では、空気の浄化や消臭に効果があるというEM菌[3]を使っていました。

どのくらいの頻度で窓を開けるか

そして換気の状態は窓をどのくらいの頻度で開けるかによっても変わります。たいていは朝の環境整備の時、保護室を掃除する時、患者さんが開放観察や入浴で保護室にいない時、そして排泄の後に、窓を開けて換気しているようです。

京ケ峰岡田病院（80ページ）では30分ごとの訪室のたびに換気をしているそうです。この病院の観察廊下の窓には格子が付いており、窓を全開することができました。

においは病院の印象を決定づける

においは見た目以上に病院の印象を決定づけるものだと思います。患者さん、家族、そして見学や実習に来る外部の人たちが「この病院は手入れが行き届いている」「居心地がよい」と感じる1つのファクターです。しかし、日本人的な遠慮のせいか、においに関してはなかなか口に出すことができません。私も訪問していて「においませんね」とは言えますが、「においがしますね」という言葉は何回か飲み込んだことがありました。

訪問をさせていただいたなかで、患者さんににおいのない環境を提供することに並々ならぬ熱意を向けている病院がいくつかありました。相州病院（52ページ）では職員の意識改革を含めた取り組みについて話をうかがいましたし、肥前精神医療センターでは保護室の増築の際に他施設を見学した結果、換気を重視するという意図で、あえて格子を採用し、窓を大きく開放できるようにしたそうです。一陽会病院（16ページ）ではトイレを保護室の外に設置するという、臭気対策として抜本的な方法を取っていました。

格子について

精神科病院といえば、昔は鉄格子が付きものでした。鉄格子を取り払うことにより、病院の印象は大きく変わり、精神科を受診することや精神科病院を建てることへの地域住民の抵抗感は確実に緩和されたと思います。

しかしながら、換気という点にだけ限っていえば、格子は、安全を守りながら外の空気を取り入れるのに一番役に立ちます。このことについて言及された方がいます。『精神救急ハンドブック』[4]という本は、精神科救急システムについてハードとソフトの両面から論じた本ですが、その著者は救急入院病棟のハードウェアについて、「格子を使用しないで窓にストッパーを付けるやり方は外見上は人権重視だが、生活上は換気が悪い。これを全部空調で補うことは金が掛かりすぎる。牢屋のような粗末な格子ではなく、アルミニウム製品などでそんなに神経に触れない格子は出来る。そのほうが、窓がカラッと開けられて快適だ」と記しています。

私も窓をカラッと開けたい派なのです。格子の機能を備えながら、見た目は格子に見えない作りにする。あるいは完全にナースステーションからしかアクセスできない観察廊下を設ける。そうすれば、その窓は全開することができます。

もっと重視したい精神科病院の「空気」

精神科看護で広く受け入れられているオレム－アンダーウッドのセルフケア理論では、生命維持に直結した「空気、水、食物」が最初に挙げられていますが、空気の要件については、「精神科の患者の場合には、身体的な合併症がないかぎり問題になることはないであろう」[5]としています。つまり、空気に関するセルフケアは、基本的には患者に呼吸器の疾患があってはじめて問題になるというのです。

換気の必要性が、疾患や生活習慣などの患者さんに由来するものであれば、援助すべきものとして取り上げやすいのだけれど、それが病棟、保護室の構造や設備、職員の人員体制などに由来するものであると、取り上げづらいのではないでしょうか。そのために精神科の看護の場では、換気の重要性が見逃されてきたのではないか、という推測が成り立ちます。

患者さんのために新鮮な空気を取り入れる、においのない環境を提供するというだけで、こんなにもいろいろと考えるべきことがあるのですね。換気は興味深いテーマですが、臨床に携わる身としては悩ましい課題ともいえます。

1) F・ナイチンゲール：看護覚書，現代社，1968年.
2) 三宅薫：保護室における換気と消臭に関する援助の実態，精神科看護学会誌，Vol.55，No.2，p205-209，2012年.
3) EM（Effective Microorganisms）とは，共存共栄できる有用な微生物群という意味の造語．発酵食品などに利用されている乳酸菌，酵母などを主体とし，安全で有用な微生物（自然界を浄化したり人間にとってよいはたらきをする微生物）を，天然素材のみを使用して複合培養した多目的資材．http://www.emlabo-emw.com/faq.html
4) 計見一雄：精神救急ハンドブック，新興医学出版社，p41，1992年.
5) 南裕子，稲岡文昭監修：セルフケア概念と看護実践，へるす出版，p56，1987年.

8 [まとめ]生活の援助とは

さまざまな生活の援助についてまとめてみて思うのは、保護室という限定された環境のなかですら生活について考えることはたくさんあるという、いささか単純な結論です。看護とは、生活を整えることだと思っていましたが、我ながらこんなに生活について考えることがあるとは思いませんでしたし、しかもまだまだ考えなくてはならないことが残ります。

中井久夫先生がおっしゃるように「看護できない患者はいない」[1]ので、どんなに具合の悪い患者さんにも食事を介助し、温かいタオルで顔を拭うという援助はできます。それもただ行うだけでなく、「おいしいですか?」「さっぱりしましたね」と患者さんに語り掛けたり、窓を開けて「風が暖かくなりましたね。もう春ですね」と語り掛けることができるのです。そういうことを重ねていくうちに、「誰かわからないけれど来てくれて、何かしてくれる」と患者さんのなかに残っていくのだと思います。

「患者 - 看護師関係の構築」と言葉にするまでもなく、そういうなにげない生活の援助の価値をとらえなおしてもよいのではないでしょうか。食べること、顔を洗うこと、お風呂に入ること、トイレを使うこと、そうした1つ1つの生活の援助を通して、看護師は患者さんに現実感を提供していると同時に、接近を試みているのではないでしょうか。

保護室のアメニティを高めるためには

保護室を使用する患者さんは急性期の精神症状のため、生活の大部分に支障をきたしています。それに加えて現在の日本では、保護室のあり方そのものが、患者さんの生活に困難さや時間的ゆがみ、アメニティの低下を生じさせています。トイレは丸見え、入浴は週2回、歯磨きは1日1回だけ、食事のお盆は床に直に置かれ、そしてその床は看護師や医師が靴のまま歩く、といった状況があるとすれば、絶対に変えなければなりません。

呉秀三が「我が邦に生まれたるの不幸」と記した明治の時代から精神科医療は格段に進歩し、患者処遇も改善したのは事実ですが、それでもやはりいまでも、日本において精神の病を持つ患者さんは二重の不幸を負っていると感じます。

見学した保護室の数がいくら多くても、私が究極の保護室を語れるとは思っていません。京ケ峰岡田病院(80ページ)の看護師さんは「理想の保護室は保護室がないことです」とおっしゃっていましたが、私も保護室は現在の日本の精神科医療、看護に限界があるためにやむなく存在するものだと思います。治療技術が向上して薬を一錠飲めばただちに精神運動興奮が沈静化するとか、基準看護が大幅に改善し患者さん1人に看護師1人が配置できるようになり、保護室がなくてもよいという状況になることを願っています。

しかしながら一足飛びにそれを実現することはかなわないので、現状のなかでどうすればよいかを考えてみたいと思います。

訪問の結果をまとめていく[2]なかで明らかになったことは、アメニティと安全のバランスを取ることの必要性についてです。そのバランスをどう取るかは、その病院、病棟がどんな患者さんを受け入れ、どのような治療、看護をしたいと考えているのか、看護師の人員配置や力量はどうか、看護以外の職員の協力はどの程度得られるのか、などのたくさんの要因が関係してきます。どんなにアメニティを高めたいと思っても、人員が少なければ無理が生じ、結果的に事故につながります。また悲しいことですが、患者さんに対しておそれを抱いていたり、「保護室にいるんだから、我慢するのが当たり前」という認識を持ちながら患者さんに接している看護師がいることも否定できません。そういうなかで、いくらアメニティを高めようとしても効果は上がらないと思います。

まずは人員配置、そして質の向上、その上で無理のない範囲でアメニティを高める取り組みをして、体験的に「テーブルを入れても大丈夫」「室内に洗面台があっても大丈夫」といった安心感を積み重ねていくことが必要だと思います。この例は、桶狭間病院藤田こころケアセンター(76ページ)にも見ることができます。保護室に洗面台や鏡を設置することにはじめは反対する人もいたそうですが、実際に設置してみたら、介助や誘導なしで洗面、歯磨きができる患者さんが想像以上に多かったり、心配していたような事故なども起きず、メリットのほうが大きかったという話です。

環境のアレンジが可能な空間でもある

一方で、保護室にはメリットもあります。シンプルな構造ゆえに、環境のコントロールあるいはアレンジが可能な治療空間でもあるからです。

保護室を、保護室の内部だけというふうに狭くとらえるのか、中庭やデイルームも含めて広くとらえるのか、それを患者さんの状態やニードに合わせてアレンジすればよいのです。

同じことがすべてのセルフケアにもいえます。食事の時にテーブルを入れるのか、ダンボール製のテーブルにするのか、それとも入れないのか、洗面は室内で行うのか、室外なのか、などはコントロールが可能です。

患者さん自体も状態が刻々と変わり、多人数の看護師が交代しながら見守る保護室の看護で、個々に合わせたきめ細かいケアを実行するためには、管理する人に、患者さんと看護師の両方をアセスメントする能力が求められます。また、実際的な情報共有の方法を探る必要性があります。

究極の保護室のあり方に雛型はなく、その病院で働く医療者が自分たちで選び、決めるものだと思います。たとえば、病棟のなかで保護室をどの位置に置くべきか、そのこと1つをとってみても意見が分かれます。全体的な傾向として、保護室はナースステーションの近くに配置されていました。しかし「近くにある必要はない」と断言する看護師さんもいました。

また観察廊下の必要性について、「患者さんの飛び出し行為に徒手抑制で対処するために必要」という意見が多くありましたが、反対に、「訪室した看護師の後を追って部屋から出ようとする患者さんには、時間を掛けて説明するから観察廊下は必要ない」との声もありました。観察廊下の格子越しに患者さんを抑えて行動を止めるのは、結局のところ、看護に余裕がないためだというのです。1人1人の患者さんに十分に時間を割くことができれば、格子越しに抑える必要はないという意見でした。

看護師の安全への配慮

もう1つ忘れてはならないことは、看護師の安全を守る、ということです[3]。精神科で看護に従事している看護師のなかには、はじめは精神科を志望していなかった人もいると思います。また自ら関心を持って就職したとしても、やはり患者さんからの暴力にさらされることは望ましくありません。表面を取り繕っても、看護師の不安や恐怖は患者さんに伝わり、結局のところよい看護には結び付かないからです。

現在、患者さんからの暴力については、看護師も被害にあった後の自分の感情を率直に語ることができてきたり、CVPPP（包括的暴力防止プログラム）[4]といった対処技法や身体技術の研修も広まってきています。今回訪問した病院のなかでも、保護室エリアに緊急コールを設置したり、室内に持ち込むものを厳密に取り決めたりといった工夫が見られました。埼玉県立精神医療センター（20ページ）では看護師1人1人が身に着けるタイプの緊急コールを採用していました。しかし、ほかのいくつかの病院では、複数対応が原則だけれど（人員の関係で）徹底できていないという現状を聞いたりもしました。

看護師が安全に、安心感を持って働けることは、結果として患者さんにとっての質の高いケアに結び付くと思います。保護室における職員の安全対策は病院全体の取り組みとしてもっと見直されるべきだと思います。

看護の違いを生み出しているもの

ことほどさように多様な保護室の構造と看護。そしてそれらに対する考え方も異なっています。その相違が何から生じているのかを考えると、1つの要因は情報不足だと思います。保護室とそこで行われている援助に関する情報の開示や共有が、ほとんど行われていないという現実があります。また、「保護室とはこんなものだ」「隔離されているから不自由が生じるのは当然だ」「保護室の患者さんは何をするかわからないし、理解できない」「何か起こったら大変。安全策を取っておくに越したことはない」といった考えで、自由で柔軟な発想が妨げられていたり、気付いたとしてもそれを看護チームのなかで発言しづらい現実があるということです。

「テーブルを壊されたら」「シーツを破かれたら」というおそれに対し、だからそれらを一律に入れられないと考えるのか、「壊されたら入れるのをやめればよい」と柔軟に判断できるかは大きな分かれ目です。患者さんの命にかかわるようなことでない限りはチャレンジする価値があると思うのですが、いかがでしょうか。

なお、「壊されたらやめる」と考えていた私に、さらにチャレンジングな対応を教えてくださった看護師さんがいます。「壊す患者さんもいるけれど、そういう人に“壊すとテーブルを使うことができなくなる”と説明すると、テーブルがないと患者さん自身が困るので、次は壊さなくなる」のだそうです。攻撃的な行動を示す患者さんのなかにも、話が通じる部分、健全な判断が可能な部分が存在していることを確信している姿勢に感服しました。

看護師が生活の援助に関して裁量権を持つ

患者さんの生活を整えることへの看護師の価値観を左右しているのは、個々の病院、病棟風土と呼ばれるものなのでしょう。それは医師をはじめとした他職種との関係や連携ともかかわってきます。看護師が自立して対等な関係を他職種と結べていること、生活の援助に関しては発言権、裁量権を持つことが、看護師自身の心の健康にとっても重要です。

文献5の「保護室はどう変わってきたか」特集には、「心地よい環境、清潔な環境が与えられれば、人は自分が関心を持たれ、大切にされているのだと感じる。粗末な環境は、人を傷つけ疎外する」という一文があります。精神の病で苦しんでいる人たちの自尊心を守るためには、快適な療養環境を提供することが前提だと思います。

と同時に、貧しい保護室の環境は患者さんを傷つけるだけでなく、看護師の自尊心をも損なってしまうと考えます。物理的環境により不十分な状況におかれた患者さんを看護する看護師自身もまた、自分が大事にされていないと感じるからです。

保護室に長期滞在する患者さんの問題

一方で、このような逆説的な問題もあります。患者さんの保護室の滞在が長期化する傾向にある、あるいは一般床に移っても容易に保護室へ逆戻りするケースがある、という問題です。経験的にこのことを感じている看護師は多いと思います。その理由は「保護室のほうが多床室よりも居心地がよいのだろう」と推測されているようです。

2008年に学会で発表した際に、「長期に保護室に滞在する患者さんへの解決策」を問われたことがあります。その時はうまく答えられなかったので、ここで考えてみたいと思います。

ある種の患者さんにとっては保護室のほうが居心地がよいとすれば、その理由は何でしょう。1つ目は個室であることでしょう。これまでの精神科病棟は保護室と多床室から構成されていました。個室があってもごくわずかです。多床室はベッドがカーテンなどで区切られていない病院もあり、対人関係に困難をかかえている患者さんがほかの患者さんから距離を取りたいと思っても困難な状況が続いてきました。他者から距離を取りたい、視線にさらされたくないという思いは精神症状へも影響すると思われます。最近は、救急病棟をはじめとして、個室を数多く備えた病棟が増えており、個室のメリットが評価されるようになってきました。いずれは多床室の環境の貧しさが理由で保護室を希望する、といった状況がなくなるとよいなと思います。

患者さんにとっての保護室のメリットはもう1つあります。看護師の手厚い世話が受けられることです。保護室とは、食事、排泄、入浴などすべてにわたり手を掛けてもらえるし、話も聞いてもらえる、かかわってもらえる環境なのです。ほかの患者さんの目を気にしなくてよいこと、他者に丸ごと世話をしてもらえることは、依存や退行を促進する危険性もはらんでいます。急性期の状態を脱していくなかで、徐々に援助の手を控え自立を促していくことが必要なのだと思います。依存的な環境は心地よく、自立することはある意味さびしいことです。しかし、保護室という環境に過剰に適応し、退行してしまうケースに「適切な居心地の悪さ」、つまり「自立へ向けた促し」を意図的にアレンジすることも、患者さんの回復を促進するための1つの方法であり、医者や看護師の役割であると考えます。

保護室の看護を支えるもの

保護室の看護を支えるのは、結局のところ、「よい看護をしたい」という看護師の思いです。今回訪問して私が見た、布やデパートの包装紙で包まれたダンボール箱のテーブルや、観察廊下に飾られた一輪の花、三度の食事のたびに入れられるおしぼりがそのことを示しています。

現在の日本の精神科病棟の構造は、全体として個室化が進んでいるようです。広い畳部屋に何人もの患者さんが収容されていたかつての風景とは隔世の感があります。患者さんの状態、回復過程に合わせて部屋を使い分けるという取り組みも、さらに進んでいくと思われます。保護室が文字通り、「患者さんを保護する病室」として機能するように、そして、患者さんや家族に「手厚いケア、濃厚な治療を行う病室、それが保護室です」と堂々と言えるようになりたいと願っています。

保護室は現在の日本の急性期の精神科医療において初期治療が行われる場であり、ここでの適切な治療、看護は患者さんの回復を左右します。保護室の物理的環境がよいこと、そこで行われる生活への援助の質が高いことは、退院して地域で暮らす患者さんが「医療者に相談しよう」「また入院してもよい」と考えてくれることにつながり、つまりは早期治療、早期退院につながり、地域で暮らすことを支えるのだと思います。

1) 中井久夫, 山口直彦：看護のための精神医学, 医学書院, 2001年.
2) 三宅薫, 伊藤文ほか：治療的環境としての保護室使用について, 日本精神保健学会誌, Vol.2, No.1, p47-55, 1993年.
3) 三宅薫, 武藤郁代：保護室における看護師の安全を守る方策, 日本精神科病院協会雑誌, Vol.28別冊, p176, 2009年.
4) 包括的暴力防止プログラム認定委員会：DVD ブック 医療職のための包括的暴力防止プログラム, 医学書院, 2005年.
5) 吉浜文洋：保護室の過去, 現在, 未来──環境・ケア・構造などの変遷を振り返る, 精神科看護, Vol.35, No.8, 2008年.

コメント

コメント1

〈インタビュー〉

保護室についての雑感

この40病棟の保護室調査報告書を見て

中井久夫

精神科医／神戸大学名誉教授

「人は石垣、人は城」とつぶやきながら

保護室の設計には難題がいくつもあって、それに答えを出しながら考えていくのはある種の快感もありますね。どれだけ人間の行動を洞察できるかという、かなり極限的な課題ではありますが。そもそもこの場合の「保護する」という意味がダブルミーニング（両義的）でしょう。外部から患者を保護するのと、外部の側を保護するのと、つまり一般社会に出さないという意味で。

自分が設計する際は「人は石垣、人は城」とよくつぶやいてましたね。どの程度、人間的な世界とつながったものを作ることができるか、設計できるか。あるいは、ハードの部分をどれだけ人間で代替できるかということです。そのなかで、なかなかきわどい面があるのは、どこかに“だまし”の要素が入ってくるわけですね。実際には、閉鎖性は保たれているし、外へ出られないわけだから。その“だまし”は、たとえば、少し見たところではわからないように目をだまし、あるいは耳をだまし、あるいは動きたいという衝動をだますような形で工夫されている。だますというのは、患者さんが、感じる拘禁性を少しでも減らしていくということです。

僕の記憶の間違いでなければ、京大病院は病棟に囲まれたなかに保護室がありました。真ん中にナースステーションと保護室があって、病棟がそれらをぐるぐるっと取り巻く感じで配されていた。だから、そこに入った患者さんからは外来は遠いわけです。その反対は三重大病院で、いまはどうかわからないけど、できたばかりの時の保護室は、ガラス越しの向こう側はテニスコートで、人間が活動してるのが見える作りでした。むろん、ガラスは開けられないんだけど、グラウンドが見える。テニスしている人なんかがありありと見えるわけ。ちょっと明るすぎるというか、“なま”の外界と近すぎる印象がありました。

“保護室のごとく”使うという発想――東大分院

保護室に限らず、鍵が掛かる部屋にいるということは、かなり自由を奪われた状態ですよね。どうしても筋肉が緊張したり、カタレプシーになったりという方向に傾く、それはいかんともしがたい。そこで、奇策としてはね、鍵を掛けずに保護室のように使うという手もあるんです。かつての東大分院には保護室がなかったんですよ。

あの分院をつぶしてしまったのは、損失だと思うんですけどね。講座外研究施設として、地域医療を対象として、天文台や演習林と同じ位置付けでした。ということは、臨床中心でやっていればよいということで、当時、雑誌の『暮しの手帖』が雰囲気をほめた大学病院はそこだけじゃないかな。院内にクリスマスツリーがあるとか書いてね。

その分院で僕がデザインした保護室は、1つの教室を半分に仕切って個室を2室作ったものです。だから、かなりぜいたくですね。教室は全部で4つあったかな。普通は、有熱性緊張病の人なんかも入れてました。非常に破壊的な人はいなかったけど。差額のある部屋なんだけど、病状からの必要性で使う場合は差額免除でした。その片方の部屋に医者が泊まるようにもしていた。

ある時、有熱性緊張病で瞳まで動かなくなった患者さんの部屋の隣に、僕が泊まりました。寝ながら、僕がコツコツと壁を叩いたら、私がやってることがわかっていたって患者さんが後で言っていた。ドアには鍵は掛けなかったし、必要もなかった。そういう意味で、鍵があっても、開けっ放しにしておいていい場合、いい時間っていうのもあるんじゃないでしょうか。それが「人は石垣、人は城」ってことですよね。人が鍵の代わりになるというか。

そこでは、ナースステーションの中に、ナースが人間たちに“被爆”しすぎた際、つまり感情労働しすぎた場合に閉じこもれる部屋（「自閉室」）も作りました。ナース専用の部屋です。別に患者用のもあって、それは監視しないことを保証した部屋でした。カーテンでナースステーションからも見えなくしてあるんですよ。鳩山邸の近くでしたけれども、ナースステーションにいてじっと静かにしていれば、10人前後の患者の誰がどこでどんな状態でいるかはおのずとわかりましたね。そんなふうにして保護室なしでもやれていた。つまり、いくつかの手段で保護室の代替をさせるようにしていたわけです。

もっとも、昨今はいろいろな規則があって、事故が起こったらどうしようとか考えて、鍵を掛けているんでしょうか。でも、最近だったら、いろいろとナースステーションからわかる仕組み、たとえば外へ出ようとしたら察知できるゲートもあるじゃないですか。人手が少なかったりとか、確かにそういう面はあるんでしょうけれどね。鍵を掛けられた空間にいる患者の多くは回診を待ちかねていました。

入院患者に言わせると、医者を採点するのは、まず鍵の掛け方なんだそうです。ガチャガチャガッチャンと掛ける人から、そーっと掛けていく人まで、そのやり方で医者を採点しているそうです。けっこうシンボリックな音ですからね。意識すれば全然音を立てずに閉めることができるものですよ。

ドアが2つある保護室——南信病院

私が設計にかかわった神戸大病院の清明寮（第2病棟）が、先ほどの東大分院から引き継いだのは、保護室を出たところにシャワーを付けたことです。廊下の突き当たりにシャワー室を設けました。洗濯機も置いてあります。清明寮の保護室は部屋の前後両側を廊下にして、開閉できるスリットを入れたプラスティックパネルにしました。スリットが1つでも入っていると風通しがすごくいいんです。スリットを入れるのはとても大事ですね。通風は一番重要なことの1つと思う。ナイチンゲールの『看護覚え書』（現代社、2000年）にはそれが何度も強調してあります。

近藤廉治先生の南信病院（長野県上伊那郡）には保護室が2つありますが、いずれも出入口は2つ、つまり通り抜けできるようになっているんですよ。普通部屋にドアは1つなんだけど、ドアが2つあるわけ。ここは通過するものであるっていう意味合いなんですね。これだと入った人にとって、相当気分が違うと思います。だいたい保護室っていうのは、入った本人はこれで私の人生もどんづまりまで来たかという感じを抱いても不思議はないでしょう。でも、そこの場合はドアが2つあるんです。

僕の設計の発想もその近くまで行っていて、保護室の両側に廊下を配して、両方から話せるようにはしたんです。しかしながらドアをもう1つは作れなかった。確かに廊下の幅が狭かったってこともあるんだけど、その点で近藤先生に一歩譲っています。また南信病院の保護室は病院の入口にあるんですよ。ほかは開放病棟です。だからほかの患者さんもその前を通るんです。それで馴染みの患者が「おい、元気でやってるか」とかなんとか、一声掛けていくわけです。院長室もガラス張りで門の近くにありましたね。テレビを置くのもやめちゃった。待合室や食堂、ホールにも置いてない。そもそもは納品が遅れているうちに患者同士がよく話し合うようになって、いらんということになったらしい。僕も当初、せめてテレビのある部屋とない部屋の2種類を作ろうと思ったけど、結局テレビ派に負けてしまった。

社会が染み通ってくる配慮

保護室が病院の入口にあるっていうのは、いわば社会のほうへ向かっているというイメージですね。さっきの三重大病院のケースは、ガラスで仕切られた向こう側が見えるけれども、それは社会の方向へ向かっているわけではない。また南信病院では、院長が食堂の女性に「誰ちゃん元気になったね」とか声掛けしてくれというふうに頼んでる。誰ちゃんが入院してるなんていうのは、地元のムラ社会ではみんな知ってることなんで、プライバシー云々なんて意味をなさないんです。

テレビを廃止したのは、保護室と一般床との平等化でもありますよね。少しでも落差を減らす。また「火の用心」っていう行進があってね。ある時患者さんがはじめたんだそうですが、「マッチ１本、火事のもと、火の用心!」って言いながら拍子木を叩いて院内を回ってる。これだけでなく、なんにつけても職員はなるべく指図しないので、そこのラジオ体操でも、ただ音楽が鳴るだけで看護師さんは誰も出てこない。上から眺めてやる指導の類を南信病院はしない。火の用心なんかでも、自ら買って出る患者が必ずいるんです。ただ、参加人数を患者がノートに付けていて、僕と家内が泊まった時は最高人数の参加者だったらしい。

院内にどうやって社会のにおいを染み通らせていくかは大切ですね。ここの場合、たとえ小さい穴からでも、染み通ってきているというわけなんだなあ。

閉鎖性と開放性

僕は、工事中の保護室に精神科医仲間と閉じ込められたことがあるんだけど、中からは全くドアが開かない。みんなと歌なんか歌っていたら幸い事務の人が気付いてくれた。あれは１人じゃなかったからまだよかったですけど。保護室じゃないけど、さる大学の精神科で数人の医者に体験入院を課してた時代があって、院長以外がそのことを知らないと、２～３日でまいっちゃうらしい。体験入院とわかっていても、うつになってしまう人が出てくる。精神病棟ってのは、かなり閉鎖感が強いからね。たまらなくなったのが、「院長に会わせてくれ、おれは医者だ」と言ったら、妄想扱いされて保護室に入れられたなんて、面白おかしい話にされちゃってるんでしょうけど、そんな話を聞かされたことがある。

保護室に限った話じゃないけど、じゃあ全部開放的にしたらいいじゃないかって思うけど、それもどうなんだろうか。先の東大分院は、その時代としてはおそろしく開放的で、木造の明治時代の建物を病棟にしていた時期には、一日中床下にもぐってる患者さんがいましたよ。

その観点からは、保護室は広ければ広いほどいいって感じじゃあないな。何かに隠れたいとか、何かに身を寄せたいっていう時もあるでしょう?　カナダのブリティッシュコロンビア大学の学生会館のラウンジには、壁にアルコーヴっていう等身大の凹みがあって、そこに学生が入って寝てましたよ。僕もそれを作ろうと思ったことがあるんだけども、いきなり立ち上がったら頭でもぶつけそうだし、鉄筋コンクリートの壁の構造上の問題もあってあきらめましたが。ずっと何日もいるんだったら、多少狭い部屋のほうが落ち着くかもしれませんね。

あるかないかの配色

部屋の壁の色は、緑色だと視線が定まるけど、青は落ち着かないっていいますね。でも緑色っていうのは、難しいんだよね。緑色はちょっとのことで美しいとも味気ないとも感じる。人間はすごく敏感です。たぶん、人類はアフリカの森から出てきたし、そのためかどうか、緑は可視光のスペクトルの真ん中に位置するから、その色彩の差に対して敏感なんだと思う。特に本州って木の種類が多いでしょ、だからいろんな緑がある。すると、本州の緑に合う色は瓦の屋根くらいしかないわけ。赤屋根、青屋根は合わない。ところが北海道へ行くと、見渡すばかり玉ねぎ畑とかだから、1種類か、せいぜい2種類の背景色です。そこでは、赤いトタン屋根、青いトタン屋根が気にならないわけですよ。

私の経験では、自分が手術の後回復室に入れられ、そこが薄い空色だったのね。これは非常に落ち着かなかったですよ。やっぱり青は落ち着かない。遠くに六甲山の桜が見えただけに、ちょっと妙な精神状態に陥りましたね。

部屋の色彩は結局、色があるかないかぐらいがちょうどいい。面積が広いところほど、薄くなきゃいけない気がする。ある総合病院で、女性の当直室をピンク色にしたら、女医さんが「気が変になりそうだ、泊まれない」って言ったらしい。色見本みたいなカード見せられて、そのなかから選びなさいっていうやり方がよくないんだ。うんと薄くしてちょうどいいんだと思う。

これは直接の色の話ではないけど、桃の節句のような雰囲気がいいと言ってた先生もいましたね。早春のイメージかな。色としての桃色がいいかどうかはわかりませんが。ごく薄ければいいかな。

備品としては、保護室内も時計は必要だと思っているので、僕は目覚まし時計を置きました。でも、あまりつやつやピカピカじゃないほうがいい。一般に、無機的な機械的な印象のものは、特に児童にはよくないと誰かが言っていました。金属製のテーブルなどはよくないと。またカレンダーもあったほうがいい。何月何日の認識って大事じゃないですか。日めくりよりも、その年最後の月も含めてもう少し全体が見渡せるほうがいいな。

保護室情報の公開の意義

昨今は刑務所とかでも内部を公開する動きがありますね。社会の恥部というか、従来そっとしておいたほうがいいと言われてきたような情報を公にするという。一方で、今でもそういうものをあまり明るみに出さないほうがいいという意見もある。しかし、こういう部分にこそ人間の知恵っていうのは、表れるものですね。エスキロールが「精神病院は最大の治療用具である」と言っていますが、ハードだけど一部ソフトの役割も果たしているわけです。この本のような保護室のきめ細かな観察って世界に例があるのかな。アメリカの精神病院の観察記録なんかも、総じて粗っぽいでしょ。こういう観察は、日本の得意とするところかもしれないね。ここに示された事細かないろんな工夫も日本の文化だね。保護室のそういう工夫はほめてあげたいな。

[インタビュー原稿を読んで]

これは文章の体を成していないかもしれない。私はさまざまな保護室の写真を見せられ、こういうものもあるかと驚きながら、そこで働いている自分の姿らしきものを頭のなかに感じ、また、かつて働いたいくつかの病院の保護室の記憶が脳裡によみがえるのを眺めつつ、つぶやいていたことがテープに取られ、編集者の手で文章になったものである。

老齢の私には保護室のある病院での労働はもう遠いものである。

しかし、その記録をかなりよみがえらせてくれた著書がある。それは、横田泉先生による『統合失調症の回復とはどういうことか』(日本評論社、2012年)である。私はこの本を読みながら、ひそかに自分を恥じることがたびたびであった。気づきの質からしてそもそも違うのである。

時をほぼ同じくして本書が出るのも偶然ではないかもしれない。“手のうちを世に出す”ということだからである。

また、近藤廉治先生の『精神科医のこころざし』(中央公論事業出版、2012年)も同じ時に世に出た。近藤先生は開放病棟を開かれて40年。その病棟は先生に案内していただいて見学しているが、1つ1つの場面が眼に焼きついて、一冊の本のようになっている。外来精神科診療所の構想を実現した笠原嘉先生が、同書の序文に感嘆の声を記しておられる通りである。プロの建築家には思い付かない発想が数々あるとして、東大建築科の大学院生が実際に住み込んで学位論文を書いている。近藤廉治先生の病院とその運営方式を、名古屋の代表的な病院の1つ、八事《やごと》病院が最近採り入れたと聞く。

実は近藤廉治先生は私を精神科医にした方であり、文字どおり先達であり、師である。あるきっかけで付き合ってくださり、私が精神科医になることを考えているともらすと、「おお、それを待っていた」とおっしゃり、「東大分院の笠松章教授なら君を受け入れるだろう」と言ってルートを作ってくださった。

東大で笠松章先生は私の顔をじっと見て「じゃ、いっしょに勉強しましょう」とだけ言われた。どうしてそれまでの仕事を辞めるかなどは一切聞かれなかった。そして「1年経ったら飯田(眞)君がドイツから帰ってくるから君と話が合うだろう」と言われた。

その後半世紀近くが流れたけれど、私は師たちについに及ばない。ことに近藤先生に、である。先生は大衆芸能がお好きで、実際にいくつもなさる。先生の病院は笑いが絶えない。ことに患者さんが笑う。

コメント2

生活者の視点から見た保護室

黒江ゆり子
岐阜県立看護大学教授

この書を手にする人々は、まず描かれている部屋の間取り図に見入り、写真に映し出されているところの生活に身近なもの1つ1つに目を留めていき、そして、その傍に書かれている著者からのメッセージへと読み進めていくことであろう。

そうすることで読者は、著者のこれまでの足跡をたどるような感覚を覚え、そこにいる人々とあたかも対話しているような思いを抱くのではないだろうか。この書の原型となった研究レポートに出会った時の私がそうであったように。そしておそらく、知らないうちに時間が過ぎていくはずである。それはこの研究レポートが、内から外への視線と、外から内への視線が交錯している次元において描き出されたものであるからかもしれない。

研究という営み

何かを探究し続ける人のことを研究者という。研究者は、その人自身が探究することへの純粋な情熱を持ち、自分の関心を探究するためにどのような方法が可能なのかを考え続け、あるいは悩み続けている。そして、自分が手掛けてみたい方法をなんとかみつけ、あるいはとりあえずやってみようと試みながら、新たな探究方法を創り出していく。そうやって探究していくなかで、小さな関心事だったものが、いつの間にか自分にとって大きな意味を持つようになる。何かを探究し続ける人は、そのような体験を積み重ねていく。

それは研究というものが、いまの時点では見えない何か、あるいはとらえ切れていない何かを見えるようにするための1つのプロセスだからであり、同時に、その研究に携わる人々の尽きることのない探究心を、さらに先に推し進めるものだからである。人は、新しい知見に出会った時、そしてその知見が自分の求めているものの一部であった時、その先にあるものに、さらに思いを馳せる。そのようにして研究は、1人の人間のなかでつながり、積み重なっていく。同時に、自分が見出した知見を複数の他者と共有することによって、その人を超えたところへと新たな知見がつながっていくのである。

アプローチの考案もまた発見である

この研究の初期の頃のことであるが、著者である三宅先生に、各施設から研究協力の了解を得るのがなかなか難しくて時間を要していると聞いたように記憶している。それでも著者は、この研究は、自分以外の誰かではなく、自分が手掛けるべきものであるということを、どこかで深く感じていたのではないだろうか。研究者と研究課題は、時にこのような出会い方をする。しかしそれは、研究者自身が何かを求め続けていなければ実現しない出会いでもある。

このようにして研究課題と出会った時、次に研究者に求められることは、その研究課題にアプローチする方法を自分自身で発見、あるいは考案することである。新たな何かを探究するという場合、当然ながら、その研究課題はアプローチすべき研究方法がまだ十分に確立されていない。もし、自分の研究課題からかけ離れた研究方法を選択すれば、アプローチすべき事象の姿を見誤ることにもなりかねないのである。研究方法というものは、本来、研究者自身が自分の迫るべき事象を見据えて、試行錯誤しながら考案するものであろう。だからこそ学問としての発展が可能になる。

私が三宅先生のこの研究に深く感嘆するところの1つは、試行錯誤の末に、看護職者の視点で保護室を描き出すための、事象への革新的なアプローチ法を探り当てた点にある。

内から外へ、外から内への視線を重ねて

看護学において、状況の内に身を置くことは極めて重要な意味を持つ。ベナーによれば、状況という概念は、2つの観点を提供するという。1つは状況内部からのもの、もう1つは状況を外部から眺めるものである。この2つは「内から外へ」、そして「外から内へ」の観点と呼ばれている[1)]。

著者は、それまで自分が看護師として保護室の内部に身を置いてきた事象から少し身を離し、そこを「外から内へ」の視点で描こうとしている。しかしながらそこには自ずと、状況内部に身を置いたことのある経験と視点が、確固たるものとして存在し続けている。「内から外へ」の視線と「外から内へ」の視線が同時に存在しているからこそ、保護室で時を過ごす人々にとっての、テーブルやトイレの目隠し、洗面台、窓などが、しかるべき意味を持つものとして記述されているのである。

生活者が生活する場として

私たちは日々の生活のなかで、見たり聞いたり、触ったり、話したりすることで、場を感じ、時を感じ、ものを感じ、人を感じている。また、日々の生活のなかで絶えることなく、動き、眠り、食べ、排泄し、声を発することで、自分の存在を確かめようとしている。さらに、日々の出来事のなかで何かに喜び、悲しみ、怒り、恐れることによって、自分を含めた人間の情の動きに直面している。このような営みは、どのような身体状態になろうと、どのような心理社会的状態になろうと、日夜続けられる。それが生活の営みであり、そのようななかで人は、自分とは何か、自分とは誰かを問い、問われ、自分の歴史を形成していく。生活者はそれまでの歴史の上にさらに歴史を重ねていく。歴史を持つということは、それまで生きてきた記憶を今の自分の身体のなかに持つことでもある。

看護学において生活に目を向けることは、私たちが生きていることの原点に迫ることであるといえるかもしれない。本書のあるページには、「患者さんが横になる床に土足で入ることに抵抗がある」と語る看護師の姿がある。あるいは「清拭は週に何回ですか」と問う著者に、「毎日やっています」と当然のように応える病棟師長の姿がある。また、ある病院では自施設の保護室の長所として、「保護室から緑が見える。窓の外が見える。光が入る。空も見える」と看護師が語り、さらに、別の病院では「洗面、歯磨きは起床時と消灯時に行い、ほかの時間帯でも希望や生活習慣にはなるべく応じている」と看護師が語っている。これらの看護職者たちは、そこにいる1人1人の患者さんの日々の生活に思いを馳せているのである。そしてその記述を読む私たちは、生活者にとっての看護の在り方と看護の意味を深く考えさせられる。

「理想の保護室は、保護室がないことです」と、ある病棟師長は語っている。そして著者がこの本で、「（保護室とは）環境のコントロールあるいはアレンジが可能な治療空間でもあります。……究極の保護室のあり方に雛形はなく、その病院で働く医療者が自分たちで選び、決めるものだと思います。……保護室の看護を支えるのは、結局のところ、“よい看護をしたい”という看護師の思いです」と語るように、保護室は、十分な治療とケアが可能な個室のバリエーションの1つになっていくのであろうし、この書が先駆けとなって、生活者の視点を取り込んだ保護室の基準が作成される可能性もあるであろう。そのような先には、1人1人が地域で生活することへの“可能性を拓くケア空間”という方向性が待っているような気がする。そのためにも著者には独自の視点をさらに膨らませて、これからも保護室に関する全国行脚と全世界行脚を続けていただきたいと願う。おそらく、そう願うのは私だけではないと思う。

1）P. ベナー, J. ルーベル著, 難波卓志訳：現象学的人間論と看護, 第1版, 医学書院, p90-98, 1999年 .

おわりに
そして調査は続く

保護室の訪問調査をはじめたのは、いろいろな保護室を自分の目で見たい、どんなケアをしているかを自分で確かめたい、という個人的動機によるものでした。以来足掛け6年。学会で調査結果を発表し続けたり、雑誌に保護室特集が掲載されたりしたことで、私のことを「保護室に行って調査をしている人」と認識してくださる方も増えてきました。

そして病院に直接足を運ぶ方法を選んだおかげで、訪問した時に「今まで訪問した保護室にはこういう傾向がありました」「こういう工夫をしている病院がありました」と、それまでに得た知識や情報をフィードバックできる機会も増えてきました。データを一方的にいただくだけでなく、お役に立てることがあると私もうれしくなります。

2010年秋、私は千葉県の精神科病院の看護管理研修会で、保護室の看護について講演する機会をいただきました。それから数か月後、ある場所で千葉県の中村古峡記念病院の看護師さんとお話しすることがありました。その際、「保護室内での食事の時にテーブルを使用するようになり、おしぼりを添えるようにしたんです。そしてカレンダーも張るようになったんです」とおっしゃるのです。「秋の研修の後、変えました」という言葉が出てくるので、「どこでそういう研修があったんだろう?」と思ったのですが、ふと「それって、私が話した研修のことですか?」と聞いてみたら、「そうです」というお返事。これにはびっくり仰天。自分の話がそこまで直接的に現場の看護を変えるなんて!

私はその研修で、保護室にテーブル代わりに入れるダンボール箱に、テーブルクロスを張ってきれいにしている病院の工夫も話したのですが、その際に「そのアイディアは看護助手さんから出たものだそうです」と言い添えました。すると、これを聞いた中村古峡記念病院でも、スタッフみんなで話し合い、アイディアを出し合う機会を設けたとのこと。保護室を使う患者さんの身になって、生活についてあれこれ知恵を出し合われた様子を想像して、一層うれしくなりました。

患者さんの生活に密着した部分を改善していく——まさしくそれが、私が望んでいたことです。調査したことをただまとめただけでは意味がありません。人に伝え、活かされてこその調査です。そのことを私に思い出させ、実感させてくださった中村古峡病院の方たちには感謝しています。

保護室でのケアの質には病院によって大きな差があります。これまで私が訪問を続け、話を聞き、そして学会などで発表するなかで痛感するのは、保護室に関しては、病院間の情報交流がほとんどなされていないということです。自院以外の病院でどのようなケアがなされているかという情報が、ほとんど入ってこないのです。文献を探すと、数年おきに専門誌に保護室特集が組まれていますが、それでもまだ保護室は閉ざされた空間なのでしょう。

しかしこの制限の多い空間において、現場の看護師さんたちはじつにさまざまな工夫をしています。そうした具体的な、すぐに取り入れられるような実践の数々（小さくても、細かくても）を紹介していくことが、私の役割だと思っています。

これからしたいと思っているのは、やはり訪問を続けることです。訪問した病院を日本地図に書き込んでみると、まだまだ行けていない県がいっぱいあります。中国地方も北海道も手つかずですし、日本海側には全然行けていません。この本を読んで、「うちにも来てください」と声を掛けてくださる病院があったらうれしいです。

「外国の保護室にも行くといいよ」と言ってくださる方もいます。欧米と日本では隔離・拘束の考え方が全く違います。日本では“日”単位で隔離しますが、欧米では“時間”単位らしいので、保護室での“生活”を考える必要がないのかもしれません。この違いは興味深いところです。それにしても外国の保護室を訪問するにはいろいろな関門があります。時間とお金も必要ですし、言葉の壁もあります。とはいえ、「保護室の便器にものを詰められることはありますか? よく詰められるのはやっぱりトイレットペーパーですか?」なんて、私が外国語で尋ねているところを想像するのは楽しいですけれど。

さらに夢見ていることがあります。私がこのまま全国の精神科病院を独りで歩き続けても、行ける病院の数には限りがあります。そこで、私ではない別の看護師さんが病院に足を運び、その病院の看護師さんと保護室の看護について語り合い、調査を行うとしたらどうでしょう。各県に1人ずつ、協力してくださる方にその県の訪問を担当していただく。そうすればデータが集まりますし、それ以上に多くの調査者と現場の看護師さんが刺激を受け合うことができるのではないか、保護室を超えて精神科看護の質を上げることができるのではないか、と夢想します。時間やお金がかかりますが、自分が持っているハード、ソフトの前提を外してインタビューをする経験はきっと面白いです。そんなことができたらいいな、と思っています。

私がしたいことは、自分が持っている情報をできるだけ多くの看護師さんに伝えることです。と同時に、看護師さんたちから伝えていただくことです。こんな援助がしたいのだけれど、こんな支障があって困っている。設備的には満足していないけれど、こんな工夫をしている、などなど。看護師さんならではの視点からの話を集めていくことで、看護を変えていくお手伝いができたら、と願っています。

「研究って難しくてよくわからないし、実際の看護の役に立てづらい。三宅さん、私たちにわかりやすくて、役に立つ研究をやってちょうだい」。ある先輩看護師に言われたこの一言で、私の研究調査に対するスタンスは決まりました。この本が、保護室の看護に携わる看護師の方々の役に立つものになることを切に願っています。

謝辞

訪問を許可してくださった35病院の病院長様、仲介してくださった看護部長様、忙しい業務のなか、長時間貴重な話を聞かせてくださり、データの確認をしてくださった看護師の皆様。見せていただいたもの、話していただいたことをきちんとお伝えできたでしょうか。

そして、元岐阜県立看護大学の坪井桂子先生と米増直美先生。研究棟の廊下で保護室の話をするたび、「絶対いい研究だよ」と励ましてくれたことが続けていく力になりました。

岐阜県立看護大学の共同研究のメンバーであるのぞみの丘ホスピタルの看護師さんたち、岐阜県立看護大学の井手敬昭先生と松本訓枝先生。たくさんの訪問にお付き合いいただいたことに感謝しています。

学会や研修で、質問してくださったり、声を掛けてくださった看護師の皆様。こつこつ続けることは思いがけず大変でしたが、関心を持ってくださる方々からのフィードバックが、エネルギーとなりました。

調査を続ける環境を与えてくださった木更津病院前看護部長の平井次郎様と、院長の古関啓二郎様。

厚生労働省科研の研究協力者に声を掛けてくださった宮本真巳先生。訪問に必要な費用と時間が確保できたことも大変ありがたかったですが、尊敬する宮本先生と一緒に仕事ができたことがなによりうれしいです。

遠方の訪問の時に、うちの猫たちの世話をしてくださった沢田知子様、安心して出掛けることができました。

この研究にコメントを書いてくださった中井久夫先生、黒江ゆり子先生、すばらしい文章をありがとうございます。

医学書院編集者の石川誠子さん。松山の学会で声を掛けてくださった時には、出版社の方に声を掛けられるなんて信じられませんでした。1冊の本という形に結実したのは、あなたのおかげです。

最後に、精神的、経済的にサポートしてくれたMさんとTさんに感謝します。

2013年3月　三宅　薫